第19版

哈里森内科学——
免疫与风湿性疾病分册

19th Edition

HARRISON'S PRINCIPLES OF
INTERNAL MEDICINE

原　　著　Dennis L. Kasper　　Anthony S. Fauci
　　　　　Stephen L. Hauser　　Dan L. Longo
　　　　　J. Larry Jameson　　Joseph Loscalzo

主　　译　栗占国
副 主 译　苏　茵　郭建萍
译校委员　（按姓名汉语拼音排序）
　　　　　毕黎琦　高占成　郭建萍　何　菁　胡凡磊　贾　园　李宁丽
　　　　　李　茹　李　霞　林　玲　刘湘源　刘　栩　刘燕鹰　吕良敬
　　　　　吕昭萍　任立敏　沈　南　苏　茵　孙铁铮　孙晓麟　唐元家
　　　　　王国春　王　天　王振刚　伍沪生　徐　健　杨程德　杨　光
　　　　　余力生　张志毅　赵金霞
主译助理　徐丽玲　邹云东

北京大学医学出版社

HALISEN NEIKEXUE（DI 19 BAN）——MIANYI YU FENGSHIXING JIBING FENCE

图书在版编目（CIP）数据

哈里森内科学：第 19 版. 免疫与风湿性疾病分册/（美）丹尼斯·L.卡斯帕（Dennis L. Kasper）等原著；栗占国译. —北京：北京大学医学出版社，2016.9（2020.7 重印）

书名原文：Harrison's Principles of Internal
Medicine，19/E

ISBN 978-7-5659-1420-1

Ⅰ. ①哈… Ⅱ. ①丹… ②栗… Ⅲ. ①内科学②自身免疫病—诊疗③风湿性疾病—诊疗 Ⅳ. ①R5

中国版本图书馆 CIP 数据核字（2016）第 165955 号

北京市版权局著作权合同登记号：图字：01-2016-2115

Dennis L. Kasper，Anthony S. Fauci，Stephen L. Hauser，Dan L. Longo，J. Larry Jameson，Joseph Loscalzo
HARRISON'S PRINCIPLES OF INTERNAL MEDICINE，19th Edition
ISBN 9780071802154

哈里森内科学（第 19 版）——免疫与风湿性疾病分册

主　　译：栗占国
出版发行：北京大学医学出版社
地　　址：（100083）北京市海淀区学院路 38 号　北京大学医学部院内
电　　话：发行部 010-82802230；图书邮购 010-82802495
网　　址：http://www.pumpress.com.cn
E - mail：booksale@bjmu.edu.cn
印　　刷：北京信彩瑞禾印刷厂
经　　销：新华书店
责任编辑：高　瑾　武翔靓　　责任校对：金彤文　　责任印制：李　啸
开　　本：889mm×1194mm　1/16　印张：16.5　插页：9　字数：562 千字
版　　次：2016 年 9 月第 1 版　2020 年 7 月第 2 次印刷
书　　号：ISBN 978-7-5659-1420-1
定　　价：105.00 元

第 19 版

哈里森内科学——
免疫与风湿性疾病分册

19th Edition

HARRISON'S PRINCIPLES OF
INTERNAL MEDICINE

注　意

　　医学是一门不断探索的学科。随着新的研究和临床试验不断拓宽我们现有的知识，医学手段和药物治疗也在不断更新。这本书籍是作者和出版商通过不懈努力、查阅多方资料，为读者提供的完整且符合出版时标准的内容。然而，鉴于难以避免的人为错误或医学科学的多变性，本书作者、出版商或其他参与本书准备和出版的工作人员均无法保证本书的每一方面都是准确和完整的，当然他们对本书中所有错误、纰漏或引用信息所产生的后果也难以承担所有的责任。我们鼓励读者参阅其他资料来验证本书的内容。例如，我们特别建议读者在使用每一种药物时查阅相关产品信息以确保本书内容中信息的准确性，确认本书推荐的剂量或使用的禁忌证有无变化，尤其是涉及新的或不常用的药物时。

译校人员 （按姓名汉语拼音排序）

安　媛（北京大学人民医院）
毕黎琦（吉林大学中日联谊医院）
陈　楠（首都医科大学附属北京同仁医院）
杜　鹃（首都医科大学附属北京安贞医院）
甘雨舟（北京大学人民医院）
高　辉（北京大学国际医院）
高占成（北京大学人民医院）
郭建萍（北京大学人民医院）
郭衍秋（首都医科大学附属北京安贞医院）
何　菁（北京大学人民医院）
何琳蓉（中日友好医院）
胡凡磊（北京大学人民医院）
贾　园（北京大学人民医院）
金银姬（北京大学第三医院）
孔维斯（哈尔滨医科大学附属第一医院）
李　春（北京大学人民医院）
李宁丽（上海交通大学医学院）
李　茹（北京大学人民医院）
李　霞（大连医科大学基础医学院）
李英妮（北京大学人民医院）
栗占国（北京大学人民医院）
廖　华（首都医科大学附属北京安贞医院）
廖卓君（上海交通大学医学院附属仁济医院）
林　玲（福建医科大学附属第二医院）
刘光宇（北京大学人民医院）
刘洪江（三峡大学人民医院）
刘梦茹（北京大学人民医院）
刘佩玲（北京大学第三医院）
刘　爽（昆明医科大学第一附属医院）
刘　田（北京大学人民医院）
刘湘源（北京大学第三医院）
刘　栩（北京大学人民医院）
刘燕鹰（北京大学人民医院）
吕良敬（上海交通大学医学院仁济医院）
吕昭萍（昆明医科大学第一附属医院）
马　坤（北京大学国际医院）
宁　璞（北京大学人民医院）

任立敏（北京大学人民医院）
沈　南（上海交通大学医学院附属仁济医院）
石连杰（北京大学国际医院）
苏　茵（北京大学人民医院）
孙铁铮（北京大学人民医院）
孙晓麟（北京大学人民医院）
唐素玫（北京大学人民医院）
唐元家（上海交通大学医学院附属仁济医院）
王　冰（大连医科大学基础医学院）
王国春（中日友好医院）
王书雅（哈尔滨医科大学附属第一医院）
王　天（首都医科大学附属北京安贞医院）
王宇轩（北京大学人民医院）
王振刚（首都医科大学附属北京同仁医院）
伍沪生（北京积水潭医院）
席　雯（北京大学人民医院）
徐　健（昆明医科大学第一附属医院）
徐丽玲（北京大学人民医院）
薛知新（上海交通大学医学院附属仁济医院）
颜淑敏（北京积水潭医院）
杨程德（上海交通大学医学院附属瑞金医院）
杨　光（军事医学科学院基础医学研究所）
杨　月（北京大学人民医院）
姚海红（北京大学人民医院）
于若寒（北京大学第三医院）
余力生（北京大学人民医院）
张警丰（北京大学第三医院）
张　婧（北京大学国际医院）
张芮君（北京大学人民医院）
张志毅（哈尔滨医科大学附属第一医院）
赵金霞（北京大学第三医院）
郑一宁（哈尔滨医科大学附属第一医院）
周昊天（北京大学人民医院）
周云杉（北京大学人民医院）
朱华群（北京大学人民医院）
邹云东（北京大学人民医院）

译者前言

自 1949 年以来，《哈里森内科学》已逐渐成为医学领域的一部世界性医学巨著，自 1991 年在我国出版发行中译本以来受到医学工作者的广泛认可。该著作内容全面、新颖、权威，出版方式及版面不断更新。此次，第 19 版《哈里森内科学》中译本以分册形式出版，更有利于读者查阅。年初，受我校出版社的委托，我们组织翻译了最新版《哈里森内科学——免疫与风湿性疾病分册》，希望将这一权威著作完美地呈现给国内同行。

本分册共分为三篇二十七章，从发病机制到临床治疗，全面详细地阐述了风湿免疫领域的相关内容。新的版本以"免疫系统"作为开篇，凸显了基础免疫的重要性。同时，新版本删除了"感染性关节炎"一章，并增加了"多发性肌炎、皮肌炎和包涵体肌炎"及"IgG4 相关疾病"等内容，不仅丰富了读者对风湿免疫性疾病领域的认识，而且反映出该领域近几年的主要进展。

因风湿性疾病自身的多学科交叉性，此次翻译邀请了基础免疫、遗传、骨科、耳鼻喉及风湿免疫等多个领域的国内知名专家学者共同参与。同时，该书的译校工作秉持"信、达、雅"的标准，在忠于原文的前提下尽力做到措辞专业、行文流畅，以呈现给读者一本高质量的译著。

《哈里森内科学（第 19 版）——免疫与风湿性疾病分册》付梓刊印在即，其中凝聚了所有翻译人员的不懈努力。在此，感谢副主译郭建萍教授和苏茵教授在翻译过程中给予的帮助，感谢每位编委、译者和校者的辛勤付出，感谢主译助理徐丽玲、邹云东以及北京大学医学出版社高瑾副编审为此书倾注的时间与精力。

最后，虽是全力而为之，翻译中仍可能存在不当之处，恳请各位读者批评指正！

栗占国

2016 年 8 月于北京

原著序

我们非常荣幸地向读者呈现《哈里森内科学（第19版）》。自从第1版于65年前问世以来，医学的各个领域和医学教育有了突飞猛进的进展，并衍生了许多新的学科。

在保留本书主旨的同时，本版在修订时进行了大范围的修改，以满足读者的不同需求，并使其能够以不同的方法和形式获取和应用知识。目前全球医学教育的焦点已经从经典的结构、功能、疾病转变为整合性的、常常是以病例为基础的学习方法——将基础医学和流行病学与疾病的诊断和治疗实践有机地结合起来。本书的许多更新和改进都体现了现代的医学教育与临床医疗理念。

本版本进行了全面的更新以展现临床医学的经典病理生理基础，并详述了目前可以获得的现代医疗模式下评估症状及有效治疗疾病的前沿方法和工具。同时新增补了丰富的照片、放射影像图、示意图、患者诊治流程图、表格等，使得最新版本同时具有使用的高效性和灵活性。

自《哈里森内科学》第1版于1949年出版以来，医学科学经历了惊人的进展。第1版出版之时，消化性溃疡被认为由应激引起，几乎所有的未切除肿瘤的癌症患者均会死亡，风湿性心脏瓣膜疾病发病广泛，乙型病毒性肝炎和人类免疫缺陷病毒（HIV）感染都是未知的。经过此后的数十年，消化性溃疡的感染性病因和治疗方法都已明确；诊断和治疗方法的进展使得2/3的癌症可以获得治愈；风湿性心脏瓣膜疾病已经消失；冠状动脉粥样硬化性疾病逐渐流行发展——并至少在一定程度上通过危险因素的控制可使其有所减少；乙型病毒性肝炎和其所致的肝硬化和细胞性肝癌成为通过疫苗可以预防的疾病；HIV，这一最初被认为是致命性的世界范围内的灾难，变成了一种可以治愈的慢性疾病。值得注意的是，新兴与复现的疾病成为医学研究与实践的挑战，同时一种新的对于系统概念的理解，如微生物群系，提供了一种全新的令人兴奋的可用于理解和管理健康与疾病状态的可能方法。

由于上述医学的种种进展和概念的转变，《哈里森内科学（第19版）》对于内容进行了相应的更新，在"免疫与风湿性疾病"部分中，读者会发现"免疫系统简介"一章足以作为一部小型免疫学教科书用于现今的免疫学课堂，另外，新增添的"IgG4相关疾病"一章对于新近认识到的重要系列疾病进行了总结。

我们要感谢很多人对于本书出版所做出的贡献。首先作者团队进行了卓越的工作，整合大量科学临床数据，创作出一个个对于内科医学临床疾病富于艺术性的权威描述的章节。在当今这样一个信息爆炸、快速更新的环境下，我们保证本书中所提供的信息都是当前最新的。专家在撰写时还给予了有益的建议和关键点的提示，使得本书重点突出，层次清晰。我们还要对创作团队中的编校人员表示感谢，他们在不同的创作时期时刻关注工作动态并与作者、麦克劳希尔教育集团保持联系，这些编校人员是：Patricia Conrad, Patricia L. Duffey, Gregory K. Folkers, Julie B. McCoy, Elizabeth Robbins, Anita Rodriguez, Stephanie Tribuna.

麦克劳希尔教育集团在本书的出版过程中给予了持续的支持和专业意见。James Shanaha，麦克劳希尔教育集团专业图书出版部的出版副总监，是创作团队的杰出而富有洞察力的伙伴，指导本书的进展。Kim Davis，本书的副总编辑，熟练地确保有多个作者参与的章节中各部分顺畅而高效地整合。Dominik Pucek管理新的视频资源。Jeffrey Herzich精干地承担起本书的产品经理职责。

总之，我们无比荣幸能够编著《哈里森内科学（第19版）》，并且富有热忱地将本书推荐给读者们。我们在编写本书的过程中学习到了很多，也希望读者能够发现其独一无二的教育价值。

原著作者

目 录

第一篇　健康和疾病状态下的免疫系统
SECTION 1　THE IMMUNE SYSTEM IN HEALTH AND DISEASE

第一章　免疫系统

Introduction to the Immune System

Barton F. Haynes，Kelly A. Soderberg，
Anthony S. Fauci

（孙晓麟　胡凡磊　李英妮　译

王冰　李霞　校）

定义

1. 适应性免疫系统——免疫系统进化过程中较晚形成的由 T 细胞和 B 细胞介导的免疫应答系统。在生命有机体的发育过程中，由于基因重排形成克隆性受体，这些受体对抗原的特异性识别是 T 淋巴细胞和 B 淋巴细胞介导免疫应答的基础。除此之外，适应性免疫系统还包括各种类型的抗原呈递细胞。

2. 抗体——B 细胞发育过程中通过基因重排而编码的一种分子，由免疫球蛋白轻链和重链构成，是 B 细胞抗原受体的核心部分。抗体可以作为抗原识别分子存在于 B 细胞表面，也可以被分泌到血浆或其他体液中。

3. 抗原——可以是非己的异物，也可以是自身的物质，能被适应性和固有免疫系统识别，激活免疫细胞，导致 T 细胞活化和（或）B 细胞产生抗体。

4. 抗菌肽——由固有免疫系统的细胞产生的小分子多肽，长度小于 100 个氨基酸，具有抗感染活性。

5. 细胞凋亡——细胞的程序性死亡。当细胞表面的一系列"死亡受体"［如肿瘤坏死因子（TNF）受体（CD95）］接受信号时，引起级联反应，激活胱天蛋白酶（cas pase）家族，导致 DNA 断裂和细胞死亡。细胞凋亡不会诱导炎症反应，可与细胞坏死区别。

6. 自身免疫性疾病——如系统性红斑狼疮、类风湿关节炎。在这些疾病中，适应性免疫系统的细胞（如活化的 T 细胞和活化的 B 细胞等）过度活跃，产生自身反应性的 T 细胞和抗体。

7. 自身炎症性疾病——遗传性疾病，如以反复发作的严重性炎症和发热为表现的遗传性周期热，是由于对先天炎症应答的控制发生突变所导致，即炎性小体发生异常（如下文所示和表 1-6）。遗传性周期热患者还会发生皮疹，以及浆膜和关节炎症，一些患者还会发生神经症状。自身炎症性疾病与自身免疫性疾病的区别在于自身炎症性疾病不会发生适应性免疫系统细胞的活化，如不会出现自身反应性 B 细胞。

8. B 细胞抗原受体——B 细胞后天发育过程中通过基因重排形成的膜表面分子复合物，由膜表面的免疫球蛋白（Ig）和相关的 Ig αβ 链分子组成。通过 Ig 轻链和重链的可变区识别抗原，并传递信号促使 B 细胞发生终末分化，生成抗原特异性抗体。

9. B 淋巴细胞——起源于骨髓或法氏囊的淋巴细胞，膜表面表达免疫球蛋白（即 B 细胞抗原受体），也分泌特异性抗体，能与抗原相互作用。

10. 人类淋巴细胞分化抗原的分化群分类体系——由于单克隆抗体技术的发展使大量白细胞新的表面分子被发现。在 1982 年第一届关于白细胞分化抗原的国际研讨会上，人类白细胞表面分子被确立了统一的命名规则。此后，不同的白细胞抗原分类全部由该会议命名为分化群（CD）。

11. 趋化因子——直接决定免疫细胞运动和循环途径的可溶性分子。

12. 补体——一系列相互级联的血浆酶和效应蛋白，可以溶解病原体或者将病原体导向中性粒细胞和网状内皮系统的单核/巨噬系细胞。

13. 共刺激分子——抗原呈递细胞表达的一种分子（如 B7-1 和 B7-2 或 CD40），与表达在 T 细胞表面的配体（如 CD28 或 CD40）结合后，导致 T 细胞活化。

14. 细胞因子——一种可与特定细胞受体相互作用的可溶性蛋白质，参与细胞生长的调节与免疫细胞的活化，介导正常和病理性炎症和免疫应答。

15. 树突状细胞——适应性免疫系统中髓系和（或）淋巴系的抗原呈递细胞。未成熟树突状细胞或树突状细胞前体是固有免疫系统的关键组成部分，感染时可产生高水平的细胞因子。树突状细胞是固有免疫应答和适应性免疫应答的关键始动者，可通过产生细胞因子激活固有免疫系统，也可以向 T 淋巴细胞呈递抗原激活适应性免疫系统。

16. 免疫球蛋白 Fc 受体——在 B 细胞、NK 细胞、巨噬细胞、中性粒细胞和肥大细胞等特定细胞表面发现的受体。Fc 受体与抗体结合，引发对病原体感染细胞的攻击。它们可以通过抗体依赖的细胞介导的细胞毒作用（antibody-dependent cell-mediated cytotoxicity，ADCC）刺激细胞毒性细胞杀死被微生物感染的细胞。CD16（FcγRⅢa）、CD23（FcεR）、CD32（FcγRⅡ）、CD64（FcγRⅠ）和 CD89（FcαR）等都是重要的 Fc 受体。

17. 炎性小体——胞浆蛋白组成的胞内复合物，它们能感知病原生物产物和细胞应急状态，进而促进 IL-1β 和 IL-18 等炎性因子的蛋白水解性激活。炎性小体的激活是固有免疫系统在健康或病理状态下识别细胞内微生物或其他危险信号的关键步骤。

18. 固有免疫系统——是古老的免疫识别系统，宿主细胞携带胚系编码的模式识别受体可识别病原体，通过一系列机制清除病原体。固有免疫系统的细胞包括自然杀伤细胞、单核/巨噬细胞、树突状细胞、中性粒细胞、嗜碱性粒细胞、嗜酸性粒细胞、肥大细胞和上皮细胞。

19. 大颗粒淋巴细胞——固有免疫系统的一种淋巴细胞，胞内有嗜苯胺蓝细胞毒性颗粒，具有自然杀伤细胞活性，可以杀死非己物质和缺少或低表达 MHC-Ⅰ 分子的宿主细胞。

20. 自然杀伤细胞（NK 细胞）——大颗粒淋巴细胞，能杀死低表达或无表达人类白细胞抗原（HLA）Ⅰ类分子的靶细胞，如肿瘤细胞、病毒感染的细胞等。当自身 MHC Ⅰ类分子存在时，NK 细胞表达的受体可抑制杀伤细胞的功能。

21. NK T 细胞——固有样淋巴细胞，其抗原识别受体 TCR 缺乏多样性，由 α 链和有限多样性的 β 链构成，也表达 NK 细胞的标志受体。NK T 细胞识别来源于细菌、病毒、真菌和原生生物的脂类抗原。

22. 病原相关模式分子（PAMP）——表达在很多病原微生物中的特定分子结构，能被宿主细胞模式识别受体识别，介导固有免疫。

23. 模式识别受体（PRR）——固有免疫系统细胞表达的胚系编码的能够识别 PAMP 的受体。

24. 多反应性天然抗体——在适应性免疫应答发生前即存在的由 B 细胞产生的低亲和力抗体，可与多个抗原发生交叉反应。在感染时结合并包裹入侵病原体，启动固有免疫反应减缓感染，直到适应性免疫的高亲和力保护性特异抗体的产生。

25. T 细胞耗竭——T 细胞的一种状态。当抗原持续存在时，记忆 T 细胞功能被破坏，导致记忆 T 细胞反应的不足。最常见于恶性肿瘤和慢性病毒感染，如Ⅰ型 HIV 和丙型肝炎。

26. T 细胞抗原受体（TCR）——T 细胞表面分子，在 T 细胞后天发育过程中由克隆性 TCR-α 链和 TCR-β 链重新排列组成。TCR 与恒定的 γ、δ、ε、ζ 和 η 链组成的 CD3 分了一起构成膜表面分子复合物。TCR-α 链和 TCR-β 链识别结合于抗原呈递细胞 MHC Ⅰ类或Ⅱ类分子上的多肽片段或者蛋白抗原，并通过 CD3 复合物产生信号，介导效应功能。

27. 滤泡辅助 T 细胞（Tfh）——位于 B 细胞生发中心的 CD4+ T 细胞，可产生 IL-4 和 IL-21，在淋巴结及脾等外周淋巴组织中，促进 B 细胞发育和抗体的亲和力成熟。

28. Th17 细胞——一种 CD4+ T 细胞，可分泌 IL-17、IL-22 和 IL-26，在自身免疫炎症性疾病中发挥作用，也可以抵御细菌和真菌病原体感染。

29. T 淋巴细胞——起源于胸腺，介导适应性细胞免疫应答，包括辅助性 T 细胞、调节性 T 细胞和细胞毒性 T 细胞。

30. 耐受——是 T、B 淋巴细胞对抗原的无应答状态。是由于抗原呈递细胞表面协同刺激分子的表达缺失，导致 T 细胞和 B 细胞对外源性或自身抗原刺激的无反应性。对抗原的耐受性可以通过多种机制诱导和维持，可通过中枢免疫系统（胸腺中的 T 细胞或骨髓的 B 细胞）或外周免疫系统来实现。

引言

从无脊椎动物到脊椎动物，人类的免疫系统经过了数百万年的进化，已经发展成为一个可以保护宿主免受微生物及其产生的毒性因子侵害的成熟防御机制。正常的免疫系统具有三个重要特性：具有高度多样化，可识别近乎所有种类病原体的受体；具有免疫记忆，可以快速重新唤起免疫应答；具有免疫耐受，可以避免损伤自身正常组织。固有免疫系统是人类从无脊椎动物继承的古老防御系统，利用胚系编码的蛋白质来识别病原体。固有免疫系统的细胞，如巨噬细胞、树突状细胞、NK 细胞等，通过一系列的模式识别受体（PRR）分子，识别表达在很多微生物中的高度保守的病原相关模式分子（PAMP）。在固有免疫系统中，对微生物识别的重要方式包括识别胚系编码的宿主细胞分子，识别关键微生物毒性因子但不识别自身分子，以及不识别外源良性分子或微生物。在接触病原体时，巨噬细胞和 NK 细胞可直接杀死病原体，也可以和树突状细胞协调激活一系列反应，最终都可以减缓感染，并募集新进化的人类免疫系统——适应性免疫系统。

适应性免疫只发现在脊椎动物中，是由基因重排形成的 T、B 细胞抗原受体所介导的。单个 T、B 细胞表面会表达独特的抗原受体，可特异性识别环境中多种多样的感染性抗原。对特异性识别机制再进行微调，使其对自身抗原产生耐受（无反应性）。T 细胞和 B 细胞既具有特异性抗原识别能力，又具有免疫记忆性，因此介导了脊椎动物宿主的防御能力。

本章主要介绍固有免疫系统和适应性免疫系统的细胞组成、关键分子（表 1-1）和相关机制，以及固有免疫应答如何介导宿主适应性免疫应答的过程。掌握固有免疫应答和适应性免疫应答的细胞和分子机制是理解炎症、自身免疫性疾病、感染性疾病和免疫缺陷性疾病的发病机制的关键。

表 1-1　人类白细胞表面抗原——白细胞分化抗原的 CD 分子分类

表面抗原（其他名称）	家族	分子量	分布	配体	功能
CD1a（T6，HTA-1）	Ig	49	CD、皮质胸腺细胞、朗格汉斯树突状细胞	TCRγδ T 细胞	CD1 分子向 TCRγδ T 细胞提供细菌（如麻风分枝杆菌和结核分枝杆菌）胞内脂质抗原
CD1b	Ig	45	CD、皮质胸腺细胞、朗格汉斯树突状细胞	TCRγδ T 细胞	
CD1c	Ig	43	CD、皮质胸腺细胞、B 细胞亚群、朗格汉斯树突状细胞	TCRγδ T 细胞	
CD1d	Ig	37	皮质胸腺细胞、肠上皮细胞、朗格汉斯树突状细胞	TCRγδ T 细胞	
CD2（T12，LFA-2）	Ig	50	T 细胞、NK 细胞	CD58，CD48，CD59，CD15	T 细胞活化、T 细胞无能、T 细胞产生细胞因子、T 细胞或 NK 细胞介导的凋亡、T 细胞凋亡、细胞黏附功能的替代受体
CD3（T3，Leu-4）	Ig	γ：25～28，δ：21～28，ε：20～25，η：21～22，ζ：16	T 细胞	与 TCR 相关联	T 细胞的活化和发挥效应；δ 负责 CD3 复合物的信号转导
CD4（T4，Leu-3）	Ig	55	T 细胞、骨髓	MHC-Ⅱ、HIV、gp120、IL-16、SABP	T 细胞选择、T 细胞活化、与 p56lck 信号转导，以及 HIV 的主要受体
CD7（3A1，Leu-9）	Ig	40	T 细胞、NK 细胞	K-12（CD7L）	T 细胞和 NK 细胞信号转导调节，IFN-γ、TNF-α 的产生
CD8（T8，Leu-2）	Ig	34	T 细胞	MHC-Ⅰ	T 细胞选择、T 细胞活化、与 p56lck 信号转导
CD14（LPS 受体）	LRG	53～55	M 细胞、G 细胞（弱）、非髓系祖细胞	内毒素（脂多糖）、脂磷壁酸、PI	TLR4 介导固有免疫应答中 LPS 和其他病原体的模式识别
CD16（FcγRⅢa）	Ig	50～80	NK 细胞、单核细胞、中性粒细胞	IgG Fc 段	介导吞噬和 ADCC
CD19 B4	Ig	95	B 细胞（除浆细胞）、滤泡树突状细胞	未知	与 CD21 和 CD81 组成 B 细胞发育、活化和分化中信号转导的复合物
CD20（B1）	未定	33～37	B 细胞（除浆细胞）	未知	信号转导，可能在 B 细胞活化和增殖中起重要作用
CD21（B2，CR2，EBV-R，C3dR）	RCA	145	成熟 B 细胞、滤泡树突状细胞	C3d，C3dg，iC3b，CD23，EBV	与 CD19 和 CD81 组成 B 细胞发育、活化和分化中信号转导的复合物；爱波斯坦-巴尔（Epstein-Barr）病毒受体

第一章　免疫系统

表 1-1 人类白细胞表面抗原——白细胞分化抗原的 CD 分子分类（续）

表面抗原（其他名称）	家族	分子量	分布	配体	功能
CD22（BL-CAM）	Ig	130～140	成熟 B 细胞	CDw75	细胞黏附，p72sky、p53/56lyn、PI3 K、SHIP1、fL-Cy 相关的信号传递
CD23（FcεRⅡ，B6，Leu-20，BLAST-2）	C-型凝集素	45	B 细胞、M 细胞、滤泡树突状细胞	IgE、CD21、CD11b、CD11c	调节 IgE 合成和单核细胞释放细胞因子
CD28	Ig	44	T 细胞，浆细胞	CD80，CD86	协同刺激 T 细胞活化，参与 T 细胞活化与无能的选择
CD32（FcγRⅡ）	Ig	40	NK 细胞、单核细胞、中性粒细胞	IgG Fc 段	介导吞噬和 ADCC
CD40	TNFR	48～50	B 细胞、树突状细胞、EC、胸腺上皮细胞、MP、癌细胞	CD154	B 细胞活化、增殖、分化；GC 生成；同性转换；凋亡救援
CD45（LCA，T200，B220）	PTP	180，200，210，220	全部淋巴细胞	半乳糖凝集素-1，CD2，CD3，CD4	T 细胞和 B 细胞活化，淋巴细胞发育，信号转导，凋亡
CD45RA	PTP	210，220	T 细胞亚群，胸腺髓质细胞，初始 T 细胞	半乳糖凝集素-1，CD2，CD3，CD4	含外显子 4（A）的 CD45 亚型，受 T 细胞的一个亚群限制
CD45RB	PTP	200，210，220	全部淋巴细胞	半乳糖凝集素-1，CD2，CD3，CD4	含外显子 5（B）的 CD45 亚型
CD45RC	PTP	210，220	T 细胞亚群，髓质胸腺细胞，初始 T 细胞	半乳糖凝集素-1，CD2，CD3，CD4	含外显子 6（C）的 CD45 亚型，受 T 细胞的一个亚群限制
CD45RO	PTP	180	T 细胞亚群，皮质胸腺细胞，记忆 T 细胞	半乳糖凝集素-1，CD2，CD3，CD4	无外显子剪接差异的 CD45 亚型，受 T 细胞的一个亚群限制
CD64（FcγRI）	Ig	45～55	单核细胞和巨噬细胞	IgG Fc 段	介导吞噬和 ADCC
CD80（B7-1，BB1）	Ig	60	活化 B 细胞和 T 细胞、MP 细胞和树突状细胞	CD28，CD152	通过 CD28 刺激 T 细胞活化，通过 CD152 抑制 T 细胞活化
CD86（B7-2，B70）	Ig	80	B 细胞亚群、树突状细胞、EC、活化 T 细胞、胸腺上皮细胞	CD28，CD152	通过 CD28 刺激 T 细胞活化，通过 CD152 抑制 T 细胞活化
CD89（FCαR）	Ig	55～100	中性粒细胞、嗜酸性粒细胞、单核细胞和 MP	IgG Fc 段	介导 IgA 包裹病原体的吞噬和 ADCC
CD95（APO-1，Fas）	TNFR	43	活化 T 细胞和 B 细胞	Fas 受体	介导细胞凋亡
CD152（CTLA-4）	Ig	30～33	活化 T 细胞	CD80，CD86	抑制 T 细胞增殖
CD154（CD40L）	TNF	33	活化 CD4$^+$ T 细胞、CD8$^+$ T 细胞亚群、NK 细胞、M 细胞、嗜碱性粒细胞	CD40	协同刺激 T 细胞活化、B 细胞增殖和分化
CD279（PD-1）	Ig	50～55	B 细胞、T 细胞、辅助 T 细胞	PD-L1，PD-L2	抑制 T 细胞增殖

缩写：ADCC：抗体依赖的细胞介导的细胞毒作用；CTLA：细胞毒性 T 淋巴细胞相关抗原；EBV：EB 病毒；EC：内皮细胞；FcγRⅢ：低亲和力 IgG 受体亚型 A；FDC：滤泡树突状细胞；GC：生发中心；GPI：糖基磷脂酰肌醇；HTA：人类胸腺细胞抗原；Ig：免疫球蛋白；IgG：免疫球蛋白 G；LCA：白细胞共同抗原；LPS：脂多糖；MHC-Ⅰ：主要组织相容性复合体Ⅰ类分子；MP：巨噬细胞；NK：自然杀伤；PBT：外周血 T 细胞；PD：程序性死亡；PI：磷脂酰肌醇；PI3K：磷脂酰肌醇 3 激酶；PLC：磷脂酶 C；PTP：蛋白酪氨酸磷酸酶；TCR：T 细胞受体；TfH：滤泡辅助 T 细胞；TNF：肿瘤坏死因子；TNFR：肿瘤坏死因子受体；人类抗原分化群扩展，见 http://www.accessmedicine.com；人类抗原分化群完整列表，见 http://mpr.nci.nih.gov/prow/

来源：Compiled from T Kishimoto et al（eds）：Leukocyte Typing Ⅵ. New York：Garland Publishing，1997；R Brines et al：Immunology Today 18S：1，1997；and S Shaw（ed）：Protein reviews on the Web. http://mpr.nci.nih.gov/prow/.

固有免疫系统

包括人类在内的所有多细胞生物，经过发展已经具有数量有限但可以识别大量病原体的由胚系编码的胞内和细胞表面分子。人类病原体的种类是无限的，人类固有免疫系统的宿主分子感知"危险信号"，或者识别多种病原体所共有的分子结构 PAMP，或者识别感染时宿主细胞的产物，如热休克蛋白与细胞外基质片段等。PAMP 分子，如细菌内毒素等，必须是保守的结构，且对病原体毒力和生存至关重要，因此病原体的 PAMP 无法通过变异来逃避人类的固有免疫应答。模式识别受体（PRR）是固有免疫系统的宿主蛋白，可以识别 PAMP 分子（表 1-2 和 1-3）并产生危险信号。因此，造血细胞和非造血细胞识别病原体分子，可激活补体并引起级联反应，产生细胞因子和抗菌肽以发挥效应。此外，作为宿主危险信号分子的病

表 1-2	固有免疫系统主要组成部分
模式识别受体（PRR）	Toll 样受体（TLR）、C 型凝集素受体（CLR）、维甲酸诱导基因-1-样受体（RLR）、NOD 样受体（NLR）
抗菌肽	α-防御素，β-防御素，cathelin，protetrin，颗粒溶素、组胺素、分泌性白细胞蛋白抑制剂、益生菌
细胞	巨噬细胞、树突状细胞、NK 细胞、NK-T 细胞、中性粒细胞、嗜酸性粒细胞、肥大细胞、嗜碱性粒细胞、上皮细胞
补体	经典途径、旁路途径，结合在补体复合物的结合蛋白
细胞因子	介导宿主防御和炎症以及参与直接作用或调节适应性免疫应答的自分泌、旁分泌和内分泌细胞因子

缩写：NK：自然杀伤

表 1-3	模式识别受体（PRR）及其配体		
PRRs	定位	配体	配体来源
TLR			
TLR1	细胞质膜	三酰甘油（甘油三酯）脂蛋白	细菌
TLR2	细胞质膜	脂蛋白	细菌、病毒、寄生虫、自身
TLR3	内吞溶酶体	dsRNA	病毒
TLR4	细胞质膜	脂多糖	细菌、病毒、自身
TLR5	细胞质膜	鞭毛蛋白	细菌
TLR6	细胞质膜	二脂蛋白	细菌、病毒
TLR7（人 TLR8）	内吞溶酶体	ssRNA	病毒、细菌、自身
TLR9	内吞溶酶体	CpG-DNA	病毒、细菌、原生动物、自身
TLR10	内吞溶酶体	未知	未知
TLR11	细胞质膜	蛋白样分子	原生动物
RLR			
RIG-Ⅰ	细胞质	短 dsRNA、三磷酸 dsRNA	RNA 病毒、DNA 病毒
MDA5	细胞质	长 dsRNA	RNA 病毒（小核苷酸病毒）
LGP2	细胞质	未知	RNA 病毒
NLR			
NOD1	细胞质	iE-DAP	细菌
NOD2	细胞质	MDP	细菌
CLR			
Dectin-1	细胞质膜	β2 葡聚糖	真菌
Dectin-2	细胞质膜	β2 葡聚糖	真菌
MINCLE	细胞质膜	SAP130	自身、真菌

缩写：TLR：Toll 样受体；RLR：维甲酸诱导基因样受体；dsRNA：双链 RNA；iE-DAP：D-γ-谷氨酰-内消旋-脂肪酸结构；LGP2：DHX58 基因编码的遗传学和生理学实验室蛋白；MDA5：黑色素瘤分化相关蛋白 5；MDP：胞壁酰二肽；MINCLE：巨噬细胞诱导的 C 型凝集素；NLR：NOD 样受体，NOD 为 NOTCH 蛋白结构域；RIG：维甲酸诱导基因；CLR：C 型凝集素受体

来源：Adapted from O Takeuchi, S Akira; Cell 140；805，2010，with permission.

原 PAMP，会引起树突状细胞成熟并表达表面分子，从而以最优状态提呈外来抗原。

模式识别

主要的 PRR 蛋白家族包括跨膜蛋白，如 Toll 样受体（TLR）和 C 型凝集素受体（CLR）以及胞浆蛋白，如维甲酸诱导基因-1-样受体（RIG-1-like Receptors，RLRs）和 NOD 样受体（NLR）（表 1-3）。具有 C 型凝集素结构域的 PRR 胶原蛋白被称为胶原凝集素，如血清甘露糖结合凝集素（MBL）。MBL是一种血清蛋白，和其他胶原凝集素以及另外两个蛋白质家族——正五聚蛋白（如 C 反应蛋白和血清淀粉样物质 P）以及巨噬细胞清道夫受体，可以调理（包裹）细菌使其被巨噬细胞吞噬，也可以激活补体，裂解细菌。整合素是细胞表面黏附分子，参与细胞与细胞外基质介导的信号转导，它发射了细胞环境中的化学成分。例如，细胞结合细菌脂多糖（LPS）后，整合素产生信号并激活吞噬细胞吞噬病原体。

固有免疫系统和适应性免疫系统通过很多物质相互联系，包括①LPS 结合蛋白：一种血浆蛋白，结合 LPS 并将其转运到巨噬细胞 LPS 受体上（CD14）；②人 Toll 样受体蛋白家族：一些与 CD14 相关，结合 LPS 并传递信号，引起上皮细胞、树突状细胞和巨噬细胞产生细胞因子并上调细胞表面分子表达，引起适应性免疫应答（图 1-1，表 1-3 和 1-4）；③维甲酸诱导基因-1-样受体（RLR）和 NOD 样受体（NLR）：胞浆微生物感受器家族。Toll 样受体蛋白可表达在巨噬细胞、树突状细胞、B 细胞，以及多种类型非造血系统细胞，如呼吸上皮细胞。人类体内已经确定了 11 种 TLR，而小鼠体内确定了 13 种 TLR（表 1-4 和 1-5）。与配体结合后，Toll 样受体激活引起一系列胞内反应，进而杀伤受细菌和病毒感染的细胞，并募集和极度活化抗原特异性 T、B 淋巴细胞（图 1-1）。更重要的是，大量 LPS 通过 TLR4 产生信号导致大量细胞因子释放，引起 LPS 介导的内毒素休克。小鼠 TLR4 蛋白突变可以防止 LPS 介导的内毒素休克，而人类 TLR 突变可以防止 LPS 引起的炎症性疾病发生，如 LPS 哮喘（图 1-1）。

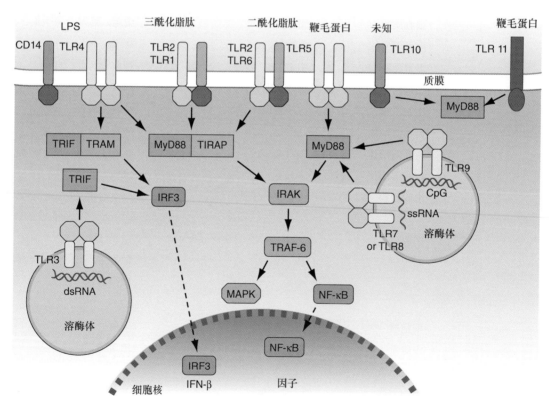

图 1-1（见书后彩图）　主要 TLR 信号转导通路概述。 除 TLR3 外，所有的 TLR 都通过 MyD88 进行信号转导。TLR4 和 TLR2 亚家族（TLR1、TLR2、TLR6）也参与 TIRAP（Toll-白介素 1 受体结构域接头蛋白）。TLR3 通过 TRIF（TIR 结构域接头蛋白诱导的 β 干扰素）进行信号转导。TRIF 也在 TLR4-MyD88 独立通路中与 TRAM（TRIF 相关接头分子）相连接。虚线箭头表示易位到细胞核。dsRNA：双链 RNA；IFN：干扰素；IRF3：干扰素调节因子 3；LPS：脂多糖；MAPK：丝裂原活化蛋白激酶；NF-κB：核因子 κB；ssRNA：单链 RNA；TLR：Toll 样受体（Adapted from D van Duin et al：Trends Immunol 27：49，2006，with permission）

表 1-4　模式识别受体（PRR）在适应性免疫应答中的调节作用

PRR 家族	PRR	配体	树突状细胞或吞噬细胞因子反应	适应性免疫反应
TLRs	TLR2（与 TRL1 或 6 组成二聚体）	脂肽 Pam-3-cys (TLR2/1) MALP (TLR2/6)	IL-12p70：低 IL-10：高 IL-6	Th1 Th2 调节 T 细胞
	TLR3	dsRNA	IL-12p70 IFN-α IL-6	Th1
	TLR4	大肠杆菌 LPS	IL-12p70：高 IL-10：中度 IL-6	Th1
	TLR5	鞭毛蛋白	IL-12p70：高 IL-12p70：低	Th1 Th2
	TLR7/8	ssRNA 咪唑喹啉	IL-12p70：高 IFN-α IL-6	Th1
	TLR9	CpG DNA	IL-12p70：高 IL-10：低 IL-6 IFN-α	Th1
	TLR10	?	?	?
	TLR11	肾盂肾炎细菌蛋白样分子	?	?
C 型凝集素	DC-SIGH	Env HIV 病毒；丙型肝炎病毒核心成分；结核分枝杆菌；幽门螺杆菌；刘易斯（Lewis）抗原	幽门螺杆菌、刘易斯抗原；抑制 IL-12p70	Th2 调节 T 细胞
NOD	NOD2	细菌细胞壁肽聚糖	诱导树突状细胞产生 IL-10	T 细胞弱反应（耐受？）
甘露糖受体	甘露糖受体	结核分枝杆菌和卡介苗的甘露糖	抑制 IL-12 和树突状细胞的 TLR 信号转导	T 细胞弱反应（耐受？）

缩写：TLR：Toll 样受体；CpG：TLR-9 识别的 DNA 序列；DC：树突状细胞；DC-SIGN：DC 特异性 C 型凝集素；dsRNA：双链 RNA；HIV：人类免疫缺陷病毒；LPS：脂多糖；MALP：巨噬细胞活化肽；NOD：NOTCH 蛋白结构域；ssRNA：单链 RNA；Th1、Th2：辅助 T 细胞

来源：B Pulendran：J Immunol 174：2457，2005，Copyright 2005 The American Association of Immunologists，Inc.，with permission.

NLR 家族与 RLR 家族是胞浆内模式识别受体家族，与 TLR 家族不同的是，NLR 家族与 RLR 家族的主要成员为可溶性蛋白，可识别宿主细胞胞浆内的病原体（表 1-2 和 1-3）。

NLR 是胞浆微生物感受器，激活后形成大胞浆复合物，称为炎症小体。炎症小体由包括 NLR 家族（表 1-3）NOD 样受体 pyrin（NLRP）蛋白在内的一些分子聚集而成。在非细菌性危险信号（细胞应激）和细菌 PAMP 存在时，炎症小体激活炎症相关的半胱天冬酶和 IL-1β。在一组周期性发热疾病中，炎症小体蛋白的突变可引起慢性炎症，也称作自身炎症综合征（表 1-6）。

固有免疫系统的效应细胞

表 1-5 列举了固有免疫系统的细胞及其在宿主防御第一道防线中的作用。此外，固有免疫系统的每一种细胞还能激活适应性免疫系统的 T、B 淋巴细胞，参与针对病原体的特异性应答。

单核-巨噬细胞　单核细胞来自于骨髓中的前体细胞（图 1-2），半衰期为 1～3 天，通过毛细血管脱离外周循环，迁移到数量巨大的血管外细胞池中；组织巨噬细胞源自从循环中迁移的单核细胞到达组织中，并在此进行原位增殖，形成组织巨噬细胞。巨噬细胞（及其特殊类型）常位于淋巴结、脾、骨髓、血管周围结缔组织、浆膜腔（胸膜、腹膜）、皮肤结缔组织、肺（肺泡巨噬细胞）、肝（kupffer 细胞）、骨（破骨细胞）、中枢神经系统（小胶质细胞）和滑膜（A 型衬里细胞）。

一般情况下，单核-巨噬细胞是固有免疫防御的第一道防线，吞噬并通过释放毒性产物（如 H_2O_2 和 NO）

第一章　免疫系统

表 1-5　固有免疫系统细胞及其在适应性免疫应答中的作用

细胞类型	在固有免疫应答中的主要作用	在适应性免疫应答中的主要作用
巨噬细胞	吞噬并杀死细菌；产生抗菌肽；结合 LPS；产生炎症因子	产生 IL-1 和 TNF-α，上调淋巴细胞黏附分子和趋化因子的水平吸引抗原特异性淋巴细胞；产生 IL-12 召集 Th1 反应；上调协同刺激分子和 MHC 分子来促进 T、B 淋巴细胞识别与活化；在 LPS 信号产生后，巨噬细胞和树突状细胞上调协同刺激分子 B7-1（CD80）和 B7-2（CD86），活化抗原特异性 T 淋巴细胞。在 LPS 结合后，B 细胞和树突状细胞上的 Toll 样分子也可以诱导这些细胞上的 CD80 和 CD86 进行 T 细胞抗原呈递
淋巴系浆细胞样树突状细胞	产生大量 IFN-α。IFN-α 具有抗肿瘤和抗病毒活性，在淋巴器官 T 细胞区域中被发现，参与血液循环	IFN-α 可有效激活巨噬细胞和成熟树突状细胞吞噬入侵病原体并呈递病原体抗原给 T、B 淋巴细胞
髓系树突状细胞：间质 DC 和朗格汉斯 DC	间质 DC 大量产生 IL-12 和 IL-10，位于淋巴器官的 T 细胞区，进入血液循环，并存在于肺、心和肾的间隙；朗格汉斯 DC 大量产生 IL-12，位皮肤上皮和胸腺髓质，进入血液循环	间隙 DC 可有效活化巨噬细胞和成熟 DC 吞噬入侵病原体和呈递病原体抗原给 T、B 淋巴细胞
自然杀伤细胞	杀死外源性或宿主自身 MHC 低表达细胞；表达 NK 受体以抑制对自身 MHC 高表达细胞的杀伤	产生 TNF-α 和 IFN-γ，召集 T_h1 反应
NK-T 细胞	带有 T 细胞和 NK 细胞表面标志物的淋巴细胞，通过 CD1 分子识别细菌（如结核分枝杆菌）的胞内脂质抗原，并杀死胞内细菌感染的宿主细胞	产生 IL-4 召集 T_h1 反应、IgG1 和 IgE 产生
中性粒细胞	吞噬并杀死细菌，产生抗菌肽	产生一氧化氮合酶和一氧化氮，抑制淋巴细胞凋亡，延长机体适应性免疫反应
嗜酸性粒细胞	杀死入侵寄生虫	产生 IL-5 召集 Ig 特异性抗体反应
肥大细胞和嗜碱性粒细胞	释放 TNF-α、IL-6 和 IFN-γ，应对一些细菌 PAMPs 反应	产生 IL-4 召集 T_h2 反应、IgG1 特异性和 IgE 特异性抗体反应
上皮细胞	产生抗菌肽；组织特异型上皮细胞介导本身免疫反应，如肺上皮细胞产生表面活性蛋白（凝集素家族蛋白），结合并清除肺部入侵微生物	产生 TGF-β，引起 IgA 特异性抗体反应

缩写：IL-4、IL-5、IL-6、IL-10、IL-12：白细胞介素 4、5、6、10、12；MHC：主要组织相容性复合体；LPS：脂多糖；PAMP：病原相关模式分子；Th：辅助 T 细胞；TNF-α：肿瘤坏死因子 α

来源：Adapted from R Medzhitov, CA Janeway：Curr Opinion Immunol 9：4，1997. Copyright 1997，with permission from Elsevier.

杀死微生物。巨噬细胞产生的炎性介质可吸引其他效应细胞（如中性粒细胞）到达感染部位。这些炎症介质包括前列腺素、白三烯、血小板活化因子、细胞因子（如 IL-1、TGF-α、IL-6、IL-12）和趋化因子（表 1-7 和 1-9）。

最初认为巨噬细胞是免疫系统的主要抗原呈递细胞（APC），但现在认为树突状细胞是体内最主要且最有效的抗原呈递细胞（见下文）。单核-巨噬细胞介导固有免疫效应，如杀死抗体包裹的细菌、破坏肿瘤细胞，甚至杀死正常造血细胞而造成自身免疫性血细胞减少。单核-巨噬细胞吞噬细菌或感染病毒，因此它们经常发生程序性细胞死亡或凋亡。发生细胞内感染的巨噬细胞被树突状细胞识别当作感

染和凋亡的细胞，然后被树突状细胞吞噬。在这种方式下，树突状细胞向 T 细胞"交叉呈递"感染的巨噬细胞抗原。在抗体不存在的情况下，活化的巨噬细胞也可以在细胞因子（即 TNF-α 和 IL-1）作用下，介导抗原非特异性裂解活性，清除肿瘤细胞等细胞类型。单核-巨噬细胞表达谱系特异性分子（如细胞表面 LPS 受体 CD14）以及一些分子的表面受体，包括 IgG Fc 段受体、活化的补体成分和多种细胞因子（表 1-7）。

树突状细胞　人类树突状细胞（DC）包括髓样树突状细胞和浆细胞样树突状细胞。髓样树突状细胞可以分化为单核-巨噬细胞或组织特异性树突状细胞，而浆细胞样树突状细胞不是抗原呈递细胞，但在病毒感

表 1-6　炎症小体相关疾病

疾病	临床特征	基因突变	病原	相关炎性小体	阿那白滞素反应[a]
家族性寒冷性自身炎症性综合征（FCA）	发热、关节痛、感冒引起的荨麻疹	NALP3		过度活跃	有
大卫尔斯综合征（MWS）	发热、关节痛、荨麻疹、感音神经性耳聋、淀粉样变	NALP3		过度活跃	有
慢性小儿神经皮肤关节综合征（CINCA，NOMID）	发热、严重关节痛、荨麻疹、神经症状、严重淀粉样变	NALP3		过度活跃	有
家族性地中海热（FMF）	发热、腹膜炎、胸膜炎、淀粉样变	Pyrin		过度活跃	部分
化脓性关节炎、坏疽性脓皮病和痤疮综合征（PAPA）	化脓性无菌性关节炎	PSTPIP1		过度活跃	有
高免疫球蛋白 D 综合征（HIDS）	关节痛、腹痛、淋巴结肿大	甲羟戊酸激酶基因		尚需证实	有
肿瘤坏死因子 1 相关综合征（TRAPS）	发热、腹痛、皮肤病变	TNF-R1		尚需证实	有
全身型幼年特发性关节炎（SOJIA）	慢性关节炎		未知	尚需证实	有
成人 Still 病（AOSD）	关节痛、发烧		未知	尚需证实	有
Behçet 病	葡萄膜炎、关节痛、溃疡		未知	尚需证实	有
施尼茨勒综合征	荨麻疹、发热、关节痛		未知	尚需证实	有
痛风	代谢性关节炎、疼痛		尿酸（MSU）	活跃	有
假性痛风	关节炎		CPPD	活跃	有
接触性皮炎	荨麻疹		刺激物	活跃	有
发热综合征	发热	NALP12		未知	未知
葡萄胎	葡萄胎	NALP7		未知	未知
白癜风	皮肤色素脱失、自身免疫性疾病	NLRP1		过度活跃	未知
克罗恩病		NLRP3		低活跃	未知
多发性硬化		NLRP3		活跃	未知
牛皮癣性关节炎		NLRP3		活跃	有

[a] 阿那白滞素是一种重组白细胞介素-1（IL-1）受体拮抗剂，抑制天然产生的 IL-1 活性

缩写：CPPD：脱水焦磷酸钙

来源：F Martinon et al；Ann Rev Immunol 27：229，2009. Copyright 2009。已获 Annual Reviews Inc 许可

染时可产生Ⅰ型干扰素（如 IFN-α）。树突状细胞的成熟受到细胞间接触和可溶性因子的调节，通过分泌趋化因子来吸引免疫效应细胞和因子。当树突状细胞接触到细菌产物、病毒蛋白或者被识别为危险信号的异常宿主细胞分泌的宿主蛋白（图 1-2 和 1-3）时，这些感染性分子与不同的 TLR 结合，刺激树突状细胞释放细胞因子和趋化因子，活化固有免疫系统细胞和适应性免疫系统的 T、B 细胞，与入侵微生物发生免疫反应。浆细胞样树突状细胞产生的抗病毒的 IFN-α，可以激活 NK 细胞杀死被病原体感染的细胞；IFN-α 还可以促进 T 细胞成熟并转化为细胞毒性 T 细胞。接触病原体后，浆细胞样树突状细胞和髓样树突状细胞都会分泌趋化因子，吸引辅助性 T 细胞、细胞毒性 T 细

胞、B 细胞、中性粒细胞、初始和记忆 T 细胞，以及调节性 T 细胞。一旦病原体被控制，免疫应答即减弱。树突状细胞上 TLR 的激活可上调 MHC Ⅱ类分子、B7-1（CD80）与 B7-2（CD86），从而增强树突状细胞的特异性抗原呈递和细胞因子产生（表 1-7）。因此，树突状细胞是早期免疫（固有免疫）和后期免疫（适应性免疫）之间重要的桥梁。树突状细胞还可以通过其表达的 TLR（浆细胞样树突状细胞表达 TLR7-9，单核样树突状细胞表达 TLR4）以及与 TLR 相关的 TLR 接头蛋白（图 1-1 和表 1-4）调节和决定病原体引起的免疫应答的类型。此外，与受到多种因子激活后的 TLR 类似，其他模式识别受体，如 C 型凝集素、NLR 和甘露糖受体，在与病原体产物结合后，会激活

第一章　免疫系统

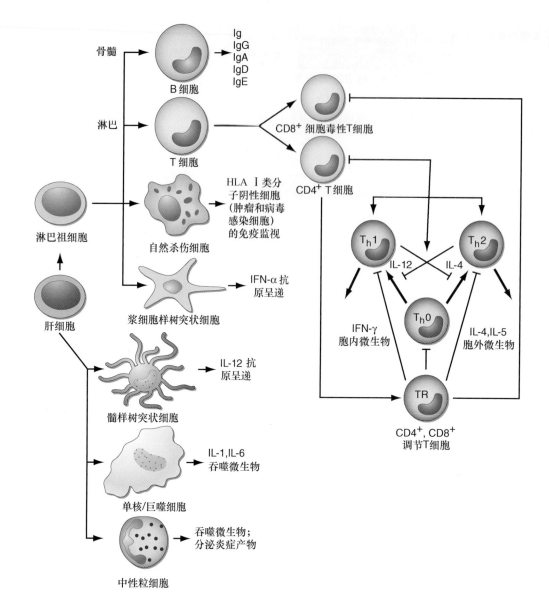

图 1-2（见书后彩图）适应性免疫系统细胞间相互作用示意图。 图中箭头表示细胞自前体细胞发育、产生细胞因子或抗体；以竖线结尾的线条表示细胞间抑制作用。干细胞分化为 T 细胞、抗原呈递树突状细胞、自然杀伤细胞、巨噬细胞、粒细胞或 B 细胞。树突状细胞截获外来抗原，并呈递其多肽片段给 CD4⁺ 和（或）CD8⁺ T 细胞。CD8⁺ T 细胞活化诱导细胞毒性 T 细胞（CTL）或杀伤 T 细胞生成，同时也诱导产生细胞因子的 CD8⁺ 细胞毒性 T 细胞生成。针对同一抗原的抗体产生，活化的抗体与 B 细胞受体复合物结合到 sIg，驱使 B 细胞成熟并转化为浆细胞分泌 Ig。Th1 或 Th2 CD4⁺ T 细胞产生 IL-4、IL-5 或 IFN-γ，调节 Ig 类型转换并决定产生的抗体类型。Th17 细胞分泌 IL-17、IL-22 和 IL-26，帮助宿主抵抗胞外细菌和真菌，特别在黏膜表面。CD4⁺、CD25⁺ 调节性 T 细胞产生 IL-10 并在微生物消除后下调 T 细胞和 B 细胞反应。GM-CSF：粒细胞-巨噬细胞集落刺激因子；TNF：肿瘤坏死因子

适应性免疫系统的细胞，并确定适应性免疫应答的类型和强度（表 1-4）。

大颗粒淋巴细胞/自然杀伤（NK）细胞 大颗粒淋巴细胞（LGL）或 NK 细胞占外周血淋巴细胞的 5%～15%。NK 细胞为非黏附、非吞噬的细胞，胞浆中具有大嗜天青颗粒。NK 细胞表面表达 IgG Fc 受体（FcR）（CD16）和 NCAM-Ⅰ受体（CD56）。许多 NK 细胞表达 T 细胞标记物，尤其是 CD8，并可在 IL-2 刺激下增

殖。骨髓和胸腺微环境中均可分化产生 NK 细胞。

功能上，NK 细胞与单核-巨噬细胞和中性粒细胞具有相似的特点，这些细胞均介导 ADCC 和 NK 细胞活性。ADCC 是指受调理（抗体包裹）的靶细胞通过抗体 Fc 段与效应细胞的 FcR 相互结合，导致效应细胞裂解靶细胞的过程。NK 细胞毒性作用是非免疫性（效应细胞之前没有接触过靶细胞）、非 MHC 限制性、不需抗体介导的靶细胞杀伤过程，其中靶细胞通

表 1-7	细胞因子和细胞因子受体			
细胞因子	受体	细胞来源	靶细胞	生物活性
IL-1α，β	Type Ⅰ IL-1r、Type Ⅱ IL-1r	单核/巨噬细胞、B 细胞、成纤维细胞、大多数上皮细胞（包括胸腺上皮细胞、内皮细胞）	所有细胞	上调黏附分子的表达，促进中性粒细胞和巨噬细胞，模拟休克和发热，上调肝急性期蛋白的产生，促进造血
IL-2	IL-2rα、β，以及与其他细胞因子共用的 γ	T 细胞	T 细胞、B 细胞、NK 细胞、单核-巨噬细胞	促进 T 细胞活化和增殖、B 细胞生长、NK 细胞活化和增殖，增强单核/巨噬细胞杀伤活性
IL-3	IL-3r，以及与其他细胞因子共用的 β	T 细胞、NK 细胞、肥大细胞	单核-巨噬细胞、肥大细胞、嗜酸性粒细胞、骨髓祖细胞	刺激造血祖细胞
IL-4	IL-4r α，以及与其他细胞因子共用的 γ	T 细胞、肥大细胞、嗜碱性粒细胞	T 细胞、B 细胞、NK 细胞、单核-巨噬细胞、中性粒细胞、嗜酸性粒细胞、内皮细胞、成纤维细胞	刺激 Th2 的增殖和分化；刺激 B 细胞 IgG 类转化为 IgG1 和 IgE 在 T 细胞发挥抗炎作用
IL-5	IL-5r α，以及与其他细胞因子共用的 γ	T 细胞、肥大细胞、嗜酸性粒细胞	嗜酸性粒细胞、嗜碱性粒细胞、小鼠 B 细胞	调节嗜酸性粒细胞迁移和活化
IL-6	IL-6r、gp130	单核-巨噬细胞、B 细胞、成纤维细胞、大多数上皮细胞（包括胸腺上皮细胞、内皮细胞）	T 细胞、B 细胞、上皮细胞、肝细胞、单核-巨噬细胞	诱导急性期蛋白产生，T 细胞和 B 细胞分化和生长、骨髓瘤细胞生长、破骨细胞生长和活化
IL-7	IL-7r α，以及与其他细胞因子共用的 γ	骨髓、胸腺上皮细胞	T 细胞、B 细胞、骨髓细胞	B、T、NK 祖细胞分化，活化 T 细胞和 NK 细胞
IL-8	CXCR1、CXCR2	单核-巨噬细胞、T 细胞、中性粒细胞、成纤维细胞、内皮细胞、上皮细胞	中性粒细胞、T 细胞、单核-巨噬细胞、内皮细胞、嗜碱性粒细胞	诱导中性粒细胞、单核细胞和 T 细胞迁移；诱导中性粒细胞黏附到内皮细胞和嗜碱性粒细胞释放组胺，并刺激血管生成；抑制肝前体细胞增殖
IL-9	IL-9r α，以及与其他细胞因子共用的 γ	T 细胞	骨髓祖细胞、B 细胞、T 细胞、肥大细胞	诱导肥大细胞增殖和功能，与 IL-4 协同诱导生产 IgG 和 IgE 的 T 细胞的生长、活化和分化
IL-10	IL-10r	单核-巨噬细胞、T 细胞、B 细胞、角质形成细胞、肥大细胞	单核-巨噬细胞、T 细胞、B 细胞、NK 细胞、肥大细胞	抑制巨噬细胞产生促炎性细胞因子；下调细胞因子 Ⅱ 类抗原、B7-1 和 B7-2 的表达；抑制 Th1 细胞分化；抑制 NK 细胞功能；刺激肥大细胞增殖和功能；刺激 B 细胞活化和分化
IL-11	IL-11r α、gp130	骨髓基质细胞	巨核细胞、B 细胞、肝细胞	诱导巨核细胞集落的形成和成熟，增强抗体反应，促进急性期蛋白产生
IL-12（35kDa and 40kDa 亚基）	IL-12r	活化巨噬细胞、树突状细胞、中性粒细胞	T 细胞、NK 细胞	诱导 Th1 形成和淋巴因子激活的杀伤细胞的形成，增强 CD8+ 细胞毒性 T 细胞的毒性作用，下调 IL-17，上调 FN-γ
IL-13	IL-13r/IL-4r α	T 细胞（Th2）	单核-巨噬细胞、B 细胞、内皮细胞、角质形成细胞	上调 VCAM-1 和 C-C 趋化因子在内皮细胞和 B 细胞活化和分化中的表达，并抑制巨噬细胞促炎性因子的产生
IL-14	未知	T 细胞	正常和恶性 B 细胞	诱导 B 细胞增殖，抑制抗体分泌，并扩大选定 B 细胞亚群

第一章 免疫系统

表 1-7	细胞因子和细胞因子受体（续）			
细胞因子	受体	细胞来源	靶细胞	生物活性
IL-15	IL-15r α，以及与其他细胞因子共用的 γ IL2r β	单核-巨噬细胞、上皮细胞、成纤维细胞	T 细胞、NK 细胞	促进 T 细胞活化和增殖；促进血管生成；促进 NK 细胞活化
IL-16	CD4	肥大细胞、嗜酸性粒细胞、CD8$^+$ T 细胞、呼吸道上皮细胞	CD4$^+$ T 细胞、单核-巨噬细胞、嗜酸性粒细胞	促进 CD4$^+$ T 细胞、单核细胞和嗜酸性粒细胞的趋化；抑制 HIV 复制；通过 CD3/T 细胞受体抑制 T 细胞活化
IL-17	IL-17r	CD4$^+$ T 细胞	成纤维细胞、内皮细胞、上皮细胞、巨噬细胞	增强细胞因子/趋化因子的分泌；促进延迟型反应
IL-18	IL-18r（IL-1r 相关蛋白）	角质形成细胞、巨噬细胞	T 细胞、B 细胞、NK 细胞	上调 IFN-γ 产生，增强 NK 细胞杀伤活性
IL-21	IL-δγ 链/IL-21R	CD4 T 细胞	NK 细胞	下调 NK 细胞活化分子 NKG2D/DAP10；由 B 细胞生发中心的滤泡 T 辅助细胞产生，可刺激 B 细胞成熟
IL-22	IL-22 R1/IL-10R2	树突状细胞、T 细胞	上皮细胞	对抗细菌病原体的固有免疫反应；促进肝细胞存活
IL-23	IL-12Rb1/IL23R	巨噬细胞、其他类型细胞	T 细胞	与 IL-12 作用相反（上调 IL-17、上调 IFN-γ）
IL-24	IL-20 R1/IL-20R2 IL-22R1/IL-20R2	巨噬细胞 Th2 细胞	非造血细胞，如纤维细胞	促进伤口愈合
IL-25（又称 IL-17E）	IL-17RB	CD4 T 细胞，肥大细胞	成纤维细胞、内皮细胞、上皮细胞、巨噬细胞	促炎，诱导细胞因子产生
IL-26	IL-20R1/IL-10R2	Th1，Th17 细胞，滑膜细胞	上皮细胞	促炎，诱导细胞因子产生
IFN-α	I 型干扰素受体	所有细胞	所有细胞	抗病毒；刺激 T 细胞、巨噬细胞、NK 细胞活化、直接抗肿瘤、上调 MHC I 类抗原表达；在病毒感染和自身免疫性疾病治疗中疗效确切
IFN-β	I 型干扰素受体	所有细胞	所有细胞	抗病毒；刺激 T 细胞、巨噬细胞、NK 细胞活化、直接抗肿瘤、上调 MHC I 类抗原表达；在病毒感染和自身免疫性疾病治疗中疗效确切
IFN-γ	II 型干扰素受体	T 和 NK 细胞	所有细胞	调控 NK 和巨噬细胞活性；刺激 B 细胞球蛋白分泌；诱导 MHC II 类抗原表达；促进 Th1 细胞分化
TNF-α	TNFrI、TNFrII	单核巨噬细胞、肥大、嗜碱性、嗜酸性、NK、B、T、角质细胞，纤维母细胞，胸腺上皮细胞	除红细胞外的所有细胞	发热，厌食，休克，毛细血管渗漏综合征，增强白细胞毒性，增强 NK 细胞功能，急性时相蛋白合成，诱导促炎因子合成
TNF-β	TNFrI、TNFrII	T、B 细胞	除红细胞外的所有细胞	细胞毒性，淋巴结和脾的发育
LT-β	LTβR	T 细胞	除红细胞外的所有细胞	细胞毒性，正常淋巴结的发育
G-CSF	G-CSFr，gp130	单核巨噬细胞、成纤维细胞、上皮细胞、胸腺上皮细胞、基质细胞	骨髓细胞、内皮细胞	调节骨髓细胞生成，增强中性粒细胞功能和生存能力；临床用于治疗细胞毒性药物导致的中性粒细胞减少
GM-CSF	GM-CSFr，通用 β 链	T 细胞、单核巨噬细胞、成纤维细胞、上皮细胞、胸腺上皮细胞	单核巨噬细胞、嗜酸性细胞、成纤维细胞、上皮细胞	调节骨髓细胞生成，增强巨噬细胞杀菌和抗肿瘤活性；调节 DC 细胞成熟和功能；上调 NK 细胞功能；临床用于治疗细胞毒性药物导致的中性粒细胞减少

表 1-7	细胞因子和细胞因子受体（续）			
细胞因子	受体	细胞来源	靶细胞	生物活性
M-CSF	M-CSFr（c-fms 原癌基因）	成纤维细胞，内皮细胞，单核巨噬细胞，T、B 细胞，上皮细胞（包括胸腺上皮细胞）	单核巨噬细胞	调控单核巨噬细胞的数量和功能
LIF	LIFr-α、gp130	活化的 T 细胞；骨髓基质细胞，胸腺上皮细胞	巨核细胞、单核细胞、肝细胞、淋巴细胞亚群（可能）	诱导肝急性时相反应蛋白产生；刺激巨噬细胞分化；促进造血干细胞和骨髓瘤细胞生长；促进血小板生成
OSM	OSMr、LIFr、gp130	活化的单核巨噬细胞和 T 细胞、骨髓基质细胞、某些乳腺癌细胞系、骨髓瘤细胞	神经细胞、肝细胞、单核巨噬细胞、脂肪细胞、肺泡上皮细胞、胚胎干细胞、黑色素细胞	诱导肝急性时相反应蛋白产生；刺激巨噬细胞分化；促进造血干细胞和骨髓瘤细胞生长；促进血小板生成，刺激卡波西肉瘤生长
SCF	SCFr（c-kit 原癌基因）	骨髓基质细胞和成纤维细胞	胚胎干细胞、骨髓和淋巴干细胞、肥大细胞	刺激造血祖细胞生长，肥大细胞生长；促进胚胎干细胞迁移
TGF-β（3 亚型）	Ⅰ、Ⅱ、Ⅲ型 TGF-β 受体	多数细胞	多数细胞	下调 T、巨噬和粒细胞反应；刺激 MMP 合成和血管生成
淋巴细胞趋化因子/SCM-1	XCR1	NK、肥大细胞及双阴性胸腺细胞、活化的 CD8⁺ T 细胞	T 细胞和 NK 细胞	趋化淋巴细胞；目前仅知属于趋化因子 C 家族
MCP-1	CCR1	成纤维细胞、平滑肌细胞、活化的 PBMC	单核巨噬细胞、NK 细胞、记忆 T 细胞和嗜碱性粒细胞	趋化单核、活化的 T 细胞和 NK 细胞；诱导 CD8 和 NK 细胞释放颗粒；促进嗜碱性粒细胞释放组胺；抑制造血干细胞增殖；调节单核细胞蛋白酶产生
MCP-2	CCR1、CCR2	成纤维细胞，活化的 PBMC	单核巨噬细胞、NK 细胞、T 细胞和嗜酸性粒细胞、嗜碱性粒细胞	趋化单核细胞、记忆和初始 T 细胞，嗜酸性粒细胞，NK 细胞；活化的嗜酸性粒细胞和嗜碱性粒细胞；调节单核细胞蛋白酶产生
MCP-3	CCR1、CCR2	成纤维细胞，活化的 PBMC	单核巨噬细胞、NK 细胞、T 细胞和嗜酸性粒细胞、嗜碱性粒细胞、DC	趋化单核细胞、记忆和初始 T 细胞、DC、嗜酸性粒细胞、NK 细胞；活化的嗜酸性粒细胞和嗜碱性粒细胞；调节单核细胞蛋白酶产生
MCP-4	CCR2、CCR3	肺、结肠、小肠内皮细胞，活化的内皮细胞	单核巨噬细胞、T 细胞和嗜酸性粒细胞、嗜碱性粒细胞	趋化单核细胞、T 细胞、嗜酸性粒细胞和嗜碱性粒细胞
嗜酸细胞趋化因子	CCR3	肺上皮细胞、心脏	嗜酸性粒细胞、嗜碱性粒细胞	对嗜酸性粒细胞、嗜碱性粒细胞潜在的趋化作用；引发气道过敏性疾病；与 IL-5 具有协同作用活化嗜酸性粒细胞；产生抗嗜酸性粒细胞趋化因子抗体抑制气道炎症
TARC	CCR4	胸腺、DC 和活化的 T 细胞	T 细胞和 NK 细胞	趋化 T 细胞和 NK 细胞
MDC	CCR4	单核巨噬细胞、DC、胸腺	活化的 T 细胞	趋化活化的 T 细胞；抑制亲 T 细胞 HIV 感染
MIP-1α	CCR1、CCR5	单核巨噬细胞、T 细胞	单核巨噬细胞、T 细胞、DC、NK 细胞、嗜酸性粒细胞、嗜碱性粒细胞	趋化单核细胞、T 细胞、DC、NK 细胞，对嗜酸性粒细胞和嗜碱性粒细胞也有微弱的趋化作用；抑制造血干细胞增殖；与柯萨奇病毒导致的心肌炎相关；抑制亲单核细胞 HIV 感染
MIP-1β	CCR5	单核巨噬细胞、T 细胞	单核巨噬细胞、T 细胞、DC	趋化单核细胞、T 细胞、DC、NK 细胞；活化 NK 细胞功能；抑制亲单核细胞 HIV 感染

表 1-7		细胞因子和细胞因子受体（续）		
细胞因子	受体	细胞来源	靶细胞	生物活性
RANTES	CCR1、CCR2、CCR5	单核巨噬细胞、T 细胞、成纤维细胞、嗜酸性粒细胞	单核巨噬细胞、T 细胞、DC、NK 细胞、嗜酸性粒细胞、嗜碱性粒细胞	趋化单核巨噬细胞，$CD4^+$、$CD45Ro^+$ T 细胞、$CD8^+$ T 细胞、NK 细胞，嗜酸性粒细胞、嗜碱性粒细胞；诱导嗜碱性粒细胞释放组胺；抑制亲单核细胞 HIV 感染
LARC/MIP-3α/Exodus-1	CCR6	DC、胎肝细胞、活化的 T 细胞	T、B 细胞	趋化淋巴细胞
ELC/MIP-3β	CCR7	胸腺、淋巴结和阑尾	活化的 T、B 细胞	趋化 T 和 B 细胞；上调 EB 病毒感染后的 B 细胞和 HSV 感染后的 T 细胞
I-309/TCA-3	CCR8	活化的 T 细胞	单核巨噬细胞、T 细胞	趋化单核巨噬细胞；在某些 T 细胞系中可阻止葡萄糖诱导的细胞凋亡
SLC/TCA-4/Exodus-2	CCR7	胸腺上皮细胞、淋巴结、阑尾和脾	T 细胞	趋化淋巴细胞抑制造血功能
DC-CK1/PARC	未知	DC、胸腺、肝和小肠	幼稚 T 细胞	可能具有诱导免疫应答功能
TECK	CCR9	DC、胸腺、肝和小肠	单核巨噬细胞、T 细胞、DC	可能参与了 T 细胞发育
GRO-α/MGSA	CXCR2	活化的粒细胞、单核巨噬细胞和上皮细胞	中性粒细胞、上皮细胞？内皮细胞	趋化并活化中性粒细胞；参与某些黑色素瘤细胞的有丝分裂；抑制造血细胞；参与血管生成
GRO-β/MIP-2α	CXCR2	活化的粒细胞、单核巨噬细胞	中性粒细胞和？内皮细胞	趋化并活化中性粒细胞；参与血管生成
NAP-2	CXCR2	血小板	中性粒细胞、嗜碱性粒细胞	来源于血小板碱性蛋白；趋化并活化中性粒细胞
IP-10	CXCR3	单核巨噬细胞、T 细胞、成纤维细胞、内皮细胞、上皮细胞	活化的 T 细胞、肿瘤浸润淋巴细胞、？内皮细胞、？NK 细胞	趋化 T 细胞；抑制造血
MIG	CXCR3	单核巨噬细胞、T 细胞、成纤维细胞	活化的 T 细胞、肿瘤浸润淋巴细胞	趋化 T 细胞；抑制造血
SDF-1	CXCR4	成纤维细胞	T 细胞、DC、？嗜碱性粒细胞、？内皮细胞	低效价，高功效趋化 T 细胞；满足 B 细胞发育需要；抑制亲 T 细胞 HIV 感染 $CD4^+$、$CXCR4^+$ 细胞
Fractalkine	CX3CR1	活化的内皮细胞	NK 细胞、T 细胞、单核巨噬细胞	细胞表面趋化因子/黏蛋白杂交分子：起趋化、白细胞活化和细胞黏附作用
PF-4	未知	血小板、巨核细胞	成纤维细胞、内皮细胞	趋化纤维母细胞；抑制造血前体细胞增殖、抑制内皮细胞和血管生成

缩略词：B7-1，CD80；B7-2，CD86；CCR，CC 型趋化因子受体；CXCR，CXC 型趋化因子受体；DC-CK，树突状细胞趋化因子；EBV，EB 病毒；ELC，EB11 趋化因子配体（MIP-1b）；G-CSF，粒细胞集落刺激因子；GM-CSF，粒细胞-巨噬细胞集落刺激因子；GRP，生长相关肽；HSV，单纯疱疹病毒；IFN，干扰素；Ig，免疫球蛋白；IL，白介素；IP-10，干扰素-γ 诱导蛋白-10；LARC，肝和活化调控趋化因子；LIF，白血病抑制因子；MCP，单核细胞趋化蛋白；M-CSF，巨噬细胞集落刺激因子；MDC，巨噬细胞源趋化因子；MGSA，黑色素瘤生长刺激活性；MHC，主要组织相容性复合体；MIG，干扰素-γ 诱导单核因子；MIP，巨噬细胞炎性蛋白；NAP，中性粒细胞活化蛋白；NK，自然杀伤；OSM，抑瘤蛋白 M；PARC，肺和活化调控趋化因子；PBMC，外周血单个核细胞；PF，血小板因子；RANES，正常 T 淋巴细胞表达和分泌的活性调节蛋白；SCF，干细胞因子；SDF，基质细胞衍生因子；SLC，次级淋巴组织趋化因子；TARC，胸腺和活化调控趋化因子；TCA，T 细胞活化蛋白；TECK，胸腺表达趋化因子；TGF，转化生长因子；Th1 和 Th2，辅助性 T 细胞亚群；TNF，肿瘤坏死因子；VCAM，血管细胞黏附分子。

来源：Data from JS Sundy et al：Appendix B，in Inflammation，Basic Principles and Clinical Correlates，3rd ed，J Gallin and R snyderman（eds）. Philadelphia，Lippincott Williams and Wilkins，1999.

表 1-8	CC，CXC₁，CX₃，C₁ 和 XC 趋化因子家族和趋化因子受体		
趋化因子受体	趋化因子配体	靶细胞	疾病相关
CCR1	CCL3（MIP-1α）、CCL5（RANTES）、CCL7（MCP-3）、CCL14（HCC1）	T 细胞、单核细胞、嗜酸性粒细胞、嗜碱性粒细胞	类风湿关节炎、多发性硬化病
CCR2	CCL2（MCP-1）、CCL8（MCP-2）、CCL7（MCP-3）、CCL13（MCP-4）、CCL16（HCC4）	单核细胞、树突状细胞（未成熟的）、记忆性 T 细胞	动脉粥样硬化、类风湿关节炎、多发性硬化症、抗细胞内病原体、2 型糖尿病
CCR3	CCL11（嗜酸性粒细胞趋化因子）、CCL13（嗜酸性粒细胞趋化因子-2）、CCL7（MCP-3）、CCL5（RANTES）、CCL8（MCP-2）、CCL13（MCP-4）	嗜酸性粒细胞、嗜碱性粒细胞、肥大细胞、Th2、血小板	过敏性哮喘和鼻炎
CCR4	CCL17（TARC）、CCL22（MDC）	T 细胞（Th2）、树突状细胞（成熟的）、嗜碱性粒细胞、巨噬细胞、血小板	寄生虫感染、移植排斥、皮肤 T 淋巴细胞归巢
CCR5	CCL3（MIP-1α）、CCL4（MIP-1α）、CCL5（RANTES）、CCL11（嗜酸性粒细胞趋化因子）、CCL14（HCC1）、CCL16（HCC4）	T 细胞、单核细胞	HIV-1 共受体（T 细胞热带菌株）、移植排斥
CCR6	CCL20（MIP-3α、LARC）	T 细胞（调节性和记忆性）、B 细胞、树突状细胞	黏膜体液免疫、过敏性哮喘、肠道 T 细胞归巢
CCR7	CCL19（ELC）、CCL21（SLC）	T 细胞、树突状细胞（成熟的）	趋化 T 细胞和树突状细胞至淋巴结、抗原提呈和细胞免疫
CCR8	CCL1（1309）	T 细胞（Th2）、单核细胞、树突状细胞	趋化树突状细胞至淋巴结、2 型细胞免疫、肉芽肿形成
CCR9	CCL25（TECK）	T 细胞、IgA＋浆细胞	肠道 T 细胞和 IgA＋浆细胞归巢，炎症性肠病
CCR10	CCL27（CTACK）、CCL28（MEC）	T 细胞	肠道和皮肤 T 细胞归巢
CXCR1	CXCL8（白介素-8）、CXCL6（GCP2）	中性粒细胞、单核细胞	炎性肺部疾病、COPD
CXCR2	CXCL8、CXCL1（GROα）、CXCL2（GROα）、CXCL3（GROα）、CXCL5（ENA-78）、CXCL6	中性粒细胞、单核细胞、微血管内皮细胞	炎性肺部疾病、COPD、肿瘤生长的血管生成
CXCR3-A	CXCL9（MIG）、CXCL10（IP-10）、CXCL11（I-TAC）	Th1 细胞、肥大细胞、系膜细胞	炎性皮肤病、多发性硬化、移植排斥
CXCR3-B	CXCL4（PF4）、CXCL9（MIG）、CXCL10（IP-10）、CXCL11（I-TAC）	微血管内皮细胞、赘生性细胞	肿瘤生长的血管抑制
CXCR4	CXCL12（SDF-1）	广泛表达	HIV-1 共受体（T 细胞热带菌株）、肿瘤转移，造血作用
CXCR5	CXCL13（BCA-1）	B 细胞、滤泡辅助性 T 细胞	B 细胞滤泡形成
CXCR6	CXCL16（SR-PSOX）	CD8＋T 细胞、自然杀伤细胞和记忆性 CD4＋T 细胞	炎性肝病、动脉粥样硬化（CXCL16）
CX₃CR1	CX3CL1（分型趋化因子）	巨噬细胞、内皮细胞、平滑肌细胞	动脉粥样硬化
XCR1	XCL1（淋巴细胞趋化因子）、XCL2	T 细胞、自然杀伤细胞	类风湿关节炎、IgA 肾病、肿瘤反应

缩略词：BCA-1，B 细胞趋化因子；COPD，慢性阻塞性肺疾病；CTACK，皮肤 T 细胞吸引趋化因子；ELC，EB11 趋化因子配体；ENA，上皮细胞衍生的嗜中性粒细胞活化肽；GCP，粒细胞趋化蛋白；GRO，生长调节致癌基因；HCC，趋化因子；IP-10，干扰素诱导蛋白-10；I-TAC，干扰素诱导 T 细胞 α 亚族趋化因子；LARC，肝活化调控趋化因子；MCP，单核细胞趋化蛋白；MDC，巨噬细胞源趋化因子；MEC，乳腺富集趋化因子；MIG，干扰素-γ 诱导单核细胞因子；MIP，巨噬细胞炎性蛋白；PF，血小板因子；SDF，基质细胞衍生因子；SLC，次级淋巴组织趋化因子；SR-PSOX，结合磷脂酰丝氨酸和氧化脂蛋白的清道夫受体；TARC，胸腺活化调控趋化因子；TECK，胸腺表达趋化因子；Th2，2 型辅助性 T 细胞

来源：From IF Charo，RM Ranshohoff；N Engl J Med 354：610，2006，with permission. Copyright Massachusetts Medical Society. All rights reserved.

表 1-9	按结构相似性划分的细胞因子家族
造血因子	IL-2、IL-3、IL-4、IL-5、IL-6、IL-7、IL-9、IL-11、IL-12、IL-15、IL-16、IL-17、IL-21、IL-23、EPO、LIF、GM-CSF、G-CSF、OSM、CNTF、GH 和 TPO TNF-α、LT-α、LT-β、CD40L、CD30L、CD27L、4-1BBL、OX40、OPG 和 FasL
IL-1	IL-1α、IL-1β、IL-1ra、IL-18、bFGF、aFGF 和 ECGF
PDGF	PDGF A、PDGF B 和 M-CSF
TGF-β	TGF-β 和 BMPs（1、2、4 等）
C-X-C 趋化因子	IL-8、Gro-α/β/γ、NAP-2、可提取性核抗原 78、GCP-2、PF4、CTAP-3、MIG 和 IP-10
C-C 趋化因子	MCP-1、MCP-2、MCP-3、MIP-1α、MIP-1β、RANTES

缩写：aFGF，酸性成纤维细胞生长因子；4-1BBL，401 BB 配体；bF-GF，碱性成纤维细胞生长因子；BMP，骨形态形成蛋白；C-C，半胱氨酸-半胱氨酸；CD，分化抗原簇；CNTF，睫状神经营养因子；CTAP，结缔组织活化肽；C-X-C，半胱氨酸-X-半胱氨酸；ECGF，内皮细胞生长因子；EPO，促红细胞生成素；FasL，Fas 配体；GCP-2，粒细胞趋化蛋白 2；G-CSF，粒细胞集落刺激因子；GH，生长激素；GM-CSF，粒-巨噬细胞集落刺激因子；Gro，生长相关基因产物；IL，白介素；IP，干扰素-γ 诱导蛋白；LIF，白血病抑制因子；LT，淋巴毒素；MCP，单核细胞趋化蛋白；M-CSF，巨噬细胞集落刺激因子；MIG，干扰素-γ 诱生单核因子；MIP，巨噬细胞炎症蛋白；NAP-2，中性粒细胞活化蛋白 2；OPG，骨保护素；OSM，制瘤素 M；PDGF，血小板衍生生长因子；PF，血小板因子；RANTES，正常 T 细胞表达分泌的活性调节蛋白；TGF，转化生长因子；TNF，肿瘤坏死因子；TPO，甲状腺过氧化物酶

常是恶性细胞、移植细胞或者受到病毒感染的细胞。因此，NK 细胞毒性作用可能在免疫监视和对恶性肿瘤与病毒感染细胞的破坏中起到重要作用。NK 细胞在 Chédiak-Higashi 综合征患者中呈低反应性，该疾病是一种常染色体隐性遗传病，与细胞质颗粒的融合和中性粒细胞溶酶体脱颗粒缺陷有关。

NK 细胞表面具有功能不同的抑制性和活化性受体，这两类受体结构上属于两类家族，即免疫球蛋白超家族和凝集素样 Ⅱ 型跨膜蛋白。NK 细胞的免疫球蛋白超家族受体包括杀伤细胞免疫球蛋白样活化或抑制性受体（KIR），其中许多已被证明结合 HLA Ⅰ 类配体。KIR 由 2 个（KIR2D）或者 3 个（KIR3D）胞外免疫球蛋白结构域构成。此外，其命名与功能相关。抑制性 KIR 胞浆区氨基酸序列较长并含有免疫受体酪氨酸抑制基序（ITIM），称为 KIRDL；活化性 KIR 胞浆区氨基酸序列较短（KIRDS）。通过 KIR 抑制 NK 细胞活性是防止正常宿主细胞损伤的关键机制。遗传研究表明，KIR 与病毒感染和自身免疫性疾病相关（表 1-10）。

除 KIR 之外，第二类免疫球蛋白超家族受体是自然细胞毒性受体（NCR，包括 NKp46、NKp30 和

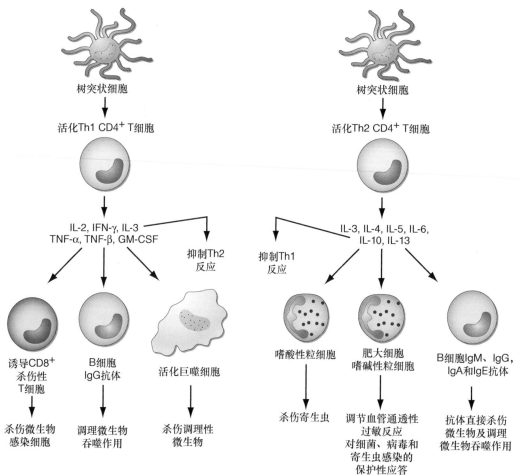

图 1-3　CD4+ 辅助性 T1 细胞（Th1）和 T2 细胞（Th2）分泌不同系列但部分重叠的细胞因子。Th1 CD4+ 细胞常在抵抗胞内菌或病毒的免疫炎症反应中活化，而 Th2 CD4+ 细胞常活化产生针对寄生虫或胞外包膜性细菌的特定抗体产物，过敏性反应时亦可活化 Th2 CD4+ 细胞。GM-CSF，粒-巨噬细胞集落刺激因子；IFN，干扰素；IL，白介素；TNF，肿瘤坏死因子（Adapted from S Romagnani；CD4 effector cells，in Inflammation：Basic Principles and Clinical Correlates，3rd ed，J Gallin，R Snyderman [eds]. Philadelphia，Lippincott Williams & Wilkins，1999，p 177；with permission.）

（图中文字）

树突状细胞

活化 Th1 CD4+ T 细胞

IL-2, IFN-γ, IL-3 TNF-α, TNF-β, GM-CSF

抑制 Th2 反应

诱导 CD8+ 杀伤性 T 细胞

B 细胞 IgG 抗体

活化巨噬细胞

杀伤微生物感染细胞

调理微生物吞噬作用

杀伤调理性微生物

树突状细胞

活化 Th2 CD4+ T 细胞

抑制 Th1 反应

IL-3, IL-4, IL-5, IL-6, IL-10, IL-13

嗜酸性粒细胞

肥大细胞 嗜碱性粒细胞

B 细胞 IgM、IgG、IgA 和 IgE 抗体

杀伤寄生虫

调节血管通透性 过敏反应 对细菌、病毒和寄生虫感染的保护性应答

抗体直接杀伤微生物及调理微生物吞噬作用

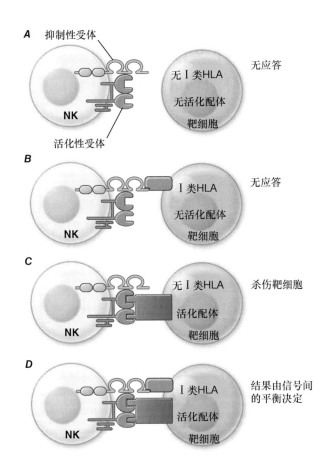

图 1-4　NK 细胞的相互作用：潜在靶点和可能的结果。 NK 细胞表面大量的活化性和抑制性受体、靶细胞的大量配体以及信号转导的差异共同决定了 NK 细胞的反应程度。**A.** 当靶细胞没有I类 HLA 或活化配体时，NK 细胞无法杀伤靶细胞。**B.** 当靶细胞仅表达I类 HLA 时，NK 细胞亦无法杀伤靶细胞。**C.** 当靶细胞受病原体感染，下调 HLA 分子并表达活化配体时，NK 细胞可杀伤靶细胞。**D.** 当 NK 细胞接触同时表达自身 HLA 分子和活化配体的靶细胞时，靶向杀伤水平由 NK 细胞的抑制信号和活化信号的平衡决定。HLA，人类白细胞抗原；NK，自然杀伤（Adapted from L Lanier：Annu Rev Immunol 23：225，2005；reproduced with permission from Annual Reviews Inc. Copyright 2011 by Annual Reviews Inc.）

NKp44。靶细胞在这些受体的介导下激活 NK 细胞。最近的研究表明，NCR 在靶细胞上的配体由病原体分子组成，如流感病毒、牛痘和疟疾以及肿瘤细胞表达的宿主分子。

　　NK 细胞的信号是一系列高度协调的抑制和激活信号，防止 NK 细胞对非感染的非恶性的自身细胞产生反应；但是它们会攻击恶性细胞和病毒感染细胞（图 1-4）。最近的研究表明，尽管 NK 细胞的免疫识别基因不会发生重排，但仍然可以对 NK 细胞相关的病毒和免疫应答产生记忆，如接触后的高反应性。

表 1-10	KIR 与疾病的关系	
疾病	相关的 KIR	发现
银屑病关节炎	KIR2DS1/KIR2DS2；HLA-Cw 组纯合性	易感性
脊柱关节炎	KIR3DL2 表达增加	可能造成疾病病理
	非肽依赖性 HLA-B27 二聚体与 KIR3DL1/KIR3DL2 作用	可能促进疾病发病
强直性脊柱炎	KIR3DL1/3DS1；HLA-B27 基因型	易感性
类风湿性血管炎	KIR2DS2；HLA-Cw * 03	易感性
	关节外受累患者 KIR2L2/2DS2 增加	鉴于 KIR 基因型，临床表现的基因背景可能不同
类风湿关节炎	无骨侵蚀患者 KIR2DS1/3DS1 减少	易感性
	KIR2DS4；HLA-Cw4	易感性
硬皮病	KIR2DS2⁺/KIR2DL2⁻	易感性
白塞病	变异的 KIR3DL1 表达	与严重的眼部受累有关
寻常型银屑病	2DS1；HLA-Cw * 06	易感性
	2DS1；2DL5；单体型 B	易感性
IDDM	KIR2DS2；HLA-C1	易感性
1 型糖尿病	KIR2DS2；HLA-C1 及无 HLA-C2，无 HLA-Bw4	加速疾病进展
子痫前期	含少数 KIR2DS 的 KIR2DL1（母亲）；HLA-C2（胎儿）	加速疾病进展
AIDS	KIR3DS1；HLA-Bw4Ile⁸⁰	延缓疾病进展
	KIR3DS1 纯合子；无 HLA-Bw4Ile⁸⁰	加速疾病进展
HCV 感染	KIR2DL3 纯合子；HLA-C1 纯合子	延缓疾病进展
宫颈肿瘤（HPV 引起）	KIR3DS1；HLA-C1 纯合子及无 HLA-Bw4	加速疾病进展
恶性黑色素瘤	KIR2DL2 和（或）KIR2DL3；HLA-C1	加速疾病进展

缩写：HCV，丙型肝炎病毒；HLA，人类白细胞抗原；HPV，人乳头瘤病毒；IDDM，胰岛素依赖型糖尿病；KIR，杀伤细胞免疫球蛋白样受体。

来源：Adapted from R Diaz-Pena et al：Adv Exp Med Biol 649：286，2009.

　　一些 NK 细胞表达 CD3 和恒定的 TCR-α 链，被称为 NK T 细胞。NK T 细胞的 TCR 可以识别由 APC 上 CD1d 分子呈递的胞内细菌的脂质分子，一旦被激活，分泌 IL-4 和 IFN-γ 等细胞因子产生效应。NK T 细胞对胞内细菌如李斯特菌和结核分枝杆菌等的识别模式，可以诱导树突状细胞的激活，被认为是固有免疫对微生物的防御机制中重要的一环。

NK 细胞、B 细胞、巨噬细胞、中性粒细胞和肥大细胞上都会表达 IgG Fc 段受体（FcγR），并与 IgG 抗体包裹的靶细胞（如病毒感染的细胞）相互作用。抗体 Fc 段与 NK 细胞 FcR 相互作用使得适应性免疫系统和固有免疫系统产生联系，并对 IgG 抗体的效应作用如 ADCC 进行调节。FcγR 有活化型和抑制型。活化型 FcR 包括 FcγRI（CD64）、FcγRⅡ（CD32）；活化型 FcγR 包括 FcγRⅠ、FcγRⅡa 和 FcγRⅢ，具有免疫受体酪氨酸活化基序；而抑制性 FcR，如 FcγRⅡb，则包含免疫受体酪氨酸抑制（ITIM）基序。有证据表明，IgG-FcγR 的失调在关节炎、多发性硬化症和系统性红斑狼疮中发挥作用。

中性粒细胞、嗜酸性粒细胞和嗜碱性粒细胞　粒细胞在几乎所有的炎症中出现，在固有免疫应答中发挥效应并具有放大作用（图 1-2 和 1-3）。粒细胞的沉积和活化可导致宿主组织损伤，如中性粒细胞和嗜酸性粒细胞引起的系统性坏死性血管炎。粒细胞起源于骨髓中的干细胞。不同类型的粒细胞（中性粒细胞、嗜酸性粒细胞或嗜碱性粒细胞）来自于不同亚系的祖细胞，在集落刺激因子作用下增殖而成（表 1-7）。在粒细胞成熟的过程中，不同的粒细胞可通过组织学细胞核和细胞质的特异性来区分。

中性粒细胞表达 IgG Fc 段受体Ⅲa 型（CD16）以及补体激活成分的相关受体（C3b 或 CD35）。在中性粒细胞与抗体包裹的细菌或免疫复合物相互作用时，引起嗜天青颗粒（含有过氧化物酶、溶菌酶、弹性蛋白酶和其他酶类）与特殊颗粒（含有乳铁蛋白、溶菌酶、胶原酶和其他酶类）的释放，在其表面产生杀菌的超氧自由基。产生的超氧自由基通过直接损伤组织或者改变胶原和 DNA 等大分子结构引起炎症。

嗜酸性粒细胞表达 IgG Fc 段受体Ⅱ型（CD32），是一种针对寄生虫的细胞毒性效应细胞。在巴西钩虫感染时，嗜酸性粒细胞的细胞毒性效应可以去除这些寄生虫。嗜酸性粒细胞对巴西钩虫发挥细胞毒性的关键是抗原特异性的 T 辅助细胞产生 IL-4，这是适应性免疫的抗原特异性 T 细胞对固有免疫应答进行调控的实例。嗜酸性粒细胞的胞浆成分，如主要碱性蛋白、嗜酸性粒细胞阳离子蛋白、嗜酸性粒细胞衍生的神经毒素等，可以直接损伤组织，这可能是嗜酸性粒细胞增多症中器官功能失调的部分原因。由于嗜酸性粒细胞含有抗炎类酶（组胺酶、芳香基硫酸酯酶、磷脂酶 D），因此可以下调或终止持续的炎症反应。

嗜碱性粒细胞和组织肥大细胞可以储备大量 IL-4 等细胞因子，通过其表面的多种 TLR 的识别作用产生

抗病因子对抗细菌和病毒。肥大细胞和嗜碱性粒细胞也可以通过与抗病原抗体结合来介导免疫，这是一种宿主对寄生虫类疾病尤其重要的防御机制。嗜碱性粒细胞表面表达高亲和力 IgE 受体 FcεRⅡ（CD23），通过与其结合的 IgE 与抗原的交联，可以释放组胺、过敏性嗜酸性粒细胞趋化因子和中性蛋白酶，这些均是速发型超敏反应的介质（表 1-11）。此外，嗜碱性粒细胞表达活化补体成分（C3a、C5a）的表面受体，直接影响介质的释放。因此，嗜碱性粒细胞像大多数免疫系统细胞一样，在宿主对病原体的防御时被激活，或在变态和炎症疾病中被激活以调节释放和造成病理性反应。对于组织肥大细胞的进一步讨论，见第五章。

补体系统　补体系统是固有免疫系统重要的可溶性分子组成部分，由一系列的血浆酶、调节蛋白和在细胞裂解反应中被级联激活的蛋白组成。补体系统激活有四条途径：由抗原抗体复合物激活的经典途径、由具有终末甘露糖基团的微生物激活的甘露糖结合凝集素（MBL）（一种血清胶原凝集素，表 1-3）途径、由微生物或肿瘤细胞激活的旁路途径以及三种途径共同的终末途径来产生膜攻击复合物，从而裂解细胞（图 1-5）。补体系统中的一系列酶为丝氨酸蛋白酶。

免疫复合物中特异性抗体结合 C1q 从而激活补体的经典途径，使固有免疫系统和适应性免疫系统产生关联。补体激活的旁路途径不依赖抗体，由病原体或"变异的自己"（如肿瘤细胞）直接激活 C3。在 IgA 型肾小球炎症性肾病中，IgA 激活补体旁路途径，导致肾小球损害和肾功能下降。通过 C1、C4 和 C2 激活的

表 1-11	免疫细胞和嗜碱性粒细胞释放的调节介质示例
介质	**作用**
组胺	平滑肌收缩；增加血管通透性
过敏反应迟缓反应物质（SR-SA）（白三烯 C_4，D_4，E_4）	平滑肌收缩
过敏性嗜酸性粒细胞趋化因子（ECF-A）	趋化聚集嗜酸性粒细胞
血小板活化因子	活化血小板分泌 5-羟色胺和其他介质；平滑肌收缩；增加血管通透性
中性粒细胞趋化因子（NCF）	趋化聚集中性粒细胞
白细胞趋化因子（白三烯 B_4）	趋化聚集中性粒细胞
肝素	抗凝
过敏性嗜碱细胞激肽释放酶（BK-A）	分裂激肽原形成血管舒缓激肽

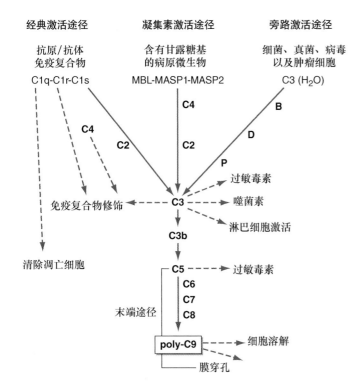

图 1-5　补体系统的 4 条途径及效应机制。虚线箭头指示通路的功能元件。（After BJ Morley，MJ Walport：The Complement Facts Books. London，Academic Press，2000，Chap. 2；with permission. Copyright Academic Press，London，2000.）

经典途径和通过 D 因子、C3 和 B 因子激活的旁路途径均导致 C3 的裂解和活化。C3 的活化片段结合到细菌和其他外源抗原的靶位表面，对被抗体和补体包裹的病原体的调理吞噬作用至关重要。在 MBL 途径中，MBL 相关的丝氨酸蛋白酶 MASPs1 和 2 代替了 C1q、C1r 和 C1s 激活 C4。MBL 途径由细菌和病毒表面的甘露糖活性基团激活。

补体激活的三条途径最终都会到达终末途径。每条途径中 C3 裂解激活 C5、C6、C7、C8 和 C9，形成膜攻击复合物，插入靶细胞或细菌的细胞膜而造成裂解。

因此，补体激活是固有免疫应答中应对微生物感染的重要组成部分。起始的补体激活三条途径和终末途径及其功能如图 1-5。一般而言，补体的裂解产物加速微生物或受损细胞的清除（C1q、C4、C3），促进炎症反应的活化和增强（过敏毒素、C3a、C5a），以及促进微生物和调理细胞的裂解（通过膜攻击复合物）。

细胞因子

细胞因子是由多种类型的细胞产生的可溶性蛋白（表 1-7 到 1-9）。它们对正常的固有免疫应答和适应性免疫应答都很重要，其表达可能受大多数免疫性、炎

症性和感染性疾病状态的干扰。

细胞因子参与免疫细胞成长、发展、活化及炎症反应的调节。一般说来，细胞因子具有相当多的特征；不同的细胞因子有相似的功能。此外，许多细胞因子具有多效性，能作用于多种不同的细胞类型。多效性原因在于不同类型细胞表达同样的细胞因子受体（见下文），从而形成了"细胞因子网络"。细胞因子的作用方式可以是①自分泌，靶细胞即是分泌细胞因子的同一细胞；②旁分泌，作用于附近的靶细胞和③内分泌，细胞因子分泌进入血液循环并作用于较远位置。

细胞因子根据可能的靶细胞或功能而命名。那些被认为主要作用于白细胞的细胞因子被命名为白细胞介素（IL-1、2、3 等）。许多最初以具有特定功能而命名的细胞因子仍保留这些名称［如粒细胞集落刺激因子（G-CSF）］。细胞因子一般属于三大结构家族：造血因子家族；TNF、IL-1、血小板源生长因子（PDGF）和转化生长因子（TGF）β 家族；CXC 和 C-C 趋化因子家族（表 1-9）。趋化因子是一类调节细胞运动的细胞因子，它们具有特殊的三维结构，通过 G 蛋白偶联受体发挥作用。IL-8 是唯一一个在早期被任命为 IL 的趋化因子（表 1-7）。

一般说来，细胞因子通过影响基因的表达从而对细胞的活化、生长、分化、功能性细胞表面分子的表达和细胞效应功能产生作用。从这个意义上来说，细胞因子对于免疫应答调节和各种疾病的发病具有重大作用。T 细胞可依据分泌不同细胞因子为基础进行分类，参与体液免疫应答（Th2）或细胞免疫应答（Th1）。第三种类型的辅助 T 细胞是 Th17 细胞，其有助于宿主防御细胞外细菌和真菌，特别是在黏膜处（图 1-2）。

根据细胞外氨基酸序列和保守结构域的相似性，细胞因子受体可分为五类家族。免疫球蛋白（Ig）超家族由大量的细胞表面蛋白和分泌蛋白组成。IL-1 受体（1 型、2 型）是细胞因子受体含有细胞外 Ig 域的典型例子。

造血生长因子（1 型）受体家族的特点即每个受体的细胞外区域含两个保守序列。一个序列位于 N 末端，富含半胱氨酸残基。另外一个保守序列位于接近跨膜区域的 C-末端，由 5 个氨基酸残基组成：色氨酸-丝氨酸-任意氨基酸-色氨酸-丝氨酸。这一家族成员根据受体亚单位的数量和共享亚单位被划分为一组。

很多细胞因子受体（例如 IL-6、IL-11、IL-12 以及白血病抑制因子）可以与 gp130 进行结合。IL3、IL-5 以及粒细胞-巨噬细胞集落刺激因子（GM-CSF）

受体共有 150-kDa 亚单位。IL-2、IL-4、IL-7、IL-9 和 IL-15 受体均有 IL-2 受体的 gamma 链（γ_c）。因此，特定的细胞因子受体负责配体的特异性结合，而 gp130、150kDa 亚单位以及 gamma 链对于信号转导都是至关重要的。编码 γ_c 链的基因位于 X 染色体上，如果 gamma 链基因发生突变会导致 X 染色体连锁的重症联合免疫缺陷病。

干扰素受体家族 II 包括 IFN-γ 和 IFN-β 受体，这二者在 N 段和 C 段含有一段高度保守半胱氨酸对的结合区域（约 210 个氨基酸）。TNF 家族（III 型）受体都具有一段由高拷贝的半胱氨酸组成的结合域，这一家族包含 TNF p55 和 p75 受体（TNF-R1 和 TNF-R2）；CD40 抗原，B 细胞表面的重要标记分子，它参与了免疫球蛋白的类别转换过程；Fas/Apo-1 参与了凋亡的发生过程；CD27 和 CD30 在 T 细胞和 B 细胞的激活中起到了重要的作用；此外还有神经生长因子受体。

七次跨膜蛋白家族中的共同基序最早是在 GTP 结合蛋白的受体中被发现的。这一家族包括趋化因子受体（表 1-8）、β-肾上腺素受体以及视网膜视紫红质。这一家族中趋化因子受体中的两个成员 CXC 趋化因子受体（CXCR4）和 β-趋化因子受体（CCR5）是 HIV 进入 CD4 阳性宿主细胞的两个重要的共受体。

细胞因子是如何发挥其细胞内信号转导作用的研究已经取得了重大的进展。蛋白质酪氨酸激酶 Janus 家族（JAK），通过红细胞生成素受体作用，已经被证实是信号转导中的关键因子。JAK 激酶含有四个亚类，分别是 JAK1、JAK2、JAK3 以及 Tyk2，分别结合于不同的细胞因子受体亚单位。细胞因子结合于其相应的受体后，会使得细胞因子受体的亚基靠近，并使一对 JAK 转磷酸化并激活另外一个亚基。随后，JAK 磷酸化细胞因子受体的酪氨酸残基并使信号转导分子与磷酸化的受体结合，从而使信号转导分子磷酸化。信号转导分子具有能与磷酸化的酪氨酸残基结合的 SH2 或者 src 结构域，通过此结构域与受体分子结合。有很多重要的信号分子可与受体结合，例如适配器分子 SHC（可以偶联受体，激活丝裂原活化蛋白激酶途径）。此外，JAK 是转录因子 STAT 家族（转录信号诱导和激活剂）中的重要成员。STAT 具有 SH2 结构域，使其与磷酸化受体结合，然后通过 JAK 被磷酸化。目前已发现，STAT 的亚类与不同的受体亚基的结合具有一定的特异性。被激活的 STAT 从受体分子上解离并转移到细胞核内，与相应的 DNA 基序结合，调节基因的表达。STAT 优先与彼此有差异的

DNA 基序结合，从而控制特异性基因的转录。这条通路对于淋巴系统的发育非常重要。JAK3 的突变会导致如同 X 连锁重度联合免疫缺陷病的症状。然而，由于 JAK3 是存在于第 19 号染色体上而不是 X 染色体上，JAK 缺失通常既存在于女孩也存在于男孩群体中（第三章）。

适应性免疫系统

适应性免疫系统的主要特征是可以针对外来抗原和病原微生物发生抗原特异性应答。适应性免疫最主要的一个特质就是在首次接触到抗原后（免疫启动），随后的抗原出现会引发快速强烈的免疫应答（免疫记忆）。适应性免疫系统包括细胞免疫和体液免疫。其中 T 细胞主要介导细胞免疫应答，B 细胞主要介导体液免疫应答。T 细胞和 B 细胞都是由干细胞分化而来的（图 1-6）。

在不同组织中具有免疫活性细胞的组成和分布都反映了细胞的运转、归巢以及功能作用。骨髓是成熟 B 细胞、单核巨噬细胞、DC 和粒细胞的主要来源，并且包含在集落刺激因子的作用下可以分化为不同类别的造血细胞的多能干细胞。祖 T 细胞前体细胞也是由造血干细胞分化而来的，并迁移至胸腺成熟。成熟的 T 细胞、B 细胞、单核细胞和 DC 进入外周循环并迁移至外周淋巴器官（淋巴结和脾）、黏膜淋巴相关组织（内脏、呼吸道和泌尿生殖系统）以及皮肤和黏膜等待激活外来抗原。

T 细胞　在生命早期，效应 T 细胞池是右胸腺中建立的，并且通过以下两个因素持续存在于整个生命周期：一个是胸腺中不断产生的新的 T 细胞，另一个是存在于外周淋巴组织中的抗原介导具有记忆性的外周淋巴 T 细胞。在人的一生中，胸腺每天输出 2% 的淋巴细胞量，同时在生命的前 40 年里淋巴细胞总量以每年 3% 的数量递减。

成熟 T 淋巴细胞占正常外周血淋巴细胞（外周血淋巴细胞仅占全身淋巴细胞总数的 2%）总数的 70%～80%，胸导管中 90% 和淋巴结中 30%～40% 以及脾中的 20%～30% 淋巴细胞是成熟 T 淋巴细胞。在淋巴结中，T 细胞定居于围绕 B 细胞生发中心的副皮质区，而在脾，它们定居于白髓中的动脉周围区域。T 细胞是细胞免疫的主要效应细胞，包括能分化成溶解病毒感染的细胞和其他外源细胞的 CD8+ 细胞毒性 T 细胞（短寿命的效应 T 细胞），也可分化为辅助 CD8+ T 细胞和 B 细胞发育的 CD4+ T 细胞。两种生存期长的记忆 T 细胞是由感染引起的，它们分别是：

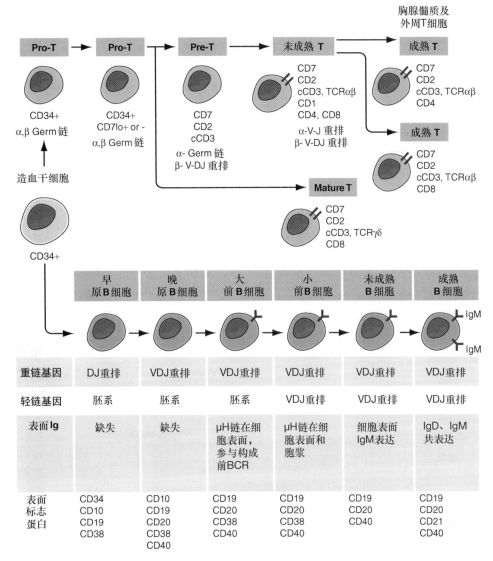

图 1-6（见书后彩图） T 细胞和 B 细胞发育阶段。 T 细胞和 B 细胞抗原受体发育过程中的元素示意图。B 细胞发育的各个阶段的分类主要是由免疫球蛋白重链和轻链基因重排以及特异性表面标记的存在和缺失来决定的。T 细胞发育的各个阶段的分类主要由细胞表面标志蛋白表达所决定（sCD3，表面 CD3 表达；cCD3，细胞质 CD3 表达；TCR，T 细胞受体）（Adapted from CA Janeway et al［eds］：Immunobiology. The Immune Systemic Health and Disease，4th ed. New York，Garland，1999；with permission.）

效应记忆性 T 细胞和中心记忆性 T 细胞。效应记忆性 T 细胞驻留在非淋巴器官中，可对再次出现的病原感染做出快速应答，通过分泌细胞因子和细胞毒作用杀伤病毒感染的细胞。中枢的记忆性 T 细胞可以迁移到淋巴器官中，再次补充长效、短效以及效应性记忆 T 细胞。

一般来说，CD4⁺ T 细胞是通过分泌细胞因子和细胞间接触来调节 T 细胞和 B 细胞以及单核细胞功能的主要细胞来源（图 1-2）。此外 T 细胞可以调节骨髓中红细胞的成熟过程，并且通过细胞接触（CD40L），在 B 细胞活化和 Ig 类别转换中具有重要作用。目前大量的证据说明在正常成人和儿童肠道中共生菌（肠道微生物）的定居对外周 CD4⁺ T 细胞的扩增发挥作用。

人的 T 细胞表达的表面蛋白或是胸腺中成熟 T 细胞标志，或者鉴定成熟 T 细胞特异性的功能性亚群。很多细胞表面分子介导或参与了 T 细胞的重要功能（表 1-1，图 1-6）。

在骨髓中最早鉴定的 T 细胞前体细胞是 CD34⁺ T 细胞（TCR 基因还没有重排表达）。在胸腺中，CD34⁺ T 细胞前体细胞在细胞质中开始合成一系列的 TCR 相关分子 CD3 复合物的成分（图 1-6）。在 T 细胞前体细胞的发育过程中，TCR 的原基因重排发育为两个 T 细胞系，分别表达 TCR-αβ 链和 TCR-γδ 链。表达 TCR-αβ 的 T 细胞是外周血、淋巴结、脾中 T 细胞的主要组成部分，并最终分化为 CD4⁺ 或 CD8⁺ 细胞。表达 TCR-γδ 的 T 细胞则作为一个次要群体存在于外周血中，它们的功能至今还不是很清楚。目前认为它们可能参与上皮细胞的免疫监视以及通过识别细菌的脂类抵抗分歧杆菌等胞内菌。

在胸腺中，胸腺上皮细胞、胸腺巨噬细胞以及 DC 对自身抗原肽的识别在 T 细胞识别外来抗原过程中非常重要。这一过程既保留了 T 细胞识别外来抗原的能力（阳性选择），又清除了自身抗原性 T 细胞（阴性选择）。随着未成熟的胸腺皮质细胞开始表达能与抗原结合的表面 TCR，自身反应性的胸腺细胞被清除（阴性选择），表达能与自身 MHC-外来抗原肽结合 TCR 的胸腺细胞继续发育并成熟（阳性选择），TCR 不具有结合 MHC 抗原肽复合物能力的胸腺细胞逐渐消除（无选择）。被阳性选择的成熟的胸腺细胞或是 CD4+ 辅助性 T 细胞或是 MHC II 类限制性细胞毒性（杀伤性）T 细胞，再或是一定会成为 MHC I 类分子限制性细胞毒性 T 细胞的 CD8+ T 细胞。MHC I 类或

者是 MHC II 类分子限制性指的是 T 细胞只能够分别识别在 I 类或者是 II 类 MHC 分子的抗原识别位点上被呈递的抗原肽片段（第二章）。

在经过胸腺细胞成熟和选择之后，CD4 和 CD8 胸腺细胞离开胸腺并迁移到外周免疫系统。无论是在正常情况下还是当外周 T 细胞储备被损伤时，例如在 AIDS 中和癌症化疗时，胸腺一直是维持外周免疫系统良好运行的一个重要贡献者，一直到成年。

T 细胞抗原识别的分子基础　识别抗原的 TCR 是一个复合分子，包括或是由 αβ 链或是由 γδ 链组成的结合抗原的异质二聚体以及非共价键结合的 5 个 CD3 亚单位（γ、δ、ε、ζ 和 η）（图 1-7）。CD3 ζ 链是二硫键连接的同源二聚体（CD3-ζ2）或由 ζ 链和 η 链组成的二硫键连接的异源二聚体。TCR-αβ 或 TCR-γδ 分子必须连同 CD3 分子被插入 T 细胞表面的细胞膜，TCR-α 和 TCR-β 配对同时 TCR-γ 和 TCR-δ 配对。

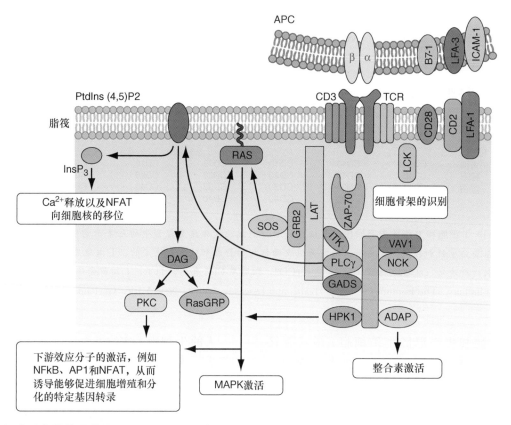

图 1-7　通过 T 细胞受体的信号传导。激活信号通过位于 LAT 上的基于酪氨酸激酶活化基序（ITAM）和结合于其他酶上的 CD3 链（蓝色条）介导，并且通过胞内激活通路将激活信号传递至细胞核。通过 MHC 复合体，T 细胞受体（TCR）和抗原结合，从而导致接下来的 LCK 和 70kDa 的 γ 链相关蛋白激酶（ZAP-70）的激活。ZAP-70 磷酸化几个下游目标，包括 LAT（T 细胞激活的连接体）和 SLP76 [76kDa 的包含 SCR 同源物 2（SH2）结构域的白细胞蛋白]。SLP76 通过和 GADS（GRB2 相关接头蛋白）的相互作用被招募至膜结合 LAT 上。SLP76 和 LAT 共同参与构建了一个多分子的信号转导复合体，能够诱导大量的下游反应，包括钙流动、丝裂原激活的蛋白激酶（MAPK）的激活、整合素的激活和细胞骨架的识别。ADAP，黏附及脱颗粒促进接头蛋白；HPK1，造血祖细胞激酶 1；ITK，IL-2 诱导的 T 细胞激酶；LFA，白细胞功能相关抗原；APC，抗原呈递细胞。（Adapted from GA Koretzky et al: Nat Rev Immunol 6：67，2006；with permission from Macmillan Publishers Ltd. Copyright 2006.）

CD3 复合物分子通过 TCR 介导 T 细胞激活信号的转导，而 TCR-α 和 TCR-β 或者是 TCR-γ 和 TCR-δ 结合从而形成 TCR 抗原结合位点。

识别抗原分子的 αβ 和 γδTCR 与免疫球蛋白的重链和轻链氨基酸序列有同源性和结构相似性，是免疫球蛋白基因超家族的成员。编码 TCR 分子的基因以基因片段的形式聚集并且在 T 细胞成熟的过程中发生重排，这样就创造了一个有效且密集的机制来满足抗原受体分子多样化的要求。TCR-α 链位于 14 号染色体上并且由一系列的 V（可变）、J（连接）和 C（恒定）区组成。TCR-β 链位于 7 号染色体上并且包括多个 V、D（多样性）、J 和 C TCR-β 基因位点。TCR-γ 链位于 7 号染色体上，TCR-δ 链位于 14 号染色体上 TCR-α 基因位点的中间。因此，识别抗原的 TCR 分子拥有恒定区（骨架）和可变区，并且编码这些分子的 α、β、γ 和 δ 链的基因在胸腺中被重组和选择，最终合成完整的分子。在 T 和 B 前体细胞中（见下文），抗原受体基因的 DNA 重排需要相同的酶参与，包括重组酶激活基因（RAG）1 和 RAG2，这两者都是 DNA 依赖性的蛋白激酶。

由不同的 V、D 和 J 片段产生的 TCR 多样性，是因为通过 V、D 和 J 片段组合排列，重排基因片段连接处核苷酸插入导致的"N 区多样化"以及单链的配对使得两条受体链形成一个 TCR 二聚体。随着 T 细胞在胸腺中的成熟，抗原反应性 T 细胞储备库中的自身反应性 T 细胞被选择性清除，能和自身 MHC 分子和抗原适当作用的细胞增殖，同时引起无生产性 TCR 重排的 T 细胞死亡。

TCR-αβ 细胞不能识别天然蛋白或者糖类抗原。相反，T 细胞只能识别被 APC 摄取并加工而产生的短（约 9～13 个氨基酸）肽段。外来抗原可以通过内吞作用或者是吞噬作用被摄取进入酸性的胞内囊泡并被降解成与 MHC Ⅱ 类分子结合的小的肽段（外源抗原呈递途径）。其他外来抗原可在细胞质中内源性地产生（例如复制的病毒），并且被加工成与 MHC Ⅰ 类分子结合的小肽段（内源抗原呈递途径）。因此，APC 降解外来蛋白，形成抗原肽片段，这些抗原肽被包埋于 MHC Ⅰ 类和 Ⅱ 类分子表面的抗原结合位点，能够和反应性 T 细胞的 TCR-αβ 或者是 TCR-γδ 链结合。CD4 分子起到黏合剂的作用，通过直接和 MHC Ⅱ 类分子（DR、DQ 或者 DP）结合，能够稳定 TCR 和抗原肽之间的相互作用（图 1-7）。相似地，CD8 分子同样起到黏合剂的作用，通过直接结合于 MHC Ⅰ 类分子（A、B 或 C）从而稳定 TCR-抗原相互作用。

细胞质中产生并且通过内源性抗原呈递途径加工

的抗原被一个蛋白酶复合物-蛋白酶体切割成小的肽段。抗原肽片段进一步被一个名为抗原加工相关转运体蛋白（TAP）的异源二聚体复合物从细胞质中转运进入内质网的内腔。在内质网膜上的 MHC Ⅰ 类分子物理性地和加工过的细胞质肽段结合。紧接着，肽段-Ⅰ 类分子复合体被转运至高尔基体，然后到细胞表面，从而被 CD8+ T 细胞识别。

从细胞外摄取的抗原通过内吞作用进入细胞内的酸性囊泡，并且被囊泡蛋白酶水解成肽段。胞内囊泡包含的 MHC Ⅱ 类分子和载有多肽的囊泡发生融合，从而使得肽段能够物理性地结合 MHC Ⅱ 类分子。肽段-MHC Ⅱ 类分子复合物随后被转运至细胞表面从而能够被 CD4+ T 细胞识别（第二章）。

一般认为，TCR-αβ 受体能够识别 MHC Ⅰ 类或 Ⅱ 类分子呈递的多肽抗原。一些胞内细菌，例如结核分枝杆菌细胞壁上的脂类同样也能够被呈递给不同种类的 T 细胞，包括 TCR-γδ T 细胞的亚群和 CD8+ TCR-αβ T 细胞的一个亚群。更为重要的是，细菌脂类抗原不能由 MHC Ⅰ 类或 Ⅱ 类分子呈递，而是由 MHC 相关的 CD1 分子呈递。一些通过 CD1 分子识别脂类抗原的 γδ T 细胞 TCR 缺乏多样性，其对细菌脂类的应答并不需要抗原启动，所以对胞内细菌应答可能是天然免疫而不是获得性免疫。

正如外来抗原被降解且其肽段由 APC 上的 MHC Ⅰ 类或 Ⅱ 类分子所呈递，内源性自身蛋白同样也被降解，并且其肽段也同样被 APC 上的 MHC Ⅰ 类或 Ⅱ 类分子呈递给 T 细胞。在外周淋巴器官中，存在着能够识别自身蛋白片段的 T 细胞，但是正常情况下它们是无能的或免疫耐受的，即其对自身抗原性的刺激不产生免疫应答，这主要是由于缺少自身抗原上调性的 APC 共刺激分子，例如 B7-1（CD80）和 B7-2（CD86）（见下文）。

一旦成熟 T 细胞 TCR 与在自身 MHC Ⅰ 类或 Ⅱ 类分子呈递的外源抗原肽片段相识别，非抗原特异性黏附配体也成对结合（例如 CD54-CD11/CD18 和 CD58-CD2），它们能够加固 MHC 肽段和 TCR 结合力，并且这些黏附分子的表达也会上调（图 1-7）。一旦 TCR 的抗原连接发生，T 细胞膜被分割成脂质膜微结构域，或者是脂筏，它们合并了关键信号传导分子 TCR/CD3 复合体、CD28、CD2、LAT（T 细胞激活连接体）、胞内激活的（去磷酸化的）src 家族蛋白酪氨酸激酶（PTK）和关键 CD3ζ 相关蛋白-70（ZAP-70）（图 1-7）。重要的是，在 T 细胞的激活过程中，拥有蛋白酪氨酸磷酸酶活性的 CD45 分子从 TCR 复合体上分离，从而使磷酸化得以发生。在微结构域上激活的 T 细胞的信号传导分子的合并表明 T 细胞-APC 之间的相互作用可以被认为是功能上与神经突触相类似的一种免疫突触。

TCR-MHC 的结合稳定之后，激活信号通过细胞被传递至细胞核并且导致在介导 T 细胞功能多样性的过程中起到重要作用的基因产物（例如 IL-2）的高表达。TCR 自身没有信号传导的能力，但是可通过表达在 CD3 链上的免疫受体酪氨酸的活化基序（ITAM）连接到其他的信号传导通路上，而 CD3 链又可与介导信号转导的蛋白相结合。每条这样的通路都会激活特定的转录因子，这些转录因子控制细胞因子和细胞因子受体基因的表达。如此，抗原-MHC 和 TCR 的结合会导致 src 家族的激活，包括 PTKs、fyn 和 lck（lck 与 CD4 或 CD8 共刺激分子相关联）；CD3ζ 链的磷酸化；相关酪氨酸激酶 ZAP-70 和 syk 的激活；下游钙依赖的钙调磷酸酶通路、ras 通路和蛋白激酶 C 通路的激活。每一条这样的通路都会导致特定家族的转录因子（包括 NF-AT、fos 和 jun、rel/NF-κB）的激活，而这些转录因子形成的异源多聚体能够诱导 IL-2、IL-2 受体、IL-4、TNF-α 以及其他 T 细胞调控介质的表达。

除了 TCR 复合体以及 CD4 和 CD8 的信号，T 细胞上的其他分子，例如 CD28 和诱导共刺激分子（ICOS），以及 DC 上的分子，例如 B7-1（CD80）和 B7-2（CD86），同样能够传递重要的共刺激信号，而这些信号能够上调 T 细胞因子产生并对 T 细胞的活化至关重要。如果通过 CD28 和 ICOS 的信号传递没有发生，或者是 CD28 被阻碍，T 细胞会变为无能的而不是激活的（见下文"免疫耐受和自身免疫"部分）。CTLA-4（CD152）与 CD28 类似都能结合 CD80 和 CD86；但是不同于 CD28，CTLA-4 向 T 细胞传递抑制性的信号，起到关闭开关的作用。

病毒性感染和癌症时发生的 T 细胞衰竭　在慢性病毒感染中，例如人类免疫缺陷病毒（HIV）-1、丙型肝炎病毒，以及乙型肝炎 B 病毒，以及在慢性恶性肿瘤中，持续存在的抗原扰乱了记忆性 T 细胞的功能，从而导致记忆性 T 细胞应答的缺陷，这被定义为 T 细胞耗竭并且和 T 细胞程序性细胞死亡蛋白 1（PD-1）（CD279）的表达相关。衰竭的 T 细胞增殖能力减弱并且失去了产生效应分子的能力，例如 IL-2、TNF-α 和 IFN-γ。PD-1 下调了 T 细胞的反应性并且和 T 细胞衰竭以及疾病的进展紧密相关。也正是因为这个原因，抑制 T 细胞 PD-1 的活性来增强效应性 T 细胞功能正逐渐成为病毒感染和某些恶性肿瘤的免疫疗法的一个靶标。

T 细胞超抗原　普通抗原结合于 MHC I 类或 II 类分子的 αβ 异源二聚体的凹槽中，并且通过 TCR-α 和 TCR-β 链的 V 区结合到 T 细胞上。相反，超抗原直接结合于 TCR-β 链和 MHC II 类分子 β 链的侧面并且只需要在 Vβ 基因片段基础上就能激活 T 细胞，而不需要 D、J 以及 Vα 序列的出现。超抗原是指那些能够激活多达 20％外周 T 细胞的蛋白质分子，而普通抗原只能够激活 10 000 个 T 细胞中的 1 个 T 细胞。T 细胞超抗原包括了葡萄球菌肠毒素和其他细菌产物。超抗原对人外周 T 细胞的刺激可发生于葡萄球菌毒性休克综合征中，这会引起 T 细胞的细胞因子过多产生从而导致低血压和休克。

B 细胞　成熟的 B 细胞占人外周血淋巴细胞的 10％～15％，淋巴结细胞的 20％～30％，脾淋巴细胞的 50％，和骨髓淋巴细胞的约 10％。B 细胞在其表面表达跨膜免疫球蛋白（Ig）分子，与 T 细胞的性质相似，这些分子可作为 B 细胞受体（BCR）识别抗原，并与 Ig 相关的 α 和 β 信号传导分子形成复合体（图 1-8）。与 T 细胞只能够识别经过处理的并且包被于 APC 表面 MHC I 类和 II 类分子中的普通抗原肽片段不同，B 细胞可以通过 B 细胞表面 Ig 受体（sIg）识别未经处理的天然抗原并发生增殖。B 细胞表面也表达 Ig 分子 Fc 受体（CD32）以及补体活化片段（C3d/CD21 和 C3b/CD35）受体。B 细胞的主要功能是产生抗体，其也可以高效地处理抗原，作为抗原呈递细胞发挥功能；许多细胞因子可以增强 B 细胞的抗原呈递功能。骨髓中的前体 B 细胞可以持续发育为成熟 B 细胞（图 1-6）。

B 细胞的发育包括抗原依赖和非抗原依赖两个阶段。抗原非依赖性 B 细胞发育主要在初级淋巴器官发生，包括 B 细胞分化发育成熟为 sIg⁺ B 细胞的各个阶段。抗原依赖性 B 细胞发育由抗原与 B 细胞表面的 Ig 受体结合驱动，进而诱导记忆性 B 细胞产生、Ig 类比转换以及浆细胞生成。抗原依赖性 B 细胞成熟发生在二级淋巴器官，包括淋巴结、脾以及肠道 Peyer 小结中。在未接触抗原前，T 细胞库主要在胸腺中产生，与其不同，表达大量的抗原反应性位点的 B 细胞在接受抗原刺激后 Ig 基因会发生改变，即体细胞高频突变。这一过程主要发生在淋巴结中央生发中心。

在 B 细胞发育过程中，Ig 结合抗原 V 区的多样性依赖于其基因重排，类似于 TCR 中的 α、β、γ 和 δ 基因的重排。重链中，D 片段和 J 片段先发生重排，然后 V 片段再和 DJ 片段发生重排，进而 C 片段和 VDJ 片段结合形成功能性 Ig 重链基因（V-D-J-C）。接下来，轻链 V 片段和 J 片段发生重排，形成 κ 或 λ 链，最终形成

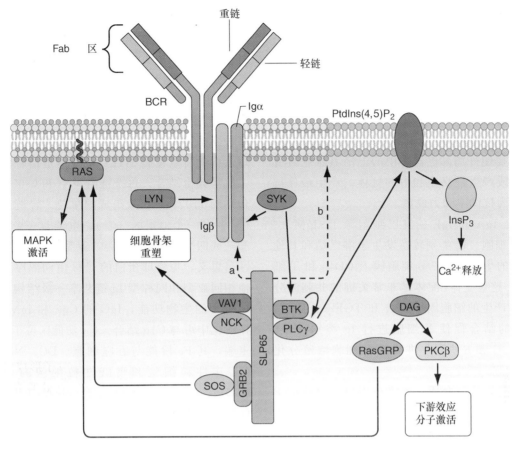

图 1-8 B细胞受体（BCR）活化导致丝氨酸蛋白激酶的级联反应，进而导致信号复合体的形成和下游信号通路的活化。SLP76 可以通过 GADS 和 LAT 募集至细胞膜，然而 SLP65 募集的具体机制并不清楚。研究表明可能有两种机制：①SLP65 通过 SH2 结构域直接和 BCR 复合物中的 Ig 结合；或②SLP65 通过氨基末端亮氨酸拉链和一个未知结合伴侣发生募集。BTK，布鲁顿酪氨酸激酶；DAG，甘油二酯；GRB2，生长因子受体结合蛋白 2；InsP3，三磷酸肌醇；MAPK，丝裂原激活的蛋白激酶；NCK，酪氨酸激酶催化区；PKC，蛋白激酶 C；PLC，磷脂酶 C；PtdIns（4,5）P2,4,5-二磷酸磷脂酰肌醇；RasGRP，Ras 鸟嘌呤释放蛋白；SOS，sevenless 同系物之子；SYK，脾酪氨酸激酶（Adapted from GA Koretzky et al；Nat Rev Immunol 6；67，2006；with permission from Macmillan Publishers Ltd. Copyright 2006.）

包括重链和轻链的完整 Ig 分子。

Ig 基因重排受到精细调控，最终导致每个 B 细胞产生一种特异性抗体，此抗体包含一种类型的重链和轻链。尽管 B 细胞拥有两套 Ig 重链和轻链基因，只有一套基因会发生选择性重排和表达，这一现象称为等位基因排斥。

机体拥有约 300 种 V_κ 和 5 种 J_κ，选择性组合可以产生超过 1500 种不同的 κ 轻链；机体拥有约 70 种 V_λ 和 4 种 J_λ，选择性组合可形成超过 280 种不同的 λ 轻链。V 和 J 基因的体细胞高频突变可以导致更多数量的不同轻链形成，这就可以解释为什么有限的基因可以产生如此多的特异性。如上所述，重链重排包括三种基因 V_H、D_H、J_H 的连接，因此可以产生比轻链更多的多样性。

大多数 B 细胞前体细胞（早期 pro-B 细胞）缺乏胞浆 Ig（cIg）和分泌型 Ig（sIg）（图 1-6）。大 pre-B

细胞表面标志分子是 pre-BCR，它由 μ（H）链和叫作 ψLC 的 pre-B 轻链组成，ψLC 是一种替代轻链受体，由非重排 V pre-B 和 γ5 轻链基因编码。Pro-B 和 Pre-B 在骨髓基质分泌的信号分子，尤其是 IL-7 的刺激下增殖和成熟。轻链重排发生在小 pre-B 细胞阶段，由此完整的 BCR 就可以在成熟 B 细胞阶段表达。幼稚 B 细胞进行 Ig 轻链重排并表达 sIgM。当幼稚 B 细胞发育为成熟 B 细胞，sIgD 同 sIgM 一样表达于 B 细胞表面。此时，B 细胞系在骨髓中已发育完全，随后进入外周循环及次级淋巴器官与特异性抗原相遇。

Ig 基因的随机重排偶尔会产生自身反应性抗体，机体可能存在一些机制来纠正这一错误。一种机制是通过 BCR 编辑使自身反应性 BCR 发生突变，进而不能对自身抗原进行应答。如果受体编辑这一机制在清除自身反应性 B 细胞中失败，那么自身反应性 B 细胞在骨髓中会通过 BCR 与自身抗原结合后诱导凋亡而实现阴性选择。

离开骨髓后，B 细胞进入外周 B 细胞聚集部位，如淋巴结和脾，等待可与 B 细胞的克隆型受体结合的外来抗原。抗原与 BCR 结合驱动 B 细胞活化，这一过程中会发生体细胞高频突变。体细胞高频突变是指在重链和轻链基因重排中由点突变引起的 sIg 分子突变，突变的 sIg 分子比初始 sIg 分子更易结合抗原。因此，体细胞高频突变使外周淋巴器官中的记忆 B 细胞具有最强的结合力或产生最高亲和力的抗体，产生最佳抗体的过程被称为抗体亲和力成熟。

产生 IgG、IgA 和 IgE 的淋巴细胞源于 sIgM＋、sIgD＋成熟 B 细胞。Ig 类别转换发生于淋巴结和其他外周淋巴组织的生发中心。B 细胞膜上 CD40 和 T 细胞膜上 CD40L 这对受体-配体是非常关键的共刺激分子，在 T 细胞产生的细胞因子 IL-4 和 TGF-β 作用下，CD40-CD40L 的结合促使 B 细胞进行 Ig 类别转换。IL-1、-2、-4、-5 和 6 协同促进成熟 B 细胞增殖分化为 Ig 分泌型细胞。

获得性免疫的体液介质：免疫球蛋白 分化的 B 细胞能够产生免疫球蛋白，介导体液免疫应答。抗体的基本功能是通过与抗原特异性结合，清除或灭活有害的毒素、微生物、寄生虫或其他外源物质。Ig 分子

功能的结构基础和 Ig 基因构成为 Ig 在正常保护性免疫、由免疫复合物导致的病理损伤和针对宿主产生自身抗体方面提供了理解依据。

免疫球蛋白由两条重链和两条轻链构成（图 1-8）。免疫球蛋白的类型（如 G、M、A、D、E）由重链决定，与 Ig 重链结合的特异性抗原可将 IgG 和 IgA 分为多种亚型（G1、G2、G3、G4 和 A1、A2）。人类免疫球蛋白的特点见表 1-12。免疫球蛋白轻链和重链通过二硫键共价结合，每条链由 V 区和 C 区构成，每区都包括约 110 个氨基酸组成的单位。轻链有一个可变区（V_L）和一个恒定区（C_L）；重链有一个可变区（V_H）和三或四个恒定区（C_H），亚型不同恒定区个数不同。顾名思义，免疫球蛋白的 C 区由同源序列构成并与其他相同亚型和同种型 Ig 链共享一级结构。恒定区参与 Ig 分子的生物功能，IgG 的 C_H2 和 IgM 的 C_H4 在补体活化中可与 C1q 结合。C_H 功能区位于 IgG 分子的 C 末端，其 Fc 段能与吞噬细胞、DC、NK 细胞、B 细胞、中性粒细胞和嗜酸性粒细胞的表面 Fc 受体（CD16、CD32、CD64）结合。IgA 的 Fc 段结合 FcαR（CD89），IgE 的 Fc 段结合 FcεR（CD23）。

可变区（V_L 和 V_H）含抗原结合区（Fab）。V_L 和 V_H 区内含有高变区（序列高度变化），高变区是一

表 1-12	人类免疫球蛋白的理化和生物学特征				
性质	IgG	IgA	IgM	IgD	IgE
分子构成	单体	单体，二聚物	五聚体，六聚体 Pentamer，hexamer	单体	单体
其他链	无	J 链，SC	J 链	无	无
亚型	G1，G2，G3，G4	A1，A2	无	无	无
重链类型	Gm（＝30）	No A1，A2m（2）	无	无	无
分子量，kDa	150	160，400	950，1150	175	190
正常成人血清浓度，mg/ml	9.5～12.5	1.5～2.6	0.7～1.7	0.04	0.0003
占总血清 Ig 比例	75～85	7～15	5～10	0.3	0.019
血清中半衰期（天）	23	6	5	3	2.5
每天合成速度（mg/kg）	33	65	7	0.4	0.016
抗体效价	2	2，4	10，12	2	2
激活补体经典途径	＋（G1，2?，3）	－	＋＋	－	－
激活补体旁路途径	＋（G4）	＋	－	＋	－
通过 Fc 结合的细胞	巨噬细胞、中性粒细胞、大颗粒淋巴细胞	淋巴细胞	淋巴细胞	无	肥大细胞、嗜碱性粒细胞、B 细胞
生物学特征	胎盘转运 再次应答主要抗体	分泌型免疫球蛋白	初次应答	成熟 B 细胞标志	Ⅰ 型超敏反应 抗寄生虫应答

来源：After L Carayannopoulos, JD Capra, in WE Paul（ed）: Fundamental Immunology, 3rd ed. New York, Raven, 1993; with permission.

个 Ig 分子与抗原的结合位点。这种独特型被定义为 Ig 分子 Fab 段的特异性区域。针对一个抗体分子独特型产生的抗体称为抗独特型抗体。这种抗体可产生于 B 细胞介导的正常免疫应答中，可能对 B 细胞产生负调节以终止抗体生成。

IgG 占血清总免疫球蛋白的 75%～85%。IgG 的四个亚类按照其在血清中含量来编号，IgG1 最多，IgG4 最少。IgG 亚类的临床意义在于其结合巨噬细胞和中性粒细胞 Fc 受体以及活化补体方面的能力不同（表 1-12）。而且 IgG 某一特定亚类的选择性缺陷可导致患者易患细菌感染。IgG 抗体是宿主再次应对抗原应答出现的最主要抗体（再次抗体应答）。

IgM 一般以 950kDa 的五聚体形式存在，160kDa 的二价单体通过 J 链连接成五聚体，J 链是 15kDa 的非免疫球蛋白分子，IgA 也用 J 链连接。IgM 是免疫应答中出现的第一个抗体（初次抗体应答），也是新生儿最初产生的抗体。膜型 IgM 以单体形式存在，是成熟 B 细胞表面的主要抗原受体（表 1-12）。IgM 也是自身免疫性疾病中免疫复合物的重要成分。例如，抗 IgG 的 IgM 抗体（即类风湿因子）在类风湿关节炎、其他胶原病和一些传染性疾病（亚急性细菌性心内膜炎）患者中具有很高的滴度。

IgA 仅占总血清免疫球蛋白的 7%～15%，但 IgA 是分泌型免疫球蛋白的重要组成。IgA 在分泌物（泪液、唾液、鼻分泌物、胃肠液和母乳）中以分泌型存在，后者是由两个 IgA 单体分子、一条 J 链及一种被称为分泌片的糖蛋白构成的聚合体。IgA 有两种亚类，IgA1 主要存在于血清中，IgA2 则主要存在于分泌物中。IgA 通过旁路途径锚定在补体上，它还具有潜在的抗病毒活性，这种作用是通过阻止病毒结合呼吸道和肠上皮细胞而实现的。

IgD 在血清中含量极少，它与 IgM 一起成为初始 B 细胞表面的主要抗原结合受体。IgE 在血清中浓度很低，其 Fc 段可与肥大细胞和嗜碱性粒细胞结合，肥大细胞和嗜碱性粒细胞表面结合的 IgE 分子与抗原交联后导致大量介质释放引起过敏反应（表 1-12）。

正常免疫应答调节中的细胞相互作用

抗原诱导的体液（B 细胞）和细胞（T 细胞）免疫应答通过产生特异性 T 细胞或与抗体一起直接清除抗原。图 1-2 是关于 T 细胞和 B 细胞应答及相互作用的简化图。

适应性免疫细胞的功能是在免疫应答多个调节阶段出现的。当给予合适的信号，T 淋巴细胞和 B 淋巴细胞就会经历从活化到增殖、分化并最终出现效应功能。效应功能可能出现在应答的最后阶段，例如，由浆细胞分泌抗体，或具有调节功能，例如，CD4$^+$ 和 CD8$^+$ T 淋巴细胞调节 B 细胞分化和 CD8$^+$ 细胞毒性 T 细胞活化。

根据 CD4 辅助 T 细胞分泌细胞因子的不同而将其分为很多亚型（图 1-2）。活化的 Th1 分泌 IL-2、IFN-γ、IL-3、TNF-a、GM-CSF 和 TNF-β，而活化的 Th2 分泌 IL-3、-4、-5、-6、-10 和 13。Th1 CD4$^+$ T 细胞通过分泌 IFN-γ 杀伤多种病原体。Th1 细胞还能辅助产生细胞毒性 T 细胞和一些调理性抗体，它们对抗原的应答会导致机体针对胞内病毒和细菌（例如 HIV 或结核杆菌）产生迟发型超敏反应。相对而言，Th2 细胞在体液免疫的调节和亚型转换中发挥主要作用。Th2 细胞通过产生 IL-4 和 IL-10 负调节由 Th1 细胞介导的促炎反应（图 1-2）。此外，Th2 CD4$^+$ T 细胞辅助 B 细胞产生特异性 Ig 并针对抗原产生应答，这种应答需要高浓度的抗体来清除抗原（胞外荚膜细菌如肺炎双球菌和某些寄生虫感染）。Th17 细胞是 Th 家族中新发现的亚型，其分泌 IL-17、IL-22 和 IL-26。除了抵御黏膜表面的胞外细菌和真菌感染，Th17 细胞还在自身免疫性炎性疾病中发挥主要作用。总之，DC 呈递的微生物 PAMP、使 DC 活化的 TLR 受体、活化 DC 的类型以及产生的细胞因子决定了免疫应答中 T 细胞的分型（表 1-4）。通常，髓系 DC 产生 IL-12 并活化 Th1 型 T 细胞，该型免疫应答的结果是产生 IFN-γ 和细胞毒性 T 细胞，而浆细胞样 DC 则分泌 IFN-α 并促进 Th2 应答，该型免疫应答的结果是产生 IL-4 和增强抗体应答。

如图 1-2 和图 1-3 所示，在 DC 的辅助下，T 细胞亚群活化，生成 IL-2、IL-3、IFN-γ 和（或）IL-4、IL-5、IL-6、IL-10 和 IL-13，这些细胞因子对效应 T 和 B 细胞产生正性和负性调节。大量细胞因子可营养 B 细胞，尤其是 T 细胞衍生因子 IL-3、IL-4、IL-5 和 IL-6，它们在 B 细胞成熟阶段发挥作用，最终促使 B 细胞增殖、分化并分泌抗体。对细胞毒性 T 细胞而言，营养因子包括诱导 T 细胞分泌的 IL-2、IFN-γ 和 IL-12。

CD4$^+$ 和 CD8$^+$ 调节性 T 细胞是免疫应答中重要的调节性 T 细胞，它们组成性表达 IL-2 受体的 α 链（CD25），分泌 IL-10 并抑制 T、B 细胞应答。调节性 T 细胞由不成熟 DC 诱导产生，在机体外周免疫耐受中起关键作用。在小鼠体内，调节性 T 细胞缺失可导致器官特异性自身免疫性疾病，如甲状腺炎、肾上腺炎和卵巢炎（见下文"免疫耐受和自身免疫"部分）。

调节性 T 细胞还在调控机体对微生物免疫应答的强度和持续时间方面发挥关键作用。正常情况下，在初始免疫应答清除入侵抗原后，调节性 T 细胞活化并抑制抗微生物免疫应答，避免宿主损伤。有些微生物可诱导调节性 T 细胞活化，进一步促进寄生虫感染及存活。在利什曼虫感染中，寄生虫诱导调节性 T 细胞聚集在皮肤感染部位，抑制机体针对利什曼虫的 T 细胞应答从而阻止寄生虫被清除。目前认为，很多慢性感染性疾病例如肺结核与正常调节性 T 细胞活化有关，后者可以阻止微生物被清除。

尽管 B 细胞可以通过其表面 Ig 受体识别原始抗原，但仍需 T 细胞辅助才能产生多种具有高亲和力的抗体，高亲和力抗体对清除外源性抗原最有效。这种 T 细胞依赖很可能在调节 B 细胞应答和阻止产生过量抗体中发挥作用。T-B 相互作用导致高亲和力抗体产生，需要经历以下阶段：①B 细胞加工处理原始抗原，将肽片段表达于表面并呈递给 Th 细胞；②TCR 复合物和 CD40L 与 B 细胞膜相应配体结合；③抗原特异性 B 细胞克隆过程中的抗体类别转换；④抗体在淋巴结和脾的 B 细胞生发中心诱发亲和力成熟。

初始 B 细胞表面表达 IgD 和 IgM，通过表面 IgM 与初始抗原结合实现与抗原的最初接触。T 细胞合成的细胞因子在 Th2 细胞与 B 细胞接触后释放，或通过旁观者效应释放，它们诱导 Ig 基因结构转换，从而促进 Ig 基因重组。随后 B 细胞中出现重链外显子表达转换，最终分泌与原始 IgM 具有相同 V 区的 IgG、IgA 或 IgE，它们广泛针对细胞外细菌、原虫和蠕虫进行应答。由活化 T 细胞表达的 CD40 配体是诱导 B 细胞抗体类别转换和 B 细胞对细胞因子具有反应性的关键分子。T 细胞 CD40 配体突变的患者，其 B 细胞无法进行抗体类别转换，出现记忆性 B 细胞缺乏和 X-连锁高 IgM 综合征（第三章）。

免疫耐受和自身免疫

免疫耐受是指致病性自身反应活化的缺失。自身免疫性疾病是指在无其他疾病如感染或恶性肿瘤存在时，由 T 细胞、B 细胞或两者一同激活而引起的综合征（第六章）。免疫耐受和自身免疫曾经被认为是相互排斥的，但现在认为在健康人中它们均可正常存在，异常状态是正常状态的极端表现。例如，外周血中低水平自身反应性 T 和 B 细胞识别自身抗原对其生存是必需的。同样，在胸腺中针对自身抗原出现的低水平自身反应和胸腺细胞识别的机制为：①正常 T 细胞经历阳性选择并离开胸腺，进入外周对外源微生物

产生应答。②针对自身抗原产生高反应性的 T 细胞经历阴性选择并死亡，从而阻止过度自身反应性 T 细胞进入外周（中心耐受）。然而，不是所有的自身抗原都在胸腺中表达以清除高度自身反应性 T 细胞，也存在 T 细胞外周耐受的机制。非成熟 DC 与成熟 DC 呈递的微生物抗原不同，它们呈递的自身抗原既不能活化 DC 也不能使 DC 成熟后表达高水平的共刺激分子，如 B7-1（CD80）或 B7-2（CD86）。外周 T 细胞识别 DC 细胞通过 HLA 分子呈递的抗原而维持生存，但它们一直处于无能或无应答状态，直到它们通过高水平共刺激分子与呈递微生物抗原的 DC 接触，才能活化并对微生物产生应答。如果 B 细胞含有高度自身反应性 BCR，通常它们要经历骨髓中的清除或受体编辑以表达较弱自身反应性的受体。尽管很多自身免疫性疾病的特点是产生大量异常或者致病性抗体（表 1-13），但大多数自身免疫性疾病是由 T 和 B 细胞过度反应引起的。

多种因素导致临床自身免疫性疾病发生，包括遗传易感性（表 1-13）、环境免疫刺激剂如药物（普鲁卡因胺和苯妥英钠引起的药物性系统性红斑狼疮）、感染因素（EB 病毒引起针对红细胞和血小板自身抗体的产生）以及调节性 T 细胞的缺失（导致甲状腺炎、肾上腺炎和卵巢炎）。

黏膜免疫 呼吸道、消化道和泌尿生殖道的黏膜、眼结膜、内耳和所有外分泌腺的导管含有天然和获得性黏膜免疫系统的细胞，这些细胞保护黏膜不受病原侵犯。在健康成人，黏膜相关淋巴组织（MALT）含有体内 80% 的免疫细胞，是哺乳动物最大的淋巴器官。

MALT 主要有三个功能：①保护黏膜不受病原体入侵；②阻止食物、共生生物以及空气传播的病原体和颗粒物等外源抗原摄入；③避免外源抗原穿过机体黏膜屏障后产生致病性免疫应答（图 1-9）。

MALT 是一种独立于系统性免疫器官的由免疫细胞组成的系统。系统性免疫器官在正常条件下是无菌的并对病原体产生较强应答，而 MALT 免疫细胞不断地"沐浴"在外源蛋白和共生细菌中，它们选择必须清除的致病性抗原而将其清除。组成 MALT 的免疫细胞存在于肠道、扁桃体、阑尾和支气管周围，这些位置可以诱导黏膜免疫应答。T 和 B 细胞从这些位置迁移至黏膜组织和外分泌腺中效应部位，在这里黏膜免疫细胞清除被病菌感染的细胞。除了黏膜免疫应答外，黏膜还具有抵御病原体的强大机械化学屏障和清除功能。

表 1-13		人类自身免疫性疾病中自身抗体识别的重组或纯化自身抗原	
自身抗原	自身免疫性疾病	自身抗原	自身免疫性疾病
细胞-器官特异性自身免疫			
乙酰胆碱受体	重症肌无力	胰岛素受体	B 型胰岛素抵抗综合征、棘皮症、系统性红斑狼疮（SLE）
肌动蛋白	慢性活动性肝炎、原发性胆汁性肝硬化	内因子 1	恶性贫血
腺嘌呤核苷酸翻译子（ANT）	扩张型心肌病、心肌炎	白细胞功能相关抗原（LFA-1）	难治性莱姆关节炎
β-肾上腺素受体	扩张型心肌病	髓磷脂相关糖蛋白（MAG）	多发性神经病
芳香 L-氨基酸脱羧酶	I 型自身免疫性多内分泌腺病综合征（APS-1）	髓磷脂碱性蛋白	多发性硬化症、脱髓鞘疾病
脱唾液酸糖蛋白受体	自身免疫性肝炎	髓鞘少突胶质细胞糖蛋白（MOG）	多发性硬化症
杀菌/渗透增强蛋白（Bpi）	囊性纤维化血管炎	肌凝蛋白	风湿热
钙敏受体	获得性甲状旁腺功能减退症	克林 p-80	特应性皮炎
胆固醇侧链裂解酶（CYPIIa）	I 型自身免疫性多腺体综合征	丙酮酸脱氢酶（PDC-E2）	原发性胆汁性肝硬化
IV 型胶原 α3 链	肺出血肾炎综合征	碘化钠协同载体（NIS）	Graves 病、自身免疫性甲状腺功能减退症
细胞色素 P450 2D6（CYP2D6）	自身免疫性肝炎		
肌间线蛋白	克罗恩病，冠状动脉疾病		
桥粒芯蛋白 1	落叶型天疱疮		
桥粒芯蛋白 3	寻常型天疱疮	SOX-10	白癜风
F-肌动蛋白	自身免疫性肝炎	甲状腺和眼睛共同蛋白	甲状腺相关眼病
GM 神经节苷脂	吉兰-巴雷综合征		
谷氨酸脱羧酶（GAD65）	1 型糖尿病，僵人综合征	甲状腺球蛋白	自身免疫性甲状腺炎
谷氨酸受体（GLUR）	Rasmussen 脑炎	甲状腺过氧化物酶	自身免疫性桥本甲状腺炎
H/K ATP 酶	自身免疫性胃炎	促甲状腺素受体	Graves 病
17-α-羟化酶（CYP17）	I 型自身免疫性多腺体综合征	谷氨酰胺转移酶	乳糜泻
21-羟化酶（CYP21）	艾迪生（Addison）病	转录辅助激活因子 p75	特应性皮炎
IA-2（ICA512）	1 型糖尿病	色氨酸羟化酶	I 型自身免疫性多腺体综合征
胰岛素	1 型糖尿病，胰岛素低血糖综合征（Hirata 病）	酪氨酸酶	白癜风、转移性黑色素瘤
		酪氨酸羟化酶	I 型自身免疫性多腺体综合征
系统性自身免疫			
促肾上腺皮质激素 ACTH	ACTH 缺陷病	组蛋白 H2A-2B-DNA	系统性红斑狼疮
氨酰 tRNA 组氨酰合成酶	肌炎、皮肌炎	IgE 受体	慢性特发性荨麻疹
氨酰 tRNA 组合成酶（某些）	肌炎、皮肌炎	角蛋白	类风湿关节炎
心磷脂	系统性红斑狼疮、抗磷脂综合征	Ku-DNA 蛋白激酶	系统性红斑狼疮
碳酸酐酶 II	系统性红斑狼疮、干燥综合征、系统性硬化	Ku-核蛋白，La 磷蛋白（La 55-B）	结缔组织综合征、干燥综合征
胶原（多种类型）	类风湿关节炎、系统性红斑狼疮、进行性系统性硬化	髓过氧化物酶	坏死性新月体性肾炎（NCGN）、系统性血管炎
着丝点相关蛋白	系统性硬化	蛋白酶 3（PR3）	多血管炎性肉芽肿（Wegener 肉芽肿）、Churg-Strauss 综合征
DNA 依赖的核甘酸 ATP 酶	皮肌炎	RNA 聚合酶 I ～ III（RNP）	系统性硬化病、系统性红斑狼疮
纤维蛋白	硬皮病	信号识别蛋白（SRP54）	多肌炎
纤连蛋白	系统性红斑狼疮、类风湿关节炎、硬皮病	拓扑异构酶-1（Scl-70）	硬皮病、雷诺综合征
葡萄糖-6-磷酸异构酶	类风湿关节炎	管蛋白	慢性肝病、利什曼病
β2-糖蛋白 I（B2-GPI）	原发性抗磷脂综合征		
高尔基体（95，97，160，180）	干燥综合征、系统性红斑狼疮	波形蛋白	系统性自身免疫病
热休克蛋白	类风湿关节炎、多种免疫相关病		
半桥粒蛋白 180	大疱性类天疱疮、妊娠期疱疹、瘢痕性类天疱疮		

表 1-13　人类自身免疫性疾病中自身抗体识别的重组或纯化自身抗原

自身抗原	自身免疫性疾病	自身抗原	自身免疫性疾病
血浆蛋白质和细胞因子自身免疫			
C1 抑制因子	自身免疫性 C1 缺陷	糖蛋白 Ⅱb/Ⅲg 和 Ⅰb/Ⅸ	自身免疫性血小板减少综合征
C1q	系统性红斑狼疮、膜增生性肾小球肾炎（MPGN）	IgA	免疫缺陷相关的系统性红斑狼疮、恶性贫血、甲状腺炎、干燥综合征、慢性活动性肝炎
细胞因子（IL-1α、IL-1β、IL-6、IL-10、LIF）	类风湿关节炎、系统性红斑狼疮、正常人		
因子 Ⅱ、Ⅴ、Ⅶ、Ⅷ、Ⅸ、Ⅹ、Ⅺ、凝血酶 vWF	凝血时间延长	氧化 LDL（OxLDL）	动脉粥样硬化
癌和癌旁自身免疫			
两性蛋白	神经病变、小细胞肺癌	p62（IGF-Ⅱ mRNA 结合蛋白）	肝细胞癌（中国）
细胞周期蛋白 B1	肝细胞癌	恢复蛋白	肿瘤相关视网膜病
DNA 拓扑异构酶Ⅱ	肝癌	Ri 蛋白	副肿瘤性眼阵挛-肌阵挛
桥粒蛋白	副肿瘤性天疱疮		
桥尾蛋白	副肿瘤性僵人综合征	βⅣ血影蛋白	下运动神经元综合征
Hu 蛋白	副肿瘤性脑脊髓炎	突触结合蛋白	Lambert-Eaton 肌无力综合征
神经乙酰胆碱受体	亚急性自主神经病变、癌症	电压门控钙离子蛋白	Lambert-Eaton 肌无力综合征
p53	癌症、系统性红斑狼疮	Yo 蛋白	副肿瘤性小脑退化

来源：From A Lernmark et al；J Clin Invest 108：1091，2001；with permission.

MALT 的关键组分包括特化的上皮细胞，后者称为"膜"或"M"细胞，它们摄取抗原并将抗原运送至 DC 或其他抗原呈递细胞。MALT 的效应细胞包括 B 细胞和 T 细胞。B 细胞可以生成分泌型 IgA 和 IgG 中和病原体，T 细胞生成与系统性免疫应答中相似的细胞因子——辅助 T 细胞和细胞毒性 T 细胞对病原体感染的细胞产生应答。

机体每 24h 生成的分泌型 IgA 总质量＞50mg/kg 体重，通过抗原与 IgA 结合以及上皮细胞转运受体介导发挥阻止细菌黏附、抑制肠道中微生物的吸收、中和病毒以及增强组织中抗原的清除等功能。

最近研究揭示了肠道菌群和其他黏膜细菌对人类免疫系统的重要性。正常菌群在肠道中通过 TLR 和其他 PRR 信号诱导抗炎症反应并保护上皮细胞不受感染。当肠道菌群破坏时，免疫系统呈异常状态，伴随 Th1 细胞功能缺失。正常肠道菌群的恢复可以重建正常免疫系统，使辅助 T 细胞的比例处于平衡状态。当肠道屏障完整时，不仅抗原无法侵入肠道上皮，通过自限性和保护性 MALT 免疫应答也可以清除病原体（图 1-9）。然而，当肠道屏障破坏后，针对肠道菌群产生的免疫应答会引起炎性肠病，如克罗恩病或者溃疡性结肠炎（图 1-9）。丧失调控的 MALT 对食物抗原，如麸质的免疫应答可引起脂泻病。

程序性死亡的细胞和分子调控机制

凋亡（细胞程序性死亡）在调节正常免疫应答中具有重要作用。总体来说，大量刺激因素引起的凋亡途径可以清除受微生物感染的细胞，清除损坏的 DNA 或者清除已活化的无用免疫细胞（图 1-10）。TNF 受体家族（TNF-R）[TNFR1、TNF-R2、Fas（CD95）、死亡受体 3（DR3）、死亡受体 4（DR4，TNF 相关凋亡配体 1 或 TRAIL-R）和死亡受体 5（DR5，TRAIL-2）] 是最庞大的死亡受体家族，它们的配体也属于 TNF-α 家族。配体与相应死亡受体结合引起 caspase 家族信号分子级联式活化，最终导致 DNA 裂解和细胞死亡。程序性细胞死亡的其他两条途径涉及核内 p53 和线粒体细胞色素 C，前者可以清除带有异常 DNA 的细胞，后者则诱导受损细胞死亡（图 1-10）。现在发现大量人类疾病是凋亡基因突变的结果（表 1-14），包括自身免疫和淋巴组织增生综合征中的 Fas 和 FasL 基因突变以及与恶性综合征关联的凋亡途径中的基因突变。

针对微生物或宿主的免疫损伤

宿主天然和获得性免疫应答可以快速有效地清除微生物。在这个过程中，获得性免疫系统的经典武器（T 和 B 细胞）与天然免疫系统的细胞（巨噬细胞、DC、

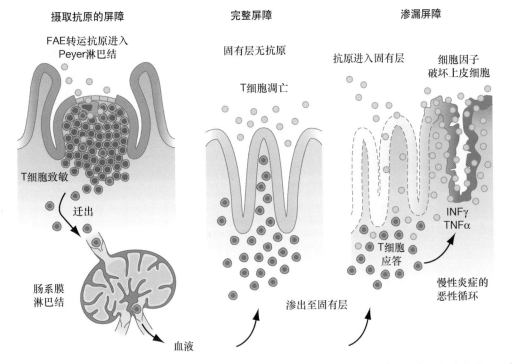

图 1-9 **上皮通透性增加在肠道 T 细胞介导的慢性炎症反应中的重要作用。** 肠道抗原激活的 CD4$^+$ T 细胞由 Peyer 集合淋巴结迁移至固有层（LP）。在健康个体，这些细胞可诱导凋亡。上皮通透性增加使足够的抗原进入 LP，触发 T 细胞的激活，破坏由免疫抑制性细胞因子和调节性 T 细胞介导的耐受。促炎细胞因子进一步增加上皮通透性，形成慢性炎症的恶性循环。（From TT MacDonald et al：Science 307：1920，2005；with permission，）

图 1-10（见书后彩图） **细胞凋亡途径。** 细胞凋亡有两个主要途径：由死亡受体活化介导的凋亡途径和有害刺激物致线粒体损伤介导的 BCL2 调节性线粒体途径。死亡受体结合配体后可以募集接头蛋白 FAS 相关的死亡结构域（FADD）。FADD 继而以浓度依赖的方式募集 caspase 8，最终激活关键的"刽子手"capase3，细胞 FLICE 抑制蛋白（c-FIP）以不同浓度抑制或增强，与 FADD 和 caspase 8 的结合在内源性途径中，促凋亡蛋白 BH3 受有害刺激物活化从而抑制 BCL2 或 BCL-XL。因此，BAX 和 BAK 可随意通过释放细胞色素 C 诱导线粒体的通透性，最终通过凋亡小体活化 caspase 9，caspase 9 又可激活 caspase 3。SMAC/DIABLO 是在线粒体通透性增加后释放，其作用是阻断凋亡蛋白抑制因子（IAP），后者抑制 caspase 活化。这两个通路之间存在由 BID 缩减体（tBID）介导的潜在交叉，tBID 源于 caspase 8 介导的 BID 的裂解，其作用是抑制 BCL2-BCL-XL 通路和活化 BAX 和 BAK。促凋亡分子 BH3（如 BIM 和 PUMA）是直接作用于 BAX 和 BAK 诱导线粒体通透性增加还是它们只作用于 BCL2-BCL-XL，目前存在争议（用？表示）。APAF1，凋亡蛋白酶活化因子 1；BH3，BCL 同系物；TNF，肿瘤坏死因子；TRAIL，TNF 相关凋亡诱导配体。（From RS Hotchkiss et al：N Engl J Med 361：1570，2009；with permission。）

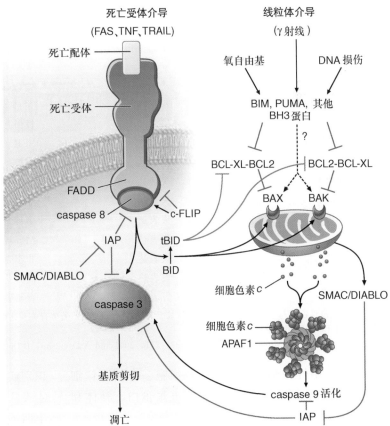

表 1-14	动物或人类免疫系统分子缺陷导致自身免疫性疾病或恶性综合征		
蛋白	缺陷	疾病或症状	观察对象
细胞因子和信号蛋白			
肿瘤坏死因子（TNF）α	过量表达	炎性肠病（IBD），关节炎，血管炎	小鼠
TNF-α	失表达	系统性红斑狼疮（SLE）	小鼠
白介素（IL）-1 受体拮抗剂	失表达	关节炎	小鼠
IL-2	过量表达	IBD	小鼠
IL-7	过量表达	IBD	小鼠
IL-10	过量表达	IBD	小鼠
IL-2 受体	过量表达	IBD	小鼠
IL-10 受体	过量表达	IBD	小鼠
IL-3	过量表达	脱髓鞘综合征	小鼠
干扰素-δ	皮肤过量表达	SLE	小鼠
STAT-3	失表达	IBD	小鼠
STAT-4	过量表达	IBD	小鼠
转化生长因子（TGF）β	失表达	系统消耗综合征和 IBD	小鼠
T 细胞 TGF-β 受体	失表达	SLE	小鼠
程序性死亡（CD279，PD-1）	失表达	SLE 样综合征	小鼠
细胞毒性 T 淋巴细胞抗原 4（CTLA-4）	失表达	系统性淋巴增殖性疾病	小鼠
IL-10	失表达	IBD（小鼠），1 型糖尿病，甲状腺疾病（人）	小鼠和人
主要组织相容性分子[a]			
HLA-B27	等位基因表达或过量表达	IBD	大鼠和人
C1，2，3 或 4 缺陷	失表达		人
LIGHT（TNF 超家族 14）	过量表达	系统性淋巴增殖性疾病（小鼠）和自身免疫	小鼠
HLA II 类 DQB10301，DQB10302	等位基因表达	青少年糖尿病	人
HLA II 类 DQB10401，DQB10402	等位基因表达	类风湿关节炎	人
HLA I 类 B27	等位基因表达	强直性脊柱炎，IBD	大鼠和人
凋亡蛋白			
TNF 受体 1（TNF-R1）	失表达	家族性周期性发热综合征	人
Fas（CD95；Apo-1）	失表达	I 型自身免疫性淋巴增生综合征（ALPS 1），恶性淋巴瘤，膀胱癌	人
Fas 配体	失表达	SLE（仅有 1 例确定）	人
穿孔素	失表达	家族性嗜血细胞综合征（FHL）	人
Caspase 10	失表达	II 型自身免疫性淋巴增生综合征（ALPS II）	人
bcl-10	失表达	非霍奇金淋巴瘤	人
P53	失表达	多种恶性肿瘤	人
Bax	失表达	结肠癌，造血系统恶性肿瘤	人
bcl-2	失表达	非霍奇金淋巴瘤	人
c-IAP2	失表达	低分化 MALT 淋巴瘤	人
NAIP1	失表达	脊肌萎缩症	人

[a] 许多自身免疫性疾病与主要组织相容性复合体基因等位基因（HLA）类型有关。这里举例介绍。

缩写：MALT，黏膜相关淋巴组织

来源：Adapted from L Mullauer：Mutat Res 488：211，2001 and A Davidson，B Diamond：N Engl J Med 345：340，2001.

NK 细胞、中性粒细胞、嗜酸性粒细胞、嗜碱性粒细胞）以及可溶性物质（微生物肽、五聚蛋白、补体和凝血系统）一起发挥作用（第五章）。

宿主防御分为 5 个阶段：①白细胞迁移至抗原位置；②天然免疫系统的巨噬细胞和其他细胞非特异性识别病原体；③T 和 B 淋巴细胞识别特异性外源抗原；④炎症反应的扩大，伴随补体、细胞因子、激肽、花生四烯酸和肥大细胞-嗜碱性粒细胞产物募集特异和非特异效应细胞；⑤巨噬细胞、中性粒细胞和淋巴细胞参与破坏抗原并最终清除抗原：巨噬细胞或中性粒细胞清除抗原，巨噬细胞、中性粒细胞、DC 和淋巴细胞直接发挥细胞毒作用。正常情况下，这些过程有序进行，宿主可以很好地控制免疫炎性应答从而保护宿主免受抗原攻击。然而，宿主防御系统的任何功能异常都会损伤宿主而引起临床疾病。而且，针对特定病原体或抗原的免疫应答本身可能导致宿主受损。例如，脑部针对特定病原体如结核分枝杆菌的免疫炎性应答导致结核性脑病患病率较高。此外，像卡氏肺孢子虫引起的肺炎，与微生物本身的组织破坏相比，其患病率与炎症浸润更相关。

淋巴细胞-内皮细胞相互作用的分子基础

血流和外周淋巴器官之间淋巴细胞循环模式的调控可使淋巴细胞-内皮细胞相互作用后促进特异淋巴细胞亚群进入器官。与其类似，淋巴细胞-内皮细胞间的相互作用可以调节淋巴细胞进入炎症组织。淋巴细胞和内皮细胞表达的黏附分子可调节抗原刺激后淋巴细胞在组织内的滞留，延缓淋巴细胞从组织迁出，阻止其再次进入循环中的淋巴细胞池（图 1-11）。所有类型

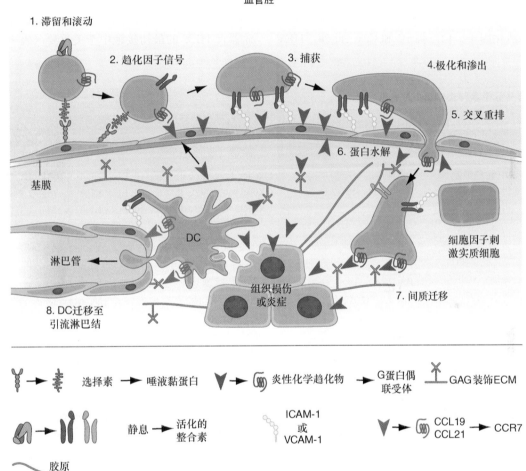

图 1-11（见书后彩图）　免疫细胞在炎症部位的关键迁移步骤。由组织损伤或感染引起细胞因子释放（图中未显示）以及受损基质细胞及"专职"哨兵，如肥大细胞和巨噬细胞（图中未显示）分泌化学诱导物（红色箭头）。炎症信号可上调内皮选择素和免疫球蛋白"超家族"成员，尤其是 ICAM-1 和（或）VCAM-1。化学诱导物，尤其是趋化因子，由小静脉内皮细胞产生或通过小静脉内皮细胞转移（红色箭头）呈现给腔内的滚动白细胞。那些表达合适转运分子的白细胞经历多步级联黏附（步骤 1-3），然后通过血细胞渗出小静脉壁进行极化和运动（步骤 4 和 5）。血细胞渗出包括内皮连接的短暂断开和渗透穿过基膜下层（步骤 6）。一旦进入血管外空间（间隙），迁移细胞就通过不同的整合素获得"立足点"，它们位于胶原纤维和其他 ECM 分子上，如层粘连蛋白和纤连蛋白，以及炎症诱导的实质细胞表面 ICAM-1 上（步骤 7）。迁移细胞受不同化学诱导物，尤其是趋化因子的引导，可能固定在黏多糖（GAG）上，GAG "装饰"许多 ECM 分子和基质细胞。炎症信号也促使组织树突状细胞（DC）成熟。一旦 DC 成熟过程的物质信息来自受损组织和入侵的病原体，这些信息物质上调 CCR7 并允许 DC 进入表达 CCR7 配体 CCL21（和 CCL19）的引流淋巴管。在淋巴结（LN），这些荷载抗原的成熟 DC 能够活化幼稚 T 细胞和扩大效应淋巴细胞池，后者进入血液并迁移至炎症部位。组织中 T 细胞也通过这种 CCR7 依赖途径由输入淋巴管从外围淋巴组织迁移到引流淋巴结。（Adapted from AD Luster et al: Nat Immunol 6: 1182, 2005; with permission from Macmillan Publishers Ltd. Copyright 2005.）

（图注内文字）
血管腔
1. 滞留和滚动
2. 趋化因子信号
3. 捕获
4. 极化和渗出
5. 交叉重排
6. 蛋白水解
7. 间质迁移
8. DC 迁移至引流淋巴结
基膜
DC
淋巴管
组织损伤或炎症
细胞因子刺激实质细胞

选择素 → 唾液黏蛋白
炎性化学趋化物 → G蛋白偶联受体
GAG 装饰ECM
静息 → 活化的整合素
ICAM-1 或 VCAM-1
CCL19 CCL21 → CCR7
胶原

（侧栏）第一章　免疫系统

淋巴细胞的迁移始于淋巴细胞与高内皮静脉（HEV）的附着。一种重要观点认为黏附分子构象改变（配体活化）后才能与配体结合。细胞因子或细胞上黏附分子的连结促使黏附分子构象发生改变。

淋巴细胞-内皮细胞相互作用的第一步，即附着和滚动，发生在毛细静脉中的淋巴细胞离开流动的血细胞并沿静脉内皮细胞滚动时（图 1-11）。L-选择素（LECAM-1、LAM-1、CD62L）介导淋巴细胞滚动，并可减缓细胞穿越静脉而使附着的细胞活化。

淋巴细胞-内皮细胞相互作用的第二步，即稳固黏附，需要化学诱导物或内皮细胞来源的细胞因子刺激淋巴细胞。一些细胞因子参与黏附细胞的活化，包括 IL-8 家族、血小板活化因子、白三烯 B_4 和 C5a。此外，HEV 表达的趋化因子、SLC（CCL21）和 ELC（CCL19）参与这一过程。活化后淋巴细胞表面的 L-选择素脱落并上调细胞 CD11b/18（MAC-1）或 CD11a/18（LFA-1）分子表达，最终增强淋巴细胞与 HEV 的黏附。

淋巴细胞归巢至外周淋巴结需要 L-选择素与外周淋巴结地址素（PNAd）HEV 糖蛋白配体结合，如果归巢至肠道 Peyer 集合淋巴结则需要 a4β7 整合素与 Peyer 集合淋巴结 HEV 上的黏膜地址素细胞黏附分子-1（MAdCAM-1）结合。然而就迁移至黏膜 Peyer 集合淋巴结来说，初始淋巴细胞主要利用 L-选择素，记忆淋巴细胞则利用 α4β7 整合素。α4β1 整合素（CD49d/CD29，VLA-4）-VCAM-1 相互作用在记忆淋巴细胞与多种炎症器官 HEV 的最初接触中至关重要（表 1-15）。

第一篇 健康和疾病状态下的免疫系统

表 1-15 信号分子参与炎性疾病过程

疾病	关键效应细胞	已提出参与内皮信号的白细胞受体		
		L-选择素，配体	GPCR	整合素[a]
急性炎症				
心肌梗死	中性粒细胞	PSGL-1	CXCR1，CXCR2，PAFR，BLT1	LFA-1，Mac-1
脑卒中	中性粒细胞	L-选择素，SGL-1	CXCR1，CXCR2，PAFR，BLT1	LFA-1，Mac-1
缺血-再灌注	中性粒细胞	PSGL-1	CXCR1，CXCR2，PAFR，BLT1	LFA-1，Mac-1
Th1 炎症				
动脉粥样硬化	单核细胞	PSGL-1	CCR1，CCR2，BLT1，CXCR2，CX3CR1	VLA-4
	Th1	PSGL-1	CXCR3，CCR5	VLA-4
多发性硬化	Th1	PSGL-1（?）	CXCR3，CXCR6	VLA-4，LFA-1
	单核细胞	PSGL-1（?）	CCR2，CCR1	VLA-4，LFA-1
类风湿关节炎	单核细胞	PSGL-1	CCR1，CCR2	VLA-1，VLA-2，VLA-4，LFA-1
	Th1	PSGL-1	CXCR3，CXCR6	VLA-1，VLA-2，VLA-4，LFA-1
	中性粒细胞	L-选择素，PSGL-1	CXCR2，BLT1	LFA-1[b]
银屑病	皮肤归巢性 Th1	CLA	CCR4，CCR10，CXCR3	VLA-4[c]，LFA-1
克罗恩病	肠道归巢性 Th1	PSGL-1	CCR9，CXCR3	α4，β7，LFA-1
1 型糖尿病	Th1	PSGL-1（?）	CCR4，CCR5	VLA-4，LFA-1
	CD8	L-选择素(?)，PSGL-1（?）	CXCR3	VLA-4，LFA-1
移植排斥	CD8	PSGL-1	CXCR3，CX3CR1，BLT1	VLA-4，LFA-1
	B 细胞	L-选择素，PSGL-1	CXCR5，CXCR4	VLA-4，LFA-1
肝炎	CD8	PSGL-1	CXCR3，CCR5，CXCR6	VLA-4
狼疮	Th1	无	CXCR6	VLA-4[d]
	浆细胞样 DC	L-选择素，CLA	CCR7，CXCR3，ChemR23	LFA-1，Mac-1
	B 细胞	CLA（?）	CXCR5，CXCR4	LFA-1
Th2 炎症				
哮喘	Th2	PSGL-1	CCR4，CCR8，BLT1	LFA-1
	嗜酸性粒细胞	PSGL-1	CCR3，PAFR，BLT1	VLA-4，LFA-1
	肥大细胞	PSGL-1	CCR2，CCR3，BLT1	VLA-4，LFA-1
特应性皮炎	皮肤归巢性 Th2	CLA	CCR4，CCR10	VLA-4，LFA-1

[a] 各种 β1 整合素与基质和间质中不同细胞的迁移方式及炎症环境的设定有关。[b] 在某些条件下，Mac-1 与移行有关。[c] CD44 与 VLA-4 共同在白细胞捕获的特定模式中发挥作用。[d] Th2 细胞进入炎性肝脏需 VAP-1。

来源：From AD Luster et al: Nat Immunol 6：1182，2005；with permission from Macmillan Publishers Ltd. Copyright 2005.

淋巴细胞迁移至 HEV 的第三阶段是附着和捕获。淋巴细胞主要通过 α1β2 整合素 LFA-1 连结 HEV 上的整合素配体 ICAM-1 附着并捕获内皮细胞。最初三个阶段仅用时几秒，而淋巴细胞迁移的第四个阶段——穿越内皮细胞需耗时约 10min。虽然调控淋巴细胞穿膜的分子机制还不完全清楚，但是 HEV CD44 分子和 HEV 糖蛋白（细胞外基质）被认为在这一过程中发挥重要作用（图 1-11）。最后需通过基质金属蛋白酶消化内皮下基膜使淋巴结细胞渗出至血管外，基质金属蛋白酶富含于非纤维胶原中。

HEV 的异常形成和上述分子在大量慢性炎性疾病中参与了炎症的诱导和维持。在 1 型糖尿病动物模型中，MAdCAM-1 和 GlyCAM-1 在炎性胰岛的 HEV 上高表达。给予这些动物 L-选择素和 α4 整合素的抑制剂可阻止 1 型糖尿病的发展。黏附分子异常诱导淋巴细胞的迁移也出现在类风湿关节炎（第九章）、桥本甲状腺炎、Graves 病、多发性硬化、克罗恩病和溃疡性结肠炎中。

免疫复合物的形成　通过抗原-补体-抗体之间形成免疫复合物来清除抗原是宿主的高效防御机制。然而，根据免疫复合物的生成水平和物化特性，它们可能导致或不导致宿主和不相关细胞的损伤。抗原暴露后，特定类型的可溶性抗原抗体复合物进行自由循环，如果未被网织内皮系统清除，则会沉积在血管壁和其他组织，例如肾小球，引起血管炎或者肾炎综合征（第十四章）。早期补体成分缺陷与免疫复合物清除无效及自身免疫综合征中免疫复合物介导的组织损伤有关，而晚期补体成分缺陷与反复发生的奈瑟菌易感有关（表 1-16）。

速发型超敏反应　Th2 型 T 细胞驱动抗过敏 IgE 应答，该型细胞分泌 IL-4、IL-5、IL-6 和 IL-10。肥大细胞和嗜碱性粒细胞表达 IgE Fc 段的高亲和力受体（FcRI），抗过敏 IgE 可以有效地锚定在嗜碱性粒细胞和肥大细胞上。抗原（变应原）与 Fc 受体结合的 IgE 相互作用引起介质的释放，释放的介质引起变态反应性疾病，发生病理生理改变（表 1-11）。肥大细胞和嗜碱性粒细胞释放的介质可以分为三大类：①增加血管通透性和收缩平滑肌（组胺、血小板活化因子、SRS-A、BK-A）；②趋化或者活化其他炎性细胞（ECF-1、NCF、白三烯 B₄）；③调节其他介质（BK-A、血小板活化因子）释放（第五章）。

抗体的细胞毒性反应　在这一类型免疫损伤中，针对正常或外源组织细胞产生的抗体（IgM、IgG1、IgG2、IgG3）经补体固定（结合 C1），通过经典途径

表 1-16	补体缺陷与相关疾病
补体	**相关疾病**
经典途径	
Clq，Clr，Cls，C4	免疫复合物综合征[a]，化脓性感染
C2	免疫复合物综合征[a]，很少伴有化脓性感染
C1 抑制剂	罕见免疫复合物疾病，很少伴有化脓性感染
C3 和替代途径 C3	
C3	免疫复合物综合征[a]，化脓性感染
D	化脓性感染
裂解素	奈瑟菌感染
I	化脓性感染
H	溶血性尿毒症综合征
膜攻击复合物	
C5，C6，C7，C8	反复奈瑟菌感染，免疫复合物综合征
C9	罕见奈瑟菌感染

[a] 免疫复合物综合征包括系统性红斑狼疮（SLE）和 SLE 样综合征、肾小球肾炎和血管炎综合征。

来源：After JA Schifferli，DK Peters；Lancet 322：957，1983. Copyright 1983，with permis-sion from Elsevier.

激活补体参与清除免疫复合物，结果导致细胞裂解或组织损伤。抗体介导的细胞毒性反应包括输血反应中的红细胞裂解，伴有抗肾小球基底膜抗体形成的 Goodpasture 综合征，抗表皮抗体诱导的寻常型天疱疮。

经典迟发型超敏反应　由单核细胞而非抗体单独启动的炎症反应称为迟发型超敏反应。"迟发"指的是与急性超敏反应相比出现的二次细胞应答，二次细胞应答在抗原暴露后 48～72h 出现，而急性超敏反应通常在抗原刺激的 12h 内出现，由嗜碱性粒细胞释放介质或启动记忆性抗体。例如，在以往感染结核杆菌的个体，进行结核菌素皮内试验后，48～72h 出现皮肤硬结节，表明曾经患过结核病。

经典迟发型超敏反应的细胞由 T 细胞（主要是分泌 IFN-γ、IL-2 和 TNF-α 的 Th1 型 T 细胞，但不唯一）和巨噬细胞介导。最近，认为 NK 细胞在皮肤接触免疫原后发生的迟发型超敏反应中发挥主要作用。首先，在外源抗原聚集部位的局部免疫和炎症应答中内皮细胞黏附分子表达上调，促进淋巴细胞在组织局部的聚集。图 1-2 和图 1-3 中的基本流程所示，抗原由 DC 处理并呈递给少数能够表达抗原特异性 TCR 的 CD4⁺ T 细胞。APC 分泌的 IL-12 诱导 T 细胞产生 IFN-γ（Th1 应答）。在 IFN-γ 诱导下，巨噬细胞常常向上皮细胞转化并融合形成多核巨细胞。单个核细胞浸润的这一炎症类型被称为肉芽肿。迟发型超敏反应

第一章　免疫系统

出现在寄生虫感染（组织胞浆菌病）、分枝杆菌感染（结核病、麻风）、衣原体感染（性病淋巴肉芽肿）、寄生虫感染（血吸虫病）、中毒（铍中毒）和对有机粉尘的过敏性反应（过敏性肺炎）中。此外，迟发型超敏反应在自身免疫性疾病的组织损伤中也起到重要作用，如类风湿关节炎、颞动脉炎和肉芽肿性血管炎（Wegener 肉芽肿）（第九章和第十四章）。

免疫功能的临床评估

免疫功能的临床评价需要评估免疫系统的四项主要成分，它们参与宿主防御和自身免疫性疾病发病机制：①体液免疫（B 细胞）；②细胞免疫（T 细胞、单核细胞）；③网状内皮系统的吞噬细胞（巨噬细胞）和多形核白细胞；④补体。需要免疫评估的临床疾病包括慢性感染，复发感染，不寻常感染和某些自身免疫综合征。经过评估的临床症状类型可以提供可能的免疫缺陷相关信息（第三章）。细胞免疫缺陷一般会导致病毒、分枝杆菌和真菌感染。细胞免疫缺陷一个极端的例子就是 AIDS。抗体缺陷导致反复细菌感染，常见感染细菌有肺炎链球菌和流感嗜血杆菌（第三章）。由金黄色葡萄球菌引起的皮肤反复感染会导致吞噬细胞功能紊乱。早期和晚期的补体成分缺陷与自身免疫和反复奈瑟菌感染有关（表 1-16）。关于有效初筛免疫功能的进一步讨论请见第三章。

免疫治疗

很多自身免疫和炎症疾病的治疗是利用非特异性免疫调节剂或免疫抑制物如糖皮质激素或细胞毒性药物。免疫相关病的新疗法发展目标是设计一些能特异性阻断病理免疫应答的方法，从而保留正常免疫应答的完整性。阻断病理免疫应答的新方法包括使用抗炎因子或特异性细胞因子抑制剂等抗炎药物，针对 T 或 B 淋巴细胞单克隆抗体的治疗药物，利用静脉输入免疫球蛋白治疗某种感染和免疫复合物介导的疾病，应用特异性细胞因子重建免疫系统以及通过骨髓移植取代异常免疫功能（第三章）。B 细胞单克隆抗体（利妥昔单抗，抗 CD20 单抗）在美国已被批准用于治疗非霍奇金淋巴瘤，与甲氨蝶呤联合使用可有效治疗对 TNF-α 抑制剂无效的重度成人类风湿关节炎（第九章）。美国 FDA 在 2010 年批准 CTLA-4 单抗用于肿瘤免疫治疗，它是第一个能阻止 T 细胞无能并改善晚期黑色素瘤生存率的药物。现在早期临床试验证实 PD-1 阻断剂可以通过逆转 T 细胞的耗竭而诱导肿瘤衰退。

基于细胞的治疗已被研究多年，包括 NK 细胞体外活化后再输给恶性肿瘤患者，或者将体外组装好的具有强大肿瘤抗原呈递功能的 DC 细胞再回输给患者。DC 治疗已被 FDA 批准用于晚期前列腺癌的治疗。

细胞因子和细胞因子抑制剂 有些 TNF 抑制剂被用作治疗类风湿关节炎的生物制剂，它们包括单抗、TNF 受体 Fc 段融合蛋白和 Fab 片段。TNF-α 抗体治疗中包括阿达木单抗、英夫利昔单抗和戈利木单抗，它们可以改善自身免疫性疾病和（或）炎性疾病患者一般或较严重的临床症状。阻断 TNF-α 可有效治疗类风湿关节炎、银屑病、克罗恩病和强直性脊柱炎。其他细胞因子阻滞剂有重组可溶性人 TNF-α 受体 Ig 和白介素受体阻滞剂（可溶性 IL-1 受体拮抗剂或 IL-1ra）。由于自发炎症综合征等疾病是以分泌过量的 IL-1β 为特征，因此治疗时使用重组 IL-1 受体拮抗剂，可以阻止相应症状的产生（表 1-6）。

TNF-αR-Fc 融合蛋白（依那西普）和 IL-1ra 在类风湿关节炎中可以抑制致病性细胞因子 TNF-α 和 IL-1 的活性。同样，抗 IL-6、IFN-β 和 IL-11 能够抑制致病性促炎细胞因子。抗 IL-6（托珠单抗）可抑制 IL-6 活性，而 IFN-β 和 IL-11 能降低 IL-1 和 TNF-α 的产生。

特别值得关注的是 IFN-γ 已经非常成功地用于治疗吞噬细胞缺陷引起的慢性肉芽肿性疾病。

针对 T 和 B 细胞的单克隆抗体 抗人类 T 细胞的 OKT3 单抗已作为 T 细胞特异性免疫抑制剂使用多年，它可代替马抗胸腺细胞球蛋白（ATG）用于治疗实体器官的移植排斥反应。与 ATG 相比，OKT3 产生的过敏反应更少，但可诱导产生人抗鼠 Ig 抗体——因此限制了它的应用。抗 CD4 单抗用于治疗类风湿关节炎并已进入临床试验阶段。抗 CD4 单抗可诱导机体产生强大的免疫抑制，但同时也会发生严重感染。T 细胞 CD40L（CD154）单抗诱导器官移植耐受的研究正在进行，在动物体内已获得了可喜的结果。CD25（IL-2a）受体单抗（巴利昔单抗）用于治疗在骨髓移植中出现的移植物抗宿主病，CD20 单抗（利妥昔单抗）用于治疗血液肿瘤、自身免疫性疾病、肾移植排斥反应和类风湿关节炎。抗 IgE 单抗（奥马珠单抗）用于阻断造成花粉症和过敏性鼻炎的抗原特异性 IgE（第五章）；然而，抗 IgE 的副作用包括增加全身性过敏反应的风险。研究表明，除了 Th1 细胞，Th17 细胞在克罗恩病中也介导了炎症反应，现已将抗 IL-12/IL-23p40 抗体疗法纳入研究范畴。

认识这些具有免疫抑制作用的单克隆抗体潜在的

风险至关重要。那他珠单抗是拮抗 a4 整合素的人源化的 IgG 抗体，该抗体抑制白细胞向组织迁移，在美国已被批准用于治疗多发性硬化症。它和 CD20 单抗（利妥昔单抗）与进行性多灶性白质脑病（PML）的发病有关，PML 是由 JC 多瘤病毒引起的严重致命性中枢神经系统感染。依法利珠单抗是一种人源化的单克隆抗体，曾经批准用于治疗斑块型银屑病，现在由于其引起 JC 病毒再活化发生致命性 PML 而被叫停。因此，根据（美国）食品和药品管理局（FDA）的指南，使用任何被批准的具有免疫抑制作用的免疫疗法都应谨慎和小心。

诱导耐受 随着可溶性 CTLA-4 蛋白进入临床试验阶段，特异性免疫治疗已进入一个新的时代。在动物和早期临床试验中，器官或骨髓移植过程应用 CTLA-4，可阻止 T 细胞激活并获得了很好的结果。具体来说，就是在 HLA 错配的骨髓移植中使用 CTLA-4 蛋白处理骨髓可减少移植物排斥反应。此外，在银屑病的治疗中 CTLA-4 可降低自身免疫性 T 细胞应答，其用于治疗系统性红斑狼疮的研究正在进行中（第七章）。

静脉用丙种球蛋白（IVIG） 在多种免疫细胞减少的疾病如血小板减少症中，已经成功应用 IVIg 清除免疫复合物和阻断网状内皮细胞的功能。此外，在某些炎性疾病如川崎病中 IVIg 能够有效预防组织损伤（第十四章），IVIG 还可作为某些免疫球蛋白缺陷的替代疗法（第三章）。此外，临床对照试验支持入选患者使用丙种球蛋白，这些入选的患者患有移植物抗宿主病、多发性硬化症、重症肌无力、吉兰-巴雷综合征或慢性脱髓鞘多发性神经病变。

干细胞移植 目前正广泛研究将造血干细胞移植（SCT）用于治疗自身免疫性疾病，包括系统性红斑狼疮、多发性硬化病和硬皮病。在自身免疫性疾病中免疫重建的目标是用正常的免疫细胞取代功能失调的免疫系统。从硬皮病和红斑狼疮患者的初步研究中获得了令人鼓舞的结果。治疗这三种疾病的传统免疫抑制疗法与骨髓自体 SCT 在毒性和疗效方面的临床对照试验已在美国和欧洲启动。最近，SCT 用于治疗 HIV-1 感染。HIV-1 感染的 CD4$^+$ T 细胞膜表面需要存在 CD4 受体和趋化因子受体 5（CCR5）形成的共受体。研究已经证实，CCR5 等位基因中 32-bp 基因缺失的纯合子患者，其 CD4$^+$ T 细胞不能表达 CCR5，以致 HIV 病毒无法利用共受体进入细胞而使机体抵抗 HIV 感染。在满足移植标准的前提下，将一个具有纯合 CCR5δ32 供者的干细胞移植给 HIV 患者，该患者在不使用抗逆转录病毒药物的情况下可以长期控制 HIV

病毒。因此，大量关于免疫系统功能的新观点催生了一个介入免疫治疗的新领域，为免疫和炎性疾病的治疗提供了更特异、更无毒的发展前景。

第二章　主要组织相容性复合体
The Major Histocompatibility Complex

Gerald T. Nepom

（邹云东　王宇轩　译　郭建萍　校）

主要组织相容性复合体及其产物

人类主要组织相容性复合体（major histocompatibility complex，MHC）通常被称为人类白细胞抗原（human leukocyte antigen，HLA）复合体，位于人类 6 号染色体短臂 6p21.3，由长达 4 百万个碱基（megabase，Mb）组成，该区域包含多个高密度排列的表达基因。其中的 HLA-Ⅰ 和 HLA-Ⅱ 类基因最为人们所知，其表达产物对免疫特异性以及移植组织相容性至关重要，而且对一系列自身免疫性疾病的遗传易感性也起着重要的作用。HLA 区域的很多其他基因也在固有免疫以及抗原特异性免疫反应中发挥着必不可少的作用。就基因结构、基因序列以及蛋白结构与功能而言，人类 HLA 区域与其他哺乳动物的 MHC 区域具有高度保守性。

HLA Ⅰ 类基因位于 HLA 区域端粒末端，长约 2-Mb（图 2-1）。经典（MHC Ⅰ a 类）的 HLA-A、HLA-B、HLA-C 基因座表达于所有有核细胞，并且在人群中呈高度多态性。其产物全程参与免疫系统对细胞内感染、肿瘤以及同种异体移植物的作用。多态性是指遗传位点的等位基因高度变异，导致不同个体表达不同的等位基因，产生广泛的变异。HLA-A 的 2000 多个等位基因、HLA-B 的近 3000 个等位基因以及 HLA-C 的 1700 多个等位基因已经在不同人群中得到证实，这是目前已知的人类基因组中多态性最高的区域。这些位点的每一个等位基因编码一条重链（也称作 α 链），与 15 号染色体编码的非多态性轻链 β$_2$-微球蛋白共价结合。

HLA 及其产物是依据修订的世界卫生组织

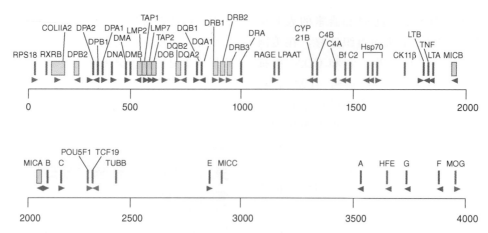

图 2-1　HLA 区的物理结构图，显示Ⅰ类和Ⅱ类基因座、其他重要的免疫相关基因位点，以及其他一些定位在该区域的基因。基因的定位由箭头所示。大小以千碱基对（kilobase，kb）表示。DP 到 A 的遗传距离大约为 3.2 厘摩（centi-Morgan，cM）。其中包括 A 与 B 之间的 0.8cM（包括 C 与 B 之间的 0.2cM）、B 与 DR-DQ 之间的 0.4～0.8cM，以及 DR-DQ 和 DP 之间的 1.6～2.0cM

第一篇　健康和疾病状态下的免疫系统

（World Health Organization，WHO）命名法而命名的，该命名法中等位基因有各自的名称，表明其位点、同种异型以及基于序列的亚型。例如：HLA-A* 02：01 是指一组编码 HLA-A2 分子的等位基因亚型 1。核苷酸序列相互不同而氨基酸序列相同的亚型则通过额外的数字来认证（例如：HLA-B* 07：02：01 与 HLA-B* 07：02：02，它们是 HLA-B* 07：02 的两个不同变异，但都编码同种 HLA-B7 分子）。下文讨论的Ⅱ类基因的命名法则更为复杂，这是由于每个Ⅱ类分子的两条肽链均由紧密连锁的 HLA 编码区域所编码，每条肽链都可能呈多态性。并且不同个体可能拥有不同数量的同型 DRB 位点。目前人们一致认为，精确的 HLA 分型应基于 DNA 测序分析，在 DNA 序列水平上发现的等位基因，使得我们能够更好地了解作为结合多肽配体的 HLA 分子的作用，分析 HLA 等位基因与某些疾病的相关性，研究 HLA 群体遗传学，以及更加清楚地理解 HLA 不同基因型在同种异体移植排斥以及移植物抗宿主病中的作用。目前，HLA Ⅰ类和 HLA Ⅱ类分子序列的数据库可以通过互联网获取（如：IMGT/HLA 数据库，http：//www. ebi. ac. uk/imgt/hla），频繁更新的 HLA 基因列表也会发表于某些期刊。

从 MHC 分子结构的角度，可见致使人类极度变异的 MHC 基因多样性的生物学意义。如图 2-2 所示，

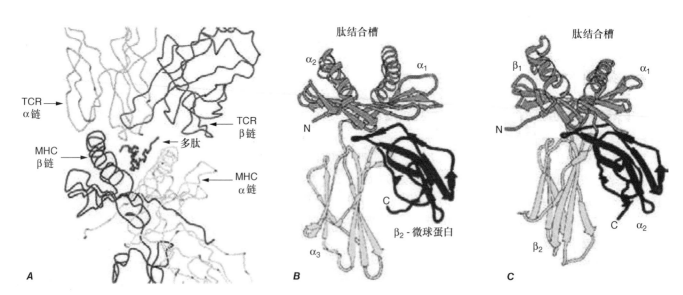

图 2-2（见书后彩图） A. TCR（上）、MHC（下）与结合肽的三分子复合物，形成特异性抗原识别决定簇。其他版面（**B** 和 **C**）展示了 MHC-Ⅰ类分子（**B**）和 MHC-Ⅱ类分子（**C**）的结构域。Ⅰ类分子的 α_1 与 α_2 域，Ⅱ类分子的 α_1 与 β_1 域形成 β 片层结构，成为肽结合槽的底部，且 α 螺旋构成槽的侧壁。α_3（**B**）与 β_2（**C**）突出细胞表面各自形成 CD8 和 CD4 结合的部位。（Adapted from EL Reinherz et al：Science 286：1913，1999；and C Janeway et al：Immunobiology Bookshelf，2nd ed. Garland Publishing，New York，1997；with permission）

MHCⅠ和MHCⅡ基因所编码的MHC分子可与小分子多肽相结合，组成肽-MHC复合体（pMHC；肽-MHC），从而形成能够被抗原特异性T淋巴细胞受体（T cell receptor，TCR）识别的配体。基因变异可直接影响这种结构之间的相互作用：基因序列中的等位基因改变将致使每个MHC分子肽结合能力多元化以及TCR结合特异性产生差异。总之，不同的pMHC复合物结合不同的抗原，成为不同类型T细胞识别的对象。

MHCⅠ和MHCⅡ，如图2-2B、C所示，两者结构虽紧密相关，但仍有几个关键的不同。尽管两者都能够与肽结合并且将其呈递给T细胞，但其结合部位具有不同的形状，这会影响免疫反应的类型（讨论如下）。另外，T细胞分子如CD4、CD8具有结构接触部位，各自表达于Ⅰ类或Ⅱ类分子的近膜端区域。这样能够保证当抗原肽由Ⅰ类分子呈递时，反应的主要是CD8 T细胞，同样，应答Ⅱ类pMHC复合物的主要是CD4 T细胞。

非经典或被称为Ⅰb类的MHC分子，HLA-E、HLA-F以及HLA-G，较之MHCⅠa分子多态性明显减少，并且具有截然不同的功能。HLA-E分子有一抗原肽谱，展示由经典MHC分子处理的信号肽，是自然杀伤细胞（natural killer cell，NK）抑制性受体NKG2A或NKG2C与CD94配对后的主要自识靶点（见下文及第一章）。这似乎是一种免疫监督功能，因为MHCⅠ类信号肽的缺失作为受损或感染细胞的替代标记物，可引起抑制性信号的释放以及随后的NK细胞活化。HLA-E同样能够结合多肽并呈递于CD8T细胞，虽然目前仅有3个已知的与此功能相关的HLA-E等位基因。HLA-G主要表达于干细胞以及绒毛外滋养细胞，绒毛外滋养细胞即与母体组织直接接触的胎儿细胞群。HLA-G可与一系列多肽结合，可表达为六种不同的剪接形式，为NK细胞和T细胞提供抑制性信号。该抑制性信号可能在母体胎儿相互耐受中发挥作用。其在癌症与感染中的病理性表达也承担类似的免疫抑制性功能。目前已有16个HLA-G等位基因得以证实与此功能相关。HLA-F的蛋白产物被发现主要存在于细胞内，由四个等位基因编码，但具有多个转录变异体，目前其功能仍是未知数。

其他与Ⅰ类基因类似的基因已被确认，其中一些与HLA相连锁，一些位于其他染色体，这些基因与Ⅰa类和Ⅰb类分子的同源性较远，但与Ⅰ类分子具有相同的三维结构。那些位于第6号染色体6p21的基因包括MIC-A和MIC-B，位于HLA-B和HLA-HFE的

着丝粒端，距离HLA-F端粒3～4cM。通常情况下，MIC-A和MIC-B不与多肽结合，但以应激诱导的方式表达于肠道以及其他上皮细胞，通过激活细胞膜上NKG2D受体，为一些γδT细胞、NK细胞、CD8 T细胞和活化的巨噬细胞提供活化信号。已知有91个MIC-A等位基因和40个MIC-B等位基因，另外的变异是源自跨膜区域多变的丙氨酸重复序列。由于结构的多样性，MIC-A在器官移植中可被识别为外来组织靶点，从而导致移植失败。在遗传性血色素沉着症中，HLA-HFE基因缺陷。在非HLA，类HLAⅠ基因中，CD1分子一类分子家族，可向特定T细胞呈递糖脂类或一些非肽类配体，包括具有NK活性的T细胞；在溶酶体中，FcRn可结合IgG，阻止其被代谢分解（第一章）；Zn-α_2-糖蛋白1可与一种非肽类配体结合从而提高脂肪组织中三酰甘油（甘油三酯）的代谢。如同HLA-A、HLA-B、HLA-C、HLA-E、HLA-F以及HLA-G，其每条重链均与β_2微球蛋白形成异质二聚体（图2-2），类Ⅰ类分子HLA-HFE、FcRn以及CD1均可与β_2微球蛋白结合，但MIC-A、MIC-B和Zn-α_2-糖蛋白1不行。

HLA-Ⅱ类基因区域图解见图2-1。多数Ⅱ类基因位于HLA基因区的着丝粒端1 Mb区域内，形成独特的单倍型。单倍型是指能够在同一染色体片段的多态位点上进行共同遗传的一组等位基因的组合。多数Ⅱ类基因呈现出单一的单体型，该单体型簇集于三个主要的亚区域：HLA-DR、HLA-DQ和HLA-DP。每个亚区至少包含一个功能性α基因座和一个功能性β基因座。其编码蛋白共同组成成熟的HLA-Ⅱ类分子的α和β多肽链。这样，DRA与DRB基因编码HLA-DR分子；DQA与DQB基因编码DQ分子；DPA与DPB基因编码DP分子。由于有数个DRB基因（DRB1、DRB2、DRB3等），因此两个表达的DR分子多是通过DRA基因产物的α链与独立的β链相结合，以单倍型形式被编码。HLA-DRB1基因已有超过1000个等位基因被确认，其中多数的变异发生在有限的片段内，这些片段编码的残基可与抗原相互作用。详细分析这些等位基因的序列以及在人群中的分布频率表明这种多样性是环境压力与病原多样性相互作用的阳性选择结果。在DR区域，DQA1与DQB1均具有多态性，其中DQA1有50个等位基因，DQB1有超过300个等位基因。当前其命名法在很大程度上类似于上面所讨论的MHCⅠ类分子，即使用传统的"基因座、等位基因"。

除了等位基因的多态性，不同DQA等位基因产物与不同DQB等位基因产物，在一定条件下可通过顺

式和反式方式组合，形成组合性复合物，由此进一步增加了表达的Ⅱ类分子的数量。由于人群中等位基因数目极大，大多数个体在所有Ⅰ类和Ⅱ类位点均为杂合。因此，大多数人表达六个经典的Ⅰ类分子（HLA-A、HLA-B和HLA-C各两个）和多个Ⅱ类分子：2个DP，2~4个DR以及多个DQ（包括顺式和反式二聚体）。

MHC域的其他基因

除了Ⅰ类和Ⅱ类基因，还有很多其他基因散布于HLA区域，这些基因同样具有重要的免疫功能。目前MHC基因功能的概念涵盖了很多这些额外的基因，其中的一些基因同样呈高度多态性。事实上，直接比较来自整个4-Mb的MHC区域中8个不同单体型的完整DNA序列，显示有大于44 000个核苷酸变异，使得生物多样性有了极大的可能性，并且至少有97个已知的编码区序列变异的基因位于该区域。具体的实例包括TAP和LMP基因，下面将更加详细地讨论其编码的分子参与HLA-Ⅰ生物合成过程的中间步骤。另一组HLA基因DMA和DMB，与Ⅱ类基因通路具有相似的功能。这些基因编码一类胞内分子，能够促使HLA-Ⅱ类分子与抗原正确配位（见下文）。HLA-Ⅲ类基因区域介于HLA-Ⅰ与HLA-Ⅱ复合物之间，其中包括两个密切相关的细胞因子［肿瘤坏死因子（TNF-α）和淋巴毒素（TNF-β）］，补体组分C2、C4和Bf，热休克蛋白（heat shock protein，HSP）70，以及21-羟化酶的基因。

Ⅰ类基因HLA-A、HLA-B和HLA-C表达于所有有核细胞，但与非白细胞相比较，一般在白细胞中表达水平较高。相比之下，Ⅱ类基因表现出更为受限的分布：HLA-DR与HLA-DP基因表达于多数髓系细胞。而所有3个Ⅱ类基因家族（HLA-DR、DQ和HLA-DP）可通过炎性细胞因子，如干扰素γ（interferon γ，INF-γ）的刺激而诱导产生。在淋巴细胞系中，这些Ⅱ类基因可自然表达于B细胞，诱导性表达于人类T细胞。在人体内多数内皮细胞和上皮细胞，包括血管内皮和肠道上皮细胞中，Ⅱ类基因的表达也是可诱导的，并且一些细胞表现出特异性表达，如在朗格汉斯细胞中的HLA-DQA2和HLA-DQB2。尽管体细胞通常情况下只表达Ⅰ类分子而不表达Ⅱ类分子，但遭遇数次局部炎症后，在细胞因子的刺激和招募下，也同样可表达Ⅱ类分子，从而成为正在进行的免疫反应的积极参与者。Ⅱ类分子的表达主要在转录水平上通过一组保守的启动子元件与CⅡTA蛋白

交互作用而调控。细胞因子介导的诱导型CⅡTA是一项重要的方法来调控组织特异性HLA的表达。其他的参与免疫反应的HLA基因，如TAP和LMP，同样易受刺激信号（如INF-γ）的影响而上调。

连锁不平衡

Ⅰ类和Ⅱ类基因位点除了广泛的多态性外，HLA复合物的另外一个特征是连锁不平衡。通常，这被定义为某个连锁区域里的数个等位基因发生了Hardy-Weinberg平衡的偏移。这体现在HLA复合物内某些区域的重组率极低。例如，DR和DQ位点的重组几乎没有在家系研究中发现，每个不同人群都有其特异性DR/DQ等位基因排序而拥有其特征性单体型。类似地，C2、C4和Bf补体成分几乎总是一起遗传，这些区域的等位基因基本上也具有特征性单体型特征。相反，DP/DQ之间存在一个重组的热点，它们被1~2cM遗传距离分开，尽管它们之间的物理位置相毗邻。一些起自DQ至Ⅰ类基因区域的延伸单体型也是常见的，最为著名的是单体型DR3-B8-A1，在约10%~30%北欧白种人中全部或部分被发现。假说认为，选择性压力可能维持HLA的连锁不平衡，但是这还有待确定。正如以下关于"HLA与免疫疾病"的讨论，连锁不平衡现象的其中一个后果是给明确HLA相关疾病的单一区域内单一等位基因带来困难。

MHC结构和功能

Ⅰ类和Ⅱ类分子展现了截然不同的结构特征，其包含决定HLA复合物特定遗传和免疫学特性的特定功能区域。公认的Ⅰ类和Ⅱ类HLA分子的首要功能是结合抗原多肽片段并将抗原呈递给相应的T细胞。特定多肽特异性结合相应的独立HLA分子的能力，是多肽氨基酸残基与HLA分子的氨基酸残基之间分子契合的直接作用。结合的多肽形成一个三级结构称为MHC多肽复合物，其可以通过结合TCR与T淋巴细胞相互作用。在T细胞的生涯中，TCR-MHC-多肽交互作用首次发生于胸腺中。在胸腺中，通过胸腺上皮和造血系统来源的抗原呈递细胞表面的MHC分子，自体多肽被呈递给发育中的胸腺细胞，分别来实现特异性的阴性选择和阳性选择（第一章）。由此，表达于胸腺的MHC-T细胞复合体数目构成了T细胞受体库。在外周血中成熟的T细胞结合MHC分子，实现免疫耐受的维持（第六章）和免疫反应的起始。MHC-多肽-TCR相互作用是绝大多数特异性抗原免疫

反应起始的中心环节，这是由其结构的特异性所决定的。对于潜在的免疫多肽，一个特定多肽的生成及其与 HLA 分子结合的能力是该多肽能否引起免疫反应的一个决定要素，且特定个体的 HLA 能够结合的多肽库对该个体免疫反应的特异性发挥重大作用。

当 TCR 分子结合 HLA 多肽复合物，这意味着 TCR 可同时与抗原多肽以及 HLA 分子本身结合。这一识别的结果取决于结合作用的双重特异性需求。也就是说，TCR 针对抗原多肽和 HLA 分子来说都具有特异性。抗原呈递分子的多态性特征及其对每个分子多肽库产生的影响，产生了 T 细胞特异性针对特定多肽片段的 MHC 限制性现象。CD8 或 CD4 分子分别结合 I 类或 II 类分子，通过相应 T 细胞的选择性活化，也同样有助于 T 细胞和 HLA 多肽复合物的相互作用。

I 类分子结构

（图 2-2B）如上所述，MHC I 类分子可呈递胞内蛋白来源的多肽，且同样可提供 NK 细胞自身识别的信号。表达于细胞表面的 I 类分子包含一个 MHC 编码的 44kD 糖蛋白重链，一个非 MHC 编码的 12kDβ2 微球蛋白轻链，和一个典型的长达 8～11 个氨基酸、来源于胞内蛋白的抗原多肽。重链提供了一个主要的多肽结合位点槽。在 HLA-A 和 HLA-B 分子中，这个结合槽长约 3nm、最大宽度为 1.2nm（30Å×12Å），而 HLA-C 分子的结合槽似乎稍宽。抗原多肽在多肽结合位点槽内是以一种扩展的非共价键形式结合，N- 和 C- 终端锚定于结合槽内的凹陷内（A 和 F 凹陷），并且在多数情况下，具有一个纽扣样或弓形结构，使得自 N 端的接近 1/3 部分的主链升起，脱离沟槽的底部。

MHC 分子结合的多肽的一个显著特征是其具有能够在一组广泛的多肽序列中形成稳定复合物的能力。这由非序列依赖的多肽序列和多肽依赖的序列相结合来完成。前者由肽结合槽内的保守残基和肽骨架的带电或具有极性的原子之间的氢键和范德瓦耳斯（van der Waals）相互作用组成。后者依赖于结合槽内氨基酸侧链凸起产生的不规则表面所形成的 6 个侧袋。袋状结构的侧链可与某些多肽的侧链相互作用。I 类分子等位基因和同型异构体的序列多态性对这些袋状结构内的氨基酸残基具有重要影响，这些残基与多肽残基相互作用构成了序列依赖性结合，指的是一系列多肽中的某个特定序列——"基序"，能够与任何给定的 MHC 分子相结合。

I 类分子的生物合成

（图 2-3A）经典的 MHC I 类分子的生物合成反

映了其在内源性肽呈递中的作用。其重链共翻译性地嵌入内质网（endoplasmic reticulum，ER）膜中，在此被糖基化并且进一步与伴侣蛋白降钙素和 ERp57 相结合。然后与 β2- 微球蛋白一起形成复合体，而这种复合体与伴侣分子钙网织蛋白和 MHC 编码的 TAP 相关蛋白分子相结合，其结构上使 MHC I 类分子和 TAP 链接，由 MHC 编码的转运体与抗原呈递相关。同时，自胞内蛋白通过多亚基在胞质内产生的多肽，由多催化作用的蛋白酶体复合物通过 TAP 积极地运入内质网，在此它们被内质网氨肽酶所修饰。此时，具有特定序列互补性的多肽与特异性 I 类分子相结合，形成完整的折叠的重链——β2 微球蛋白-肽三聚体复合物。它们被快速地从内质网转出，通过顺式和反式高尔基体，在该处连接 N 端的寡糖被进一步加工，并从那里转运到细胞表面。

大多数由 TAP 转运的多肽在细胞溶质内生成，主要通过多亚单位和多催化蛋白酶体对胞内蛋白的蛋白酶切作用，而蛋白酶体抑制剂可明显减少 MHC I 类分子呈递的抗原肽的表达。介导二硫键重排的硫基依赖性氧化还原酶 ERp57，似乎也在 I 类分子-肽复合物的折叠构成，进而形成稳定的多组分分子中发挥重要作用。MHC 编码的蛋白酶体亚基 LMP2 和 LMP7 可能对多肽谱的生成有一定的影响，但对蛋白酶体的功能不是必需的。

I 类分子的功能

抗原呈递功能 在所有细胞中，MHC I 类分子具有 100 000～200 000 个拷贝数，并可结合数百至数千个特异性肽片段。这些肽的绝大多数为自体多肽，能够被宿主免疫系统所耐受，并通过一个或多个免疫耐受机制来维持耐受［例如，胸腺内的克隆缺失或外周克隆无应答或克隆忽略（第一和第六章）］。然而，如果 MHC I 类分子结合外源多肽，在合适的免疫环境中可激活 CD8 T 细胞，其中，如果是原始细胞，将分化为细胞毒性 T 淋巴细胞（cytolytic T lymphocytes，CTL）。当这些 T 细胞和他们的子代，通过 αβTCR 再次遇到最初激活它的或其他结构上相类似的 MHC I 类-肽复合物时，能够促使 Fas/CD95 和（或）穿孔素介导的细胞毒性和（或）细胞因子的分泌（第一章）。如上述所提到的，T 细胞在特定 MHC 等位基因背景下识别外来抗原的这一现象被称为 MHC 限制性，这些特定的 MHC 分子被称为制约元素。由 MHC I 类分子呈递的最常见的外源肽来源于病毒感染，在这一过程中，来自病毒蛋白的多肽

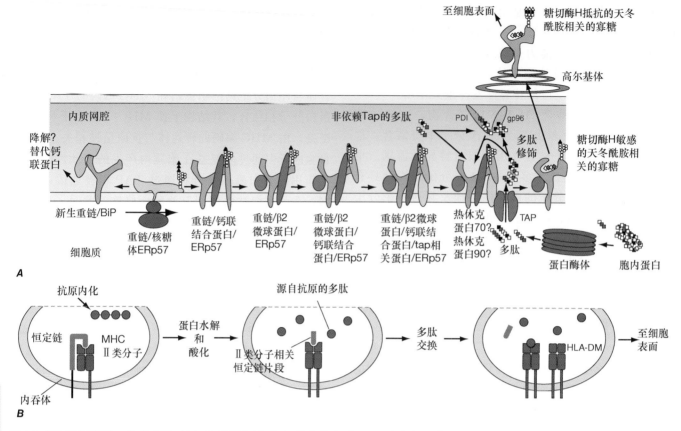

图 2-3（见书后彩图） Ⅰ类分子（A）和Ⅱ类分子（B）的生物合成 A. 通过与一系列的分子伴侣相互作用，新生的重链（HC）可与 β₂ 微球蛋白（β2m）及多肽相关联。通过蛋白酶产生的多肽由 TAP 转运到内质网（ER）。多肽在 ER 中进行 N-端修剪并且开始与分子伴侣（包括 gp96 和 PDI）相关联。一旦多肽结合到 HC-β2m，可以以 HC-β2m-多肽三聚体复合物的形式存在于 ER 并且通过分泌途径转运到细胞表面。在高尔基体中，N-端连接的寡糖添加唾液酸残基后逐渐成熟。注：图中所示分子不成比例。B. HLA Ⅱ类分子的组装和抗原加工途径。通过高尔基体和高尔基体小囊泡转运，Ⅱ类分子恒定链复合体转移至酸性内涵体，在那里恒定链被蛋白水解成碎片并且被抗原肽替代，该过程可由 DMA-DMB 伴侣蛋白的相互作用促进。随后 MHC Ⅱ类分子-肽复合物被输送到细胞表面

进入 MHC Ⅰ类通路。能够消灭病毒感染细胞的强烈 CTL 反应代表了重要的针对众多病毒感染的抗原特异性防御体系（第一章）。在一些病毒感染情况下，如乙型肝炎，CTL 诱导的靶细胞凋亡被认为是比任何病毒自身的直接细胞毒效应更为重要的组织损伤机制。通过发现一系列可干扰正常Ⅰ类分子生物合成途径的病毒产物，从而阻止病毒抗原的免疫遗传表达，使我们更加充分地认识 MHC Ⅰ类分子通路在防御病毒感染中的重要性。

其他能够被 MHC Ⅰ类分子以免疫原性方式呈递的细胞内合成的多肽，包括来自非病毒细胞内感染的病原体（例如，李斯特菌属、疟原虫），肿瘤抗原，次要组织相容性抗原和某些自身抗原。也有这样一些情况，细胞表面表达的 MHC Ⅰ类分子被认为能够获取以及呈递外源衍生肽。

MHC Ⅰ类分子受体和 NK 细胞识别（第一章）NK 细胞在固有免疫反应中起着重要作用，NK 细胞

与缺乏 MHC Ⅰ类分子表达的细胞直接接触，被激活而发挥细胞毒性作用并且释放细胞因子，NK 细胞的活化可被表达 MHC Ⅰ类分子的细胞抑制。在人类，NK 细胞可通过三类受体家族识别 MHC Ⅰ类分子，杀伤细胞抑制性受体（killer cell-inhibitory cell receptor，KIR）家族、白细胞免疫球蛋白样受体（leukocyte Ig-like receptor，LIR）家族和 CD94/NKG2 家族。KIR 家族也就是 CD158，是由 19 号染色体（19q13.4）编码的。KIR 基因是根据胞外 Ig 样结构域的数量（2D 或 3D）以及胞质区域的长（L）或短（S）而命名的。KIR2DL1 和 S1 分子主要识别第 80 位氨基酸序列为赖氨酸的 HLA-C 等位基因（HLA-Cw2、HLA-Cw4、HLA-Cw5 和 HLA-Cw6），而 KIR2DL2/S2 家族和 KIR2DL3/S3 家族主要识别在该位置为天门冬酰胺的 HLA-C 等位基因（HLA-Cw1、HLA-Cw3、HLA-Cw7 和 HLA-Cw8）。KIR3DL1 和 S1 分子主要识别隶属于 HLA-Bw4 的 HLA-B 等位基因，该类等位基因

由重链的 α_1 结构域第 77～83 残基所决定，而 KIR3DL2 分子是 HLA-A*03 的抑制性受体。KIR 产物之一 KIR2DL4 是已知的 HLA-G 的激活受体。在白种人群中，最常见的 KIR 单倍型包括 1 个活化性 KIR 基因和 6 个抑制性 KIR 基因，尽管它们在人群中有很大的多样性，约有大于 100 个不同的组合。目前看来大多数个体都至少拥有 1 个针对自身 HLA Ⅰ类分子的抑制性 KIR，为 NK 细胞靶向特异性提供结构基础，以阻止 NK 细胞攻击正常细胞。有关 KIR-HLA 相互作用对免疫反应的重要性已被研究证实，即 KIR3DL1 或 S1 与自身免疫性疾病多发性硬化的相关性研究，并且其对 HIV 感染可能具有一定的保护作用，这两种情况与 KIR-HLA 介导的 NK 细胞活化作用相一致。研究还表明当来源于供者的 KIR2DS1 抑制性受体不能识别受者的 HLA-C 时，KIR2DS1 对急性髓系白血病患者同种异体骨髓移植后复发具有保护作用。

LIR 基因家族（CD85 也称为 ILT）位于染色体 19q13.4，KIR 基因区域的着丝粒端，其编码多种抑制性免疫球蛋白样受体，表达于很多淋巴细胞和其他造血细胞系。通过很多不同的 HLA Ⅰ类分子，包括 HLA-G、LIR-1（ILT2）与 NK 细胞或 T 细胞相互作用，从而抑制其活化及细胞毒作用。HLA-F 也可与 LIR 分子相互作用，尽管其这方面功能至今仍未知。

NK 细胞的第三个 HLA 受体家族位于染色体 12p12.3～13.1 的 NK 复合体内，包括 CD94 和 5 种 NKG2 基因 A/B、C、E/H、D 和 F。这些分子是 C 型（钙离子结合）凝集素，并且大部分在 CD94 和某个 NKG2 糖蛋白之间以二硫键结合形成异二聚体而发挥功能。HLA-E 是 CD94/NKG2A 受体最主要的配体，与来源于经典 HLA Ⅰ类分子信号序列的多肽及 HLA-G 一起组成复合物。因此，和 KIR 受体识别 HLA-C 的方式类似，NKG2 受体可监测自身Ⅰ类分子的表达，尽管是间接通过 HLA-E 上下游的肽类识别。NKG2C，-E 和-H 具有相似的特异性，但都是激活性受体。NKG2D 以二聚体的形式表达并且作为激活性受体在 NK 细胞、γδ TCR T 细胞和激活的 CD8 T 细胞中表达。当与被称作 DAP 的配体络合，NKG2D 识别 MIC-A 和 MIC-B 分子并且激活细胞溶解反应。NKG2D 也可以与一类被称作 ULBP 的分子结合，这类分子在结构上与Ⅰ类分子相关但并非由 MHC 编码。有关免疫反应中 NK 细胞的作用，已在第一章具体讨论。

Ⅱ类分子结构

图 2-2C 描绘了与Ⅰ类分子特异性功能构造相似的Ⅱ类分子，其抗原结合槽位于支架顶端，伸向细胞外环境。与 HLA Ⅰ类分子结构不同的是，Ⅱ类分子不含 β_2 微球蛋白，而是由一条分子量为 29kD 的 α 链和一条分子量为 34kD 的 β 链共同组成的异质二聚体。和Ⅰ类分子相类似，两条多肽链各自的 N-端构成了可与抗原多肽结合的抗原结合单元，即由分别来自 A 基因编码的 α 链和由 B 基因编码的 β 链组成的 α 螺旋环状结合槽。与Ⅰ类分子的抗原结合槽类似，Ⅱ类分子的抗原结合槽内间断地分布着与多肽的氨基酸残基侧链接触的结合口袋。但是结合槽两端为开放结构，这点又与Ⅰ类分子不同。因此，与Ⅱ类分子结合的多肽的长度变化较大，这是由于多肽的氨基末端和羧基末端能够从结合槽的两侧开端向外延伸。被结合多肽中约 11 个氨基酸与Ⅱ类分子形成紧密的连接，并与骨架中的氢键及特异性侧链分别相互作用，从而保证了结合的稳定性及特异性（图 2-4）。

Ⅱ类基因的基因多态性使得Ⅱ类分子具有不同的氨基酸组成，这些多态性位点主要集中在抗原结合槽内的结合口袋附近。与Ⅰ类基因一样，这对Ⅱ类基因来说是非常重要的特点，它揭示了为何遗传背景不同的个体具有功能各不相同的 HLA 分子。

Ⅱ类分子的生物合成及功能

Ⅱ类分子在细胞内的生成具有明显的区室化特征，与上文叙述的Ⅰ类分子途径有明显区别。如图 2-3B 所描述，Ⅱ类分子的合成发生在内质网中，并与被称作恒定链的分子伴侣相结合。恒定链至少有以下两种作用。首先，它与Ⅱ类分子结合并封闭抗原结合槽，从而阻止抗原多肽结合。这一点与 MHC Ⅰ类分子的途径非常不同，它能够解释为何Ⅰ类分子能够呈递在内质网中新合成的内源性多肽而Ⅱ类分子通常不能。其次，恒定链中包含分子定位信号，能够促进Ⅱ类分子转运至后高尔基体（post-Golgi）腔室内吞体中。内吞体为特化的酸性腔室，内部的蛋白酶使恒定链降解，从而使抗原多肽能够进入结合槽。蛋白酶的特异性和组织分布不同使得免疫系统能够调节抗原结合槽的开合，进而 T 细胞与特异性自身抗原互相暴露。蛋白酶在胸腺和外周的表达差异在一定程度上决定了哪些特异性多肽序列可成为外周肽库中的一员，从而供 T 细胞识别。在胞内阶段，当恒定链降解之后，MHC 基因编码的 DM 分子通过催化作用，促进Ⅱ类分子结合

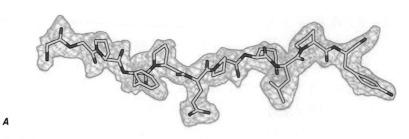

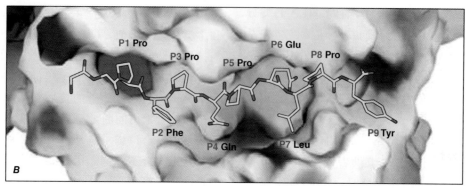

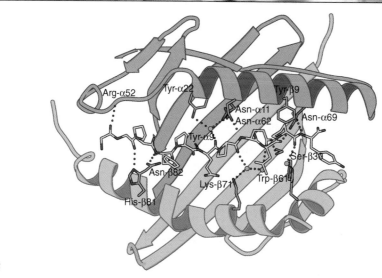

图 2-4 分子间特异性相互作用决定 MHC Ⅱ类分子-多肽之间的结合。来源于 α-麦醇溶蛋白的短多肽序列（**A**）通过多肽侧链（**B** 图中 P1-P9 残基）与适配的 MHC Ⅱ类口袋结构之间的特异性相互作用被 MHC Ⅱ类分子结合槽容纳。后者由 MHC 基因的多态性决定，此处亦编码 HLA-DQ2 分子（**C**）。广泛的氢键及盐桥网络紧密束缚 pMHC 复合物并将其呈递至 CD4 T 细胞以供识别。(From C Kim et al：Structural basis for HLA-DQ2-mediated presentation of gluten epitopes in celiac disease. ProcNatlAcadSci USA 101：4175，2004.)

槽内多肽的交换以提高 MHC-多肽复合物的特异性和稳定性。

这种 MHC-多肽复合物一旦被置于胞膜外，将成为 T 细胞的靶点，通过表达于淋巴细胞的特异性 TCR 进行识别。因为内吞体环境中存在从胞外获取的内化蛋白，Ⅱ类分子-多肽复合物常常结合衍生自胞外蛋白的抗原。通过这种方式，Ⅱ类分子的多肽装配途径对胞外环境起到了免疫监视作用。这种允许 Ⅱ类分子结合外源多肽的特征，区别于Ⅰ类分子介导的内源途径。

HLA 在移植中的作用

自 20 世纪 50 年代以来，现代临床移植的发展成为解释 HLA 系统的主要推动力，当供体和受体的 HLA 一致时同种异体移植的存活率最高。尽管在移植排斥中有很多分子参与，Ⅰ类与Ⅱ类基因座在同种异体中的差异发挥了主要作用。Ⅰ类分子通过不同方式促进 T 细胞的免疫应答。如果受体与供体的一个或多个Ⅰ类基因座不匹配，在同种异体移植时，受体的 T 细胞通过经典的直接识别（direct alloreactivity）被活化，T 细胞表面的抗原受体与同种异体移植物上表达的外源Ⅰ类分子发生反应。此时，TCR 主要应答同种异体的 MHC 分子、与之结合的多肽或者两者的复合物。T 细胞排斥移植物的另一种免疫应答方式包括移植受体的 APC 对供体 MHC 抗原的摄取和加工以及受体 MHC 分子对处理后的多肽的呈递。这种方式被称为间接识别（indirect allo-reactivity）。

在受体和供体的Ⅰ类分子一致的情况下进行同种异体移植时，受体的 T 细胞应答仍然会因为移植物而非受体的Ⅰ类分子呈递的多肽被触发。这种内源性的抗原多肽称为次要组织相容性抗原，这是由于受体和供体之间编码结构蛋白的非 MHC 基因存在多态性，致使其衍生而来的蛋白多肽具有抗原性。这一区域被命名为次要组织相容性区域，不同个体在这一区域存在明显的差异。CD4 T 细胞也直接或间接地对类似的Ⅱ类分子变体做出反应，并且Ⅱ类分子本身的差异足以引起同种异体移植排异。

HLA 等位基因与疾病易感性的关联

长久以来，人们假设感染性因子为 HLA 系统中等位基因的多样化提供了驱动力。对这条假设的一个重要推论是基于 HLA 基因型不同的个体对特定病原体的抵抗力有所不同。通过观察特定 HLA 基因型与对疟疾或登革热的抵抗力、乙型肝炎的持续性以及 HIV 感染的疾病进展的关联，发现结果与上述假设吻合。例如，清除持续性乙型或丙型肝炎病毒感染的无效结果反映出特定的 HLA 分子不能有效地将病毒抗原呈递给 T 细胞。类似地，HLA 保护性与易感性等位基因与人乳头瘤病毒（human papilloma virus，HPV）相关的宫颈瘤的关联性也有所描述，说明 MHC 可能与此类肿瘤形成过程中的病毒清除有关。

病原体的多样性也可能是导致 HLA 杂合性的主要选择压力。HLA 等位基因错综变化的多样性能够增强某些 HLA 分子识别绝大多数新病原体的能力，保证宿主免疫系统的稳定性。但是这种多样性带来的另一个结果是，某些等位基因有可能识别一些无关的抗原分子，比如药物分子、环境中的分子以及组织中的自身抗原。在一些病例中，单个 HLA 等位基因对某些导致遗传性反应的特定介质具有强烈的选择性：抗逆转录病毒药物阿巴卡韦（abacavir）引起的超敏反应的发生，与阿巴卡韦分子和 HLA-B* 57：01 抗原结合口袋的结合有直接的联系，药物分子包埋在抗原多肽之下并使分子构架变形，从而改变了 T 细胞识别的特异性；和不携带 HLA-B* 57：01 等位基因的个体相比，携带 HLA-B* 57：01 等位基因的个体使用阿巴卡韦后出现药物不良反应的概率超过 500 倍。另一个例子是慢性铍中毒性，其源于铍可结合于Ⅱ类分子 HLA-DP β 链上的谷氨酸多态残基。甚至在一些更复杂的疾病中，某些特定的 HLA 等位基因与免疫异常相关疾病有明显的关联性，尤其是一些常见的自身免疫性疾病（第六章）。通过比对特定疾病患者与对照人群中等位基因的频率，目前确认的疾病相关性遗传位点已超过 100 个，将其中一些列于表 2-1。相对风险率（relative risk）反映了等位基因与疾病关联的强度，以统计优势比表示，其定义为携带特定遗传标志物的个体的患病风险与特定人群中不携带该遗传标志物的个体患病风险之比。表 2-1 中所示的为 HLA 血清型命名（如 DR3，DR4）和 HLA 基因型命名（如 DRB1* 03：01，DRB1* 04：01）。对于大多数疾病关联性而言，Ⅰ类和Ⅱ类等位基因本身很可能是真正的易感基因。然而由于 DR 和 DQ 基因座之间极度的连锁不平衡，在某些病例中很难确定这些关联是由于特定的基因座还是相关的Ⅱ类基因的组合。某些病例中，真正的易感基因可能是位于Ⅰ类或Ⅱ类基因附近的与 HLA 基因相连锁的基因，并非 HLA 基因本身；在另一些病例中，易感基因可能是附近的非 HLA 基因，例如 TNF-α。由于某些单体型的连锁不平衡跨越 MHC 基因区，这种基因组合很可能导致 HLA 单体型与疾病的特定关联。例如，与类风湿关节炎关联的一些单体型中，HLA-DRB1 基因以及一个与 TNF 基因关联的核苷酸多态性均会增加患病风险。其他具有类似上位性效应的基因包括 IKBL 基因和 MICA 基因座，与经典的 HLA Ⅱ类风险等位基因之间存在潜在的联系。

正如对Ⅰ类和Ⅱ类基因产物已知功能的预测，几乎所有与特定 HLA 等位基因关联的疾病的发病机制都有免疫成分参与。可溶性 HLA 多肽重组分子的多价复合物形式常被称作"MHC 四聚体"，可作为研究 T 细胞功能的生物探针，其最新进展为利用 HLA 遗传关联性来发现早期疾病检测标志物提供了机遇。但需要强调的是，即使是 HLA 与疾病之间具有明显的关联（相对风险率≥10），该风险等位基因仍然存在于健康人群，而非在正常人群中缺失。大多数携带这些易感基因的个体并不表现出相关联的疾病，就这一点来说，某些特定 HLA 基因可能与疾病发病相关，但需要其他环境因素（如特定抗原的呈递）或者遗传因素以满足完全外显。在不同的研究中，即使是在 HLA

表 2-1	重要的与疾病关联的 HLA Ⅰ类和Ⅱ类基因			
		标志物	基因	关联强度
脊椎关节病				
强直性脊柱炎		B27	$B^*27:02$，-04，-05	++++
反应性关节炎（Reiter 综合征）		B27		++++
急性前葡萄膜炎		B27		+++
反应性关节炎（耶尔森菌、沙门菌、志贺菌、衣原体）		B27		+++
银屑病脊柱炎		B27		+++
胶原-血管疾病				
幼年性关节炎，少关节		DR8		++
		DR5		++
类风湿关节炎		DR4	$DRB1^*04:01$，-04，-05	+++
Sjögren 综合征		DR3		++
系统性红斑狼疮				
白种人		DR3		+
日本人		DR2		++
自身免疫性肠病及皮肤病				
麸质敏感性肠病		DR2	$DQA1^*05:01$	+++
（乳糜泻）			$DQB1^*02:01$	
慢性活动性肝炎		DR3		++
疱疹样皮炎		DR3		+++
寻常性银屑病		Cw6		++
寻常型天疱疮		DR4	$DRB1^*04:02$	+++
		DQ1	$DQB1^*05:03$	
大疱性类天疱疮变型		DQ7	$DQB1^*03:01$	+
自身免疫性内分泌病				
1 型糖尿病		DQ8	$DQB1^*03:02$	+++
		DR4	$DRB1^*04:01$，-04	++
		DR3		
		DR2	$DQB1^*06:02$	—ᵃ
甲状腺功能亢进症（Graves 病）		B8		+
		DR3		+
甲状腺功能亢进症（日本人）		B35		
肾上腺皮质功能不全		DR3		++
自身免疫性神经病				
重症肌无力		B8		+
多发性硬化		DR2	$DRB1^*15:01$	+
		DR2	$DRB5^*01:01$	++
其他				
白塞综合征		B51		++
先天性肾上腺增生症		B47	$21 \cdot OH$（Cyp21B）	+++
发作性睡病		DR2	$DQB1^*06:02$	++++
肺出血-肾炎综合征（抗 GBM）		DR2		++
阿巴卡韦超敏反应		B57	$B^*57:01$	++++

ᵃ 强负性关联，即基因与疾病保护性的关联

缩写：GBM（glomerular basement membrane），肾小球基底膜

强关联疾病，同卵双胞的 HLA 关联疾病的一致性高于同型 HLA 异卵双胞或其他兄弟姐妹，这说明其他非 HLA 基因也能增加疾病的易感性。

另外一组疾病也与 HLA 遗传有关，但并不是由 HLA 基因的免疫学功能引起的，而是由邻近或位于 HLA 区域的常染色体显性或隐性等位基因所导致，例如 21-羟化酶缺乏症、血色素沉着病、脊髓小脑共济失调。

Ⅰ类基因与疾病的关联

虽然与 HLA 等位基因或单体型相关联的疾病主要涉及Ⅱ类基因，但是也有一些疾病与Ⅰ类基因相关联。其中包括与 HLA-B51 关联的贝赫切特综合征（第十六章），与 HLA-Cw6 关联的寻常性银屑病，以及最显著的与 HLA-B27 关联的脊柱关节病（第十三章）。HLA-B 基因具有 25 个等位基因，表示为 HLA-B*27：01～25，编码Ⅰ类分子中的 B27 家族。所有这些亚型的多肽结合槽中均包含一个深的带负电荷的 B 口袋，对精氨酸侧链有较强的亲和性。此外，B27 位于带负电荷的 HLA Ⅰ类分子的重链之中，整体易与带正电荷的多肽结合。在白种人以及其他非亚洲人群中 HLA-B*27：05 为主要亚型，这种亚型与强直性脊柱炎（ankylosing spondylitis，AS）（第十三章）的特发型有极强的关联性，也与慢性炎性肠病或寻常性银屑病相关联。HLA-B*27：05 亚型还与反应性关节炎（reactive arthritis，ReA）（第十三章）、其他特发性外周关节炎（未分化的脊柱关节病）以及复发性急性前葡萄膜炎有关联。在这些患者中，50%～90% 携带 B27 基因，相比之下北美白种人群中的普遍携带率约为 7%。

依据临床流行病学结果以及 HLA-B27 转基因小鼠的自发性脊椎关节炎样疾病可以推论，疾病的发病机制涉及 B27 分子本身。这些疾病与 B27 的关联可能由与 B27 相结合的特定多肽或多肽家族的特异性所决定，或许还有其他不依赖于这种特异性的机制存在。尤其是已被证实的 HLA-B27，在 β_2 微球蛋白缺失时，利用 B57α 链 67 位的半胱氨酸残基形成重链的同质二聚体。这种二聚体在强直性脊柱炎患者的淋巴细胞和单核细胞表面表达，包括 KIR3DL1、KIR3DL2、ILT4（LILRB2）等在内的受体与之结合促进表达这些受体的细胞的活化，并提高它们的生存能力。另一种可能是，B27 的这种二聚化"错误折叠"可能启动细胞内称为非折叠蛋白反应（unfolded protein response，UPR）的应激反应，从而调节免疫细胞的功能，可能使脊椎附着点的固有 T 细胞作为损伤或环境压力的感受器行使其功能。

Ⅱ类基因与疾病的关联

如表 2-1 所示，与疾病相关联的大多数 HLA 基因为Ⅱ类等位基因。个别疾病与 HLA 基因有更复杂的关联。

乳糜泻 在乳糜泻中，HLA-DQ 可能为其主要的关联基因。包括 DQB1*02：01 等位基因在内的 HLA-DQ 基因可与乳糜泻相关的 DR3 和 DR7 基因分别构成单体型，进一步的研究发现，一个由 DQA1*05：01 和 DQB1*02：01 编码组成的特定Ⅱ类 αβ 二聚体可能是导致乳糜泻的主要遗传易感因素。对这一 HLA 与乳糜泻相关性的直接解释为：来源于小麦麸质的多肽与 DQA1*05：01 和 DQB1*02：01 基因编码的分子结合并被呈递给 T 细胞。麦醇溶蛋白来源的多肽在参与免疫活化时，若谷氨酰胺被谷氨酸替代，其与 DQ Ⅱ类二聚体的结合最牢固。目前认为，在乳糜泻患者肠细胞表达增加的组织型谷氨酰胺转移酶，使麦醇溶蛋白中的谷氨酰胺转化成谷氨酸，产生的多肽能与 DQ2 分子结合并被呈递至 T 细胞。

寻常型天疱疮 在寻常型天疱疮中，有两种 HLA 基因与之关联，分别是 DRB1*04：02 和 DQB1*05：03。来源于桥粒核心蛋白-3 的多肽可作为一种表皮自身抗原，与 DRB1*04：02 和 DQB1*05：03 编码的 HLA 分子结合，形成的复合物足以刺激桥粒核心蛋白特异性的 T 细胞。一种大疱性类天疱疮的临床变型，并不涉及桥粒核心蛋白的识别，被发现与 HLADQB1*03：01 基因相关联。

幼年性关节炎 特发性幼年性关节炎（第九章）是一种与 DRB1 基因座及 DPB1 基因座上的基因相关联的自身免疫性疾病。同时携带 DPB1*02：01 以及一个 DRB1 易感性等位基因（一般是 DRB1*08 或-*05）的患者具有更高的相对风险率，超过这些基因单独的叠加效应。在以类风湿因子阳性多关节疾病为特征的幼年性关节炎患者中，携带 DRB1*04：01 和-*04：04 的杂合子个体，相对风险率超过 100，说明这两种易感等位基因之间具有明显的协同作用。

1 型糖尿病 1 型（自身免疫性）糖尿病与 MHC 基因的多种单体型相关联。同时携带 DR3 和 DR4 两种单体型的个体，其 1 型糖尿病的发病风险提高 20 倍；DQB1*03：02 为 1 型糖尿病最强的独立遗传因素，所有携带 DQB1*03：02 等位基因的单体型均与 1 型糖尿病相关联，而携带其他 DQB1 等位基因的单体型则无此表现。然而，DQB1 不同等位基因对 1 型糖尿病发病的作用并非全是风险因素，这取决于其同一单体型或第二单体型上的其他 HLA 基因。例如，携带 DQB1*06：02 等位基因的 DR2 阳性单体型与 1 型糖尿病的风险减少有关。DQB1*06：02 被认为是 1 型糖尿病的"保护性"基因。甚至一些与 DQB1*03：02 在同一单体型中的 DRB1 基因也可能调节风险，例如携带 DRB1*04：03 的 DR4 单体型个体的 1 型糖尿病易感性要低于其他携带 DR4-DQB1*03：02 单体型的个体。DQB1*03：02 编码的糖尿病相关 DQ 分子的结构具有一定的特征性，尤其是结合近 C-端带有负电荷氨基酸多肽的能力。在胰岛相关蛋白的免疫反应中，这种结构特征或许在特异抗原多肽或 T 细胞的相互作用中发挥作用。

虽然 DR3 单体型与 DR4-DQB1*0302 单体型的联合使糖尿病易感风险明显增高，但是 DR3 单体型上的具体基因尚未确定。

类风湿关节炎 与类风湿关节炎（rheumatoid arthritis，RA）（第九章）关联的 HLA 基因在 DRβ 分子 67～74 位密码子处编码一段特殊的氨基酸序列：RA 关联的 Ⅱ 类分子这段的序列为 LeuLeuGluGlnArgArgAlaAla 或 LeuLeuGluGlnLysArgAlaAla，而非 RA 关联的基因与其存在一处或多处不同。由这些氨基酸组成的部分位于 DRB1 编码的 Ⅱ 类分子的 α 螺旋中部，称为共享表位（shared epitope）。

同时携带 DRB1*04：01 和 DRB1*04：04 等位基因的个体的 RA 易感风险最高。在严重的侵蚀性疾病患者中，编码共享表位的 DR4 阳性等位基因最为常见。有关共享表位与免疫反应之间的联系对 RA 发病的作用机制，已有相关研究报道。Ⅱ 类分子的共享表位可能有利于致关节炎多肽的优先识别，以及自身反应性 T 细胞扩增，或者其自身可能形成 pMHC 配体的一部分并被 TCR 识别从而启动滑膜组织识别。

HLA-疾病关联的分子机制

如上所述，HLA 分子在抗原特异性 T 细胞库的选择和建立过程中扮演重要角色，并在免疫应答启动时对 T 细胞后续的活化起主要作用。个体等位基因遗传多态性的特点决定这些相互作用的特异性，并因此指导抗原特异性免疫活动。当特定的 HLA 基因能影响自身免疫性疾病的易感性时，同样的基因通路也可能涉及疾病的发病机制。

胸腺中发育 T 细胞的结局取决于 TCR 和已结合自身多肽的 HLA 分子之间相互作用的亲和力，因此每个个体的特定 HLA 类型控制着 T 细胞库的特异性（第一章）。HLA 与疾病易感性关联的最主要基础很可能在这一胸腺成熟通路中。某些特殊个体由于携带特定 HLA 易感性基因，潜在的自身反应性 T 细胞的阳性选择可能有利于增加疾病的风险。

在随后的免疫应答启动时，HLA 分子的主要作用是结合抗原多肽并将其呈递给抗原特异性 T 细胞。因此，HLA 复合物可以看作是特定免疫活化事件的遗传决定因素。抗原多肽与特异性 HLA 分子结合能激发 T 细胞的免疫应答；未被结合的多肽不能被呈递给 T 细胞，也无免疫原性。HLA 中与被结合多肽相互作用的抗原结合槽上的多态性位点介导了这种由遗传控制的免疫应答。在自身免疫性疾病或免疫介导的疾病中，被病理性淋巴细胞靶向的组织特异性抗原可能与特定的易感基因编码的 HLA 分子结合。在感染性病因参与的自身免疫性疾病中，来源于病原体的多肽被 HLA 分子结合并呈递，从而活化 T 淋巴细胞，针对此多肽的免疫反应在发病机制中起到了推波助澜的作用。对特异性 HLA-多肽复合物诱发的疾病初发阶段的认识，为该病的治疗干预提供了新的前景，使得通过设计化合物干扰特异性 HLA-多肽-TCR 相互作用的结构或功能成为可能。

在研究 HLA 与免疫应答及疾病的关联时，需要考虑到 HLA 遗传学的复杂性，由此而致的疾病机制同样也存在异质性。免疫介导的疾病具有多阶段特征，其中一种 HLA 相关的功能是建立一个潜在的反应性 T 细胞库，而另一种 HLA 相关的功能是为 T 细胞识别提供必要的多肽结合特异性。对于涉及多个 HLA 易感基因的疾病，这两种作用均可能发生，并且相互协同促进疾病的发生和发展。

第三章　原发性免疫缺陷病

Primary Immune Deficiency Diseases

Alain Fischer

（石连杰　张婧　译　李宁丽　李茹　校）

免疫是生存所必需的功能，是防御外界病原的重要工具。人类免疫系统可分为两部分：固有免疫和适应性免疫（见第一章）。固有免疫可通过识别病原微生物表达的分子（包括细胞表面和胞内分子）或被攻击细胞所释放的"危险信号"分子迅速启动炎症反应。受体和配体结合使信号活化而导致炎症。事实上，所有细胞都参与了固有免疫反应，不仅仅局限于免疫细胞。然而，骨髓来源细胞（比如中性粒细胞和巨噬细胞）因为具有吞噬功能而在炎症反应中扮演着尤为重要的作用。适应性免疫通过克隆识别抗原扩增免疫效应细胞并启动免疫程序。大多数效应细胞很快死亡，但是记忆细胞却持续存在。T、B 细胞识别不同的化学结构执行不同的免疫反应，但是 B 细胞需要依赖 T 细胞产生长久的体液免疫功能。固有免疫和适应性免疫也并非完全独立，适应性免疫行使正常功能也需要固有免疫成分的参与：例如树突细胞（DC）的抗原提呈能力决定效应细胞反应类型。事实上，免疫反应是被一系列调节机制而调控的。

上百种基因参与了免疫系统的调节（第一章）。只要其中一个基因表达或功能受损，就会有一个相应的原发性免疫缺陷病（PID）产生。

PID 遵循孟德尔遗传法则。超过 250 种情形被报道，其中有害突变的基因约有 210 种。PID 在多个国家的总体发病率约 5/10 万；然而，考虑到这类少见且复杂的疾病诊断难度大，所以实际发病率可能会更高。PID 可以累及免疫反应的每一个环节，包括固有免疫、适应性免疫、细胞分化，以及效应细胞的功能和调节。PID 常根据免疫缺陷的成分和免疫缺陷的机制（如果知道的话）进行分类，表 3-1 所列的常见 PID 就是以此为依据进行分类的。然而，值得一提的是，这种分类方法有时候因其重复和数据缺乏而带有一定的武断性。

PID 的结局常因分子功能的不同缺陷而大相径庭。常常表现为对病原和机会致病原感染表现出的不同程度的易感性。包括范围广泛的如严重联合免疫缺陷病（SCID）到局限于单个微生物易感的孟德尔易感性分枝杆菌病（MSMD）等。感染部位和感染病原学有助于内科医师做出恰当的诊断。PID 也常常可以导致免疫病理反应，比如变态反应（如在 Wiskott-Aldrich 综合征中）、淋巴组织增生和自身免疫。很多 PID 患者，常常表现为反复感染、炎症和自身免疫反应状态，这也为开创新的治疗策略提出了挑战。另有一些 PID 患者肿瘤罹患风险增加，主要是淋巴系统肿瘤，如淋巴瘤。

PID 的诊断

PID 常表现为反复的严重感染，也是促成患者 PID 诊断的重要线索。如前所述，反复的过敏反应或自身免疫表现也提示临床医师患者可能存在 PID。对于这类患者，应详细询问患者的发病情况及家族史。获取患者尽可能多的家族疾病史非常重要。除关注患者的临床症状外，查体应包含检查患者淋巴器官的大小，必要时试图寻找一些与 PID 相关的综合征特征表现。

表 3-1	原发性免疫缺陷病的分类
固有免疫缺陷	
吞噬细胞：	
生成减少：重症先天性中性粒细胞减少症（SCN）	
无脾综合征	
黏附受损：白细胞黏附缺陷病（LAD）	
杀伤功能受损：慢性肉芽肿性疾病（CGD）	
固有免疫受体和信号转导	
Toll 样受体通路缺陷	
孟德尔遗传易感性分枝杆菌病	
补体缺陷	
经典、旁路和凝集素途径	
溶菌阶段	

适应性免疫系统缺陷	
T 淋巴细胞	
发育障碍	重症联合免疫缺陷（SCID）
	DiGeorge 综合征
生存、迁移和功能障碍	联合免疫缺陷
	高 IgE 综合征（常染色体显性遗传）
	DOCK8 缺陷
	CD40 配体缺陷
	Wiskott-Aldrich 综合征
	共济失调毛细血管扩张症
B 淋巴细胞	
发育障碍	X 连锁和常染色体隐性遗传无丙种球蛋白血症
	高 Ig-M 综合征
功能障碍	普通易变型免疫缺陷病
	IgA 缺陷

调控缺陷	
固有免疫	自身炎症综合征
	重症结肠炎
适应性免疫	噬血细胞综合征（HLH）
	自身免疫性淋巴细胞增殖综合征（ALPS）
	自身免疫和炎症疾病［自身免疫性多内分泌腺病（APECED）、X 连锁多内分泌腺病、肠病伴免疫失调综合征（IPEX）］

应根据临床表现决定所需要的实验室的检查项目。呼吸道感染通常提示抗体反应缺陷。侵袭性的细菌感染多由于补体缺乏、固有免疫反应活化信号缺失、无脾综合征或抗体缺陷所致。而病毒感染、反复的念珠菌感染和机会性感染则提示 T 细胞免疫功能受损。皮肤感染和深部组织脓肿首先应考虑固有免疫缺陷（如慢性肉芽肿性疾病），也可以见于常染色体显性遗传高 IgE 综合征。表 3-2 总结了常用于诊断 PID 的实验室检查项目。更具特异性的检查（主要是基因学检测）则用于更明确的诊断。

下文根据受累细胞和发病机制将 PID 进行分类阐

表 3-2 　原发性自身免疫性疾病常用的诊断方法

检查项目	内容	PID 种类
细胞计数和细胞形态	中性粒细胞计数* 淋巴细胞计数* 嗜酸性粒细胞增多 染色质小体	重症先天性中性粒细胞减少症↓；LAD↑↑ T 细胞免疫缺陷 WAS、高 IgE 综合征 无脾综合征
胸部 X 线	胸腺影 肋骨软骨连接	SCID，DiGeorge 综合征 腺苷脱氨酶缺陷
骨骼 X 线	干骺端	软骨毛发发育不良综合征
血清免疫球蛋白水平	IgG、IgA、IgM IgE	B 细胞免疫缺陷 高 IgE 综合征、WAS、T 细胞免疫缺陷
淋巴细胞表型	T、B 淋巴细胞计数	T 细胞免疫缺陷、无丙种球蛋白血症
二氢罗丹明实验 四氮唑蓝实验	中性粒细胞产生活性氧的种类	慢性肉芽肿性疾病
CH50，AP50	补体经典和旁路途径	补体缺陷
腹部超声	脾大小	无脾

* 正常值随年龄而变动；例如 3 个月以下的幼儿淋巴细胞计数 3000~9000/μl，而在成人则为 1500~2500/μl。
缩略词：LAD，白细胞黏附缺陷；SCID，重症联合免疫缺陷；WAS，Wiskott-Aldrich 综合征

述（表 3-1，图 3-1）。

固有免疫缺陷病

该类疾病相对少见，约占全部 PID 的 10%。

重症先天性中性粒细胞减少症

重症先天性中性粒细胞减少症（SCN）包括一组以中性粒细胞严重减少（$<0.5×10^9/L$）为特征的遗传性疾病。SCN 常于出生时即发病，可以为周期性发作（3 个星期为一个周期）或间歇性发作。绝大多数 SCN 为常染色体显性遗传，但也有部分患者为常染色体隐性遗传和 X 连锁遗传。与外界相接处的皮肤黏膜细菌性感染是常见表现。细菌感染可很快侵及软组织，而后通过血液进行播散。严重的内脏真菌感染亦可发生。感染而没有化脓是该类疾病的共有表现。

SCN 的诊断依赖于骨髓检查。多数 SCN 粒细胞发育停滞在早幼粒阶段（图 3-1）。SCN 是多病因疾病。迄今，已发现的就有 11 个基因在该病中发生了突变。这些基因中，多数基因突变导致孤立的 SCN，剩余的则表现为 SCN 症候群。未成熟粒细胞死亡导致 SCN 一系列常见的临床表现，常见于 GFI1、HAX1 和弹性蛋白酶 2（*ELANE*）的缺陷，约 50% SCN 患者是由 *ELANE* 缺陷所致。某些 ELANE 突变引发周期性中性粒细胞减少症。而在 *WASP* 基因

"功能获取"的突变（详见 Wiskott-Aldrich 综合征部分）则引起 X 连锁遗传的 SCN，该病也常存在单核细胞减少。

如上所述，SCN 患者面临着致命的播散性的细菌感染和真菌感染。需要周全的有效治疗措施，特别是在婴幼儿患者中。在接下来的生活中，口腔、牙齿的护理以及复方磺胺甲噁唑预防性抗感染治疗是必需的。在大多数 SCN 患者中，皮下注射粒细胞集落刺激因子（G-CSF）通常能够促进粒细胞的分化进而预防感染。然而，值得注意的是：①少数 SCN 患者对 G-CSF 反应不佳，因此需要行同种异体干细胞移植（HSCT）；②携带有 ELANE 突变的 SCN 患者在应用 G-CSF 治疗时，由于 G-CSF 受体基因的体细胞"功能获取"突变会导致发生急性髓系白血病的风险增加。

无脾综合征

无脾是一个非常少见的疾病，可表现为一组症候群，也可以孤立地作为一个常染色体显性遗传疾病。前不久，刚发现核糖体 SA 蛋白突变与后者发病相关。由于缺乏对血液中微生物的过滤作用，无脾患者易因菌栓的存在而发生暴发性感染。多数感染发生在一岁以内，也有部分患者在成年发病。诊断需借助于腹部超声和红细胞中发现染色质小体（Howell-Jolly 小体）。有效预防性抗感染治疗（一天两次的青霉素和适当的疫苗接种）通常可以改善患者的致死性预后。

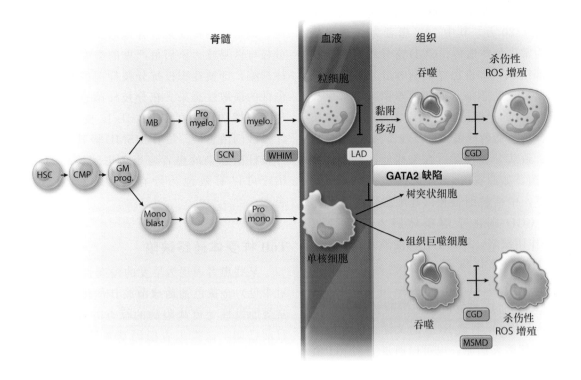

图 3-1 吞噬细胞分化和原发性免疫缺陷病。造血干细胞（HSC）分化为普通髓系祖细胞（CMP），进而分化为粒-单核系祖细胞（GM prog.），它们再分化为中性粒细胞（图中 MB：原粒细胞；Promyelo：早幼粒细胞；myelo：髓细胞）或单核细胞［单核母细胞（Monoblast）和单核前体细胞（Promono）］。一经活化，粒细胞便黏附到血管内皮、移动并吞噬靶细胞。活性氧（ROS）被运输到含有微生物的吞噬细胞处。组织中的巨噬细胞参与杀伤也是这一机制。在被干扰素 γ 活化后（此处未显示），巨噬细胞可以杀灭胞内病原比如分枝杆菌。出于简明的原因，这里并没有给出所有细胞的分化阶段。缩略词，CGD，慢性肉芽肿性疾病；GATA2 锌指转录因子；LAD，白细胞黏附缺陷；MSMD，孟德尔遗传易感分枝杆菌病；SCN，重症先天性粒细胞减少症；WHIM，疣低球蛋白血症、感染、先天性骨髓粒细胞缺乏症

GATA2 基因缺陷

单核细胞减少和树突及淋巴细胞缺陷综合征（MonoMAC 综合征）为新近发现的一种免疫缺陷综合征，是由 GATA-2 基因突变所致，也被称为非结核分枝杆菌病淋巴细胞减少症。GATA-2 是一个与造血相关的转录因子。MonoMAC 综合征患者有进展为淋巴水肿、骨髓增生异常综合征和急性髓系白血病的趋势。从而表明，MonoMAC 综合征患者常常因为伴发肿瘤或接受干细胞移植而出现危及生命的细菌和病毒感染。

白细胞黏附缺陷病

白细胞黏附缺陷病（LAD）是常染色体隐性遗传病，分为 LAD Ⅰ 型、Ⅱ 型和 Ⅲ 型。最为常见的 LDA Ⅰ 型是由于 β2 整合素基因突变引起的，β2 整合素趋化活化的白细胞黏附到表达其配体的发炎的血管内皮。LAD Ⅲ 型则是 β2 整合素配体活化的调节蛋白（kind-lin）缺陷所致。极其罕见的 LAD Ⅱ 型是由于选择素调节的白细胞滚动异常所致，该过程发生在 β2 整合素结合配体之前。该疾病的主要缺陷是岩藻糖转运障碍以至于寡糖选择素配体缺失所致。

因为中性粒细胞不能抵达感染部位，LAD 患者常表现出与 SCN 患者类似的对细菌和真菌的易感性。LAD 患者也常表现为伤口愈合障碍和脐带脱落延迟。当患者出现无脓的皮肤软组织感染和血白细胞大量增多（>30 000/μl）应当警惕该病的可能性。LAD Ⅲ 型也常因为血小板中的 β2 整合素无能而出现出血表现。而免疫荧光和 β2 整合素功能检测有助于诊断。尽管当前基因治疗也是选择手段之一，严重的 LAD 仍需考虑 HSCT。值得注意的是，中性粒细胞特异性颗粒缺陷可以导致与 LAD 非常相似的临床表现，该病是由一种非常少见的转录因子 C/EBPα 突变所致。

慢性肉芽肿性疾病

慢性肉芽肿性疾病（CGD）是以中性粒细胞和巨

噬细胞吞噬病原功能受损为主要特征的一种疾病。该病的发病率约为 1/20 万，其中 70％ 患者为 X 连锁隐性遗传，30％ 为常染色体遗传。CGD 常导致富含单核巨噬细胞的深部组织（如淋巴结、肺和肝）发生细菌和真菌脓肿。反复皮肤感染（如葡萄球菌）是常见表现，也有助于 CGD 的早期诊断。病原常为过氧化氢酶阳性细菌（如金黄色葡萄球菌和黏质沙雷菌），也包括洋葱假单胞菌、致病分枝杆菌（在某些地区）和真菌（主要是丝状真菌，如曲霉菌）。

正常情况下，中性粒细胞和巨噬细胞通过溶酶体吞噬病原，而 CGD 则由于溶酶体膜上的活性氧（ROS）的保护作用缺陷，导致上述功能障碍。其详尽机制是，因为 NADP 氧化酶（gp91phox 或 p22phox）或者适配器/活化蛋白（p47phox，p67phox 或 p40phox）的缺乏，而这些蛋白是向溶酶体转导电信号从而使溶酶体利用 O_2 制造 ROS 的关键。正常情况下，ROS 可以直接杀灭病原，也可以通过上调 pH 值而激活相应的吞噬蛋白酶执行该功能。所以明确 CGD 的诊断需测定中性粒细胞和巨噬细胞 ROS 产量（表 3-2）。肉芽肿性疾病，顾名思义，肉芽肿是其特点之一。巨噬细胞型肉芽肿常发生在肝、脾和其他器官，其为无菌性肉芽肿，常因梗阻（幽门梗阻等）或炎症（如结肠炎、限制性肺疾病）而发病。

CGD 患者的抗感染治疗异常复杂。细菌性感染通常需要抗生素联合治疗，且是对细胞膜有着很好渗透性的抗生素。而真菌性感染的治疗需要积极、长期的抗真菌治疗。炎症性的肉芽肿常对糖皮质激素反应敏感。因此，对于目前知之甚少的 CGD，我们急切需要全新的治疗选择问世。

CGD 的治疗以预防感染为主。目前证据表明，甲氧苄氨嘧啶/磺胺甲噁唑治疗有效且患者耐受性好，可以显著减少细菌感染的风险。每日服用唑类衍生物（特别是伊曲康唑）也减少并发真菌感染的概率。长期以来，认为 γ 干扰素可能对 CGD 有益，但医学专家认为 γ 干扰素在 CGD 中的应用尚有争议。部分患者出现严重持续的真菌感染或伴有慢性炎症最终需要借助于 HSCT。HSCT 虽是 CGD 明确有效的治疗方法，但是要充分评估风险效益比。目前基因治疗尚在研究评估中。

孟德尔遗传易感分枝杆菌病（MSMD）

该类疾病以白介素（IL）-12-干扰素（IFN）-γ 轴〔包括 IL-12p40，IL-12 受体（R）β_1，IFN-γR$_1$ 和 R$_2$，STAT1，IRF8 和干扰素诱导基因（ISG）515 缺陷〕缺陷为特征，最终导致干扰素-γ 依赖的巨噬细胞

活化受损。该病既有隐性遗传病例，也有显性遗传病例。该疾病的特征是特异地对结核分枝杆菌和非结核分枝杆菌易感。该病最严重的类型（完全性 IFN-γ 受体缺陷）即便在积极抗分枝杆菌的基础上仍表现出致命性的播散性感染。在分枝杆菌感染基础上，MSMD 患者（特别是存在 IL-12/IL-12 受体缺陷的患者）常伴发沙门菌感染。尽管 MSMD 极其罕见，但对于持续分枝杆菌感染的患者应当考虑到该病的可能。IFN-γ 治疗可以有效地治疗存在 IL-12/L-12 受体缺陷的患者。

Toll 样受体通路缺陷

某些患者表现为早发的侵袭性链球菌肺炎或（相对少见）金黄色葡萄球菌或其他化脓性感染，而采取常规原发性免疫缺陷病的筛查方式不能明确其病因。目前已知，该类患者编码基本接头分子（IRAK4 和 MYD88）的基因发生了隐性突变，这些基因参与了我们所熟知的 Toll 样受体信号转导通路（第一章）。尤为明显的是，患者对感染的易感性会随着年龄的增加而减低，可能是因为适应性免疫应答（一旦被病原微生物激活后）开始参与了感染的抵御。

某些 TLR（TLR-3、-7、-8 和-9）参与了 RNA 和 DNA 的识别，并且通常在病毒感染时处于活化状态。报道称，Unc93b（与 TLR-3、-7、-8、-9 所必需的正确亚细胞定位有关）、TLR-3 或者相关信号分子 TRIF、TBK1 和 TRAF3 的缺陷，进而导致 Ⅰ 型 IFN 缺陷，使此类患者对单纯疱疹性脑炎具有非常特异的易感性。而其他类型的 TLR 缺陷并没有发现上述现象，提示 TLR-3、-7、-8、-9 的功能要多于其他 TLR。NEMO/IKK-γ（为 NF-κB 中的一员，其可以活化位于下游的 TLR 受体）亚等位基因突变导致复杂多变的免疫缺陷和一些相关的特点。在该类疾病中，也可以观察到侵袭性或脓性感染及分枝杆菌感染。

补体缺陷

补体系统由多种复杂的血浆蛋白组成（第一章），其可以行成瀑布效应导致 C3b 片段沉积于病原表面并聚集形成免疫复合物，最后在细菌表面形成攻胞复合体，溶解细菌。C3 裂解分为 3 种途径：经典途径、旁路途径、凝集素途径。C3b 与细胞碎片表面的 C3b 受体结合，能促进吞噬，被称为调理作用。在经典途径中任何一个环节缺陷可导致患者深部组织或呼吸道的侵袭性细菌感染。同样地，C3 缺陷或 Ⅰ 因子（调节 C3 消耗的一个蛋白，由此 C3 缺陷归因于其缺失）缺

陷也常导致相同类型的感染易感性。新近报道了一个非常罕见的缺陷病——ficolin-3缺陷，该类患者容易出现细菌感染。替代途径的缺陷（D因子和备解素）与侵袭性奈瑟菌属感染发生相关。

最后，任何涉及参与形成攻膜复合体的补体缺陷（主要是C5、C6、C7、C8和C9缺陷，其中C9缺乏时相对较轻）患者容易出现系统性的奈瑟菌感染。因为该类细菌拥有较厚的细胞外层结构，而补体在溶解该结构中发挥重要的作用。

补体缺陷病的诊断主要依赖于经典途径和旁路途径功能状态的测定，也就分别是CH50和AP50检测。当某一个途径严重受损时，该途径中的其他补体功能状态的判断可以使诊断更精准。适当的疫苗注射和每日服用盘尼西林可以有效预防反复感染。值得注意的是，某些补体的缺陷（在经典途径和凝集素途径中）也常提示患者易发生自身免疫性疾病（特别是系统性红斑狼疮，第七章）。

原发适应性免疫缺陷

T淋巴细胞缺陷（表3-1，图3-2和图3-3）

鉴于T细胞在适应性免疫中的核心地位（第一章），涉及T细胞的原发性免疫缺陷病通常会出现严重的病理后果；所以，该类疾病总体预后差，需要尽可能早的诊断和治疗干预。曾报道一些效应T细胞的分化路径中的某一条甚至全部都可能被既定的PID所影响（图3-2）。T细胞依赖性抗体产生，包括免疫球蛋白类别转换的发生和高亲和力抗体的产生都需要位于生发中心的滤泡辅助性CD4⁺T细胞。CD4⁺Th1对巨噬细胞提供细胞因子依赖型的帮助，使巨噬细胞得以杀死胞内的病源微生物，包括分枝杆菌和沙门菌。CD4⁺Th2细胞产生IL-4、IL5和IL-13，所以募集并活化嗜酸性细胞和其他细胞对抗寄生虫感染。CD4⁺Th17细胞产生IL-17和IL-22，它们将中性粒细胞募

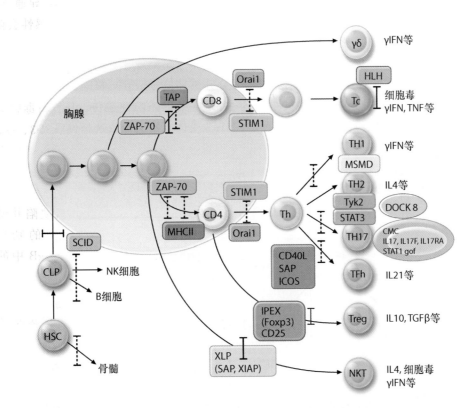

图3-2（见书后彩图） T细胞分化，效应细胞通路以及相关的原发性自身免疫缺陷病。 造血干细胞分化为普通的髓系细胞前体，而T细胞祖细胞再次迁移到胸腺。CD4⁺T细胞和CD8⁺T细胞的发育以及已知的效应T细胞（也就是γδT细胞、细胞毒T细胞、Th1、Th2、Th17、TFH、Treg和NK T细胞）通路如图所示。图中方框中列出了PIDs的缩写。垂直线条代表完全缺陷；虚线代表部分缺陷。SCID，重症联合免疫缺陷；ZAP-70，zeta-相关蛋白缺陷；MHCⅡ，主要组织相容性复合体Ⅱ；TAP，TAP1和TAP2缺陷；Orai1，STIM1缺陷；HLH，造血干细胞淋巴组织细胞增生症；MSMD，Mendelian分枝杆菌易感染遗传病；Tyk2，DOCK8，高IgE综合征常染色体隐性形式；STAT3，高IgE综合征常染色体显性形式连锁；IL17F，IL17RA，STAT1（gof：gain of function）、CMC（慢性皮肤黏膜念珠菌病）、CD40L、ICOS、SAP缺陷；IPEX，X连锁多内分泌腺病肠病伴免疫失调综合征；XLP，X增生综合征

集到皮肤和肺组织以对抗细菌和真菌感染。CD8$^+$细胞可以杀死感染的细胞，特别是被病毒感染时。此外，某些T细胞缺陷会导致早年的耶氏肺孢子虫病和之后的慢性肠道、胆道和肝的隐孢子虫感染。最后，自然发生或诱导的调节性T细胞对于控制炎症（尤其是对肠道共生菌的感染）和自身免疫非常必要。尽管在某些PID中，TCR多样性有限的T细胞亚群（如γδTCR T细胞或NK T细胞）也存在缺陷，而且这些缺陷有助于疾病的诊断（如在X连锁增殖综合征中NK T细胞缺陷），但是目前对该类细胞在PID中的功能作用知之甚少。T细胞缺陷约占PID的20%。

重症联合免疫缺陷 重症联合免疫缺陷（SCID）由一组少见的PID组成，以严重的T细胞发育障碍和缺失为特征。T细胞发育受限常是某个内在缺陷的结果。SCID的发生率约为1/50万。因为T细胞缺陷的严重性，常于出生后不久便出现临床症状（通常在出生后3～6个月）。最常见的临床表现是反复的口腔念珠菌感染，生长受限，迁延的腹泻和（或）耶氏肺孢子虫引起的间质性肺炎（后者也可见于1岁以内B细胞缺陷的婴儿）。也可以发生严重的病毒感染和侵袭性细菌感染。患者也可因注射活疫苗而导致复杂性感染（特别是卡介苗），不仅仅是局部感染，也常常是播散性感染而表现为发热、脾大，

皮肤及溶骨损伤。当母亲T细胞移植后，患儿可出现鳞状皮疹（见下文）。根据患者的临床既往表现、家族中青少年死亡史（提示X连锁遗传或者隐性遗传）应当考虑SCID的可能性。在超过90%的SCID患者中存在淋巴细胞数量减少，为提示该病的强有力证据。胸部X线胸腺无显影也提示SCID。SCID的精确诊断依赖于外周循环中T、B、NK细胞和其亚群的数量。一些T细胞减少患者会因为来自母体的T细胞（来自于胎儿期的母婴血液转运）未被清除而掩盖病情。尽管这一数量通常比较低（<500/μl），但在某些情况下，来自母体的T细胞在一开始便掩盖了SCID的出现。因此，必要时可通过大量的基因标记来筛查母亲来源的T细胞。遗传模式分析和淋巴细胞表型可以鉴别多种SCID并提供精确的分子检验诊断选择指导（见下文）。迄今，已发现五种不同原因和机制的SCID（图3-3）。

细胞因子信号缺陷引起的重症联合免疫缺陷 最常见的SCID类型是T和NK细胞同时缺陷，约占SCID类型的40%～50%。这一结果是因为共同的γ链（γc）受体（为IL-2、-4、-7、-9、-15和-21的共同受体）缺陷或JAK3（结合到γ链受体的细胞质部分并诱导信号转导）缺陷。前者是X连锁遗传，而后者是常染色体隐性遗传。IL-7Rα链（和γc一起构成IL-7受体）缺失导致选择性T细胞缺陷。

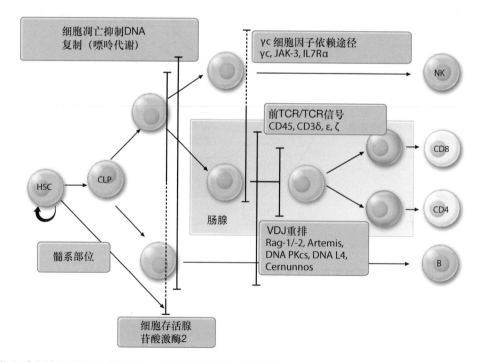

图3-3 T细胞分化和联合性免疫缺陷（SCID）。垂直的线条代表了当前导致SCID发生的5种机制。缺陷蛋白列于图中与垂直线条相比邻的表框中。虚线代表局部缺陷或仅发生在某些免疫缺陷时。ADA，腺苷脱氨酶缺乏；CLP，淋巴干细胞；DNAL4，DNA连接酶4；HSC，造血干细胞；NK，自然杀伤细胞；TCR，T细胞受体

嘌呤代谢缺陷　10％～20％患者表现为腺苷脱氨酶（ADA）缺陷，腺苷脱氨酶在嘌呤代谢过程中使腺苷酸和脱氧腺苷酸脱氨。ADA 缺陷导致体内腺苷酸和脱氧腺苷酸蓄积，进而导致淋巴母细胞的死亡。这种情况导致 B、NK 及 T 细胞缺如。完全的 ADA 缺陷的临床表现常在生后不久即发生。因为 ADA 是一个很普遍的酶，所以其缺陷也可以引起骨发育不良、肋骨软骨连接、干骺端（约 50％患者）和神经缺陷。非常少见的嘌呤核苷磷酸化酶（PNP）缺陷引起严重的但非全 T 细胞缺陷，该病常常表现为严重的神经病学损害。

T、B 细胞受体重排缺陷　另一类 SCID 表现为常染色体隐性遗传的选择性的 T 和 B 淋巴细胞缺陷。该类疾病是因为编码调节 T 和 B 细胞抗原受体基因（是产生抗原识别多样性所必需）中 V（D）J 基因重排的蛋白的基因发生了突变，该病约占 SCID 的 20％～30％。主要缺陷涉及 RAG-1、RAG-2、DNA 依赖的蛋白酶以及 Artemis。一个相对较轻的免疫类型（尽管是可变的）源自该通路中的其他缺陷，如 DNA 连接酶 4 和 Cernunnos 缺陷。考虑到后者涉及 DNA 修复，所以这些缺陷也会引起发育缺陷。

胸腺中（pre-）TCR 信号缺陷　选择性的 T 细胞缺陷可以由 pre-TCR 或 TCR 信号转导中系列分子的缺陷导致。包括 CD3 亚集团的缺陷，其于与 pre-TCR（如 CD3δ、ε 和 ζ）和 CD45 相关。

网状组织发育不全　网状组织发育不全是一个非常罕见的疾病，其可以引起 T 和 NK 细胞缺陷并伴有严重的中性粒细胞减少和神经性耳聋。其发病是因为腺苷酸酶 2 缺陷。

患有 SCID 的患者需要适当的照料并给予积极的抗感染治疗、免疫球蛋白替代治疗和胃肠外营养支持（必要时）。在多数患者，有效治疗需依赖 HSCT。目前，HSCT 是治疗不佳的 SCID 患者的有效疗法。在这方面，一种新的筛选方法——基于 T 细胞受体重排切除环的卡式检测法，正在研发中。基因治疗在 X 连锁遗传的 SCID（γc 缺陷）和 ADA 缺陷患者中取得成功，尽管因其毒性在前述的疾病中备受争议，但是通过应用新载体有望克服这一缺点。最后，ADA 缺陷治疗的另一个选择是聚乙二醇化酶替代疗法。

胸腺缺陷　严重的 T 细胞缺陷也可以由胸腺的异常发育导致，该病常见于少数 DiGeorge 综合征——一个相对常见的发育缺陷病。该综合征中，约 1％患者胸腺完全缺如，导致无成熟 T 细胞。然而，寡克隆 T 细胞的扩增发生并引起皮肤损害。诊断（利用免疫荧

光原位杂交）依据为发现 22 号染色体长臂半合子缺失。如果要使患者的 T 细胞具有分化功能，这些患者需要进行胸腺移植。CHARGE（C 即虹膜、脉络膜或视网膜缺损；H 即心畸形；A 即鼻孔闭锁；R 即生长和发育迟缓；G 即男性生殖器异常；E 即耳异常和耳聋）综合征（CHD7 缺陷）是引起胸腺发育受损的原因之一。最后，非常少见的是"nude"缺陷，其特征是头发和胸腺的缺如。

Omenn 综合征　Omenn 综合征是 T 细胞缺陷疾病，具有特征性的临床表现，包括早发的红皮病、秃头、肝脾大和生长发育迟缓。这些患者常表现为淋巴细胞增多，嗜酸性细胞增多以及 B 细胞数量下降。已发现这些患者的 T 细胞 TCR 缺乏异质性。这一特殊的综合征是因为与 SCID 有关的基因中亚等位基因突变所致，比如 RAG-1、RAG-2 或（相对少见的）Artmis 或 IL-7α。T 细胞分化的稳态受损导致了该免疫系统相关疾病的发生。这些患者是非常脆弱的，需要同时给予抗感染治疗、营养支持和免疫抑制治疗。HSCT 是一个有效的治疗方法。

功能性 T 细胞缺陷病（图 3-2）　属于常染色体遗传性 T 细胞 PID，其特点是部分 T 细胞分化，因激活缺陷产生异常效应功能。导致缺陷的原因很多，主要表现为病毒和机会性感染、慢性腹泻和生长受限，多在儿童时期发病。对 T 细胞表型和功能测定有助于疾病诊断，本病最常见特征如下：

Zeta-相关蛋白-70（Zap70）缺陷　Zeta 链相关蛋白-70（ZAP70）被 TCR 抗原识别，该蛋白缺陷可导致 CD8$^+$ T 细胞完全缺失，而 CD4$^+$ T 细胞虽存在但在体外 TCR 刺激下不会被活化。

钙离子信号缺陷病　有报道显示，少数患者因抗原受体介导的 Ca^{2+} 内流缺陷导致的 T/B 细胞体外活化障碍所致，这一现象由钙通道基因（ORAI）或活化基因（STIM-1）突变造成。值得注意的是，这些患者易出现自身免疫性疾病的表现（血细胞减少）和非进行性肌肉疾病。

人类白细胞抗原（HLA）Ⅱ类分子表达缺陷病　HLA Ⅱ类分子表达缺陷病的典型特征是包括四个隐性遗传性缺陷病，导致这些疾病的分子（RFX5、RFX-AP、rfxank 和 CIITA）参与编码 HLA Ⅱ类基因。因此，在抗原特异性 T/B 细胞反应性缺陷的患者中，CD4$^+$ T 细胞数量低且具有多变性，这类患者易发生疱疹病毒、腺病毒、肠道病毒和慢性肠道/肝隐孢子虫感染。

HLA Ⅰ类分子缺陷病　HLA Ⅰ类分子表达缺陷（比如 TAP-1、TAP-2 以及 Tap 相关蛋白）引起 CD8$^+$ T

细胞数量减少，表现为 HLA I 类抗原表达缺失以及特殊类型的慢性阻塞性肺疾病和严重血管炎。

其他免疫缺陷病 目前还发现了其他 T 细胞相关的 PID，其中一些疾病已明确了相关分子缺陷〔例如，IL-2 诱导的 T 细胞激酶（ITK）缺乏症，IL-21 受体缺乏，CARD11 缺乏〕。这些疾病的共同特征就是容易发生感染，如 ITK 缺乏时有严重的 EBV 诱导的 B 细胞增殖和自身免疫性疾病。其他一些不是很严重的感染发生与 CD8 和 CD3γ 缺陷相关。

治疗上适合采用 HSCT，预后较 SCID 差的原因在于许多患者在诊断时便存在慢性感染。积极的免疫抑制和清髓化有助于提高同种异体造血干细胞移植的成功率。

DNA 修复缺陷导致的 T 细胞原发性免疫缺陷 这是一组具有较强可变性的 T/B 细胞联合免疫缺陷病，以 DNA 脆性所致的非免疫学表现为特征，常染色体隐性遗传的共济失调毛细血管扩张症（AT）是该组疾病中的最常见类型。其活产婴儿的发病率为 1/40 000。可合并 B 细胞缺陷（低型 IgA，IgG2 的缺陷，以及低抗体产生），常需要免疫球蛋白替代治疗。AT 属于渐进的 T 细胞免疫缺陷病，顾名思义，AT 的标志特征是毛细血管扩张和小脑共济失调，后者的表现可能在 3~4 岁前检测不到。因此，对于存在 IgA 缺乏和反复感染的幼儿应考虑该病的可能性。AT 的诊断是基于细胞遗传学分析显示淋巴细胞内染色体过度重排（主要是影响 7 和 14 号染色体）。AT 是由编码 ATM 蛋白的基因突变所致，该蛋白是一种激酶，通过启动多个不同的信号通路在 DNA 损伤识别和组织修复中起重要作用（或过度损伤引起细胞死亡）。总之，AT 是一种进行性疾病，并发淋巴瘤、白血病和（成人期）癌的风险非常高。AT（AT 样疾病）其中的一个变异体是 MRE11 基因突变所致。

Nijmegen 断裂综合征（NBS）是基因不稳定性所致的罕见病（细胞遗传学异常与 AT 相似）。是以重症 T 和 B 细胞联合免疫缺陷为特征的常染色体隐性遗传病。NBS 主要表现为小头畸形及鸟样脸，而没有共济失调和毛细血管扩张。其发生肿瘤的风险也很高。Nijmegen 断裂综合征因 Nibrin（NBS1，是一种 MRE11 和 Rad50 相关的蛋白，参与 DNA 损伤检验）缺乏引起的亚效等位基因突变所致。

先天性角化不良（也叫 Hoyeraal-Hreidersson 综合征）是进行性免疫缺陷病的严重类型，表现为 B 细胞和 NK 细胞缺乏、进行性骨髓衰竭、小头畸形，以及子宫生长迟缓和消化道疾病。该病多数由 X 连锁遗传，也有罕见的常染色体隐性遗传，由编码端粒维持蛋白（包括角化不良蛋白 DKC1）的基因突变所致。

免疫缺陷、着丝粒不稳定和面部异常（ICF）综合征是一种复杂的常染色体隐性遗传病，轻度的 T 细胞免疫缺陷联合重度 B 细胞免疫缺陷，表现为粗糙脸、肠道病变、精神发育迟滞。细胞遗传学诊断的标志性特征是存在放射状染色体（最常见的 1、9、16 号染色体），该综合征是由 DNA 甲基转移酶 DNMT3B 缺乏或 ZBTB24 不足所致。

伴有高 IgE 的 T 细胞原发性免疫缺陷综合征 T 细胞 PID 与血清高 IgE 水平有关（如 Omenn 综合征），该病也被看作是常染色体显性高 IgE 综合征。表现为反复皮肤和肺部感染、严重的皮肤黏膜疱疹病毒和人乳头瘤病毒感染合并严重的过敏反应。患者的 T、B 淋巴细胞数量低，大多数患者存在 DOCK8 基因突变，该病需 HSCT 治疗。

另一种与常染色体隐性遗传相关的罕见疾病与此类似，可发生多种微生物感染，包括分枝杆菌，据报道由 Tyk-2 缺陷所致，该蛋白属于 JAK 家族激酶，参与调控多种细胞因子信号传导通路。

常染色体显性遗传高 IgE 综合征 常染色体显性遗传的高 IgE 综合征是一种特殊类型，通常认为有反复皮肤和肺部感染合并肺大疱形成，以化脓性细菌和真菌感染多见。高 IgE 综合征其他的特征性表现包括面容粗糙，乳牙不脱落，关节伸展过度，脊柱侧弯及骨质疏松等。典型的高 IgE 综合征患者的血清 IgE 浓度显著升高。最近报道了部分患者存在效应性 Th17 细胞数量缺乏，可能与某些特异性感染有关。本病由编码转录因子 STAT3 的基因杂合（显性）突变所致。STAT3 参与多个信号通路下游的细胞因子/细胞因子受体（特别是 IL-6 和 IL21）相互作用的调节。因此，免疫球蛋白替代治疗可作为预防细菌感染的手段。

软骨毛发发育不良综合征 常染色体隐性遗传的软骨毛发发育不良（CHH）病是以短肢侏儒、骨干骺端发育异常、毛发稀疏为特征的 T/B 细胞联合免疫缺陷病，属于不典型 SCID，临床上缺乏显著免疫缺陷表现。患者易合并红细胞减少症、自身免疫性疾病以及肿瘤。由非编码核糖体相关 RNA 引起 RMRP 基因突变所致。

CD40 配体和 CD40 缺陷 高 IgM 综合征（HIGM）属于常见的 PID，通常归类为 B 细胞免疫缺陷（见图 3-4 及注解），因生发中心的 Ig 类别转换缺陷导致 IgG、IgA 和 IgE 生成缺乏（通常 IgM 可正常生成）所致。约半数 HIGM 患者易发生机会性感染，如儿童耶氏肺孢子菌感染的间质性局限性肺炎、隐孢子虫感染的迁延性腹泻和胆管炎以及弓形虫脑病。

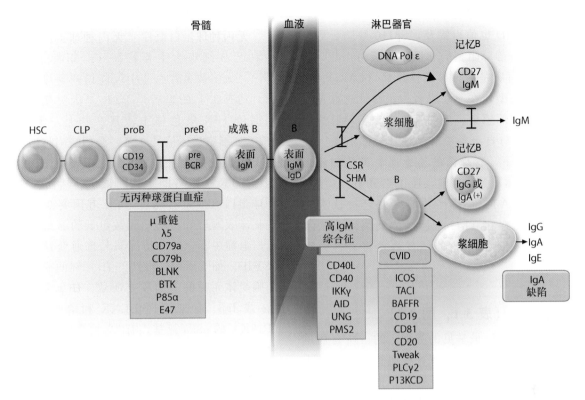

骨髓　　　　血液　　　淋巴器官

图 3-4（见书后彩图）　B 细胞分化和相关原发性免疫缺陷病（PID）。造血干细胞（HSC）分化为共同淋巴祖细胞（CLP），进而分化为 Pre-B 细胞。B 细胞的分化途径须经过前-B 阶段（表达 μ 重链和替代轻链）、不成熟 B 细胞阶段（表达表面 IgM），和成熟 B 细胞阶段（表达表面 IgM 和 IgD）。这些细胞的主要表型特征已标记出来。在淋巴器官内，B 细胞可以分化为浆细胞、产生 IgM 和（在生发中心内）进行 Ig 类别转换重组（CSR）以及通过体细胞 V 区基因高频突变选择高亲和力抗体。B 细胞产生不同表型的抗体，形成记忆性 B 细胞。PID 已用紫色标记处理。CVID，普通变异型免疫缺陷病

多数情况下，本病是 CD40 配体（L）缺陷所致的 X 连锁的隐性遗传病。CD40L 诱导信号途径是 B 活化和 Ig 类别转换必需的第二信号，参与对上述微生物的固有免疫反应。更难得的是，该病是由 CD40 自身缺陷造成的。CD40L 和 CD40 缺陷（相较于大多数其他 HIGM）预后较差意味着①HIGM 的发生还需要基于所有样本的深入研究，②造血干细胞移植是否能治愈该病尚需逐案讨论。

Wiskott-Aldrich 综合征　Wiskott-Aldrich 综合征（WAS）是一种复杂的 X 连锁隐性遗传病，发病率大约为 1/200 000，由 WASP 基因突变所致，导致 T 细胞和其他细胞异常，如树突状细胞、血小板。WAS 的典型临床表现是反复细菌感染、湿疹以及因血小板减少引起的出血。然而，这些临床表现都具有高度可变性——这是多个 WASP 基因突变的结果。无义突变的患者易出现侵袭性支气管肺炎、病毒感染、严重湿疹以及一些自身免疫性疾病，后者包括自身抗体介导的血细胞减少、肾小球肾炎、皮肤和内脏血管炎（包含脑血管炎）、结节性红斑、关节炎。WAS 还与淋巴瘤有关，可能与病毒感染（如 EBV 和 Kaposi 肉瘤有

关的疱疹病毒）相关。血小板减少症的严重性与自身抗体破坏外周血小板的程度有关。亚等位基因突变所致的血小板减少通常较轻。值得注意的是，即使是表现为单纯 X-连锁的血小板减少的患者，未来也有进展为严重自身免疫性疾病和淋巴瘤的风险。免疫学诊断对该病的价值有限；可表现为 CD8$^+$ T 细胞相对缺乏，常伴血清 IgM 水平低，抗原特异性抗体反应降低，典型的特征血涂片显示血小板变小。该病的诊断是利用免疫荧光法分析血细胞内 WAS 蛋白（WASp）的表达水平，WASp 调节细胞骨架肌动蛋白，在淋巴细胞功能方面起重要作用，包括细胞黏附、迁移以及在抗原呈递和靶细胞间的突触形成。部分调节型 T 细胞缺乏患者易患自身免疫紊乱性疾病。目前，针对 WAS 的治疗仍以综合治疗为主，结合疾病表现的严重程度，可给予预防性抗生素、补充 IgG 和对皮肤湿疹的对症处理。尽管对大多数患者而言脾切除术可升高血小板数量，但也增加严重感染的风险（无论在 HSCT 之前还是之后）。同种异体 HSCT 可治愈该病，整体效果相当好。基因治疗也是一种可行的方法，但仅在一例 Wiskott-Aldrich

黏附蛋白缺陷的小女孩患者中报道。

其他少见的 PID 也值得提及，Sp110 缺陷导致 T 细胞 PID 表现为肝静脉阻塞病和低 γ 球蛋白血症。慢性皮肤黏膜念珠菌病是一种异质性疾病（CMC），已发现不同的遗传表型，在一些患者中，慢性念珠菌病与迟发的支气管肺部感染、支气管扩张和脑动脉瘤有关。较轻的 CMC 与自身免疫和 AIRE 缺陷有关（见下方）。在此情况下，念珠菌的易感性与可检测到的 Th17 细胞因子抗体有关。目前，IL-17F 和 IL-17 受体 A 缺乏，以及 STAT1 获得性功能突变已被认为与 CMC 有关。CMC 存在 Th17 细胞功能缺陷，CARD9 异常所致的固有免疫缺陷也能诱发慢性侵袭性真菌感染。

B 淋巴细胞缺陷（表 3-1，图 3-4）

B 细胞缺乏是 PID 最常见的类型，约占所有病例的 60%～70%。B 细胞产生抗体，在血管间及黏膜表面可见五聚体的 IgM 分泌。IgG 抗体在血管外弥漫分布，而黏膜相关的淋巴组织则产生和分泌 IgA 抗体。尽管 Ig 同种型具有不同的功能，包括 FC 受体-介导以及 C3 受体依赖的对微生物吞噬作用，而它们共同的作用是识别和抑制病原体。抗体产生缺陷会导致持续侵袭性化脓性细菌感染以及反复的窦房结和肺部感染（大多数为肺炎链球菌、流感嗜血杆菌和卡他莫拉菌，少数为革兰氏阴性杆菌）。若未进一步治疗，反复的支气管感染可进展成支气管炎、肺源性心脏病（肺心病），甚至死亡。也发现存在寄生虫（如蓝氏贾第鞭毛虫以及肠道螺杆菌和弯曲杆菌）感染。抗体生成完全缺乏致使患者发生严重的慢性侵袭性肠道病毒感染、脑膜脑炎、肝炎和皮肌炎样病变。

即便是最常见的 B 细胞缺陷，感染也很少发生在 6 个月前的婴儿，这是由于在妊娠期最后 3 个月，母体的免疫球蛋白（IgG）能通过胎盘进入胎儿而起到暂时性保护作用。与此相反，遗传性非免疫球蛋白缺陷的患儿出生时便出现低 γ 球蛋白血症，因母体缺乏 Ig，易并发严重的宫内细菌感染或出生后几个月内发生感染。

诊断 B 细胞性 PID 依赖于血清 Ig 水平测定，通过检测破伤风类毒素疫苗或非肺炎链球菌多糖抗原免疫后血清抗体水平有助于诊断不典型的缺陷病。检测 $\mu^+\delta^+CD27^+$ 的转化型和非转化型的记忆 B 细胞（$\mu^+\delta^+CD27^+$）对其他 B 细胞 PID 亚型的诊断有益。在丙种球蛋白缺乏症的患者，检测骨髓前 B 细胞（图 3-4）有助于明确诊断以及为进一步选择基因提供指导。

无丙种球蛋白血症　无丙种球蛋白血症以循环血中缺乏 B 细胞为主要特征（＜正常 B 细胞总数的 1%）。大多数患者血清中仅能检测到极少量免疫球蛋白，约有 85% 的患者是 BTK 基因突变引起，BtK 基因定位于 X 染色体上，其产物是一种激酶，参与（前）B 细胞受体信号通路，激酶缺陷将阻断前 B 细胞向 B 细胞分化（图 3-4）。采用免疫荧光法检测单核细胞内 BTK 基因有助于诊断该病。然而并非所有无丙种球蛋白血症患者均有 BTK 基因突变，尤其见于一些临床表现轻和可检测到数量低的 B 细胞的低丙种球蛋白血症患者。这种情况易与普通变异型免疫缺陷病（CVID，如下所示）混淆。有 10% 的病例因编码前 B 细胞受体元件的基因改变所致，如 μ 重链、λ5 轻链、Igα 或 Igβ、骨架蛋白 BLNK 和磷脂酰肌醇 3-激酶（P13K）的 p85α 亚基。有 5% 的病例的缺陷原因未明。对于合并有 ICF 的患者，尽管外周血 B 细胞数目正常，仍可以表现为显著的无丙种球蛋白血症。最后，无丙种球蛋白血症还可表现为骨髓增生异常综合征（伴或不伴中性粒细胞减少）。对于本病的治疗依赖于免疫球蛋白替代疗法（如下文）。成人不典型的低丙种球蛋白血症常伴发胸腺瘤。

高 IgM（HIGM）综合征　HIGM 是一种罕见的以 Ig 类别转换（CRS）缺陷为特征的 B 细胞 PID。表现为血清 IgG 和 IgA 水平显著低下，而 IgM 正常或增高，疾病的严重程度与无丙种球蛋白血症类似，但慢性肺部病变、鼻窦炎和肠道病毒感染并不常见。HIGM 的诊断包括对 X 连锁的 CD40L 缺陷和常染色体隐性遗传的 CD40 缺陷进行筛查，二者均可影响 T、B 细胞。50% 的病例仅有 B 细胞受累，这类单纯的 HIGM 综合征由编码活化诱导脱氨酶的基因突变所致，该基因表达的蛋白在 B 细胞生发中心可以诱导类别转换。患者通常有淋巴器官增大。而其余 50% 患者，发病机制未明（除罕见 UNG 和 PMS2 缺陷以外）。此外，HIGM 还常常伴发自身免疫性疾病和淋巴瘤。值得注意的是，HIGM 可由先天性胎儿风疹综合征引起或作为其他 PID（如与外胚层汗腺发育不全 X 连锁 NEMO 缺陷相关的免疫缺陷）的主要免疫学表现，以及 T 和 B 细胞联合 PID 所致的 DNA 修复缺陷（如 AT 和 Cernunnos 缺陷）。

常见变异型免疫缺陷病（CVID）　CVID 是一种原因未明的以血清中一种或多种 Ig 类型减低为特征的疾病。患病率约为 1/20 000，多见于成人，但可较早出现临床症状。低丙种球蛋白血症与机体对疫苗抗原反应产生部分有缺陷的抗体有关。B 细胞数量通常正常，也可减低。除感染之外，CVID 患者可进展为淋巴组织增生（巨脾）、肉芽肿性病变、结肠炎、抗体介导的自身免疫性疾病以及淋巴瘤。10% 患者有家族史，一些家族有显著的遗传特征，隐性遗传少见。一些德国患者被发现携带 ICOS 基因突变，该基因负责编码 T 细胞膜蛋白，促进 B 细胞活化和生存。还发现 10% CVID 患者存在编码 TACI [B 细胞表达的肿瘤坏死因子（TNF）受体家族中的一员] 的单等位基因或双等位基因突变。事实上，TACI 杂合突变是其遗传易感因素，因类似的杂合突变也在 1% 的正常人中发现。CVID 家族还发现 BAFF 受体缺陷，尽管并非所有 CVID 患者均携带该突变。

目前，在一组低丙种球蛋白血症和淋巴组织增生的患者体内发现 PIK3CD 基因在编码 p110δ 和 P13K 中发生功能性突变，对该病的诊断需除外亚等位基因突变相关的低丙种球蛋白血症和其他 T 细胞缺陷病，尤其是儿童。很多 CVID 患者可能存在多种致病因素，而非单一的遗传缺陷所致。近年来发现，有极少的低丙种球蛋白血症与 CD19 和 CD81 缺乏有关，这些患者的外周血中可检测到与 B 细胞相关的表面标记。本病还与中性粒细胞和淋巴细胞减少的尖锐湿疣、低丙种球蛋白血症、感染以及 CXCR4 显性获得性功能突变所致的无效生成性慢性粒细胞缺乏综合征（WHIM）有关。CXCR4 突变可引起骨髓内细胞滞留。

选择性 Ig 类别缺陷 IgA 缺陷和 CVID 的临床表现类似，因相当一部分患者具有类似的基因缺陷。IgA 缺陷是最常见的 PID；每 600 例 PID 患者中就能发现一例。大多数患者无症状；患者可能出现急性或慢性呼吸道感染，甚至进展为支气管炎。此外，这些患者还可能存在药物过敏倾向、过敏性疾病和自身免疫性疾病。有症状的 IgA 缺陷可能与 CVID 有关，在 CVID 亲属中发现有患 IgA 缺陷病的患者。因此，检测 IgA 缺陷患者（尤其是反复感染者）血清 Ig 水平有助于早期发现病情变化，以便早期行免疫球蛋白替代治疗。选择性 IgG2（+G4）缺陷（可能与 IgA 相关）可以引起反复的肺部感染，因此，需要特别关注其临床症状。本病原因未明，儿童多发，其病理生理机制仍不清楚。

选择性多聚糖抗原抗体缺乏症 一些血清 Ig 水平正常的患者易发生呼吸道 S. 肺炎链球菌和 H. 流感嗜血杆菌感染，其始动因素可能是抗多聚糖（如 S. 肺炎链球菌细胞壁）抗体生成缺陷。这种情况可能与 B 细胞边缘带缺陷有关，是一类参与 T 细胞依赖抗体反应的 B 细胞亚群。

免疫球蛋白替换疗法 IgG 抗体半衰期为 21～28 天。因此，IgG 抗体生成缺陷的患者体内输注含大量高亲和力的多克隆 IgG 可以抑制致病微生物而保护机体。采取这种治疗并非仅仅依靠实验室诊断，而应按照个体是否确实有感染；否则患者就可能接受了错误的抗体输注。免疫球蛋白替代治疗可以通过静脉注射或皮下注射来进行，对于 IgG 水平极低的患者，注射的免疫球蛋白剂量为 800mg/ml，每 3～4 周重复静脉注射疗效较好。皮下注射时推荐每周一次，但也需要个体化调整频率，剂量低于 800mg/ml 比较合适。无论选择哪种给药方式，其主要目标是减少呼吸道感染频率和阻止慢性肺部和窦房结疾病。上述两种方式相对安全有效，受到多数患者的青睐。

有慢性肺部疾病的患者需要对肺部进行物理治疗，即肺灌洗和全身使用抗生素。大多数患者能耐受免疫球蛋白替代治疗，对一些特殊患者有必要选择最易耐受的 Ig 制品。IgG 制品含有小剂量的 IgA，可生成抗 IgA 抗体以至于引发过敏性休克，因此，对有残余抗体产生和完全 IgA 缺乏的患者需谨慎使用。这类患者应使用无 IgA 的 IgG 制品治疗。免疫球蛋白替代疗法应终身治疗，应向患者及家属明确解释其治疗原理和相关程序，以保证患者能严格遵守治疗流程，从而确保疗效。

原发性免疫缺陷综合征引起调节通路异常（表 3-1）

已发现越来越多的 PID 能引起免疫系统的稳态调节障碍，增加感染风险。本节不讨论此类缺陷所导致的固有免疫系统异常及自身炎症性综合征。我们主要对以下三个疾病（噬血细胞淋巴细胞增生症、淋巴组织增生、自身免疫性疾病）进行描述。

噬血细胞淋巴组织细胞增生症

噬血细胞淋巴组织细胞增生症（HLH）是以 CD8$^+$T 细胞和巨噬细胞持续活化导致器官损害（主要为肝、骨髓和中枢神经系统）为特征的疾病。这是一类广泛的遗传性疾病，以 T 细胞和 NK 细胞的细胞毒性作用受损为主。HLH 的主要表现是可以诱发病毒感染，EB 病毒最常见。对一些重型 HLH，出生第一年即发病，极少数甚至在出生时存在。

HLH 的诊断依赖于典型的临床特征：发热、肝脾大、水肿、神经疾病、血小板减少、肝酶升高、低纤维蛋白原血症、高三酰甘油（甘油三酯）、T 细胞活化标记物增加、骨髓和外周血涂片有噬血现象。对细胞毒性颗粒胞吐功能检测有助于从遗传学上确定 HLH，分为以下三类：

1. 常染色体显性遗传的家族性 HLH，包括穿孔素缺乏（约 30%），通过检测胞内穿孔素表达水平以明确；Munc13-4 缺陷（约 30%）；突触融合蛋白缺陷（约 10%）；Munc18-2 缺陷（约 20%）；还有一些少数病例无已知分子缺陷。

2. HLH 合并局部白化病有三类疾病可以合并 HLH 和异常色素沉着，头发检查有助于诊断：Chédiak-Higashi 综合征、Griscelli 综合征和 Hermansky Pudlak 综合征 II 型。Chédiak-Higashi 以外周血白细胞内出现巨大溶酶体为特征，加上缓慢进展的原发性神经障碍症状。

3. X 连锁的增生综合征（XLP）也属于 HLH，多数患者存在 EB 病毒（EBV）感染，其他患者则表现为与 CVID 和（或）淋巴瘤类似的进展性低丙种球蛋白血症。XLP 的突变基因为 SH2DIA，该基因的功能是编码 SAP 连接蛋白（SLAM 家族受体相关）。本病还存在一些免疫异常情况，包括 2B4-介导的 NK 细胞的细胞毒性低、NK T 细胞分化受损、抗原诱导的 T 细胞死亡缺陷、辅助 T 细胞活化 B 细胞功能缺陷。另一种相关的疾病（XLP2）也有报道，也是 X-连锁的 HLH 综合征（通常在 EBV 感染后），其临床表现不典型。目前认为与抗凋亡分子 XIAP 缺陷相关。XLP2 和 XLP1 的病理生理机制仍不清楚。

HLH 是一种威胁生命的疾病。这种情况的处理需采用有效的免疫抑制剂，如细胞毒性制剂依托泊苷或抗 T 细胞抗体。一旦缓解症状，可进行造血干细胞移植，因为这是目前所知的唯一有治愈可能的方法。

自身免疫性淋巴组织增生综合征

自身免疫性淋巴组织增生综合征（ALPS）是以良性 T 和 B 细胞增生导致脾和淋巴结增大为特征的疾病。70% 的患者有自身免疫表现，如免疫性血细胞减少、Guillain-Barré 综合征、葡萄膜炎以及自身免疫性肝炎（第一章）。在血液系统受累的 ALPS 患者，其标志性特征是出现 $CD4^- CD8^- TCR\alpha\beta^+$ T 细胞（2%～50%）。还可出现包括 IgG 和 IgA 的高丙种球蛋白血症。本病是由 Fas 介导的淋巴细胞凋亡障碍所致，引起细胞聚集，继而介导自身免疫反应。此外 ALPS 还可以伴发肿瘤。

大多数患者携带 Fas 基因的杂合子突变，其特征是依赖自然突变的显性遗传和可变的外显率。少数携带 Fas 基因的双等位基因的患者发病早，且表现严重，

可能与蛋白表达和（或）功能受损有关。也有少数 ALSP 病例报道了 Fas 配体、caspase10、caspase8 以及神经细胞瘤 RAS 病毒癌基因同源体（NRAS）突变。仍有许多 ALPS 病例尚未在分子水平详尽描述。目前认为，B 细胞为主的 ALPS 与蛋白激酶 Cδ 基因突变有关。ALPS 的治疗基本上是使用促凋亡的药物，应谨慎使用以避免药物毒副作用。

结肠炎、自身免疫和原发性免疫缺陷病

很多 PID（以 T 细胞缺陷多见）可以引起严重的肠道炎症。典型例子是免疫功能失调、多发性内分泌病、肠病及 X 染色体连锁综合征，以广泛的肠道炎症、食物不耐受、皮疹、免疫性血细胞减少和糖尿病为特征。本病以编码转录因子 FOXP3 的功能缺失突变所致，FOXP3 是调节型 T 细胞发挥效应功能所必需的因子。大多数 IPEX 患者的外周血 $CD4^+ CD25^+$ 调节性 T 细胞缺失。本病预后不良，往往需要强的免疫抑制。目前唯一能治愈的方法是 HSCT。也有报道 IPEX 样综合征不存在 FOXP3 突变，在一些病例中也发现 CD25 缺乏，CD25 的表达缺陷导致调节性 T 细胞生长/功能受损。这类功能性 T 细胞缺陷，也就是 CD25 缺陷的患者存在机会性感染的风险。值得注意的是，在其他 PID 中也存在调节性 T 细胞异常，如 Omenn 综合征、STAT5 缺陷、STIM1（钙内流）缺陷和 WAS；这些异常的调节性 T 细胞（至少一部分）可诱发感染和自身免疫反应。对于由相同原因引起的病例，仅有少数 DiGeorge 综合征表现自身免疫特点。目前，有报道认为 IL-10 受体或 IL-10 缺陷的患者存在严重的炎症性肠病。

自身免疫性多内分泌腺病-念珠菌病-外胚层营养障碍综合征是一组常染色体隐性遗传病。具有多种免疫表现，部分可累及内分泌和外分泌腺。该病患者常有轻度、慢性的链球菌感染。本病由自身免疫调节（AIRE）基因突变所致，使胸腺髓质上皮细胞表达自身抗原受损以及破坏 T 细胞自身反应的阴性选择导致自身免疫相关的临床表现。

有人报道了一种联合了低丙种球蛋白血症、自身抗体生成、低温诱导的荨麻疹、皮肤肉芽肿和自身炎症反应的疾病，称之为 PLCβ2-相关抗体缺陷和免疫失调（PLAID 或 APLAID）。

结论

很多不同的 PID 的临床表现呈多样性和复杂性，

这就要求我们提高对这些疾病的认识。早期诊断对于选择合适治疗方案尤为重要。因此，对于疑是 PID 的患者应尽快转移到有条件开展分子和基因诊断的医院。准确的分子诊断不仅有助于选择最佳治疗方案，还对遗传咨询和产前诊断有非常重要的指导意义。

由于一些 PID 具有高度多样性从而影响了疾病诊断。疾病多样性的出现是不同基因突变的结果，如 WAS、X-连锁的丙种球蛋白缺乏症（XLA）。这些疾病还受到调节性基因（XLA 可能）和环境因素（如 EBV 感染可以是 XLP 的主要触发因素）的影响。此外，已证实在一些 T 细胞 PID 中，致病基因引起体细胞突变可以减弱疾病表型，这在 ADA 缺陷、X-连锁的 SCID、RAG 缺陷、NF-κB 必需调节蛋白（NEMO）缺乏症以及 WAS 中均有描述。与此相反，体细胞突变也可以有与 PID 类似的表现，如前所述的 ALPS。最后，能中和细胞因子的自身抗体（如抗 IFN-γ 的自身抗体）能诱发类似 PID 的疾病。

PID 的病理生理的许多方面仍然尚不清楚，致病基因突变并没有在所有的情况下被确定（如 CVID 和 IgA 缺乏症）。然而，目前的医学对于 PID 的认识已经达到一个新高度，使科学的诊断方法和治疗成为可能。

第四章　原发性免疫缺陷相关（或继发）其他疾病

Primary Immunodeficiencies Associated with (or Secondary to) Other Diseases

Alain Fischer

（张婧　译　李宁丽　校）

原发性免疫缺陷病（PID）是一类较为复杂的疾病。尽管诊断 PID 必须有相关的临床表现。然而，因其易被其他特殊综合征的临床表现所掩盖，所以重视 PID 可减少诊疗中潜在不良后果。

下面是一些综合征的简要介绍，其中的 PID 按照免疫系统受累情况进行分类。

1. 固有免疫系统的原发性免疫缺陷

a）许多严重的先天性中性粒细胞缺乏（SCN）综合征与畸形有关。目前认为 SCN 病由葡萄糖-6-磷酸酶缺乏所致，与心脏和泌尿系统疾病相关。与糖原生成 Ib 疾病有关的 SCN 病表现为低血糖症和肝脾大。一些 HAX-1 基因突变也和 SCN 病一样可产生神经系统认知功能障碍。SCN 病合并心肌病变即为 Barth 综合征。Shwachman 综合征是一种粒细胞生成缺陷的常染色体隐性遗传性疾病（SBDS 基因突变所致），其特征是身材矮小、骨干骺端发育不良以及胰腺外分泌功能不全。

b）无脾综合征是一种心脏畸形合并内脏转位的疾病。

c）白细胞黏附缺陷病 II 型包括生长缓慢和认知发育受损。

d）一些 X 连锁的慢性肉芽肿性疾病的患者表现为连续基因缺失综合征，包括 McLeod 表型综合征，其特征是贫血、棘形红细胞增多以及因患者红细胞不表达 Kell 抗原而对供体红细胞产生严重的免疫反应。McLeod 表型综合征也累及神经系统。

e）X 连锁的核因子-κB（NF-κB）必须调节蛋白（NEMO）缺乏不仅可以引起固有免疫和适应性免疫缺陷的一系列症状，还表现为广泛的骨硬化、淋巴水肿以及无汗腺外胚层发育不良，变形相，异常的锥形牙齿。最新的相关研究对该病的诊断有很大价值。

2. 适应性免疫系统的原发性免疫缺陷病

a）T 细胞免疫缺陷　网状组织发育不全是一种以 T 淋巴细胞减少和粒细胞缺乏为主要特征的罕见的重症联合免疫缺陷病。冠蛋白 A 缺乏所致的行为异常是 SCID 的另一种变异体，因这类患者的 Coronin A 所在的基因区域缺失。嘌呤核苷酸代谢酶缺乏（腺苷脱氨酶和嘌呤核苷磷酸化酶）不仅引起 T 细胞减少症，在很多患者还出现中性粒细胞损伤，包括家族性自主神经异常和认知发育异常。造血干细胞移植（HSCT）后还出现神经损害，腺苷酸脱氨酶（ADA）缺乏的患者还存在广泛的软骨发育异常，这也有助于最终诊断。

b）原发性胸腺缺陷　DiGeorge 综合征是由 22 号染色体半合子基因中间缺失所致的一种复杂性胚胎病，存在多种发育缺陷，包括圆锥动脉畸形、甲状旁腺功能减退和畸形综合征。尽管 T 细胞免疫缺陷在 DiGeorge 综合征中实属罕见（约占 1%），未能识别出这一特征很可能会产生严重的后果。同样，与 CHARGE 综合征（CHD7 基因突变）有关的一些疾病类型也可以引起严重的 T 细胞缺陷。

c）T 细胞原发性免疫缺陷相关的钙离子内流缺陷　近年来发现经抗原刺激后的 T 和 B 细胞内的钙离子

通道异常可导致罕见的 T 细胞 PID。这类缺陷病（ORA-1 和 STIM-1 缺陷）引起无汗性外胚层发育不良、牙齿异常，甚至是以过度疲劳为特征的非进行性肌肉疾病。

d) DNA 修复缺陷　一些遗传缺陷影响 DNA 修复途径。在一些表现复杂的综合征中大多是 T 和 B 细胞联合 PID。最常见的是毛细血管扩张共济失调（AT），一种常染色体隐性遗传病，出生婴儿发生率为 1/40 000；AT 引起的 B 细胞免疫缺陷（IgA 低，IgG2 缺乏以及抗体生成低）通常需要免疫球蛋白替代治疗。

AT 与渐进性 T 细胞免疫缺陷有关，顾名思义，AT 的主要特点是毛细血管扩张和小脑共济失调。

这些特征在 3～4 岁之前较少出现，因此对于有 IgA 缺乏和潜在感染的幼儿需考虑该病的可能性。诊断基于细胞遗传学分析显示淋巴细胞内过度的染色体重排（多数累及 7 号和 14 号染色体）。AT 是由编码 ATM 蛋白的基因突变所致，该蛋白是一种激酶，通过启动多个不同的信号通路在 DNA 损伤识别和组织修复中起重要作用（或过度损伤引起细胞死亡）。总之，AT 是一种进展性疾病，伴发淋巴瘤、白血病和（成人期）癌的风险非常高。AT（AT 样疾病）其中的一个变体是 MRE11 基因突变所致。

Nijmegen 断裂综合征（NBS）是由基因不稳定性所致的罕见病（细胞遗传学异常与 AT 相似）。其特点是重症 T 和 B 细胞联合免疫缺陷的常染色体隐性遗传病。NBS 主要表现为小头畸形及鸟样脸，而没有共济失调和毛细血管扩张。其发生肿瘤的风险也很高。Nijmegen 断裂综合征因 Nibrin（NBS1，是一种 MRE11 和 Rad50 相关的蛋白，参与 DNA 损伤检验）缺乏引起的亚效等位基因突变所致。

严重的先天性角化不良（也称 Hoyeraal-Hreidersson 综合征）联合进行性免疫缺陷包括 B 细胞和 NK 细胞缺乏，表现为进行性骨髓衰竭，小头畸形，以及子宫生长迟缓和消化道疾病。该病多数是 X 连锁遗传，也有罕见的常染色体隐性遗传，为编码端粒维持蛋白（包括角化不良蛋白 DKC1）的基因突变所致。

Bloom 综合征（解旋酶缺乏）合并畸形综合征的典型表现为生长缓慢，皮损以及广泛的免疫缺陷，在一些范可尼贫血的患者也可以有类似表现。

罕见的常染色体隐性遗传的 T 和 B 细胞联合免疫缺陷病与很多复杂症状有关，如小头畸形、生长停滞和畸形综合征。与编码 DNA 连接酶和 Cernunnos（XLF）的基因突变有关，二者属于非同源末端连接 DNA 修复途径。

Vici 综合征是以胼胝体发育不全、白内障、心肌病、色素沉着为特征的联合免疫缺陷病，由 EPG5 等位基因突变导致自噬缺陷。

最后，免疫缺陷、着丝粒不稳定和面部异常（ICF）综合征是一种复杂的常染色体隐性遗传的 T 细胞联合免疫缺陷综合征，而严重的 B 细胞免疫缺陷则表现为粗糙脸、肠道病变、轻度精神发育迟滞。细胞遗传学诊断特征存在放射状染色体（最常见的 1、9、16），该综合征是 DNA 甲基转移酶 DNMT3B 缺乏或 ZBTB24 不足的结果。

e) 生长激素不敏感综合征的原发性联合免疫缺陷（Laron dwarfism）　因 STAT5b 突变引起，该基因编码参与信号转导的生长激素受体和下游的转录因子白细胞介素 2（IL-2）受体，其突变可导致对感染的易感性以及与自身免疫性疾病有关的功能性 T 细胞免疫缺陷。自身免疫性表现可能与调节性 T 细胞生成/活化缺陷有关。

f) 高 IgE 综合征（常染色体显性遗传）　这是一种以皮肤和肺部反复细菌和真菌感染为特征的免疫缺陷综合征，通常伴有肺大疱形成，其他特征包括面容粗糙、乳牙不脱落、关节伸展过度、脊柱侧弯与骨质疏松等。典型的高 IgE 综合征患者的血清 IgE 浓度均显著升高。最近报道部分患者存在效应性 Th17 细胞数量缺乏，可能与某些特异性感染有关。这种情况是由编码转录因子 STAT3 的基因杂合（显性）突变所致。STAT3 参与多个信号通路下游的细胞因子/细胞因子受体（特别是 IL-6 和 IL21）相互作用的调节。

g) 原发性免疫缺陷性骨病　常染色体隐性遗传的软骨毛发发育不全（CHH）病是以短肢侏儒、骨干骺端发育异常、毛发稀疏为特征的 T/B 细胞联合免疫缺陷病，属于不典型 SCID，临床上缺乏显著免疫缺陷表现，本病患者易合并红细胞减少症、自身免疫性疾病以及肿瘤。由非编码核糖体相关 RNA 引起 RMRP 基因突变导致。

Schimke 免疫-骨发育不良是一种罕见的以骨骺发育不良、生长缓慢伴有肾和血管病变为特征的重症 T/B 联合免疫缺陷病，为常染色体隐性遗传。其致病基因为 SMARCAL1，该基因功能可能与 DNA 修复相关。

h) 静脉闭塞性免疫缺陷病（VODI 综合征）　是一种罕见的常染色体显性遗传病，多见于黎巴嫩。合并严重肝小静脉闭塞症的患者通常存在 T 细胞免疫缺陷和丙种球蛋白减少性血症。该病由核蛋白 Sp110 缺乏所致。

3. B 细胞免疫缺陷病　低丙种球蛋白血症与染色体异常有关，如 18-三体综合征和 Jacobsen 综合征

（11 号染色体长臂片段缺失）。这是一种罕见的由错配修复蛋白 PMS2 的等位基因缺乏导致 Ig 类别转换重组缺失所致的疾病，这类患者患肿瘤的风险很高，尤其是结肠癌和淋巴瘤。钴铵传递蛋白缺失导致维生素 B$_{12}$ 转运障碍，使造血系统受损。补充维生素 B$_{12}$ 可以纠正低丙种球蛋白血症，这是该病的少见特征。

4. 原发性免疫缺陷影响调节通路 一些遗传性疾病导致淋巴组织细胞增生（HLH），其临床特征对疾病诊断和预后方面的判断至关重要。本类疾病主要包括三个疾病：Griscelli 综合征、Chédiak-Higashi 综合征和以局部皮肤和头发白化病为特征的 Hermansky-Pudlak 综合征 II 型。若血小板进行性缺乏，Hermansky-Pudlak 综合征 II 型还有出血倾向。Chédiak-Higashi 综合征是以认知功能发育障碍和感觉异常为主要特征的早发性进行性神经系统疾病，最终引起广泛的脑部病变。异体干细胞移植可降低 HLH 风险，但不能避免或阻止脑部病变。

5. 原发性免疫缺陷病相关的其他疾病 在亚洲患者中，具有感染倾向或患严重的浸润性机会性感染（包括非结核分枝杆菌感染）患者，可能与体内的抗 IFN-r 自身抗体有关。

一些原因可间接导致 PID，如 Steinert 病患者分解代谢过度引起低 γ 球蛋白血症。肠道淋巴管扩张的主要表现为免疫球蛋白和 Naïve T 细胞缺失，患者还有易患传染病的风险。尿 IgG 减少可能导致严重的肾病综合征。

一些常用药物，如抗疟药、卡托普利、青霉胺、苯妥英钠和柳氮磺吡啶，可以导致 IgA 为主的低丙种球蛋白血症。

在以下情况下需考虑 PID：①尚未明确为 PID，但有反复感染者；②免疫系统相关的遗传缺陷所致的其他临床表现。前者很好的例子是囊肿性纤维化（CF），尽管免疫系统功能正常，但 CF 患者呈迁延性肺部感染，尤其是铜绿假单胞菌定植。这种细菌对固有免疫反应无应答，进而产生持续感染及进一步促进感染。第二个例子是原发性肺泡蛋白沉积症，主要由肺泡巨噬细胞清除表面物质缺乏导致，存在编码粒细胞-巨噬细胞集落的基因受体 α 基因突变。

第二篇 免疫介导性疾病
SECTION 2 DISORDERS OF IMMUNE-MEDIATED INJURY

第五章 变态反应、过敏反应和系统性肥大细胞增多症
Allergies, Anaphylaxis, and Systemic Mastocytosis

Joshua A. Boyce，K. Frank Austen

（马坤 译 余力生 校）

特应质是指与过敏原特异性 IgE 出现相关的哮喘、鼻炎、荨麻疹及特应性皮炎中一种或多种症状的倾向。然而没有特应性过敏史的人也可能发生超敏反应，尤其是荨麻疹和过敏性休克，与 IgE 的存在有关。由于肥大细胞是过敏性鼻炎和哮喘中重要的效应细胞，并且在荨麻疹、过敏反应与系统性肥大细胞增多症中起到主导效应，因而引言部分将介绍在这些临床疾病中肥大细胞的生物学进展、激活途径、产物和其作用的靶组织。

IgE 与人肥大细胞、嗜碱性细胞的结合过程称为致敏，为后续抗原特异性激活而募集细胞。IgE 高亲和性的 Fc 受体 FcεRI，由一条 α 链、一条 β 链以及两条二硫键连接的 γ 链组成，这些亚基总共跨膜七次。α 链与 IgE 结合，β、γ 链则是在复合型过敏原致敏的受体四聚化之后起信号转导作用。IgE 与受体结合使得细胞膜上的 α 链更加稳定，从而增加了细胞表面的 FcεRI 受体浓度，同时使敏化细胞产生效应。这也解释了血清 IgE 水平与循环嗜碱性粒细胞表面检测到的 FcεRI 受体浓度之间的关系。

信号转导由 Src 家族中相关的酪氨酸激酶中的一员 Lyn 的激活而引发，Lyn 组成与 β 链有关。Lyn 将受体的 β、γ 链的免疫受体酪氨酸活化基序（immunoreceptor tyrosine-based activation motifs，ITAM）磷酸化，从而为 β 链募集更多活化的 Lyn 和 Syk 酪氨酸激酶。ITAM 磷酸化的酪氨酸为 Syk 中两个串联的同源 Src 结构域（src homology two，SH2）提供结合位点。Syk 不仅活化磷脂酶 Cγ，并且能活化磷脂酰肌醇激酶-3，产生磷脂酰肌醇-3，4，5-三磷酸。磷脂酶 Cγ 与活化的 T 细胞膜上的连接肽相关，而磷脂酰肌醇-3，

4，5-三磷酸促使 Lyn 激活膜靶向 Tek 家族激酶 Btk。此外，IgE 受体聚合后激活了 Src 家族酪氨酸激酶 Fyn，Fyn 磷酸化适配器蛋白 Gab2，增强了磷脂酰肌醇激酶-3 的活性。诚然，这种额外的输入信号是肥大细胞活化所必需的，但是某种程度上这种信号又可以被 Lyn 抑制，意味着 Src 家族激酶之间的相互影响能够在某种程度上调节肥大细胞的活化程度。活化的磷脂酶 Cγ 裂解膜磷脂底物产生肌醇-1，4，5-三磷酸（inositol-1，4，5-trisphosphate，IP3）和 1，2-二酰基甘油（1，2-diacylglycerols，1，2-DAGs），从而引发细胞钙内流，激活蛋白激酶 C。随后钙离子调节激活通道的打开使得细胞内钙离子水平持续升高。而细胞内钙离子水平持续升高是募集丝裂原激活蛋白激酶 ERK、JNK 以及 p38（丝氨酸/苏氨酸激酶）所必需的，从而产生级联反应增加花生四烯酸的释放，介导多种细胞因子的转录因子核转位。钙离子依赖的磷脂酶的激活水解膜磷脂产生溶血磷脂，例如 1，2-DAG。1，2-DAG 能促进细胞膜上分泌颗粒包膜的融合，从而释放无膜颗粒，这些无膜颗粒介导肥大细胞产生效应。

人肥大细胞的分泌颗粒与低级物种不同，有晶体结构。在受体配体结合后的一分钟内，IgE-依赖的细胞活化，导致颗粒内容物发生溶解、肿胀；随后肿胀颗粒中间丝进行排序，颗粒向细胞表面移动，颗粒包膜、质膜融合，在保持细胞活力的同时形成释放颗粒介质的胞外通道。

除胞吐作用以外，FcεRI 交联开启另外两条通路，从而生成生物活性物质，即脂类介质和细胞因子。这些生化过程包括细胞因子的表达，例如肿瘤坏死因子 α（tumor necrosis factor α，TNF-α）、白介素（interleukin，IL）1、IL-6、IL-4、IL-5、IL-13，粒细胞-巨噬细胞集落刺激因子（granulocyte-macrophage colony-stimulating factor，GM-CSF），以及其他因子包括趋化因子类。这些趋化因子并非肥大细胞所特有。研究显示在小鼠肥大细胞应用环孢素或 FK506——细胞因子（IL-1β，TNF-α 和 IL-6）的抑制剂，能够与配体-特异性免疫亲和蛋白相结合，降低钙离子和钙调蛋白依赖的丝氨酸/苏氨酸磷酸酶以及钙调磷酸酶的活性。

脂类介质的生成过程（图 5-1）包括胞浆型钙离子

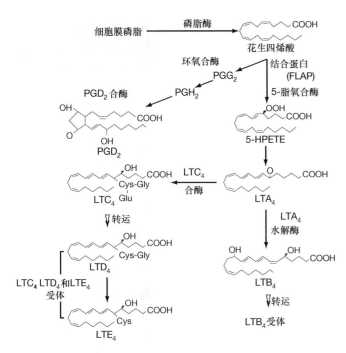

图 5-1 肥大细胞的生物合成途径与肥大细胞膜衍生脂质介质的释放。 在 5-脂氧合酶途径中，白三烯 A₄（LTA₄）作为中间介质，通过终端-通路酶生成不同产物，白三烯 C₄（leukotriene C₄，LTC₄）与白三烯 B₄（leukotriene B₄，LTB₄），二者经由不同的可饱和运输机制转运至细胞外。γ-谷氨酰转肽酶和二肽酶随即将 LTC₄ 谷氨酸与甘氨酸进行水解，分别形成 LTD₄ 和 LTE₄，经环加氧酶生成主要的肥大细胞产物 PGD₂

依赖的磷脂酶 A₂ 转位至核膜外，随后由不同的前列腺素和白三烯途径释放花生四烯酸进行代谢。组成型前列腺素内过氧化物合酶-1（prostaglandin endoperoxide synthase-1，PGHS-1/cylooxygenase-1，环氧合酶-1）和从头诱导合成 PGHS-2（环氧合酶-2）将释放的花生四烯酸转化成中间体，前列腺素 G₂ 和 H₂。此后，谷胱甘肽依赖型造血前列腺素 D₂（prostaglandin D₂，PGD₂）合酶将 PGH₂ 转化为 PGD₂，而 PGD₂ 是肥大细胞主要的前列腺素。血小板和上皮细胞表达 PGD₂ 受体 DP₁，而 Th2 淋巴细胞、嗜酸性粒细胞、嗜碱性粒细胞表达 DP₂。肥大细胞生成血栓素 A₂（thromboxane A₂，TXA₂）。TXA₂ 存在时间虽短，效应却很强，能够诱导支气管收缩以及通过 T 前列腺素（T prostanoid，TP）受体激活血小板。

5-脂氧合酶（5-lipoxygenase，5-LO）在 5-脂氧合酶激活蛋白（5-LO acting protein，5-FLAP）存在时，将释放的花生四烯酸进行代谢，而 5-FLAP 是一种完整的核膜蛋白。5-LO 转位至核膜，此过程是钙离子依赖型的。之后将花生四烯酸转化成中间体——5-羟过氧化二十碳四烯酸（5-hydroperoxyeicosatetraenoic

acid，5-HPETE）和白三烯（leukotriene，LT）A₄。LTA₄ 通过 LTC₄ 合酶与还原型谷胱甘肽结合，而 LTC₄ 合酶是一种完整的核膜蛋白，即 5-FLAP 的同源异构体。细胞内 LTC₄ 通过载体特异性转运过程转运至细胞外。在胞外脱去谷氨酸和甘氨酸之后，代谢生成半胱氨酰白三烯、LTD₄ 和 LTE₄。另外，胞浆的 LTA₄ 水解酶将部分 LTA₄ 转化为二羟基白三烯 LTB₄，而二羟基白三烯 LTB₄ 也经过特异性转运过程进行转运。BLT₁ 和 BLT₂ 是 LTB₄ 的两种受体，介导人中性粒细胞的趋化。半胱氨酰白三烯的两种受体——CysLT₁ 和 CysLT₂，在气道和微血管的平滑肌以及造血细胞，如巨噬细胞、嗜酸性粒细胞和肥大细胞表达。然而 CysLT₁ 受体与 LTD₄ 有较高的亲和力，在临床上应用受体拮抗剂可以阻断 CysLT₁ 与 LTD₄ 结合。CysLT₂ 受体与 LTC₄、LTD₄ 都可以结合，因而不被受体拮抗剂阻断，并且 CysLT₂ 受体对 CysLT₁ 受体功能起负性调节作用。LTD₄ 与 CysLT₁ 受体作用，是目前所知最有效的支气管收缩剂，而 LTE₄ 诱导血管渗漏并介导嗜酸性粒细胞聚集到支气管黏膜上。研究显示基因缺失小鼠存在其他类型的 LTE₄ 受体。花生四烯酸从 1-O-烷基-2-酰基-sn-丙三基-3-磷酸胆碱释放时生成的溶血磷脂在 2 号位酰基乙酰化，形成血小板活化因子（platelet-activating factor，PAF）。最近的研究发现，血清中 PAF 的水平与机体对花生过敏反应的严重程度正相关，相反，与 PAF 乙酰水解酶（一种 PAF 降解酶）的水平负相关。

与多数其他骨髓来源的细胞不同，循环中的肥大细胞类似定向祖细胞，缺乏分泌颗粒的特征性。这些定向祖细胞表达 c-kit，而 c-kit 是干细胞因子（stem cell factor，SCF）的受体。与多数其他谱系不同的是，肥大细胞在成熟阶段保留并且增加了 c-kit 的表达。SCF 与 c-kit 的相互作用是皮肤、结缔组织中肥大细胞发育不可或缺的，并且在 Th2 型免疫反应中，黏膜表面聚集肥大细胞的过程有重要作用。几种 T 细胞来源的细胞因子（IL-3、IL-4、IL-5 和 IL-9）能增强 SCF 依赖的肥大细胞增殖和（或）小鼠和人体外肥大细胞的存活。诚然，临床上有 T 细胞免疫缺陷患者的肠黏膜上没有肥大细胞，但在黏膜下存在肥大细胞。基于肥大细胞分泌颗粒中性蛋白酶的免疫检测结果显示，肺实质和肠黏膜的肥大细胞选择性表达胰蛋白酶，而肠道、气道黏膜下、血管周围间隙、皮肤、淋巴结以及乳腺实质中的肥大细胞表达胰蛋白酶、糜蛋白酶和羧肽酶 A（carboxypeptidase A，CPA）。重度哮喘患者的黏膜上皮，肥大细胞表达胰蛋白酶和 CPA，但不表达糜蛋白酶。肥大细胞选择性表达胰蛋白酶的分泌颗粒在电镜下呈周期性闭合卷曲状态，然而表达多种蛋白酶的分泌颗粒卷曲形态较少，呈无定型或格栅状。

肥大细胞分布在皮肤、黏膜表面以及黏膜下组织的小静脉周围，并且能够通过迅速的反应阻止外来物质进入（图 5-2）。肥大细胞发生刺激-特异性激活后，通过胞吐作用释放分泌颗粒，其中组胺、酸性水解酶是水溶性的，中性蛋白酶带有阳离子。这些中性蛋白酶大部分结合至阴离子蛋白多糖、肝素和硫酸软骨素 E，作为复合物发挥作用。组胺以及多种脂类介质（PGD$_2$、LTC$_4$/D$_4$/E$_4$、PAF）能够改变小静脉的通透性，从而使血浆蛋白如补体和免疫球蛋白能够进入。而 LTB$_4$ 介导白细胞-内皮细胞黏附及定向迁移（趋化性）。白细胞和血浆调理素的聚集有助于微环境的防护。炎症反应也可能对机体造成危害，例如半胱氨酰白三烯在哮喘中收缩平滑肌的活性很明显，而且活性远超过组胺。

肥大细胞介导的炎症反应由细胞因子与炎症趋化因子增强并维持。人皮肤肥大细胞通过 IgE 依赖性激活后原位生成并释放 TNF-α，TNF-α 反过来诱导内皮细胞反应，从而有利于白细胞黏附。同样，纯化的人肺组织中的肥大细胞以及体外培养的脐带血来源的肥大细胞激活后产生大量的促炎（TNF-α）、免疫调节细胞因子（IL4、IL-5、IL-13）以及趋化因子。哮喘患者的支气管活检标本中，免疫组化结果提示肥大细胞 IL-4 和 IL-5 的表达阳性，然而 IL-4、IL-5、GM-CSF 主要定位于 T 细胞，并且由此定义 Th2 细胞。体外研究发现，IL-4 调节 T 细胞分化为 Th2 亚型，并且决定同型细胞转化成 IgE 表型细胞（IL-13 也是如此）。同时 IL-4 上调 FcεRI-介导的肥大细胞细胞因子的表达。

一些过敏体质的人，局部过敏原的刺激可诱发皮肤、鼻或肺的速发、迟发过敏性炎症反应。鼻部速发过敏反应包括鼻痒，流清水样涕；肺部则表现为支气

管痉挛，分泌黏液；皮肤表现为水泡-潮红，皮肤瘙痒。活检标本中发现，6～8h 迟发反应中，鼻腔通气功能下降，肺功能降低，皮肤红斑、水肿，这与 Th2 细胞、嗜酸性粒细胞、嗜碱性粒细胞和某些中性粒细胞的浸润、激活有关。早期肥大细胞激活到晚期细胞浸润的过程被当作鼻炎或哮喘的典型特征。然而，哮喘内在的气道高反应性不依赖于过敏相关的炎症反应。此外，与自发或者病毒诱导的哮喘加重相比，速发、迟发反应（至少在肺部）对阻断 IgE 依赖的肥大细胞活化（或组胺、半胱氨酰白三烯的激活）更为敏感。

关于人速发型超敏反应疾病的机制研究，大部分集中在发现其他无害的、IgE 依赖的物质。5 号染色体（5q23～31）区段的基因通过调节一些介质的表达来调控 IgE 水平，这些介质包括 IL-4 和 IL-13、IL-3 和 IL-9、IL-5 和 GM-CSF。IL-4 和 IL-13、IL-3 和 IL-9、IL-5 参与黏膜肥大细胞增殖。IL-5 和 GM-CSF 在嗜酸性粒细胞成熟过程中起重要作用，并且增强了嗜酸性粒细胞在组织中的活性。特定过敏原与特异性 IgE 反应相关的连锁基因编码主要组织相容性复合体（major histocompatibility complex，MHC）和 T 细胞受体的某些链（TCR-αδ）。过敏及相关疾病的复杂性包括易感性、严重度以及对治疗的反应，这些均是独立变量，同时受固有免疫和适应性免疫刺激的调节。

特异性过敏原与已致敏机体的反应诱导产生了过敏性疾病。特应性过敏反应最易在儿童期和青春期早期发病。单核细胞系（特别是树突状细胞）作为抗原呈递细胞处理抗原。这类细胞分布于机体与外界环境接触的表面，如鼻、肺、眼、皮肤和肠道。抗原呈递细胞通过 MHC 将抗原表位肽呈递给 T 辅助细胞及其亚细胞群。T 细胞反应取决于同源识别和细胞因子微环境。细胞因子微环境由抗原呈递树突状细胞提供，包括 IL-4 刺激 Th2 亚群反应，γ 干扰素（interferon，

第二篇 免疫介导性疾病

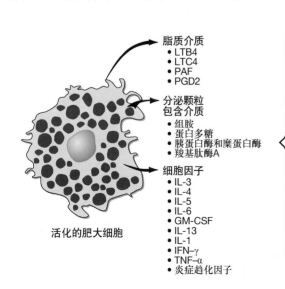

脂质介质
- LTB4
- LTC4
- PAF
- PGD2

分泌颗粒包含介质
- 组胺
- 蛋白多糖
- 胰蛋白酶和糜蛋白酶
- 羧基肽酶A

细胞因子
- IL-3
- IL-4
- IL-5
- IL-6
- GM-CSF
- IL-13
- IL-1
- IFN-γ
- TNF-α
- 炎症趋化因子

活化的肥大细胞

白细胞应答
- 黏附
- 趋化
- IgE生成
- 肥大细胞增殖
- 嗜酸性粒细胞活化

成纤维细胞应答
- 增殖
- 空泡形成
- 酰基鞘鞍醇四己糖生成
- 胶原生成

底物反应
- 金属蛋白酶激活
- 凝血级联激活

微血管应答
- 小静脉通透性增强
- 白细胞黏附
- 收缩
- 舒张

图 5-2 三类生物活性介质。 由 IgE-依赖性激活的小鼠肥大细胞产生，能够诱发常见的、持续性靶细胞效应，导致急性、持久的炎症反应。GM-CSF，粒细胞巨噬细胞集落刺激因子；IL，白介素；IFN，干扰素；LT，白三烯；PAF，血小板活化因子；PGD2，前列腺素 D2；TNF，肿瘤坏死因子

IFN）刺激 Th1 亚群反应，IL-6 和转化生长因子 β（transforming growth factor β，TGF-β）刺激 Th17 亚群反应。过敏原不仅通过由树突状细胞呈递的抗原表位，还通过模式识别受体直接刺激固有免疫细胞，如嗜碱性粒细胞、肥大细胞、嗜酸性粒细胞以及其他类型的固有细胞产生细胞因子，以促进免疫反应。Th2 细胞应答与特异性 B 细胞的激活相关，B 细胞也可以呈递抗原，或者转化为浆细胞产生抗体。抗原特异性 IgE 的合成以及释放入血能够致敏携带 FcεRI 的细胞，如肥大细胞和嗜碱性粒细胞，这些细胞暴露于特异抗原时被激活。某些疾病，如特应性过敏相关的疾病，单核细胞和嗜酸性粒细胞群可表达 FcεRI 三聚体，缺乏 β 链，但 FcεRI 仍可聚集并发生反应。最近的研究发现，另外一个表达 c-kit 的固有细胞群（定义为 nuocytes，天然辅助细胞，或 2 型固有淋巴细胞）在抗蠕虫反应时能产生大量的 IL-5 和 IL-13。IL-5 和 IL-13 在人的鼻息肉中显著表达，而且显著促进了过敏性疾病的炎症反应。

过敏反应

定义

过敏体质的人全身暴露于特异性过敏原后数分钟内发生的危及生命的过敏反应，表现为喉水肿和（或）严重的支气管痉挛所导致的呼吸窘迫，之后通常伴发循环衰竭，或不伴有呼吸困难先兆的突发性休克。这种全身性的过敏反应可特征性地表现为皮肤症状，如瘙痒、荨麻疹伴或不伴血管性水肿。胃肠道症状包括恶心、呕吐、痉挛性腹痛以及腹泻。

发病诱因和病原学

除暴露于特异性过敏原以外，没有确切的证据表明年龄、性别、种族或者地理位置是人的过敏反应发病因素。多数研究显示，特应质不会使人对青霉素治疗或者蚊虫叮咬的毒液产生过敏反应，但当人接触到食物或乳胶中的过敏原时，特应质将成为危险因素。然而预后较差的危险因素包括年龄较大、β 受体阻滞剂的应用以及哮喘病史。严重的膜翅目昆虫过敏反应（通常伴随显著的低血压）为一种潜在的全身性肥大细胞增多症特征性的表现。此外，一些复发的特发性过敏反应患者即使无明显的肥大细胞增多的证据，而骨髓中肥大细胞形态却存在异常，即 c-kit 突变、组成性激活。

能诱发人全身过敏反应的物质包括：异源性激素蛋白（胰岛素、血管加压素、甲状旁腺激素）；酶类（胰蛋白酶、糜蛋白酶、青霉素酶、链激酶）；花粉提取物（豚草、草、树）；非花粉过敏提取物（尘螨、猫、狗、马以及实验动物的毛皮垢屑）；食物（花生、牛奶、鸡蛋、海鲜、坚果、谷类、豆类、胶囊中的明胶）；单克隆抗体；职业-相关产物（乳胶橡胶制品）；膜翅目昆虫毒液（黄蜂、黄或白额大黄蜂、胡蜂、蜜蜂、外引火蚁）；多糖类如葡聚糖、硫柳汞，硫柳汞为一种疫苗防腐剂；药物如鱼精蛋白；抗生素类（如青霉素类、头孢菌素、两性霉素 B、呋喃妥因、喹诺酮类）；化疗药（卡铂、紫杉醇、多柔比星）；局麻药（普鲁卡因、利多卡因）；肌松剂（琥珀胆碱、加拉碘铵、泮库溴铵）；维生素类（硫胺素、叶酸）；诊断试剂（去氢胆酸钠、磺溴酞）；生物制品（奥马珠单抗、利妥昔单抗、依那西普）；及职业相关化学制品（环氧乙烷）。药物作为半抗原，与宿主蛋白结合获得免疫原性。结合的半抗原可以是母体化合物，一种非酶促储存的衍生物，或是宿主体内形成的代谢物。重组生物制剂能诱导产生 IgE 来拮抗免疫原的蛋白质或糖类结构。最近的研究发现，抗表皮生长因子抗体西妥昔单抗诱发暴发性的过敏反应与血清中 α-1,3-半乳糖诱发的 IgE 滴度升高有关。α-1,3-半乳糖是一种非灵长类动物体内发现的寡糖。α-半乳糖抗体也会导致某些对牛、羊、猪肉产生的迟发型过敏反应。

病理生理学和临床表现

尽管每个人症状与体征出现的时间有所不同，过敏反应的标志性特征为接触抗原后数秒至数分钟内出现一些表现（α-半乳糖诱发的过敏除外），通常是注射抗原，少数情况也见于食入抗原，可导致上、下气道同时或单独阻塞。喉水肿可表现为喉部"肿块"、声嘶或喘鸣，而支气管梗阻通常伴有胸部发紧和（或）耳鸣。哮喘患者易诱发严重的下气道疾病，从而增加死亡率。患者可伴发皮肤弥漫性潮红和发热。特征性的表现为边界清楚、散在分布的皮肤风疹，红斑状凸起、匐行边缘、中心发白。暴发的荨麻疹可伴有极度瘙痒，为局部症状，或遍布全身。皮疹可以融合成巨型疹，但很少持续超过 48h。患者可能表现为局部非凹性深在的皮肤水肿以及血管性水肿，可以毫无症状或有烧灼、刺痛感。肠壁血管性水肿可能导致血管容量不足，进而诱发心血管性虚脱。

临床上支气管阻塞引发的死亡病例中，肉眼和显微镜下都显示肺部出现明显的过度充气现象。然而支气管镜下发现，仅仅存在管腔分泌、支气管旁充血、黏膜下水肿以及嗜酸性粒细胞浸润，而顽固性支气管痉挛导致的急性肺水肿是导致死亡的最终原因。会厌和喉部的血管性水肿导致的机械性阻塞是致命性的，在下咽和某些气管某种程度上也可以出现血管性水肿。显微镜下可以观察到胶原纤维与腺体组织广泛分离；还可以看到血管充血与嗜酸性粒细胞浸润。研究发现某些患者无前期呼吸功能不全所致缺氧症状，却由循环衰竭导致死亡。这种患者内脏呈充血状态，从而认为血管内液有所损失。一些患者心电图出现异常，表现为肥大细胞介导（距离冠状血管很近）为主的心脏疾病，或继发于严重的血管容量减少的心脏问题，伴或不伴梗死。

内源性组胺的释放是过敏反应中出现血管性水肿和荨麻疹表现的原因。半胱氨酸白三烯可能对显著的细支气管收缩起到一定作用。实验性膜翅目昆虫叮咬刺激后出现无呼吸窘迫的血管衰竭应答反应，这与血管组胺的显著且持续升高、血管内凝血及激肽生成相关。研究发现，除组胺外，系统性肥大细胞增多症及间断性血管衰竭患者分泌大量 PGD_2 的代谢产物，提示 PGD_2 在低血压性过敏反应中起重要作用。如上所述，血清 PAF 水平与过敏反应严重程度相关，而与乙酰水解酶水平呈负相关。乙酰水解酶是 PAF 失活过程中的一种酶。这些肥大细胞源性的介质可能对靶组织起到累加或增效作用。

诊断

过敏反应的诊断以患者接触特异性物质后数分钟内表现的症状、体征为依据。应当排除补体介导的免疫复合物反应，特发性非甾体抗炎药（nonsteroidal anti-inflammatory drug，NSAID）的过敏反应，以及某些作用于肥大细胞的诊断试剂或药物的直接作用。静脉注射肥大细胞-脱颗粒的化学试剂，包括阿片类衍生物和放射性的增强造影剂，可能引发全身性荨麻疹、血管性水肿与胸骨后压榨感，伴或不伴临床可见的支气管收缩或低血压。缺乏 IgA 的患者发生输血相关的过敏反应，是由特异性抗 IgA 的 IgG 或 IgE 引发的；推测 IgG 介导的抗 IgA 反应机制为肥大细胞参与的继发性补体激活。

将过去全身性过敏反应患者的血清通过皮内注射的方式被动转移至正常受试者，24h 后在同一部位注射抗原，可以观察到皮肤风疹潮红（Prausnitz-Küstner 反应），由此可证实患者血液内存在特异性 IgE。在目前的临床实践中，应用纯化抗原或重组抗原的免疫测定能够检测过敏反应患者血清中的特异性 IgE。患者恢复到对假定抗原产生局部风疹、潮红应答后可以进行皮肤试验。血清中胰蛋白溶酶水平的增加提示全身反应中有肥大细胞活化，尤其当全麻或产生致命后果的情况下，提示伴有低血压发作的过敏反应。然而由于胰蛋白酶半衰期较短，最好在全身反应的 4h 内检测升高的胰蛋白酶。此外，食物诱发的过敏反应的特点之一是其与血清胰蛋白酶水平升高无关。

治疗　过敏反应的治疗

由于患者初次发作后数分钟至数小时内可能发生死亡，过敏反应的早期发现非常重要。轻度症状如瘙痒、荨麻疹，可通过皮下或肌内注射 0.3～0.5ml 的 1∶1000（1mg/ml）肾上腺素得到控制。病情严重的，需要每隔 5～20min 重复同剂量注射肾上腺素。食物过敏反应的研究提示，症状首次出现后 20min 内没有注射肾上腺素，是预后差的危险因素之一。如果是在肢体末端注射过敏原，应立即在反应部位近端使用止血带以降低吸收率，并在反应部位注射 0.2ml 的 1∶1000 肾上腺素；如患侧叮咬的昆虫依然存在，应在不加压的前提下取出昆虫。如发生顽固性低血压，应留置静脉套管针，每隔 5～10min 注射稀释浓度为 1∶10 000 的肾上腺素 2.5ml，同时给予生理盐水进行扩容以及血管升压药如多巴胺。毛细血管后泄漏导致的血管容量置换需要输入数升的生理盐水。肾上腺素能够产生 α-与 β-肾上腺素效应，从而收缩血管，松弛支气管平滑肌，降低一过性增强的小静脉通透性。通过鼻导管吸氧或雾化吸入沙丁胺醇可能缓解症状，但出现进行性缺氧时，必须给予气管插管或气管切开供氧。也可以应用辅助药物，如肌内或静脉注射 50～100mg 的抗组胺药物苯海拉明，静脉注射 0.25～0.5g 氨茶碱。苯海拉明能够缓解荨麻疹-血管性水肿，氨茶碱则减轻支气管痉挛。静脉注射糖皮质激素，0.5～1mg/kg 甲泼尼龙对急性症状的缓解效果不好，但注射激素能够降低迟发型支气管痉挛、低血压或荨麻疹的复发。

预防

过敏反应的预防必须考虑到个体的敏感性，诊断或治疗药物的剂量和特点以及给药途径对吸收率的影响。有过敏反应风险的患者，尤其是对膜翅目昆虫毒液敏感或者是正在接受呼吸系统抗原免疫治疗的患者，应禁用β受体阻滞剂。如患者有确定的药物过敏史，建议选择结构上与这类药物不相关的治疗药物。理解药物之间的交叉作用很重要，例如头孢菌素与青霉素存在交叉作用的环状结构。进行皮肤试验时，皮内试验诱导过敏反应的风险更高，因此皮内试验前应先做皮肤点刺或划痕试验。注射某些可能诱发过敏反应的药物如过敏原提取物时，应首先进行以上皮试。针对抗生素或化疗药的皮试只能应用于临床上有阳性反应病史却急需使用上述抗生素的患者，且阳性反应需与IgE介导的反应一致；皮肤试验对非IgE介导的反应毫无意义。在苯甲酸青霉噻唑酰-多赖氨酸（benzylpenicilloyl-polylysine，BPL）和（或）次要抗原决定簇（minor determinant mixture，MDM）苄青霉素产物有阳性反应既往史且皮试阳性的患者中约2/3的患者对青霉素治疗产生过敏反应，并且这些反应与次要抗原决定簇诱发的过敏反应类型几乎一致。临床上，即使患者没有过敏反应既往史，对上述两种试剂发生皮试阳性的概率仍然为2%～6%。约3/1000皮试阴性的患者在治疗中出现过敏反应，死亡率约1/100 000。

如需给予有可能诱发过敏反应的药物，而又不存在无交叉反应替代药物的情况下，多数抗生素以及其他类别的药物均可通过静脉或皮下注射或口服的给药途径进行脱敏。通常，分级给药剂量按选定的给药途径首先从低于副作用的阈值剂量开始，之后每剂加倍，直至达到治疗所需剂量。由于在脱敏过程中可能引发全身过敏反应，此过程应在专家的监督，且床旁有复苏设备，能够及时建立静脉通道的条件下进行。患者达到脱敏状态后的整个治疗过程中，在规定的时间间隔内继续注射药物非常重要，从而防止大量的致敏细胞重新建立。

另外一种不同的保护措施是封闭IgG抗体产生，通过与抗原相互作用，减少抗原与致敏组织肥大细胞的接触，来保护人体免受膜翅目毒液诱发的过敏反应。目前，对膜翅目昆虫敏感的患者发生全身过敏反应最大的风险在于皮试反应阳性。尽管蜜蜂毒液与黄蜂毒液之间很少存在交叉反应，但黄蜂毒液与其他类别的蜂毒液（黄面、白面额大黄蜂以及胡蜂）交叉反应性较高。其他的防护措施包括改变户外活动方式，避免赤足，应用有芳香气味的化妆品，避免在易招引昆虫的地方饮食、修剪篱笆或草坪、搬运垃圾或掉落的果实。对于致敏的个体应佩戴标有过敏信息的手环，携带可以立即自动注射未过期的肾上腺素试剂盒。5年毒液免疫治疗能够获得不依赖血清特异IgG或IgE的

对叮咬反应的耐受状态。全身过敏反应局限于皮肤的10岁以下儿童，疾病进展为更严重的呼吸或血管症状的可能性很小，因此不推荐免疫治疗。

荨麻疹和血管性水肿

定义

荨麻疹和血管性水肿可以单独或合并出现，表现为局部皮肤非凹陷性水肿；上呼吸道或胃肠道的黏膜表面也可以出现类似症状。荨麻疹局限于真皮表面，为轮廓清晰的风团，有红斑状匐行边缘，中心发白，皮疹可以融合形成巨型风疹。血管性水肿则表现为边界清楚的局限性深层皮肤及皮下组织的水肿，也可能累及肠壁组织。症状反复发作，持续时间短于6周为急性荨麻疹和血管性水肿，超过6周则为慢性。

发病诱因和病原学

由于荨麻疹和血管性水肿的暴发具有逐渐消退和自限性的特点，且病变仅限皮肤时，患者很少就医，因此实际的发病率应比报道的发病率更高。尽管任何年龄段的人都可能发生急性、慢性荨麻疹和（或）血管性水肿，但青春期后发病较为频繁，并且20～30岁的人群发病率最高。诚然，一项针对大学生的调查表明，15%～20%的学生中曾出现瘙痒性风疹。

表5-1中所示的荨麻疹-血管性水肿的分类重点讲述了产生临床疾病的不同机制，对于鉴别诊断较为实用；尽管如此，多数慢性荨麻疹均为特发性。通常在特定的季节，患者经由季节性呼吸性过敏或吸入、物理性接触花粉、动物皮屑、真菌孢子而暴露于动物或真菌过敏原的环境中，引发荨麻疹和（或）血管性水肿。然而，由于吸入致敏物质继发荨麻疹与血管性水肿并不常见，与之相比，因摄入新鲜水果、贝类、鱼类、乳制品、巧克力、花生等豆类及多种药物而诱发的荨麻疹与血管性水肿更为常见。此外，这些物质不仅能够诱发伴有显著胃肠型不适症状的过敏反应综合征，还可以单独诱发荨麻疹。

其他病因包括冷、热、太阳光照、运动、机械刺激等物理刺激。物理性荨麻疹可通过诱发事件及其他方面的临床表现进行鉴别。皮肤划痕症的发生率为1%～4%，为硬物轻划部位立即出现线状风团，或出现与刺激一致的划痕外形（如图5-3）。皮肤划痕症发生率在10～30岁的人群达到峰值。这种现象并非特应质所致，持续时间通常在5年之内。压迫性荨麻疹，通常伴有慢性特发性荨麻疹，因肩带、腰带、跑步（足

| 表 5-1 | 荨麻疹和（或）血管性水肿分类 |

1. IgE-依赖

 a. 特异性抗原敏感性（花粉、食物、药物、真菌、霉菌、膜翅目昆虫毒液、蠕虫）

 b. 物理因素：皮肤划痕，遇冷，太阳光照，压力，胆碱功能

 c. 自身免疫

2. 缓激肽-介导

 a. 遗传性血管性水肿　C1抑制剂缺乏：无效（1型）、无功能性（2型）；突变因子Ⅻ（3型）

 b. 获得性血管性水肿　C1抑制剂缺乏：抗独特型、抗-C1抑制剂

 c. 血管紧张素转化酶抑制剂

3. 补体介导

 a. 坏死性血管炎

 b. 血清病

 c. 对血液制品的反应

4. 非免疫性

 a. 直接肥大细胞释放制剂（阿片类、抗生素类、箭毒、D-筒箭毒碱、放射性增强造影剂）

 b. 改变花生四烯酸代谢的制剂（阿司匹林与非类固醇类抗炎药、偶氮染料、苯甲酸盐类）

5. 特发性

皮肤划痕症

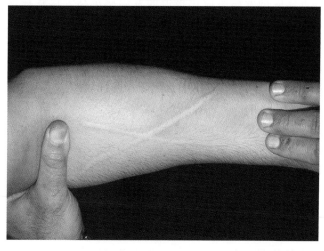

图 5-3（见书后彩图）　荨麻疹皮肤划痕症病变用压舌板边缘轻划前臂诱发反应。2min后拍摄的图片，表现为明显的 X 形风团、潮红反应。(From LA Goldsmith et al [eds]: Fitzpatrick's Dermatology in General Medicine，8th ed. New York，McGraw-Hill，2012. Photograph provided by Allen P. Kaplan，MD，Medical University of South Carolina.)

底）、手工劳作（手部）等持续刺激诱发。胆碱能性荨麻疹的特点在于其瘙痒性风团较小（1～2mm），风团周围有大片红斑，在发热、热水浴或淋浴、运动时发作。由此推断可能是核心体温升高的原因导致。运动诱发的过敏反应仅仅通过用力，或合并运动前进食而诱发。α-5 醇溶蛋白与特异性 IgE 的存在有关，而 α-5

醇溶蛋白是一种小麦成分。临床表现可局限于潮红、红斑、瘙痒性荨麻疹，也可进展为面部、口咽、喉部或肠道血管性水肿，或进展为血管性衰竭。此类荨麻疹与胆碱能性荨麻疹的鉴别点是，该风疹为中度大小，且不会因发热或热水浴而诱发。寒性荨麻疹在机体暴露于较低的室温或接触寒冷物体而暴发局部风疹，但身体浸入冷水（如游泳）的情况下可进展为血管性衰竭。日光性荨麻疹依据对特异光谱的应答分为 6 种类型。振动性血管性水肿可因长年职业性暴露而诱发，也可以为特发性的；可同时伴发胆碱能性荨麻疹。其他罕见的物理性过敏，通常是刺激特异性反应，包括局部热性荨麻疹、水源性荨麻疹与接触性荨麻疹。水源性荨麻疹通过与任何温度的水源接触而诱发（有时与真性红细胞增多症相关）；接触性荨麻疹则通过与某些化学物质直接相互作用而诱发。

 不伴发荨麻疹的血管性水肿是由于生成缓激肽同时伴有 C1 抑制剂缺陷（C1 inhibitor，C1INH）。C1 抑制剂缺陷可为先天的常染色体显性遗传，也可以是获得性的，表现为自身抗体的出现。0.1%～0.5%的高血压患者也会出现类似临床表现，是由于血管紧张素转化酶（angiotensin-converting enzyme，ACE）抑制剂衰减了缓激肽的降解。伴有典型的血清病或血补体过少的皮肤坏死性血管炎性荨麻疹和血管性水肿被认为是免疫复合物病。促进肥大细胞颗粒释放的药物及 NSAID 类药物反应可以是全身的，类似过敏反应，或局限于皮肤。

病理生理学和临床表现

 荨麻疹暴发时伴有明显瘙痒，身体从头皮到脚底任何部位均可成批出现，持续时间为 12～36h，旧的皮损逐渐消退常伴发新皮损的发生。然而大多数物理性荨麻疹（寒性、胆碱能性与皮肤划痕症）例外，患者的皮损持续不到 2h。荨麻疹最常见的部位是四肢与面部，而血管性水肿常发生于睑周或唇部。尽管这些疾病有自限性的特点，持续时间较短，然而上呼吸道的血管性水肿可由于产生喉阻塞而危及患者的生命。而胃肠道受累表现为腹部绞痛，伴或不伴恶心、呕吐，可能会导致不必要的手术干预治疗。荨麻疹或血管性水肿均不遗留皮肤脱色，除非有潜在的脉管炎导致红细胞的外渗叠加。

 荨麻疹的病理学特点为真皮浅层水肿，皮下组织以及真皮深层的血管性水肿。受累区域的胶原束广泛分离，有时伴有小静脉扩张。静脉周围伴随淋巴细胞、单核细胞、嗜酸性粒细胞和中性粒细胞的多种细胞

浸润。

寒性荨麻疹可能是 IgE 以及肥大细胞介导的荨麻疹和血管性水肿中研究最为完善的。高达 5% 的寒冷性荨麻疹患者体内存在冷凝蛋白或冷凝集素。将肢体末端浸入冷水中，可在刺激的数分钟内诱发肢体远端血管性水肿及与空气接触部位的荨麻疹。组织学研究发现，该过程中有明显的肥大细胞脱颗粒现象，同时伴有真皮及皮下组织水肿。寒冷刺激诱发血管性水肿的肢体末端，其静脉血浆中组胺的水平明显升高，然而对侧未浸入冷水的正常肢体末端静脉血浆中组胺没有明显升高。对患有皮肤划痕症、压迫性荨麻疹、振动性血管性水肿、轻微荨麻疹、热性荨麻疹的患者进行试验诱发荨麻疹的产生，损害部位的静脉血浆与水泡液中发现组胺水平有所升高。通过对超微结构进行分析，寒性荨麻疹中肥大细胞脱颗粒的作用模式类似于一种 IgE 介导的反应。反应过程中，肥大细胞颗粒内容物溶解，颗粒包膜与细胞膜融合，释放颗粒内容物。然而皮肤划痕症，存在额外的带状叠加（片状）脱颗粒现象。至今已有多项研究报告表明，抗人 IgE 的单克隆抗体（奥马珠单抗）能够控制寒性荨麻疹。受试者身着紧身潜水衣在跑步机上锻炼的试验显示，全身性的胆碱能性荨麻疹及运动相关的过敏反应，亦呈现出血浆组胺水平升高，并伴有肥大细胞脱颗粒。然而，仅有胆碱能性荨麻疹的患者才会同时出现肺功能下降的表现。

高达 40% 患有慢性荨麻疹的患者由于自身免疫而出现过敏反应，这些自身免疫的抗体包括针对 IgE 的抗体（5%～10%），或更常见的，出现 FcεRIα 链的自身抗体（35%～45%）。将这些患者的血清注入自身皮肤，能够活化肥大细胞，诱发风团、潮红反应。这些自身抗体可以促进组胺释放，活化嗜碱性粒细胞标记物 CD63 或 CD203 等。临床研究发现，微粒体过氧化物酶和（或）甲状腺球蛋白抗体与桥本甲状腺炎显著相关。体外研究显示，这些自身抗体能够促进血清中嗜碱性粒细胞脱颗粒，而嗜碱性粒细胞脱颗粒是过敏性毒素片段 C5a 的来源。

遗传性血管性水肿是一种常染色体显性疾病，约 85% 的患者由 C1INH（1 型）缺陷致病。其余患者则是由蛋白功能异常导致的（2 型）。3 型遗传性血管性水肿 C1INH 功能正常，病因为 XII 因子的一种突变，这种突变会导致缓激肽的过度生成。获得性 C1INH 缺陷患者，抗独特型抗体和由 B 淋巴细胞产生的单克隆 IgG 抗体形成的免疫复合物以及 C1INH 的自身抗体将大量 C1INH 消耗。C1INH 能阻断活化的 XII 因子（接触因子）及激肽释放酶的催化功能，也能够阻断

C1 的 C1r/C1s。临床上，血管性水肿发作时，C1INH 缺陷的患者体内特别是患肢的静脉血清中缓激肽水平升高，而前激肽释放酶与高分子激肽原水平降低。这是由于缓激肽是由高分子激肽原裂解产生的。补体底物 C4 与 C2 平行下降体现出血管性水肿发作过程中活化了 C1 补体。研究发现，C1INH 基因靶向敲除的小鼠出现慢性血管渗透性增加。通过注射 ACE 抑制剂（卡托普利）能够加剧这种病理生理过程，而将培育的 C1INH 无效菌株注入缓激肽 2 型受体（bradykinin 2 receptor，Bk2R）后，无效菌株得到衰减。由于 ACE 也被称为激肽酶 II，应用其阻滞剂能够降解受损的缓激肽，这就解释了 C1INH 正常的高血压患者会发生血管性水肿。无论缓激肽介导的血管性水肿是由 ACE 抑制剂还是由 C1INH 缺陷导致的，需要注意的是，这一过程中未出现荨麻疹。

诊断

荨麻疹与血管性水肿的发病特征为发病快且具有自限性。其他特征包括荨麻疹在出疹的各阶段成批出现，血管性水肿分布不均匀。可以通过病史中隐藏的特异性过敏原或物理刺激、疾病发作的季节性及其暴露于特定环境等，对 IgE 依赖的荨麻疹和（或）血管性水肿疾病进行诊断。直接重复物理刺激诱发疾病对诊断有很大价值，因为通常可以由此寻找病因。环境过敏原的诊断可依据临床病史，并通过皮试或血清化验是否存在过敏原特异性 IgE 而确诊。IgE 介导的荨麻疹和（或）血管性水肿可能与 IgE 总量的升高或周围血中嗜酸性粒细胞增多有关，也可能无关，且不伴随发热、白细胞增多及红细胞沉降率（血沉）加快。

表 5-1 按可能的机制列出荨麻疹与血管性水肿状态的分类，也包括一些鉴别诊断要点。IgE 介导的肥大细胞疾病中尚未发现低补体血症。通常，低补体血症可能反映出获得性免疫复合物的构成异常，也反映出 C1INH 基因或获得性缺陷。慢性复发性荨麻疹常见于女性，与关节痛、红细胞沉降率升高、正常或低补体血症相关，并出现潜在的坏死性血管炎。通常，血管炎性荨麻疹持续时间超过 72h，而一般的荨麻疹持续时间常为 12～36h。活检结果提示血管炎性荨麻疹有细胞浸润、核碎片与小静脉纤维蛋白样坏死。荨麻疹并发全身红斑狼疮或病毒性肝炎伴/不伴有动脉炎也发生类似的病理生理过程。血清病本身或药物所致类似的临床疾病不仅包括荨麻疹，还包括发热、淋巴结肿大、肌痛、关节痛或关节炎。血液制品或静脉注射免疫球蛋白诱发的荨麻疹应由相应表现来定，这些

症状一般不会进展，除非应用血液制品的患者出现 IgA 缺陷，或者免疫球蛋白静脉注射时产生聚集。

遗传性血管性水肿不仅能够通过家族病史推断得出，而且可以通过无瘙痒症状和荨麻疹皮损，有明显的反复发作的胃肠绞痛、喉水肿这些表现得到确诊。遗传性血管性水肿的实验室诊断依赖于催化性抑制试剂盒检测到 C1INH 抗原（1 型）缺陷或无功能性蛋白（2 型）。尽管 C1 水平正常，额外的 C1 活化将导致其底物 C4 与 C2 慢性消耗进一步丢失。获得性 C1INH 缺陷的患者的临床表现与此相同，但在缺少的家族性成分方面有所不同。此外，这些患者的血浆 C1、C1q 蛋白功能下降，C1INH、C4、C2 减少。先天 C1INH 缺陷与 ACE 抑制剂诱发的血管性水肿均存在缓激肽水平升高。最后，3 型遗传性血管性水肿补体蛋白水平正常。

荨麻疹、血管性水肿与接触性过敏不同，接触性过敏是一种小泡疹，如持续与过敏原接触可发展为慢性皮肤增厚。荨麻疹、血管性水肿与特应性皮炎也不同，特应性皮炎表现为红斑、水肿、丘疹、囊泡、渗出，可进展为亚急性、慢性阶段，无明显囊泡，主要在体表屈面有特征性的脱皮、龟裂及苔藓样硬化改变。皮肤肥大细胞增多症的患者受损后出现色素性荨麻疹特有的红褐色斑丘疹，伴有瘙痒；而伴/不伴色素性荨麻疹的全身性肥大细胞增多症患者，出现间断性全身潮红，有或无刺痒，无血管性水肿。

治疗　荨麻疹和血管性水肿

识别并去除病因是最佳的治疗方案，对于过敏原或物理刺激诱发的 IgE 介导的反应，这种方法也在不同程度上具有可行性。对于大多类型的荨麻疹，氯苯那敏或苯海拉明等 H$_1$ 抗组胺药能够有效缓解刺痒、瘙痒。鉴于其副作用，通常情况下首先采用无镇静作用的药物，如氯雷他定、地氯雷他定、非索非那定或低镇静的药物，如西替利嗪或左西替利嗪。当 H$_1$ 抗组胺药失效时，给予赛庚啶，初始剂量为 8mg、每日升高剂量直至 32mg。特别是给予羟嗪初始剂量为 40mg、每日升高剂量直至 200mg 已被证明十分有效。当 H$_1$ 抗组胺药药效不足时，额外给予 H$_2$ 受体拮抗剂能增强 H$_1$ 抗组胺药的效果，如常规剂量的西咪替丁、雷尼替丁或法莫替丁。还可以使用多塞平作为替代，多塞平是一种二苯氧䓬衍生的三环类复合物，同时具有 H$_1$、H$_2$ 受体拮抗性。CysLT$_1$ 受体拮抗剂可作为重要的附加疗法，如使用 10mg/d 孟鲁司特，或 20mg 的扎鲁司特，每日 2 次。

外用糖皮质激素类并无用处，通常在治疗特发性的过敏原诱发的荨麻疹或物理荨麻疹时避免全身使用糖皮质激素，是因为其长期毒性反应。全身使用糖皮质激素对压迫性荨麻疹、血管炎性荨麻疹（尤其是以嗜酸性粒细胞增多为突出表现者）、伴有/不伴荨麻疹的特发性血管性水肿，或常规治疗效果不佳的慢性荨麻疹患者的治疗很有帮助。针对持续性血管炎性荨麻疹，给予羟嗪之后，可以额外给予羟氯喹、氨苯或秋水仙碱，或在使用全身糖皮质激素之前使用或与其共同使用。环孢素对慢性特发性或慢性自身免疫性荨麻疹，以及对其他疗法效果很差或没反应和（或）需要过量糖皮质激素的患者，疗效很好。肥大细胞和嗜碱性粒细胞自身抗体活化诱发的慢性荨麻疹，或者寒性荨麻疹，可以考虑应用 IgE 单克隆抗体，如奥马珠单抗。

研究发现，对于先天性 C1INH 缺陷患者的治疗被简化为应用活性减弱的雄激素类药物，该类药物能够矫正生化缺陷，并提供预防性保护；该药的功效归因于正常基因能够产生足量的功能性 C1INH 以控制 C1 的自发激活。抗纤溶药 ε-氨基己酸可用于术前预防，但有血栓倾向、或因动脉粥样硬化而局部缺血的患者禁用。注入分离的 C1INH 蛋白可用于预防或治疗急性发作；目前正在对 2 型缓激肽受体拮抗剂及艾卡拉肽——皮下注射的激肽释放酶抑制剂的疗效进行评估。潜在恶性的血液病治疗方案也适用于治疗获得性 C1INH 缺陷。

系统性肥大细胞增多症

定义

系统性肥大细胞增多症为肥大细胞克隆性增殖，多数情况下是无痛性的、良性的增殖。通常只在骨髓和外周肥大细胞正常分布的区域，如皮肤、胃肠道、黏膜、肝、脾能够检测到肥大细胞增殖。肥大细胞增多症可以发生在任何年龄，男性略微常见。系统性肥大细胞增多症的发病率尚不明确，家族性发病很罕见，没有发现特异性过敏的增多。

分类和病理生理学

公认的肥大细胞增多症分为皮肤肥大细胞增多症及其变异型和四种全身形态（如表 5-2）。皮肤肥大细胞增多症常见于儿童，而无痛性系统性肥大细胞增多症

表 5-2	肥大细胞增多症的分类

皮肤肥大细胞增多症（cutaneous mastocytosis，CM）

色素性荨麻疹（urticaria pigmentosa，UP）/皮肤斑丘疹样肥大细胞增多症（maculopapular cutaneous mastocytosis，MPCM）

变体：斑块型，结节型；持久斑疹性毛细血管扩张症（telangiectasia macularis eruptiva perstans，TMEP）

皮肤孤立性肥大细胞瘤

皮肤弥漫性肥大细胞瘤

无痛性系统性肥大增生症（indolent systemic mastocytosis，ISM）

克隆性非肥大细胞系造血性疾病（systemic mastocytosis with an associated clonal hematologic non-mast cell lineage disease，SM-AHNMD）

侵袭性系统性肥大细胞增多症（aggressive systemic mastocytosis，ASM）

肥大细胞白血病（mast cell leukemia，MCL）

肥大细胞肉瘤（mast cell sarcoma，MCS）

真皮外肥大细胞瘤

来源：Modified from SH Swerdlow et al（eds）：World Health Organization Classification of Tumors；Pathology and Genetics in Tumors of Hematopoietic and Lymphoid Tissues. Lyon，IARC Press，2008.

（indolent systemic mastocytosis，ISM）则多数为成年人。尚无证据表明肥大细胞增多症与血液学异常、肝病和淋巴结肿大之间存在联系，且目前尚不明确该病症是否会影响人的寿命。系统性肥大细胞增多症相关的克隆性非肥大细胞系造血性疾病（systemic mastocytosis associated with clonal hematologic non-mast cell lineage disease，SM-AHNMD）的预后是由相关疾病的性质决定的，这些疾病从骨髓异常综合征到白血病。侵袭性系统性肥大细胞增多症（aggressive systemic mastocytosis，ASM）中，多个器官存在肥大细胞浸润/增殖，包括肝、脾、肠道和（或）骨髓，导致预后很差；这种患者肝、脾、淋巴结肿大并且嗜酸性粒细胞明显增多。肥大细胞白血病（mast cell leukemia，MCL）是肥大细胞增多症最少见的一类，目前该病不可避免地存在致命性；外周血循环存在染色质异常的非典型性肥大细胞。MCL 是一种非白细胞增多的疾病类型，表现为血液循环中无肥大细胞，骨髓涂片内高级别不成熟的肥大细胞在非针状区域的比例超过 20%。肥大细胞肉瘤是罕见的恶性肥大细胞实体瘤，而皮肤外肥大细胞瘤为罕见的良性肿瘤。

对肥大细胞增多症患者的多个细胞系研究发现，位于 c-kit 密码子 816 出现了 A 到 T 的点突变，导致缬氨酸代替天冬氨酸，并获得机体功能性突变。上述替代以及其他罕见的 c-kit 突变是各种类型的系统性肥大细胞增多症患者的特点，且某些皮肤肥大细胞增多症的儿童也会发生该突变，这可能是肥大细胞属于骨髓细胞系的缘故。皮肤肥大细胞增多症的患者和绝大多数 ISM 患者拥有正常寿命，而 SM-AHNMD 患者的预后则由非肥大细胞疾病决定。ASM 和 MCL 预后更差。皮肤肥大细胞增多症婴儿和儿童患者，表现为色素性荨麻疹或大疱性荨麻疹，内脏受累不常见，且症状常会消退。

临床表现

系统性肥大细胞增多症的临床表现与白血病的并发症不同，一部分取决于肥大细胞的体积对组织的挤压，组织对肥大细胞的反应，另一部分取决于生物活性物质的释放以及对局部、远隔部位的影响。药物诱发的症状包括皮肤瘙痒、潮红、心悸、血管塌陷、胃部不适、下腹部疼挛性疼痛，以及复发性头痛。已经证实皮肤色素性荨麻疹出现局部细胞负荷增加，这也可能是骨痛和（或）吸收不良的直接局部原因。肥大细胞介导纤维化改变的器官包括肝、脾和骨髓，但在胃肠道组织和皮肤无纤维化改变。骨髓和皮肤 ISM 以及脾、淋巴结和皮肤的 ASM 病变的免疫荧光分析显示仅有一种肥大细胞表型，即表达胰蛋白酶、糜蛋白酶和 CPA 的无卷曲型细胞。

色素性荨麻疹皮肤病变为红褐色斑或丘疹，是由刺痒和红斑造成的皮损（Darier 征）引起的。ISM 患者出现上述明显的皮损概率大于 80%，而 SM-AHNMD 或 ASM 患者出现的概率则小于 50%。约 1% 的 ISM 患者皮肤损伤表现为棕褐色丘疹，显著的片状红斑，伴有毛细血管扩张（持久斑疹性毛细血管扩张）。上消化道疾病中，胃炎和消化性溃疡是主要的问题。而下消化道疾病中，出现腹泻和腹痛的主要原因是肥大细胞介质导致的肠道运动增加；吸收不良可能使疾病进一步恶化，并且吸收不良会导致继发的营养缺乏和软骨病。与肥大细胞的浸润和嗜酸性粒细胞肿物相关的汇管区纤维化会导致门脉高压和腹水。对于某些患者，即使是小剂量的 NSAID 诱发的特异性反应也会显著加重潮红、复发性血管塌陷症状。临床上神经精神障碍最为明显的症状为近距离记忆障碍、注意力下降和"偏头痛样"头痛。饮酒、温度变化、压力以及使用与肥大细胞交互作用的麻醉剂或摄入 NSAID，患者都会出现特异性症状或引起体征的进一步恶化。

诊断

尽管肥大细胞增多症的诊断通常是依据临床病史和体征进行疑似诊断，实验结果给予支持，但最终确诊只能通过组织学诊断。依据惯例，系统性肥大细胞增多症的诊断很大程度上依赖于骨髓活检，需满足一个主要诊断标准加一个次要标准，或三个次要标准（表 5-3）。骨

表 6-3	系统性肥大细胞增多症的诊断标准

主要标准：通过免疫或异染性检测胰蛋白酶确诊骨髓或其他真皮外组织内的多灶性肥大细胞浸润
次要标准：存在纺锤形和（或）多叶形或偏心核的异常形态的肥大细胞

    表达 CD25（IL 2 受体）、CD2 和 C117（c-kit）异常的肥大细胞

    外周血细胞、骨髓细胞或皮损组织内密码子 816 突变

    总血清胰蛋白酶＞20ng/ml

诊断需要满足一个主要标准加一个次要标准，或三个次要标准

髓活检结果，提示在骨髓小梁旁肥大细胞聚集，血管周围淋巴细胞和嗜酸性粒细胞聚集，即主要诊断标准。检验异常肥大细胞表型、肥大细胞膜免疫表型的改变、任何细胞类型的密码子 816 突变，为诊断提供次要标准。进行骨髓活检前，可先考虑无创性检查，例如检测血清总胰蛋白酶水平和（或）收集 24h 尿液中组胺、组胺代谢物或 PGD$_2$ 代谢物进行检测。系统性肥大细胞增生症患者的 pro-β 和 α 胰蛋白酶升高 1.5 倍以上，为次要标准；过敏反应的患者加工完整的 β 型胰蛋白酶（"成熟的"）升高。借助图像扫描进行的附加研究包括：骨密度、骨扫描或骨骼检查；通过计算机化断层显像或内窥镜检查，对上消化道进行小肠跟进式的对比研究；以及神经精神评估。肥大细胞增多症会增加骨质疏松，进而可能导致病理性骨折。

    鉴别诊断需要排除其他潮红性病变。对 24h 尿液进行 5-羟吲哚乙酸和肾上腺素的评估，应排除类癌性肿瘤或嗜铬细胞瘤。一些患者出现复发性肥大细胞激活的症状，但皮肤或骨髓内的肥大细胞并没有明显增加。这表明，这类患者携带克隆性标记 D816C c-kit 突变或具有 CD25 表型。多数复发性过敏的患者，包括特发性患者，均可出现血管性水肿和（或）气喘，然而这并不是系统性肥大细胞增多症的症状。

治疗	系统性肥大细胞增多症

    系统性肥大细胞增多症的治疗采用逐步的、以症状/体征为导向的方法，包括 H$_1$ 抗组胺药物治疗潮红瘙痒，H$_2$ 抗组胺药或质子泵抑制剂治疗胃酸分泌过多，口服色甘酸钠治疗腹泻、腹痛，以及阿司匹林治疗伴或不伴血管塌陷的严重潮红。同时使用 H$_1$ 和 H$_2$ 抗组胺药阻断 PGD$_2$ 的生物合成。全身应用糖皮质激素可能会减轻吸收不良症状。通常应用 IFN-α 或克拉屈滨的肥大细胞减细胞疗法治疗进展期无痛性系统性肥大细胞增多症变异型。该疗法治疗 ASM 的疗效有个体差异，这可能由于其副作用而采取不同剂量所导致的差异。症状明显的白血病患者适合化疗。多数患者，由于过敏反应的发生率不断增加，建议采用自体注射肾上腺素。尽管 c-kit 是受体酪氨酸激酶，然而甲磺酸伊马替尼对密码子 816 的获得功能突变抑制效果并不明显。

过敏性鼻炎

定义

    过敏性鼻炎的特点是打喷嚏，流鼻涕，鼻塞，结膜、鼻、咽部发痒，流泪，这些症状均是由短时间暴露于过敏原而引起的。虽然一般情况下过敏性鼻炎是季节性的，由空气中的花粉诱导发病，但长期暴露于接触尘螨、动物皮屑或昆虫类产物的环境中，过敏性鼻炎也可以常年发病。在北美，过敏性鼻炎的发病率约 7%，而北美的总患病率约 20%，其中约 40% 的患病高峰发生在儿童和青少年。

发病诱因和病原学

    过敏性鼻炎通常仅发生在特应质个体，往往与特应性皮炎、食物过敏、荨麻疹和（或）哮喘相关。高达 40% 的鼻炎患者会出现哮喘，而约 70% 的哮喘患者患有鼻炎。这些症状通常出现在 40 岁之前，随着年龄增长虽不能完全自愈，但症状会逐渐减轻。与其他草类、树类植物一样，小部分杂草通过风力而非昆虫授粉，产生适合气流传播的花粉，进而引起季节性过敏性鼻炎。这些物种会在一个特殊的地点授粉，授粉时间通常每年稍有变化。在不同的气候条件下，授粉时间可能会有明显的差异。在北美的温带地区，通常树木的授粉时间为 3 月至 5 月，禾草的授粉时间在 6 月、7 月初，豚草的授粉时间从 8 月中旬到 10 月初。真菌，广泛存在于自然界中，生长在土壤或腐烂有机物质内，根据气候条件传播孢子。常年性过敏性鼻炎由全年性的过敏原引起，这些过敏原包括动物皮屑，蟑螂排泄的蛋白质，真菌孢子或粉尘螨、户尘螨之类的尘螨等。尘螨是人类皮肤的清道夫，在其排泄的粪便中包含半胱氨酸蛋白酶类的过敏原。高达一半的常年性鼻炎患者未能明确致病性过敏原。许多过敏原（尤其是花粉）能够诱发鼻炎，却不引起下呼吸道症状，可能是由于这些过敏原体积较大（$10\sim100\mu m$），仅在鼻腔内潴留。

病理生理学和临床表现

发作性的流鼻涕、打喷嚏、鼻塞、流泪以及结膜、鼻黏膜和口咽部瘙痒是过敏性鼻炎的主要特点。鼻黏膜苍白潮湿，结膜充血、水肿，但咽部症状不明显。同时伴发鼻甲和黏膜肿胀，鼻窦窦口、咽鼓管阻塞者，进而导致鼻窦炎、中耳炎。鼻息肉，是指不同数量的嗜酸性粒细胞和脱颗粒的肥大细胞浸润的黏膜水肿突起。鼻息肉增加了鼻塞的症状，可以在鼻咽部或鼻窦内同时发生，然而特应质不是鼻息肉的危险因素。相反，对于阿司匹林不耐受三联征的鼻窦炎和哮喘患者，特应质可能是鼻息肉的危险因素。这类患者存在慢性葡萄球菌定殖，产生的超抗原导致剧烈的 Th2 炎症反应。

鼻腔在鼻甲返折处有一巨大的黏膜表面区域，能够调节摄入空气的温度和湿度，并可通过黏液毯过滤 $>10\mu m$ 的颗粒物质；借助纤毛运动将截留的颗粒运送至咽部。通过溶菌酶之类的黏膜酶消化截留花粉的外衣，通常释放 10 000～40 000 分子量的蛋白过敏原。最初交互反应发生于过敏原和上皮之间的肥大细胞，然后进展到血管周围肥大细胞，两种肥大细胞均对特异性 IgE 过敏。在发病季节黏膜出现肿胀充血，季节性花粉进一步加重不良反应。季节性鼻炎发病期间，鼻黏膜的活检标本显示黏膜下水肿，嗜酸性粒细胞以及一些嗜碱性粒细胞和中性粒细胞浸润。

在黏膜表面的液体中含有由黏膜分泌的 IgA，同时也含有由黏膜表面附近的浆细胞分泌后扩散来的 IgE。IgE 固定于黏膜和黏膜下层的肥大细胞内，吸入过敏原诱发的临床症状的严重度与自然界中接触的花粉剂量相关。敏感个体，经鼻吸入过敏原与喷嚏、"憋闷"、分泌等症状相关，并且黏液中包含组胺、PGD_2 和白三烯。因此，通过 IgE 介导的反应，鼻黏膜和黏膜下层的肥大细胞生成并释放介质，进而导致组织水肿、嗜酸性粒细胞浸润。

诊断

季节性过敏性鼻炎的诊断在很大程度上依赖于准确的病史，以及同时对杂草、植物或树木类的花粉接触史。由于家或工作场所受到污染，常年性过敏性鼻炎所具有的持续性特征使得回顾性分析很难做到。并且症状上可能存在差异，这与患者接触的动物皮屑、尘螨和（或）蟑螂过敏原、真菌孢子，或工作相关的过敏原（如乳胶）等有关。常年性过敏性鼻炎患者通常在成年后出现问题，表现为鼻塞，鼻涕倒流，与影像学上鼻窦黏膜增厚有关。常年性非敏感性鼻炎伴嗜

酸性粒细胞增多综合征（nonallergic rhinitis with eosinophilia syndrome，NARES）好发于中年人，特点为鼻塞、嗅觉缺失、慢性鼻窦炎、频繁的阿司匹林不耐受三联症。血管舒缩性鼻炎，或常年性非敏感性鼻炎的患者鼻咽部分反应性增强。该部位在非特异性刺激下，出现了类似于常年性过敏性鼻炎的综合征，但无组织嗜酸性粒细胞浸润及病因性的过敏原。非特异性刺激包括化学气味、温度和湿度变化、位置变化。应排除鼻咽部其他的结构性异常、接触刺激物；进食或饮酒时出现的与胆碱能激活有关的味觉性鼻炎、甲状腺功能减退、上呼吸道感染、妊娠伴有明显鼻黏膜水肿、长期局部使用 α-肾上腺素类滴鼻剂（药物性鼻炎）、使用某些药物例如萝芙木碱、β-肾上腺素拮抗剂、雌激素、黄体酮、ACE 抑制剂、阿司匹林和其他 NSAID，以及引起勃起功能障碍的药物（磷酸二酯酶 5 抑制剂）。

过敏患者的鼻腔分泌物中含有大量的嗜酸性粒细胞，周围血中有中度嗜酸性粒细胞增多是常见的特点。局部或全身性中性白细胞增多提示感染的存在。血清中总 IgE 常常升高，免疫特异性的 IgE 检测对于最终的病理学诊断至关重要。对感兴趣的过敏原通过皮内注射（针灸或穿刺）进行皮试为过敏原特异性 IgE 致敏的皮肤肥大细胞反应提供了一种快速可靠的方法。皮内注射 1：20～1：10 重量/体积提取物，阳性皮试对于过敏反应的预测有很高的价值。皮内试验阴性、病史提示过敏，则进一步进行追踪试验，以 1：1000～1：500 浓度稀释的 0.05ml 提取物进行皮试，由于一些无症状的人即使是试验剂量也会出现反应，因此结果敏感度高，但可信度不高。食物性过敏原通过皮内注射进行皮肤测试，对临床病史提供一定的支持。安慰剂对照的双盲试验可能证明食物过敏，但这种试验有产生过敏反应的风险。排除饮食过敏虽更为安全，却任务繁重，并且不太确切。食物过敏并非常见的过敏性鼻炎的诱因。

总 IgE 的新检测方法，包括酶联免疫吸附试验（enzyme-linked immunosorbent assays，ELISA），该试验应用固相或液相粒子结合的抗 IgE 抗体，为总 IgE 的测定提供了快速、高效的诊断方法。血清中特异性抗 IgE 抗体的检测通过过敏原与抗体的结合以及后续测量标记的抗 IgE 抗体所摄取量来获得。与皮试相比，血清中特异性 IgE 的测定敏感性较差，但特异性更强。

预防

避免接触过敏原是控制过敏性疾病最有效的手段

之一；隔离家中的宠物以避免接触动物皮屑，利用空气过滤装置降低空气中的花粉浓度，通过化学方法清除害虫并妥善储存食物以消除蟑螂源性蛋白，去无过敏原生成的地方旅游以及甚至更换住所以消除真菌，这些措施都是必要的。通过避免接触过敏原来控制尘螨的方式包括使用带有塑料衬里的床垫、枕套和被罩，使用带有过滤装置的真空清洁器，用温度大于 54.5℃（大于 130°F）的水高温清洗床上用品和衣物，去掉地毯和窗帘。

第二篇

免疫介导性疾病

治疗　过敏性鼻炎

尽管避免接触过敏原是控制过敏性鼻炎性价比最高的方式，但药物治疗则是控制季节性或常年性过敏性鼻炎的标准方案。口服 H_1 抗组胺药是治疗鼻咽部瘙痒、打喷嚏和流水样涕以及瘙痒、流泪和红斑等眼部症状的有效方式，对于鼻塞的治疗，效果较差。较老的抗组胺药中包含镇静剂，可能诱发手眼协调性失衡、机动车驾驶状态下降等精神障碍。并且这类药物的抗胆碱（毒蕈碱）作用导致视觉障碍、尿潴留和便秘。因此新型 H_1 抗组胺药如非索非那定、氯雷他定、地氯雷他定、西替利嗪、左西替利嗪、奥洛他定、比拉斯汀和氮卓斯汀等亲脂性降低，H_1 选择性增强，透过血脑屏障的能力降低，从而药物的镇静、抗胆碱的副作用降低，同时新的抗组胺药没有降低对鼻炎和（或）打喷嚏的疗效。氮卓斯汀鼻喷剂可能使非过敏性血管运动性鼻炎的患者获益，但可能对一些患者产生味觉障碍（味觉异常）的副作用。因为抗组胺药治疗鼻塞疗效较弱，通常会局部给予 α-肾上腺素类药物，如去氧肾上腺素或羟甲唑啉，以减轻鼻塞、鼻堵。然而，这些 α 肾上腺素类药物持续时间有限，因为鼻炎症状会反弹（即 7～14 天连续使用此类药物可导致药物性鼻炎），并且会产生升高血压等全身反应。因此，治疗鼻塞的标准方法是口服含有伪麻黄碱的 α-肾上腺素减充血剂，与抗组胺药联合使用。通常口服抗组胺药能减轻约 1/3 的鼻部、眼部症状，同时必须配合伪麻黄碱以产生相同的疗效。这些伪麻黄碱复方制剂可引起失眠，并且窄角型青光眼、尿潴留、严重高血压和严重冠状动脉病变患者以及早期妊娠的孕妇不宜使用该药物。CysLT$_1$ 阻滞剂孟鲁司特钠被批准用于治疗季节性和常年性鼻炎，可减轻约 20%的鼻部、眼部症状。色甘酸钠是一种鼻喷剂，副作用极小，季节性持续使用具有预防作用。强效的鼻

内激素是目前用于治疗鼻炎、季节性或常年性鼻炎最为有效的药物，同时可有效地缓解鼻塞。相比于同类的口服药物，疗效更高，副作用显著降低。最常见的副作用为局部过敏，极特殊的情况下会出现念珠菌增生。目前可用的鼻内糖皮质激素——倍氯米松、氟尼缩松、曲安西龙、布地奈德、丙酸氟替卡松、糠酸氟替卡松、环索奈德和糠酸莫米松，同样可有效缓解鼻部症状，包括鼻塞；这些药物能缓解发作时约 70%的总体症状，局部使用异丙托类的抗胆碱能药物，能有效地减少清水样鼻涕（包括常年性发病的患者），且与鼻内糖皮质激素联用疗效更好。局部色甘酸钠疗法可有效地治疗轻度过敏性结膜炎。外用抗组胺药如奥洛他定、氮卓斯汀、酮替芬，或依匹斯汀滴眼，可快速缓解眼睛瘙痒、红肿，较口服抗组胺药更为有效。

免疫治疗，通常被称为脱敏，包括反复、浓度逐渐加大进行皮下注射过敏原，对综合性症状有效。为治疗过敏性鼻炎而进行的豚草、植物、尘螨和猫皮屑对比研究证明，免疫治疗至少可以部分缓解症状和体征。免疫疗法持续时间为 3～5 年，在最小过敏症状的前提下，连续超过两年接触过敏原，患者出现轻微症状后可以停药。临床获益与接触高剂量过敏原有关，由每隔一周到每隔一个月剂量逐渐增加。患者应在注射过敏原后于治疗地点等候至少 20min，以便于出现任何过敏反应可以得到救治。局部反应出现红斑和硬结并不少见，可能会持续 1～3 天。严重心血管疾病或不稳定哮喘的患者应避免接受免疫疗法。对于任何需要肾上腺素阻滞剂治疗的患者，进行免疫治疗时均应特别谨慎，因为治疗过敏并发症是极其困难的。免疫治疗的效果与细胞、体液的综合作用有关，包括 T 细胞因子产物的调控。免疫治疗适用于临床上有明确的季节性或常年性鼻炎病史，并且有明确的过敏原接触史，有过敏原特异性IgE证据的患者。全身应用IgE单克隆抗体（奥马珠单抗）能够阻断肥大细胞、嗜碱性粒细胞致敏，对于治疗过敏性鼻炎有效，与免疫治疗联用，可提高安全性和疗效。然而目前IgE单克隆抗体治疗仅用于治疗吸入糖皮质激素无法治愈的持续性过敏性哮喘患者。对过敏性或常年性鼻炎患者的序贯疗法应当依据过敏原特异性诊断以及按照要求逐步控制症状，治疗步骤如下：①通过皮试和（或）血清检测，确定过敏原特异性IgE，进而根据病史识别过敏原；②避免接触过敏原；③逐步进行药物治疗（图 5-4）。过敏性鼻炎的轻度间歇症状可以通过口服抗组胺药、CysLT$_1$ 受体拮抗剂、鼻

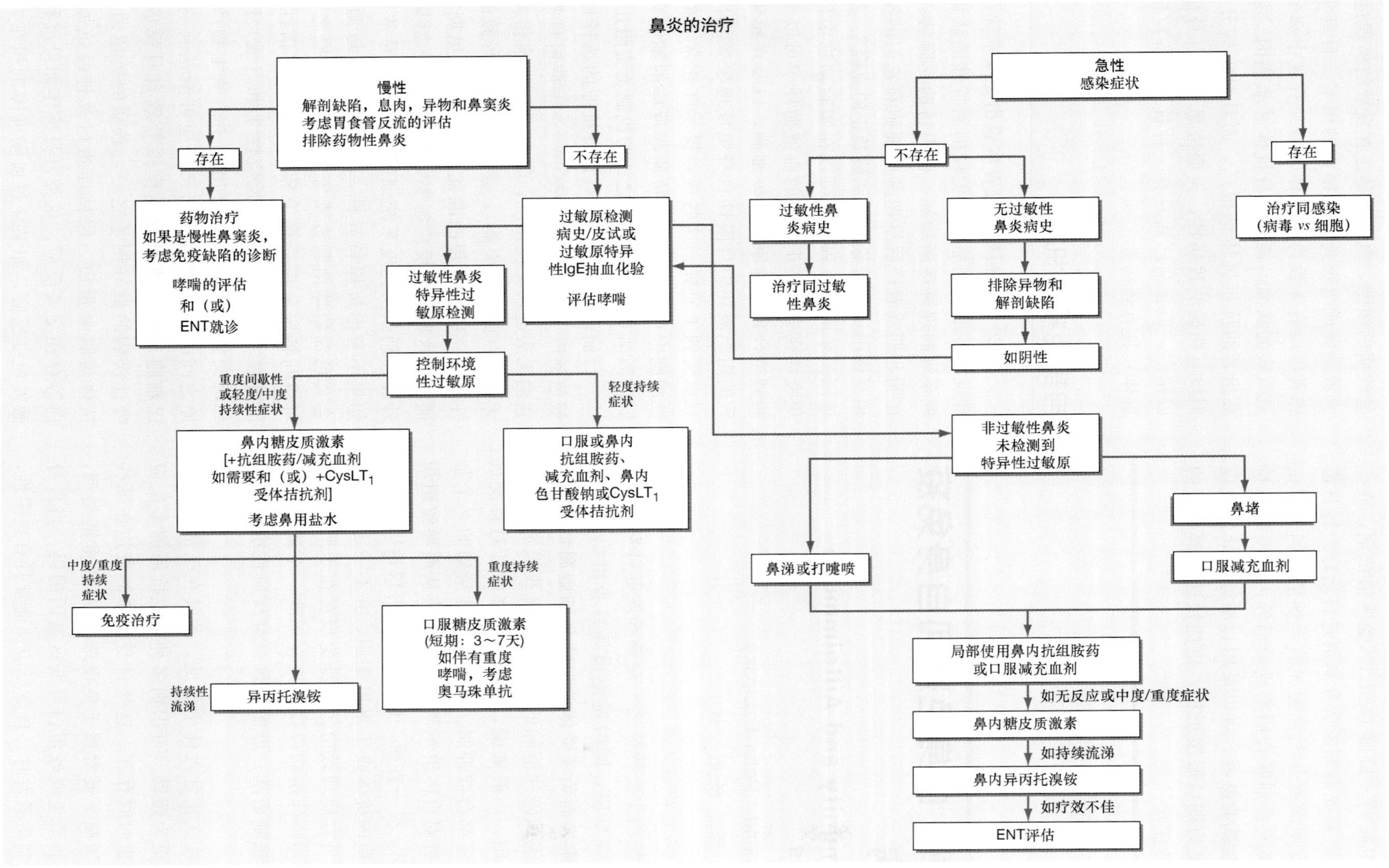

图 5-4 鼻炎的诊断和治疗流程图。ENT，耳、鼻、喉

第五章 变态反应、过敏反应和系统性肥大细胞增多症

内抗组胺药，或采用鼻内色甘酸钠进行预防。中度或严重的过敏性鼻炎则需要采用鼻内糖皮质激素联合口服抗组胺药，口服 $CysLT_1$ 受体拮抗剂，或应用抗组胺药-减充血剂的联合制剂进行治疗。每日需要鼻内糖皮质激素并配合附加的干预措施如口服抗组胺药，减充血剂联合制剂或局部异丙托溴铵的持续性过敏性鼻炎患者，可以采用过敏原特异性免疫治疗。即使短期口服泼尼松，也能快速缓解严重的过敏性鼻炎症状。

第六章 自身免疫和自身免疫性疾病

Autoimmunity and Autoimmune Diseases

Betty Diamond，Peter E. Lipsky

（唐素玫 译 杨光 校）

免疫系统的主要特征之一是能够发起针对潜在有害异物的炎症反应，同时避免损坏自身组织。然而，在 T、B 细胞表面免疫受体的形成和细胞凋亡或其他原因产生的组织碎片清除的过程中，自我识别都发挥着重要的作用，一般来说，有潜在危害的针对自身抗原的免疫反应都会被抑制。自身免疫性疾病的一个基本要素就是针对自体组织产生免疫反应从而导致组织（机体）受损。另一方面，自身免疫也可仅指出现了与自身抗原反应的抗体或 T 淋巴细胞，并不一定意味着自身反应性具有病理效应。自身免疫存在于所有个体中，但自身免疫性疾病仅仅出现在那些一个或多个免疫耐受调节机制紊乱、进而导致自身反应性组织损伤的个体中。

自身免疫在正常人体中可见，尤其在正常老年群体中出现得更为频繁。可识别多种宿主抗原的多反应性自身抗体也时时存在。这些自身抗体的表达在某些刺激下可以增高。通常属于免疫球蛋白 M 重链类型，并由稳定的胚系免疫球蛋白可变区基因编码。当自身免疫被某一刺激激发时，自身反应性通常具有自限性，例如感染、创伤或缺血导致的细胞损伤。即使类似的自身免疫存在时，发病也不是必然的结果，甚至在器

官病理学上，也很难判断器官损伤是否由自身反应性造成。在刺激因素作用下，自身反应性的发展不一定是致病的病因，也可能是正在发展的病理过程的结果，或者是促成组织炎症和损伤的因素。自身免疫性疾病患者可以有无数自身抗体，但只有其中部分抗体可能是致病的病因，甚至自身抗体并非病因。系统性硬化症患者的抗核抗体谱很广，而且对疾病分类很重要，但没有明确的致病性；天疱疮患者的自身抗体谱也可以很广，但目前已知只有一种抗体（桥粒核心糖蛋白抗体）具有致病性。

自身免疫的机制

自 20 世纪初埃里克首次提出免疫系统存在阻止自身反应性的机制后，对免疫抑制特性的认识随着对免疫系统的理解逐渐增加。伯内特的克隆选择理论包括在胎儿期或者产后早期淋巴细胞和它们的特异性抗原相互作用从而清除这类"被禁止的克隆"。然而，当发现用简单的免疫程序就可以在实验动物中诱导出自身免疫性疾病，在正常人的血液循环中可以很容易地检测到结合自身抗原的免疫细胞，以及在感染或创伤导致的组织破坏中自限性自身免疫现象频繁出现，这种观点受到了质疑。这些现象提示在正常人的抗原反应性细胞中存在会对自身抗原起反应的细胞克隆，而它们的激活是被克隆清除之外的机制负责阻止的。

目前认为，维持针对自身抗原的选择性无应答一般包括以下三个过程（表 6-1）：①截留自身抗原，使它们无法进入免疫系统；②T 或 B 细胞相关的特异性无应答（耐受或失能）；③由调节机制导致的潜在反应性限制。这些过程的混乱可诱发自身免疫（表 6-2）。通常，这些异常反应需要如细菌、病毒感染或吸烟等外源性刺激及免疫系统细胞的内源性异常同时参与。如果不考虑抗原特异性，金黄色葡萄球菌蛋白 A 和金黄色葡萄球菌肠毒素等微生物超抗原之类的物质，可以与特定免疫受体家族反应从而广谱性激活 T 和 B 细胞。如果自身抗原反应性 T 和（或）B 细胞表达相应受体，自身免疫就出现了。微生物产物和半抗原之间的分子模拟或交叉反应可激活自身反应性淋巴细胞。风湿热是分子模拟导致自身反应及自身免疫性疾病的最好例子之一，致病的链球菌 M 蛋白的抗体与肌凝蛋白、层粘连蛋白及神经抗原的基质蛋白等存在交叉反应。这类自身抗体如果沉积在心脏会激发免疫反应，如果穿过血脑屏障沉积在大脑则可导致 Sydenham 舞蹈症。1 型糖尿病、类风湿关节炎、乳糜泻和多发性硬化症中也报道过微生物蛋白与宿主间

表 6-1	阻止自身免疫的机制

1. 自身抗原的截留
2. 免疫耐受的产生和维持
   a. 中枢自身反应性淋巴细胞的清除
   b. 外周自身反应性淋巴细胞的反应失能
   c. 自身反应性淋巴细胞的受体置换
3. 调节机制
   a. 调节性 T 细胞
   b. 调节性 B 细胞
   c. 调节性间充质细胞
   d. 调节性细胞因子
   e. 基因网络

表 6-2	自身免疫性的机制

Ⅰ. 外源性
   A. 分子模拟
   B. 超抗原刺激
   C. 微生物和组织破坏相关的佐剂效应
Ⅱ. 内源性
   A. 异常的抗原呈递
      1. 免疫豁免的缺失
      2. 新表位或隐藏表位的出现（表位扩展）
      3. 自身抗原的变化
      4. 抗原呈递细胞功能的增强
         a. 共刺激分子的表达
         b. 细胞因子的产生
   B. T 细胞辅助功能增强
      1. 细胞因子的产生
      2. 共刺激因子
   C. B 细胞功能增强
      1. B 细胞激活因子
      2. 共刺激因子
   D. 细胞凋亡缺陷或凋亡物质清除能力的缺陷
   E. 细胞因子失衡
   F. 免疫调节的变化
   G. 内分泌异常

的分子模拟机制。有假说认为，传染性病原体可能通过占领病原体相关分子模式（pathogen-associated molecular patterns，PAMP）而抑制自我耐受。这些分子（如细菌内毒素、RNA 或 DNA）在免疫系统中有着类佐剂的效应，通过与 Toll 样受体（Toll-like receptors，TLR）和其他模式识别受体（pattern recognition receptors，PRR）反应而提高微生物的免疫原性和免疫刺激性。佐剂通过 TLR 激活树突状细胞，从而激活静默的可识别微生物抗原和自身抗原的淋巴细胞。与此类似，细胞和组织损伤通过释放 DNA、RNA 核小体等损伤相关分子模式（damage associated molecular patterns，DAMP）及其他组织碎片，结合同类 PRR 从而激活炎症细胞及免疫系统。

免疫系统的内源性紊乱可以归咎于自身抗原免疫

耐受的缺失及自身免疫的发展（表 6-2）。有些自身抗原存在于免疫隔离部位，如大脑或眼的前房，这些部位不能引发免疫反应。免疫豁免的产生源于一系列的事件，如限制蛋白从这些部位进入淋巴系统，局部产生转化生长因子（TGF-β）等免疫抑制性因子，及局部表达 Fas 配体等导致活化 T 细胞凋亡的分子。对于只在免疫隔离部位表达的蛋白，淋巴细胞保持免疫忽视的状态，既不活化也不失能。如果隔离部位被创伤（肿瘤）、炎症或在其他部位被激活的 T 细胞破坏，表达在这些部位的蛋白将具有免疫原性，并成为免疫攻击的靶标。例如在多发性硬化和交感性眼炎中，独有表达在大脑和眼的抗原分别成为活化 T 细胞的靶目标。

抗原呈递的变化也可以导致自身免疫。一般不会常规呈递给淋巴细胞的自身抗原的肽决定簇（抗原表位）会由于分子的蛋白分解过程的变化及后继的新肽段（隐藏的抗原表位）出现而被识别。当 B 细胞取代树突状细胞呈递自身抗原时，能激活自身反应性 T 细胞的隐藏抗原表位也可被呈递。这些隐藏的抗原表位之前不会影响自身反应性淋巴细胞的沉默。此外，一旦多分子复合物中的一种蛋白成分被免疫识别，在复合物所有分子内化、呈递后，复合物中的其他成分也可能出现免疫反应性（表位扩展）。最后，炎症、环境因素、药物接触或正常衰老也可能导致蛋白质的翻译后改变，导致与正常的自体蛋白交叉反应的免疫应答。例如，诱导和（或）释放的蛋白质精氨酸脱亚胺酶导致很多蛋白的精氨酸残基瓜氨酸化，从而改变它们诱导免疫反应的能力。在类风湿关节炎和慢性肺部疾病以及正常吸烟者中已经观察到瓜氨酸化蛋白抗体的产生，并可能参与器官的病变。自身抗原的有效获得和呈递的改变可能是某些器官特异性自身免疫性疾病模型中免疫反应的重要组成部分。此外，这些因素与多种药物诱导性自身免疫性疾病发病机制相关。然而，非器官特异性的系统性自身免疫性疾病中自身反应的多样性表现说明，这些情况可能源于免疫系统的普遍激活而不仅仅由于个别自身抗原的改变。

细胞凋亡物质抗体的存在是许多自身免疫性疾病的特征。多种动物模型显示，细胞凋亡物质的清除缺陷可诱导自身免疫和自身免疫性疾病。而在系统性红斑狼疮（systemic lupus erythematosus，SLE）患者中已找到这样的缺陷。没有被免疫系统快速清除的凋亡碎片可成为树突状细胞和 B 细胞上许多 PRR 的内源性配体。在这种情况下，树突状细胞和（或）B 细胞被激活，一个针对凋亡碎片的免疫应答开始启动。此外，SLE 患者的次级淋巴器官生发中心内，细胞外凋亡物质的存在促进了自身免疫性B细胞克隆的直接激活或在免疫应答中选择类似克隆。

许多实验模型研究已表明，对T淋巴细胞的强烈刺激可以产生非特异性信号，绕过抗原特异性辅助T细胞，导致多克隆B细胞的活化及多种自身抗体的形成，如慢性移植物抗宿主反应中产生的抗核抗体、抗红细胞抗体和抗淋巴细胞抗体。另外，真正的自身免疫性疾病，包括自身免疫性溶血性贫血和免疫复合物介导的肾小球肾炎，也可以这种方式诱导出来。虽然这种辅助性T细胞的扩散式活化会明确导致自身免疫，但B淋巴细胞的非特异性刺激也可导致自身抗体的产生。因此，多克隆B细胞的活化因子，如细菌内毒素，用于正常小鼠后可产生抗DNA和抗IgG（类风湿因子）等自身抗体。在适当的遗传背景下，如狼疮样综合征的动物中，各种导致B细胞高反应性的遗传修饰也可导致自身抗体的产生。此外，过量的B细胞活化因子（B cell activating factor，BAFF），即B细胞存活因子可引起非T细胞依赖性的B细胞活化和自身免疫的发展。Y染色体上的TLR7冗余（如BXSB-Yaa小鼠）或TLR9的配体CpG刺激，可充分激活小鼠的树突状细胞，诱导出SLE。继而诱导产生的炎症介质可在没有抗原特异性T细胞辅助的情况下引起从非致病性IgM型自身抗体到致病性IgG自身抗体的转变。当表达抗原受体时，B或T细胞亚群的异常选择也易导致自身免疫。例如，B细胞受体相关激酶（Bruton酪氨酸激酶）缺失造成的B细胞免疫缺陷可导致X连锁丙种球蛋白血症。B细胞数量降低是这种综合征的特点。这将导致BAFF水平增高，进而改变B细胞的选择及导致自身反应性B细胞的生存率升高。同样，胸腺中自身反应性T细胞的阴性选择需要自身免疫调节（autoimmune regulator，AIRE）基因的表达，该基因可以使胸腺髓质上皮细胞表达组织特异性蛋白质。主要组织相容性复合物（major histocompatibility complex，MHC）分子可以呈递这些蛋白质的肽段，并介导自身反应性T细胞的中枢清除过程。AIRE基因表达的缺失可导致自身反应性细胞的阴性选择失败、自身抗体的产生和多器官的严重炎症破坏。缺乏AIRE基因表达的个体表现出自身免疫性多内分泌腺病-念珠菌病-外胚层营养不良（polyendocrinopathy-candidiasis-ectodermal dystrophy，APECED）。

T和（或）B细胞活性的基本改变、细胞因子的失衡或免疫调节环路的缺陷也可能有助于自身免疫的出现。肿瘤坏死因子（tumor necrosis factor，TNF）和白细胞介素（interleukin，IL）10的生成减少已被报道与自身免疫的发展有关。Ⅰ型干扰素的生成过多

或治疗性使用也与自身免疫有关。T细胞共刺激分子的过表达同样也会导致自身抗体的产生。

自身免疫也可能是免疫调节机制异常的结果。在人类自身免疫性疾病和动物模型中的观察表明，调节性T细胞（Treg）的产生和活性的缺陷可能引起自身免疫的产生。近来已经明确的是，编码Treg细胞分化关键分子的FOXP3基因在IPEX综合征（免疫紊乱、多内分泌腺病、X连锁肠病）中表达缺陷。输入正常Treg细胞或其衍生因子可以防止啮齿类动物自身免疫模型中自身免疫性疾病的发展，同种异体干细胞移植可改善人类IPEX的症状。在类风湿关节炎和SLE等多种人类自身免疫性疾病中，已发现Treg细胞出现功能异常，尽管并不确定这些功能异常是否致病或继发于炎症。细胞因子IL-10的分泌是Treg细胞控制免疫/炎症反应的机制之一。在这方面，IL-10或IL-10受体的缺乏可导致类克罗恩病的儿童炎性肠病，且可通过同种异体基因干细胞移植治愈。最后，最近的数据显示，B细胞主要通过产生IL-10发挥调节功能。在动物模型中，缺乏分泌IL-10的调节性B细胞会延长多发性硬化的病程，而在人SLE中，认为这些细胞出现功能性减少。

显而易见的是，没有一个单一的机制可以解释自身免疫或自身免疫性疾病的所有不同表现形式。此外，遗传评估已经表明，诱导自身免疫性疾病通常需要很多异常改变的聚集。诱导自身免疫的其他重要决定因素包括年龄、性别（许多自身免疫性疾病多见于女性）、感染事件的暴露以及环境的接触。目前正在深入研究所有这些不同的因素如何影响自身反应的能力。

遗传因素

在人类家系研究特别是双胞胎研究中，存在自身免疫易感基因的证据。对1型糖尿病、类风湿关节炎、多发性硬化症、系统性红斑狼疮的研究表明，15%～30%的同卵双胞胎表现出疾病一致性，而异卵双胞胎<5%。同一家族发生不同的自身免疫性疾病提示某种易感基因可能诱发多种自身免疫性疾病。全基因组关联研究已经开始证实单个基因的多态性与特定的自身免疫性疾病相关。迄今为止，已证实超过50种基因多态性与一种或多种自体免疫性疾病相关。值得注意的是，某些基因与多个自身免疫性疾病相关联，而另一些只与一种自身免疫性疾病特别有关。此外，最近的遗传学证据显示，不同自身免疫性疾病中通常可找到遗传性风险因素的集合。已知的四

组基因簇：①最常与克罗恩病、牛皮癣及多发性硬化症相关的 6 种基因多态性基因簇；②与乳糜泄、类风湿关节炎、系统性红斑狼疮强相关的 8 种基因多态性基因簇；③与 1 型糖尿病、多发性硬化和类风湿关节炎强相关的 7 种基因多态性基因簇；④与 1 型糖尿病、类风湿关节炎、乳糜泻、克罗恩病和 SLE 密切相关的超过 12 种基因多态性基因簇。这些结果表明，具有广泛的不同临床表现及器官受累模式的自身免疫性疾病可能涉及类似的免疫病理途径。例如，编码 PTPN22 基因的等位基因与多个自身免疫性疾病相关，其产物是多种造血细胞表达的一种磷酸酶，可以下调抗原受体介导的对 T 细胞和 B 细胞的刺激。在某些人群中该等位基因与 1 型糖尿病、类风湿关节炎以及 SLE 关联。此多态性与自身免疫性疾病关联的原因还不清楚，很可能是淋巴细胞发育过程中抗原受体信号的减少、自身反应性克隆的逃逸许可，或外周活化的自身抗原反应性淋巴细胞诱导凋亡的下降。近几年，全基因组关联研究已证实了多种参与人类自身免疫性疾病的其他基因。大多数基因均存在于正常个体中，单独赋予自身免疫性疾病一个相对低的风险。自身免疫性疾病中，没有单独的易感基因被认为必不可少。除了来自人类的证据，某些近交小鼠品系可复制再现自发或实验诱导的自身免疫性疾病，另一些则不然。这些发现引发了对自身免疫性疾病中易感性基因和潜在保护性基因的广泛探索。

特有的 MHC 等位基因是自身免疫性疾病最强的易感性关联基因。有人认为，MHC 基因型与自身免疫性疾病的关联在于，不同等位基因变异的 MHC 分子呈递自身抗原肽给自身反应性 T 细胞的能力存在差异。另一种假说与 MHC 等位基因在胸腺 T 细胞发育时在塑造 T 细胞受体库中的作用有关。此外，特定的 MHC 基因产物本身可以是 T 细胞能识别的肽的来源。这类 MHC 肽和普通微生物产生的肽之间存在交叉反应性，可通过分子模拟触发自身免疫。然而，MHC 基因型本身并不能决定自身免疫的发展。MHC 相同的双胞胎比非双胞胎兄弟姐妹更容易出现同样的自身免疫性疾病；这一现象表明，除 MHC 以外的其他遗传因素也影响着疾病的易感性。1 型糖尿病、系统性红斑狼疮、类风湿关节炎和多发性硬化症的人类和小鼠遗传学研究已经确定了几个 MHC 之外的独立散在的疾病易感性位点。编码固有免疫反应分子的基因也参与其中。人类 SLE 中，补体（C1q、C4 或 C2）经典途径早期蛋白的遗传纯合子缺乏及 1 型干扰素途径所涉及的基因都与发病显著相关。

自身免疫性疾病免疫病理机制

自身免疫性疾病组织损伤的机制分为抗体介导和细胞介导的过程。代表性实例列于表 6-3。

自身抗体的致病性可以通过多种机制诱导，包括可溶性因子或细胞的调理作用，通过补体系统活化的炎症级联反应，以及干扰可溶性分子或细胞的生理功能。在自身免疫性血小板减少性紫癜中，针对血小板的调理作用介导吞噬细胞针对其的清除。类似的，在自身免疫性溶血性贫血中，免疫球蛋白与红细胞膜的结合导致调理细胞的裂解和吞噬。肺出血肾炎综合征是以肺出血和严重性肾小球肾炎为特征的一种疾病，是抗体结合导致补体的局部活化和中性粒细胞的聚集和活化的代表性例子。该病中，自身抗体在基底膜处与 IV 型胶原蛋白的 α3 链结合。SLE 中，免疫球蛋白沉积于肾小球处的补体级联反应激活是肾损害的主要机制。此外，SLE 中含 DNA 和 RNA 的免疫复合物在树突状细胞中分别激活 TLR9 和 TLR7，并促进有利于自身免疫反应扩增的炎性、免疫原性环境。

自身抗体还可以干扰细胞或可溶性因子的正常生理功能。激素受体的自身抗体可以通过干扰受体信号从而刺激或抑制细胞功能。例如，结合于促甲状腺激

表 6-3		自身免疫性疾病器官损伤的机制	
效应物	机制	靶目标	疾病
自身抗体	阻断或不激活	烟碱型乙酰胆碱受体 α 链	重症肌无力
		磷脂 β2-糖蛋白 I 型复合体	抗磷脂综合征
		胰岛素受体	胰岛素抗性糖尿病
		内因子	恶性贫血
	刺激	TSH 受体（LATS）	Graves 病
		蛋白酶-3（ANCA）	韦格纳肉芽肿
		表皮钙粘连蛋白	寻常型天疱疮
		桥粒芯蛋白 3	
	补体激活 免疫复合物形成	IV 型胶原 α3 链	Goodpasture 综合征
		双链 DNA	系统性红斑狼疮
	调理作用	免疫球蛋白	类风湿关节炎
		血小板糖蛋白 IIb/IIIa 受体	自身免疫性血小板减少性紫癜
		Rh 抗原，I 抗原	自身免疫性溶血性贫血
	抗体依赖性细胞毒性	甲状腺过氧化物酶，甲状腺球蛋白	桥本甲状腺炎
T 细胞	细胞因子的产生	?	类风湿关节炎，多发性硬化，1 型糖尿病
	细胞毒作用	?	1 型糖尿病

素（TSH）受体的自身抗体——长效甲状腺刺激物出现于 Graves 病中并作为激动剂促使甲状腺出现针对过量 TSH 的反应。另外，胰岛素受体抗体通过阻断受体可以引起胰岛素抵抗糖尿病。85％～90％的重症肌无力患者中可检测到乙酰胆碱受体的自身抗体，该抗体可导致肌肉无力。抗原的表位、抗体的效价和亲和力等特征决定抗体的结合将导致活化还是阻断。

抗磷脂抗体与原发性和继发性抗磷脂综合征血栓栓塞事件相关联，也与胎儿的流产有关。针对磷脂-β2糖蛋白 I 型复合体的主要抗体似乎发挥促凝作用。寻常天疱疮中，自身抗体结合至表皮细胞桥粒的一种组分——桥粒芯蛋白 3，并在该疾病的诱导中发挥作用。这些抗体通过刺激上皮蛋白酶的生成来破坏细胞连接，并随之形成水疱。韦格纳肉芽肿中发现的中性粒细胞胞浆抗体（c-ANCA），是细胞内抗原——29kDa 的丝氨酸蛋白酶（蛋白酶-3）的抗体。体外实验已经表明 IgG 型 c-ANCA 可引起细胞活化和嗜中性粒细胞的脱颗粒。

需要重点注意的是，已在重症肌无力、系统性红斑狼疮、风湿热和类风湿关节炎的实验模型中证实，特定的特异性自身抗体可能仅在遗传易感的宿主中引起疾病。此外，一旦器官损伤开始，新的炎症级联反应启动，自身免疫过程便可以持续并放大。最后，一些自身抗体似乎是疾病的标记，但到目前为止，还没发现这些抗体已知的致病潜力。

自身免疫性疾病

在大量的病理状况下都有自身免疫的表现，然而它们的存在并不一定意味着该病理过程是一种自身免疫性疾病。关于自身免疫性疾病分类标准的建立进行过许多尝试，但都没被普遍接受。表 6-4 列出了一组标准，仅供参考。

要将一种疾病归类为自身免疫性疾病，需要证明所观察到的病理改变是由自身抗原的免疫反应引起。最初认为，各种疾病患者血清中检测到的受累组织的抗体是这些疾病有自身免疫基础的证据。然而，这样的自身抗体在外伤或感染造成的组织损伤中也可以出现并继发于组织损伤。因此，一种疾病被分类为自身免疫性疾病前必须证明自身免疫的致病性。

为了确认抗体的致病性，可以用给药方式将患者的自身抗体转移到实验动物身上，导致疾病的出现及相似的病理进展。这种情况在 Graves 病等疾病中已有记载。在一些自身免疫性疾病产妇的新生儿中，观察到疾病可以由母亲传递给胎儿。新生儿的症状通常伴随

表 6-4	人类自身免疫性疾病：免疫病理的假定证据
主要标准
1. 存在自身抗体或细胞自身反应性的证据
2. 病理损害相关的自身抗体或淋巴浸润证据
3. 相关自身抗体或 T 细胞可以导致组织病理变化的证据
a. 经胎盘传播
b. 可过继转移到动物体内
c. 体外实验对细胞功能造成影响
支持性证据
1. 合理的动物模型
2. 免疫抑制剂的有效作用
3. 与自身免疫的其他证据相关
4. 没有感染或其他病因的证据

母体抗体水平的下降而消失。但是，先天性心脏传导阻滞是一个例外，该病心脏传导系统发育的损伤继发于子宫内抗 Ro 抗体的母婴转移。这种抗体转移可能导致永久的心脏发育缺陷。

大多数情况下，决定自身免疫何时发展成自身免疫性疾病的关键因素还没有确定。自身免疫与自身免疫性疾病发展可能与抗体或 T 细胞的特异性或它们的特异性效应分子有关。许多情况下，自身抗体致病性的机制尚不清楚。一些自身免疫性疾病中，辅助 T（Th）细胞分泌的不同细胞因子在病理过程中可发挥作用。在这方面，T 细胞可以分化成主要产生干扰素 γ（Th1）、IL-4（Th2）或 IL-17（Th17）的特异效应细胞或给 B 细胞提供帮助的滤泡辅助 T 细胞（T follicular helper，TFH）（第一章）。Th1 细胞促进巨噬细胞活化和激活经典的细胞免疫，而 Th2 细胞具有调控功能和参与寄生虫等引起的正常免疫应答。Th17 细胞产生包括 IL-17 和 IL-22 在内的大量炎性细胞因子，似乎主要参与形成宿主对某些真菌感染的抵抗力。TFH 细胞辅助 B 细胞共同产生 IL-21。许多自身免疫性疾病，如类风湿关节炎、多发性硬化症、1 型糖尿病和克罗恩病，似乎存在 Th1 和 Th17 细胞的分化，导致器官损伤。研究表明炎性关节炎的动物模型与 Th17 细胞的分化加剧相关，而 SLE 的动物模型与 TFH 细胞的分化相关。

器官特异性与全身性自身免疫性疾病

自身免疫性疾病包括特异性累及单一器官和累及许多器官（表 6-5）的全身性疾病。桥本自身免疫性甲状腺炎是器官特异性自身免疫性疾病的一个例子。在该病中，甲状腺的特殊损害与单核细胞的浸润和滤泡细胞的破坏相关联，甲状腺成分的抗体在几乎所有的病例中都可以出现。其他器官或组织特异性自身免

表 6-5	自身免疫性疾病的疾病谱
器官特异性	
Graves 病	白癜风
桥本甲状腺炎	自身免疫性溶血性贫血
自身免疫性腺体综合征	自身免疫性血小板减少性紫癜
1 型糖尿病	恶性贫血
胰岛素抵抗型糖尿病	重症肌无力
免疫介导的不孕症	多发性硬化症
自身免疫性艾迪生病	Guillain-Barré 综合征
寻常型天疱疮	全身肌强直综合征
落叶型天疱疮	急性风湿热
疱疹性皮炎	交感性眼炎
自身免疫性脱发	肺出血肾炎综合征
非器官特异性（全身性）	
系统性红斑狼疮	韦格纳肉芽肿
类风湿关节炎	抗磷脂综合征
系统性坏死性血管炎	干燥综合征

疫病症包括寻常天疱疮、自身免疫性溶血性贫血、特发性血小板减少性紫癜、肺出血肾炎综合征、重症肌无力、交感神经眼炎。有些器官特异性自身免疫性疾病具有重叠倾向的重要特征，比如一个特殊综合征的患者很有可能发展出第二种综合征。例如，自身免疫性甲状腺炎患者中恶性贫血的发病率高。更惊人的是，器官特异性自身免疫病患者可出现多个自身免疫其他表现的倾向而不伴有相应器官的病理损伤。因此，多达 50% 的恶性贫血患者有非交叉反应的抗甲状腺组织成分抗体，而重症肌无力患者可出现抗核抗体、抗甲状腺抗体、类风湿因子、抗淋巴细胞抗体、多克隆球蛋白血症。部分原因可能是这些不同的疾病患者具有共同的遗传因素。

全身性自身免疫性疾病不同于器官特异性疾病之处在于多种不同的器官和组织都可以出现病理损害。这类疾病的特点是相关自身免疫症状的出现在器官病理过程中可能具有病因意义。SLE 因为其丰富的自身免疫症状代表了这些疾病的特点。SLE 的疾病表现千变万化，可累及肾、关节、皮肤、浆膜表面、血管和中枢神经系统（第七章）。该疾病与大量自身抗体的产生相关，这些抗体是体液免疫系统普遍高反应性的一部分。SLE 的特点还包括普遍的 B 细胞高反应性和多克隆高丙种球蛋白血症。目前的证据表明，针对抗原的低反应性和高反应性均可导致 SLE 中自身反应性 B 细胞的生存和激活。SLE 中自身抗体的出现被认为是 T 细胞依赖性 B 细胞应答加重的一部分，因为大多数致病性抗 DNA

自身抗体（DNA 抗体）是过度体细胞突变的证据。

治疗 自身免疫性疾病的治疗

自身免疫性疾病的治疗可以专注于抑制诱导自身免疫、恢复正常调节机制，或抑制效应机制。为了降低自身反应性细胞的数量或功能，免疫抑制或消融疗法是最常用的。近年来已经证实，细胞因子阻断能有效预防免疫活化或者抑制这些疾病中特有的广泛的炎性效应机制。通过阻断 T 或 B 细胞激活所需的共刺激信号、阻断淋巴细胞的迁移能力或消除效应 T 细胞或 B 细胞，也已经开发出更特异的淋巴细胞靶向新疗法。这些方法的疗效在一些疾病中已经被证实，例如，系统性红斑狼疮（贝利木单抗），类风湿关节炎（中和 TNF、阻断 IL-6 受体、CD28 竞争剂、去除 B 细胞、IL-1 竞争剂），银屑病（去除 IL-12/23、中和 TNF）和炎性肠病（中和 TNF、中和 IL-12）。抑制效应机制的一个重大进展是一些疾病引进细胞因子封闭后可以阻止器官受损，包括类风湿关节炎、炎性肠病、银屑病和脊柱关节病。阻断细胞因子信号传导通路的小分子最近被引入到临床。T 细胞活化（CTLA-4Ig）或去除 B 细胞（抗 CD20 抗体）相关生物制品最近被批准用于类风湿关节炎的治疗。预防靶器官的损伤或维持靶器官的功能在自身免疫性疾病的治疗中始终很重要。

第七章　系统性红斑狼疮
Systemic Lupus Erythematosus

Bevra Hannahs Hahn

（薛知新　廖卓君　译　唐元家　校）

定义和流行病学

系统性红斑狼疮（SLE）呈一种由自身抗体和免疫复合物介导，引起组织、器官损伤的自身免疫性疾病。大部分患者在出现临床症状前的数年便可出现自身抗体。虽然不同性别、不同年龄、不同种族均有疾病易感性，但 90% 的患者仍属于育龄期妇女。SLE 在美国女性人群中的患病率是（20～250）/100 000，根据种族、性别患病率会有所不同，非洲裔美国女性和非洲裔加勒比女性最高，白人男性最低。

发病机制和病因

SLE 可能的发病机制见图 7-1。不同患者的具体发病机制不尽相同，归结起来可以概括为易感基因与环境因素两方面的相互作用从而导致了机体免疫反应异常。这些异常的免疫反应包括：①固有免疫的活化：由 CpG DNA、免疫复合物中的 DNA、病毒 DNA 或 RNA 以及自身抗原中的 RNA 等刺激固有免疫细胞如树突状细胞（DC）、单核/巨噬细胞的活化。②适应性免疫细胞（包括成熟的 T、B 细胞）活化阈值降低以及活化途径异常。③调节性 $CD4^+$ 和 $CD8^+$ T 细胞、B 细胞以及髓系来源的免疫抑制性细胞功能异常。④免疫复合物和凋亡细胞的清除障碍。凋亡细胞表面囊泡里的自身抗原（包括 Sm 抗原中的核小

体 DNA/蛋白，RNA/蛋白，Ro、La 抗原，磷脂）被免疫系统识别，由于存在清除障碍，自身抗原、自身抗体、免疫复合物持续存在从而促使炎症及疾病的发生发展。免疫细胞的活化伴随着一些细胞因子的释放，比如促炎因子 1 型、2 型干扰素（IFN）、肿瘤坏死因子 α（TNF-α）、白介素 17（IL-17）、B 细胞成熟/存活相关的细胞因子如 B 淋巴细胞刺激因子（BLyS/BAFF），以及白介素 10（IL-10）。50%～60% 的 SLE 患者外周血细胞存在有干扰素诱导基因的高表达。而除了上述这些分泌增多的细胞因子之外，另有一些分泌减少的细胞因子也与 SLE 发病相关，比如 T 细胞、NK 细胞不能产生足够的 IL-2、转化生长因子 β（TGF-β）来诱导和维持调节性 $CD4^+$ 和 $CD8^+$ T 细胞。以上这些异常免疫反应导致的结果是持续的自身抗体（见图 7-1、表 7-1）及免疫复合物的产生，其中一些致病性的亚型结合至靶组织，活化补体，释放细胞因子、趋化因子、活性肽、氧化剂和蛋白水解酶，进而活化多种组织细胞（血管内

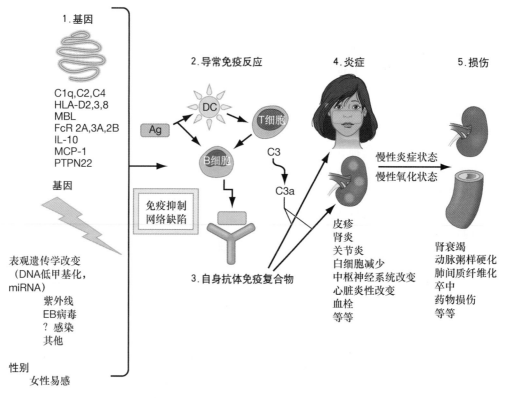

图 7-1 （见书后彩图） 系统性红斑狼疮的发病机制。以上列出经多项 GWAS 研究（其中大部分为针对北欧白人，少数来自亚洲人群研究）验证的 SLE、狼疮性肾炎易感基因（SG Guerra et al：Arthritis Res Ther 14：211，2012）。基因-环境相互作用（Costenbader et al：Autoimmune Rev 11：604，2012）导致了异常免疫反应，产生致病性自身抗体和免疫复合物并沉积于组织，激活补体，引起炎症，长此以往导致不可逆性器官损伤（Tsokos：N Engl J Med 365：2110，2011；BH Hahn, in DJ Wallace, BH Hahn [eds]：Dubois' Lupus Erythematosus and Related Syndromes, 8th ed. New York, Elsevier, 2013）。Ag：抗原；C1q、C3：补体系统成分；DC：树突状细胞；HLA：人白细胞抗原；FcR：免疫球蛋白 Fc-结合受体；IL：白介素；MCP：单核细胞趋化蛋白；PTPN：磷酸酪氨酸磷酸酶

抗体	出现率（%）	所识别抗原	临床应用
抗核抗体	98	多种核成分	最佳筛查指标，反复多次阴性提示 SLE 可能性低
抗双链 DNA	70	DNA（双链）	高滴度具有 SLE 特异性，在部分患者与疾病活动度、肾炎、血管炎相关
抗 Sm	25	6 种核 U1 RNA 蛋白复合物	具有 SLE 特异性，无明确临床表现相关性，大部分患者同时有抗 RNP 阳性，非洲、亚洲人群较白种人更为常见
抗 RNP	40	U1 RNA 蛋白复合物	非 SLE 特异性，高滴度与伴发多种风湿免疫性疾病相关，黑人较白人常见
抗 Ro（SSA）	30	hY RNA 蛋白复合物 60kDa、52kDa	非 SLE 特异性，与干燥症状、低肾炎风险相关，阳性倾向于亚急性皮肤型红斑狼疮、先天性心电传导阻滞
抗 La（SSB）	10	hY RNA 蛋白复合物 47kDa	常伴抗 Ro 阳性，与肾炎风险相关
抗组蛋白	70	结合 DNA 的组蛋白（在核小体和染色质）	在药物性狼疮比自发性 SLE 常见
抗磷脂	50	磷脂，β2 糖蛋白 1（β2GP1）辅因子，凝血酶原	三种检测方法：ELISA 法测心磷脂、β₂GP1、敏感凝血酶原时间（DRVVT）；阳性倾向于血栓、死胎、血小板减少
抗红细胞	60	红细胞膜	直接 Coombs 试验检测，少数阳性可发生明显溶血
抗血小板	30	血小板表面及改变的胞浆抗原	与血小板减少相关，但敏感性、特异性欠佳，临床应用有限
抗神经元（包括抗谷氨酸受体）	60	神经元和淋巴细胞表面抗原	脑脊液中阳性可能与活动性 CNS 狼疮相关
抗核糖体 P	20	核糖体蛋白	血清中阳性可能与抑郁及 CNS 狼疮所致精神异常相关

缩写：CNS：中枢神经系统；DRVVT：稀释印度蝰蛇毒时间；ELISA：酶联免疫吸附试验

皮细胞、组织内的巨噬细胞、肾小球系膜细胞、足细胞、肾小管上皮细胞），以及促进 T、B 细胞、单核/巨噬细胞、DC 向靶组织的浸润。在持续慢性炎症背景下，生长因子的积聚和慢性氧化状态的产生导致了不可逆的组织损伤，包括肾小球、动脉、肺和其他组织的纤维化及硬化。

SLE 是一种多基因疾病，然而，有一些罕见的单基因缺陷，包括在补体激活途径早期步骤中某些成分（C1q、r、s；C2、C4）的纯合突变和 X 染色体上 TREX1 基因突变，可以使得 SLE 发病风险增高 5～25 倍。大部分有遗传易感性的个体，大多数易感基因都与免疫异常、炎症和组织损伤相关。这些易感基因累积到一定量时会导致狼疮发病。近期多种族的全基因组关联分析研究（GWAS）已经鉴定出了大约 45 个 SLE 易感基因（个别列举见图 7-1）。单独来讲，它们对 SLE 的患病风险比（HR）为 1.5～3，占了约 18% 的疾病易感性，这提示环境暴露和表观遗传学在 SLE 发病中起着主要作用。最常见被鉴定出的易感基因是人白细胞抗原（HLA），如 HLA DRB1* 0301 和 *1501，以及主要组织相容性复合体（MHC）120-基因区域的多个基因。其他针对白种人群所鉴定出的遗传易感因子，包括固有免疫途径的，特别是 IFN-α 相关的（STAT4、IRF5、IRAK1、TNFAIP3、PT-

PN22），淋巴细胞信号途径的（PTPN22、PDCD-1、Ox40L、BANK-1、LYN、BLK），凋亡细胞及免疫复合物清除方面的（C1q、FCRG Ⅱ A、FCRG Ⅲ A、CRP、ITGAM），中性粒细胞黏附方面的（ITGAM），以及 DNA 修复方面的（TREX1）。其中一些疾病易感的单核苷酸多态性（SNP）与临床表现也具有相关性，比如 STAT4 与疾病严重程度、抗 DNA、肾炎及抗磷脂综合征相关，FCGR Ⅱ A 的一个等位基因由于其编码的受体结合免疫复合物的能力变弱而与狼疮性肾炎呈现相关性。这些遗传易感因素有些是由于处在基因启动子区域（如 IL-10），有些是由于拷贝数变异（如 CA4）而起作用。除此之外，一些微小 RNA（microRNA，miRNA）由于在基因转录以及转录后表观修饰（如 SLE 患者 T 细胞的低甲基化）方面的作用而对 SLE 疾病易感同样也有着重要的影响。

有多种基因多态性如 STAT4、CTLA4 不仅在 SLE 被鉴定出，同时也是其他多种自身免疫性疾病所共有的。这些基因的遗传多态性/转录/表观调节遗传使得机体对内源性、外源性环境因素的免疫反应变得过高、持续时间过长或者免疫调节出现异常，因而导致了疾病发生。

SLE 更易发生于女性人群，究其原因可能是激素水平、X 染色体上的基因及表观遗传的性别差异这些因素导致。经抗原刺激后，女性往往比男性有更高的抗体反应。服用含雌激素的避孕药、接受激素替代疗法的女性 SLE 发病风险增加了 1.2～2 倍。T、B 细胞的雌激素受体结合雌二醇后可增加这些细胞活化与存活的能力，因而导致机体发生更为长久的免疫反应。X 染色体上的基因（比如 TREX1）也增加了 SLE 的女性发病风险，这可能是由于女性第二条 X 染色体上的某些基因并没有被自发沉默。比如克氏综合征（Klinefelter's syndrome）是 XXY 的染色体型，就明显增加了 SLE 患病率。

环境刺激同样能影响 SLE 的发病（图 7-1）。70% 的患者暴露于紫外线后可引起 SLE 复发，可能原因是紫外线增加了皮肤细胞凋亡或者改变了 DNA 和胞内蛋白使其具有抗原性。一些感染也可以导致 T、B 细胞对自身抗原进行识别，并产生自身抗体。很多 SLE 患者在临床症状出现之前的 3 年甚至更长时间已经产生自身抗体，这期间存在着调节机制来控制自身免疫的过程和程度，当调节机制失控，自身抗体及致病性 T、B 细胞就导致了临床症状的出现。EB 病毒（EBV）也是在易感人群促发 SLE 发病的一个感染性因素。患 SLE 的成人或儿童较对照人群更容易受到 EBV 感染。EBV 含有一段可以与人剪接体（一种 RNA/蛋白抗原）部分序列相似的氨基酸序列，可以被 SLE 患者体内的自身抗体所识别。吸烟也增加 SLE 患病风险［比值比（OR）1.5］。此外，持续暴露于二氧化硅（如吸入肥皂粉尘或农业作业中的土尘）同样也增加患病风险（在非洲裔美国女性 OR 值 4.3）。综上所述，自身免疫的发生是遗传易感性、环境因素、性别与异常免疫反应之间相互作用的最终结果（见第六章）。

病理学

SLE 的病变处皮肤活检可见表皮-真皮交界处（DEJ）有免疫球蛋白（Ig）的沉积，基底角质细胞损伤，以及表皮-真皮交界、血管、皮肤附属器部位以 T 细胞为主的炎症反应。SLE 患者的正常处皮肤的表皮-真皮交界处亦可见免疫球蛋白沉积。

肾组织活检的病理分型及严重度对于 SLE 的临床诊断及最佳治疗方案的选择至关重要。国际肾脏病学会（ISN）/肾脏病理学会（RPS）分型（ISN/RPS 分型）是目前应用最广泛的狼疮肾炎的病理分型标准，已应用于大部分的狼疮肾炎临床研究（表 7-2）。在该分型标准中，括号中的 A 代表活动性改变，C 代表慢性改变，提示医生疾病是否具有潜在的逆转可能。尽管小管间质和血管的病变同样也关系着疾病的预后，

表 7-2	国际肾脏病学会/肾脏病理学会（ISN/RPS）狼疮性肾炎病理分型

Ⅰ型　微小病变性狼疮性肾炎

光镜正常，但免疫荧光可见系膜区免疫复合物沉积

Ⅱ型　系膜增生性狼疮性肾炎

光镜下单纯的系膜区细胞或基质增生，伴系膜区免疫复合物沉积。免疫荧光或电镜下可有少量上皮下或内皮下免疫复合物沉积，但光镜下上述区域无异常发现

Ⅲ型　局灶性狼疮性肾炎

活动性或非活动性的局灶性、节段性或球性血管内皮或血管外肾小球肾炎（≤50% 的肾小球受累），通常伴有局灶性内皮下免疫复合物沉积，伴或不伴系膜改变

Ⅲ（A）　活动性病变：局灶增生性狼疮性肾炎

Ⅲ（A/C）　活动性＋慢性病变：局灶增生性＋硬化性狼疮性肾炎

Ⅲ（C）　慢性非活动性病变伴肾小球瘢痕：局灶硬化性肾小球肾炎

Ⅳ型　弥漫性狼疮性肾炎

活动性或非活动性的弥漫性、节段性或球性血管内皮或血管外肾小球肾炎（≥50% 的肾小球受累），通常伴有弥漫性内皮下免疫复合物沉积，伴或不伴系膜改变。其中弥漫节段性狼疮性肾炎（Ⅳ-S）是指≥50% 的小球存在节段性病变，节段性是指＜1/2 的小球血管襻受累。弥漫性球性狼疮性肾炎（Ⅳ-G）是指≥50% 的小球存在球性病变，包括弥漫的"金属圈"而无或少有小球增生改变者

Ⅳ-S（A）　活动性病变：弥漫性节段性增生性狼疮性肾炎

Ⅳ-G（A）　活动性病变：弥漫性球性增生性狼疮性肾炎

Ⅳ-S（A/C）　活动性＋慢性病变：弥漫性节段性增生性＋硬化性狼疮性肾炎

Ⅳ-G（A/C）　活动性＋慢性病变：弥漫性球性增生性＋硬化性狼疮性肾炎

Ⅳ-S（C）　慢性非活动性病变伴肾小球瘢痕：弥漫性节段性硬化性狼疮性肾炎

Ⅳ-G（C）　慢性非活动性病变伴肾小球瘢痕：弥漫性球性硬化性狼疮性肾炎

Ⅴ型　膜性狼疮性肾炎

光镜及免疫荧光或电镜见球性或节段性上皮下免疫复合物沉积或相应形态学遗留表现，伴或不伴系膜改变。Ⅴ型狼疮性肾炎可合并Ⅲ或Ⅳ型狼疮性肾炎，应予分别诊断。Ⅴ型狼疮性肾炎可有严重的硬化表现

Ⅵ型　晚期的硬化性狼疮性肾炎

≥90% 的小球表现为球性硬化，且不伴残余的活动性病变

注：应列出小管萎缩、间质炎症和纤维化的程度（轻、中、重度），及动脉硬化或其他血管病变的严重程度。

来源：JJ Weening et al：Kidney Int 65：521，2004. Reprinted by permission from Macmillan Publishers Ltd.，Copyright 2004.

但该分型系统的主要关注点是肾小球病变。总体来说，Ⅲ型、Ⅳ型以及伴发Ⅲ或Ⅳ型的Ⅴ型狼疮肾炎应该尽可能采用积极的免疫抑制剂治疗，如果不治疗或治疗

力度不够很有可能会进展为终末期肾病（ESRD）。而Ⅰ型、Ⅱ型及已有广泛且不可逆病变的狼疮肾炎并不推荐采用免疫抑制剂治疗。在最新的系统性红斑狼疮国际合作组（SLICC）的 SLE 疾病分类标准中，仅有肾组织活检的证据而不需要加上任何另外一条标准就可以诊断 SLE（表 7-3）。

血管组织活检的结果可能也可以用来确定治疗方案。虽然血管炎的类型并不具有 SLE 特异性，但却可以提示疾病活动性，最常见为白细胞破碎性血管炎（见血管炎章节，第十四章）。

SLE 的淋巴结活检常表现为非特异的弥漫性慢性炎症改变，常用来排除感染及恶性肿瘤的可能性。

诊断

系统性红斑狼疮的诊断主要根据临床特征和自身抗体。目前所应用的分类标准列于表 7-3，诊断和初步治疗流程见图 7-2。符合任意四条或四条以上标准，并且包括至少一条临床和一条免疫学标准，即可提示 SLE 的诊断（该标准特异性和敏感性分别为 93% 和

表 7-3　系统性红斑狼疮 SLICC 分类标准	
临床标准	免疫学标准
皮肤	ANA 阳性
急性、亚急性皮肤狼疮	抗 dsDNA 抗体阳性
慢性皮肤狼疮	抗 Sm 抗体阳性
口腔溃疡	抗磷脂抗体阳性
脱发	低补体
滑膜炎	直接 Coombs 试验阳性
肾	
尿蛋白/肌酐≥0.5	
红细胞管型	
肾活检[a]	
神经系统	
癫痫、精神障碍、单神经炎、脊髓炎、外周神经病或脑神经病、急性意识混乱状态	
溶血性贫血	
白细胞减少（$<4×10^9/L$）或淋巴细胞减少（$<1×10^9/L$）	
血小板减少（$<100×10^9/L$）	

[a] 单一条肾活检病理标准即可作为诊断 SLE 的分类标准，而不需要附加上述其他任何标准。
诊断标准：符合≥4 条标准，必须至少包含临床标准中的 1 条以及免疫学标准中的 1 条，即可诊断 SLE。特异性 93%，敏感性 92%。
来源：M Petri et al：Arthritis Rheum 64：2677, 2012. Because these criteria are new, currently ongoing clinical studies use prior American College of Rheumatology Criteria；see EM Tan et al：Arthritis Rheum 25：1271, 1982；update MC Hochberg：Arthritis Rheum 40：1725, 1997.

92%）。对多数患者来说，随着病程发展符合的标准条数会逐渐增加。98% 以上的患者在病程中会出现抗核抗体（ANA）阳性。除非有其他自身抗体阳性，重复多次免疫荧光方法检测 ANA 阴性基本可以排除 SLE 的诊断（图 7-2）。高滴度 IgG 型抗 dsDNA 抗体阳性和抗 Sm 抗体阳性对 SLE 的诊断具有特异性，在这两种抗体阳性基础上再有临床表现就更增加了 SLE 诊断的倾向性。如果始终缺乏临床表现证据，即使出现多种自身抗体阳性，这种情况也不能诊断为 SLE，虽然确实有很高的患病风险。

临床表现

SLE 的诊断确立之后，还需要评估疾病严重程度、病情是否仍有可逆性，并评估各种治疗手段带来的可能结果，这些都非常重要。SLE 的临床表现多样，严重程度亦轻重不一，可从很轻微直到危及生命，在下文中将有详细介绍。

全身表现

SLE 发病之初，可能仅累及一个或几个器官系统，随着病程进展，更多的临床表现将逐渐出现（表 7-3、7-4）。大部分患者在临床表现出现的时候已经存在自身抗体阳性（表 7-1、7-3）。SLE 疾病严重程度可分为轻度、中度、重度以及暴发性狼疮。85% 的患者会有持续的疾病活动状态（即使在治疗过程中）或者一年出现大于等于一次的疾病复发或活动。不接受治疗的情况下没有任何临床症状称为完全缓解，永久性完全缓解非常罕见。SLE 患者病程的大多数时间都会有全身性症状，比如疲劳、肌痛或关节痛。严重的全身症状：发热、虚弱、体重减轻和贫血，伴或不伴靶器官损伤，需要接受糖皮质激素治疗。

骨骼肌肉表现

大多数 SLE 患者会有间歇性的多关节炎，常见于手、腕和膝关节，以关节周围软组织肿胀、关节和（或）肌腱压痛为特征，程度不尽相同，从轻度直至严重影响功能。仅有 10% 的患者发展为手和足关节畸形。接近半数的患者可在超声检查中发现关节侵蚀现象，而 X 线检查显示关节侵蚀性改变却很少见。部分患者可以既符合类风湿关节炎（RA）的诊断标准，又符合 SLE 的诊断标准（称"Rhupus"），这种情况下两种疾病应予以同时诊断。单关节的持续疼痛，诸如

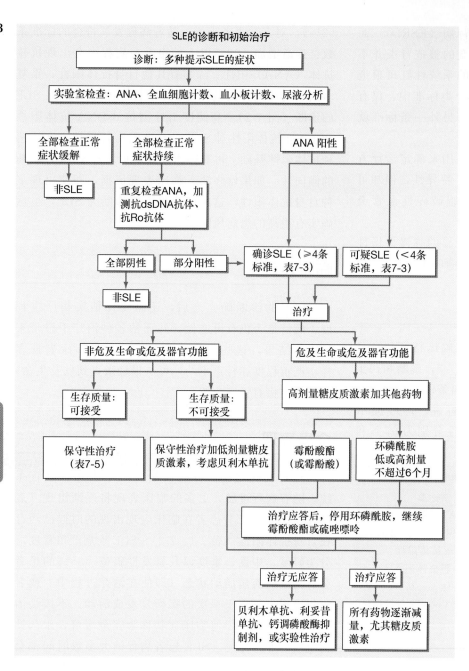

图 7-2 SLE 的诊断和初始治疗流程。 狼疮和狼疮性肾炎治疗指南参见 BH Hahn et al: Arthritis Care Res (Hoboken) 64: 797, 2012; GK Bertsias et al: Ann Rheum Dis 71: 1771, 2012; and G Bertsias et al: Ann Rheum Dis 67: 195, 2008. 霉酚酸酯和环磷酰胺的诱导及维持治疗细节参见 L Henderson et al: Cochrane Database Syst Rev 12: CD002922, 2012; Z Touma et al: J Rheumatol 38: 69, 2011; EM Ginzler et al: Arthritis Rheum 62: 211, 2010; FA Houssiau et al: Ann Rheum Dis 69: 61, 2010; and MA Dooley et al: N Engl J Med 365: 1886, 2011. 贝利木单抗治疗参见 BH Hahn: N Eng J Med 368: 1528, 2013. 利妥昔单抗参见 L Lightstone: Lupus 22: 390, 2013; and BH Rovin et al: Arthritis Rheum 64: 1215, 2012.

膝、肩或髋关节，尤其在缺乏疾病活动证据的情况下，需要考虑缺血性骨坏死的可能，因为 SLE 疾病本身，特别是接受全身糖皮质激素治疗会增加缺血性骨坏死的发生率。尽管大多数 SLE 患者仅有肌痛而并没有明显的肌炎，仍有部分患者会出现肌炎表现，诸如肌无力、肌酶升高、磁共振成像（MRI）检查阳性活检证明的肌坏死及炎性改变。值得注意的是，糖皮质激素治疗常可导致肌无力症状，抗疟药物治疗偶尔也可出现类似症状，这些药物不良反应需要与疾病的炎性活动区别开来。

皮肤表现

　　狼疮性皮炎表现可多种多样，分为急性、亚急性

和慢性三种。盘状红斑（DLE）是狼疮中最常见的慢性皮炎，其特点为周围略突起的环形红斑，附有鳞屑伴色素沉着，而皮损中央区萎缩伴色素缺失，该区域内皮肤附属器永久性破坏。盘状红斑可留有瘢痕，尤其是在面部和头皮部的盘状红斑可严重影响容貌。治疗主要为局部注射糖皮质激素和全身应用抗疟药物。虽然半数的盘状红斑狼疮患者有 ANA 阳性，但只有 5% 会合并有系统性红斑狼疮（SLE），而 20% 的 SLE 患者可以合并有 DLE。最常见的急性 SLE 皮疹是分布在面部（特别是面颊部和鼻子——蝶形红斑）、耳朵、下巴、颈和前胸 V 区、后背上方以及手臂伸侧的光敏性略突起红斑，偶伴鳞屑。皮疹的加重常常伴随着全身性疾病的复发。亚急性皮肤型红斑狼疮（SCLE）的

表 7-4	SLE 的临床表现和在疾病全过程中的发生率[a]
症状	发生率，%
全身性：疲劳、不适、发热、厌食、体重减轻	95
骨骼肌肉	95
关节痛/肌痛	95
非侵蚀性多发性关节炎	60
手部畸形	10
肌病/肌炎	25/5
缺血性骨坏死	15
皮肤	80
光过敏	70
颧部红斑	50
口腔溃疡	40
脱发	40
盘状红斑	20
血管炎样皮疹	20
其他（如：荨麻疹、亚急性皮肤红斑狼疮）	15
血液系统	85
贫血（慢病贫血）	70
白细胞减少（<4000/μl）	65
淋巴细胞减少（<1500/μl）	50
血小板减少（<100 000/μl）	15
淋巴结肿大	15
脾大	15
溶血性贫血	10
神经系统	60
认知功能障碍	50
情绪障碍	40
头痛	25
癫痫	20
单/多神经炎	15
脑卒中、短暂性脑缺血发作	10
急性精神错乱或运动障碍	2～5
无菌性脑膜炎、脊髓病	<1
心肺系统	60
胸膜炎、心包炎、浆膜腔积液	30～50
心肌炎、心内膜炎	10
狼疮性肺炎	10
冠状动脉疾病	10
肺间质纤维化	5
肺动脉高压、急性呼吸窘迫综合征、肺出血	<5
肺皱缩综合征	<5
泌尿系统	30～50
蛋白尿≥500mg/24h，细胞管型	30～50
肾病综合征	25
终末期肾病	5～10
消化系统	40
非特异性（恶心、轻微疼痛、腹泻）	30
肝酶异常	40
血管炎	5
血栓形成	15
静脉	10
动脉	5
眼部	15
干燥综合征	15
结膜炎、巩膜炎	10
血管炎	5

[a] 数字提示在病程的某一阶段中有上述症状的比例

皮损可以类似于银屑病的脱屑性红斑皮损，也可以是不高于皮面、带红色边缘的环形皮损。具有这些皮损的患者常常伴有光敏性，大部分还有抗 Ro（SSA）抗体阳性。SLE 的其他皮损表现还包括复发性荨麻疹、扁平苔藓样皮炎、大疱以及脂膜炎（狼疮性脂膜炎）。皮疹程度可以很轻，也可以很重，皮疹也可以是唯一的临床表现。此外，阿弗他口腔溃疡、鼻黏膜的小溃疡也是 SLE 的常见临床表现之一。

肾脏表现

肾炎常常是 SLE 最严重的临床表现，肾炎和感染是病程前十年导致 SLE 患者死亡的首要原因。因为肾炎往往相对隐匿，常可无明显症状，因此确诊 SLE 患者以及可疑 SLE 患者均需要进行尿液分析检查。狼疮肾炎分型主要基于组织学表现（见前述"病理学"部分及表 7-2）。SLE 患者但凡具有肾炎的临床证据，均需要进行肾组织活检来明确病理分型，以指导后续治疗。有高风险增生性肾小球损伤的患者（ISN Ⅲ 和 Ⅳ）通常会有镜下血尿和蛋白尿（>500mg/24h），大多数可有高血压，约有半数可发展至肾病综合征。而治疗不恰当的弥漫性增生性肾小球肾炎（DPGN）在诊断后 2 年之内几乎全部会进展为终末期肾病（ERSD）。所以，除非损伤已无任何可逆性，不然弥漫性增生性肾小球肾炎均需要进行积极的免疫抑制治疗，方案通常为全身性应用糖皮质激素加上细胞毒药物（图 7-2、表 7-5）。不管是否应用最新最强的治疗方案，非裔美国人相较于白人都更易进展为 ESRD。在美国约有 20% 的狼疮性 DPGN 患者在诊断后 10 年之内进展为 ERSD 或者死亡。对于这些患者，医生需要更加积极地控制病情、控制肾脏病变和治疗带来的并发症。对有蛋白尿（通常为肾病性）的 SLE 患者进行肾组织活检显示，约 20% 可伴有膜性改变而无增生性改变。这类患者的预后好于 DPGN 患者，但值得注意的是，有肾病性蛋白尿的 V 型患者需要接受和有增生性改变的 Ⅲ、Ⅳ 型患者相同的治疗方案。狼疮性肾炎是一种进展性病变，即使治疗多年后，狼疮肾炎复发后需要重新治疗或加强治疗强度。狼疮肾炎患者均必须特别注意动脉粥样硬化的问题，尤其是对于已有数年病程的患者，需要注意控制好全身表现、血压、血脂和血糖。

神经系统表现

系统性红斑狼疮可出现很多中枢和周围神经系统

表 7-5	SLE 的治疗药物		
药物	剂量范围	药物相互作用	严重和常见副作用
非甾体抗炎药（NDAID），水杨酸类，美国食品药品管理局批准阿司匹林（Ecotrin 和 St. Joseph's aspirin）[a] 用于治疗 SLE	通常要求推荐剂量的上限范围	血管紧张素 II 受体/血管紧张素转化酶抑制剂，糖皮质激素，氟康唑，甲氨蝶呤，噻嗪类利尿剂	非甾体抗炎药（NDAID）：高发生率的无菌性脑膜炎，肝酶升高，肾功能下降，皮肤血管炎；所有类型，尤其是特异性 COX2 抑制剂，可能增加心肌梗死的风险；水杨酸类：耳毒性，耳鸣；两者均有：胃肠道事件和症状，过敏反应，皮炎，眩晕，急性肾衰竭，水肿，高血压
局部糖皮质激素	对脸部中等效用；对其他部位中到强效用	未知	皮肤萎缩，接触性皮炎，毛囊炎，色素减退，感染
局部防晒霜	防晒指数至少 15，最好 30 以上	未知	接触性皮炎
羟氯喹[a]（可以加用阿的平，或用阿的平代替）	200~400mg/d（100mg/d）	未知	肾脏损害，粒细胞缺乏，再生障碍性贫血，共济失调，心肌病，眩晕，肌病，耳毒性，外周神经病变，皮肤色素沉着，癫痫，血小板减少，阿的平通常可导致弥漫性皮肤黄染
脱氢表雄酮	200mg/d	尚不清楚	痤疮，月经不调，血清睾酮水平高
甲氨蝶呤（用于皮炎、关节炎）	10~25mg/w，口服或皮下注射，配合叶酸使用；肌酐清除率<60ml/min 减量	维 A 酸，来氟米特，非甾体抗炎药和水杨酸类，青霉素，丙磺舒，磺胺药，甲氧苄啶	贫血，骨髓抑制，白细胞减少，血小板减少，肝毒性，肾毒性，感染，神经毒性，肺间质纤维化，肺炎，严重皮炎，癫痫
口服糖皮质激素[a]（几种特定品牌被美国食品药品管理局批准用于 SLE）	泼尼松、泼尼松龙：严重时 0.5~1mg/(kg·d)；缓解时 0.07~0.3mg/kg，隔日 1 次	血管紧张素 II 受体/血管紧张素转化酶抑制剂，III 类抗心律失常药物，环孢素，非甾体抗炎药和水杨酸类，吩噻嗪类，苯妥英钠，喹诺酮，利福平，利培酮，噻嗪类利尿剂，磺脲类，华法林	感染，水痘-带状疱疹病毒感染，高血压，高血糖，低血钾，痤疮，过敏反应，焦虑，无菌性骨坏死，类库欣改变，充血性心力衰竭，皮肤脆性增加，失眠，月经不调，情绪不定，骨质疏松症，精神症状
静脉用甲泼尼龙琥珀酸钠[a]（美国食品药品管理局批准用于狼疮性肾炎）	重症，静滴 1g/d，连用 3d	同口服糖皮质激素	同口服糖皮质激素（如果重复使用）；全身过敏反应
静脉用环磷酰胺[b]	低剂量（对于北欧白种人）：500mg/2w，连用 6 次，开始用吗替麦考酚酯或硫唑嘌呤维持治疗；高剂量：7~25mg/(kg·w)，连用 6 次，可考虑联合注射一定剂量的美司钠（mesna）	别嘌呤醇，骨髓抑制剂，集落刺激因子，阿霉素，利妥昔单抗，琥珀酰胆碱，齐多夫定	感染，水痘-带状疱疹病毒感染，骨髓抑制，白细胞减少，贫血，血小板减少，出血性膀胱炎（少于 IV 型），膀胱癌，脱发，恶心，腹泻，萎靡不安，恶性肿瘤，卵巢或睾丸衰竭，低剂量时卵巢衰竭不明显
口服霉酚酸酯（MMF）[b] 或霉酚酸（MPA）	1.5~3mg/(kg·d)，肌酐清除率<25ml/min 减量 MMF：诱导治疗口服 2~3g/d，维持治疗口服 1~2g/d；肌酐清除率<25ml/min 最多每天两次，一次 1g；MPA：360~1080mg，bid，警惕肌酐清除率<25ml/min	阿昔洛韦，抑酸剂，硫唑嘌呤，胆汁酸结合树脂，更昔洛韦，铁，盐，丙磺舒，口服避孕药	感染，白细胞减少，贫血，血小板减少，淋巴瘤，淋巴组织增生异常，恶性肿瘤，脱发，咳嗽，腹泻，发热，胃肠道症状，头痛，高血压，高胆固醇血症，低血钾，失眠，外周组织水肿，肝酶升高，震颤，皮疹
硫唑嘌呤（AZA）[b]	诱导缓解 2~3mg/(kg·d)；维持治疗 1~2mg/(kg·d)；肌酐清除率<50ml/min 减量	血管紧张素转化酶抑制剂，别嘌呤醇，骨髓抑制剂，干扰素，霉酚酸酯，利妥昔单抗，华法林，齐多夫定	感染，水痘-带状疱疹病毒感染，骨髓抑制，白细胞减少，贫血，血小板减少，胰腺炎，肝毒性，恶性肿瘤，脱发，发热，感冒样症状，胃肠道症状
贝利单抗	0、2、4 周静滴 10mg/kg，其后改为每月一次	静脉注射用免疫球蛋白	输液反应，过敏，可能感染
利妥昔单抗（上述治疗抵抗的患者）	375mg/(m²·w)，连用 4 次，1g/2w，连用 2 次	静脉注射用免疫球蛋白	感染（包括进行性多灶性脑白质病变），输液反应，头痛，心律失常，过敏反应

[a] 代表药物被美国食品药品管理局批准用于 SLE 治疗
[b] 代表药物用于联合糖皮质激素药物有效

的临床表现，并成为很多患者发病和死亡的主要原因。正确的诊断步骤：首先应询问症状是源于 SLE 还是其他情况（如使用免疫抑制剂后感染，或治疗引起的副作用）。如果症状与 SLE 有关，就需要确定是弥漫性病变（需要免疫抑制剂治疗），还是血管闭塞性疾病（需要抗凝治疗）。最常见的中枢性神经精神狼疮的临床表现是认知功能障碍，包括记忆和推理困难。头痛也很常见，剧烈的头痛通常预示 SLE 的急性发作；轻微头痛通常很难与偏头痛或紧张性头痛区分。任何形式的癫痫也可能由 SLE 引起，需要抗癫痫和免疫抑制剂治疗。精神失常可以是 SLE 的主要表现，需要与糖皮质激素诱导的精神病相鉴别，后者通常出现在糖皮质激素治疗的第一周内，使用每日剂量≥40mg 泼尼松或其他等量药物；精神症状通常在糖皮质激素减量或停用后的数天内缓解。脊髓病变也不少见，且通常致残，起始阶段快速使用大剂量糖皮质激素和免疫抑制剂是标准治疗方法。

血管闭塞

短暂性脑缺血发作、脑卒中和心肌梗死在 SLE 患者中发生率明显升高。但这些血管事件的增加，并不是 SLE 所独有，急性血栓性事件常与 SLE 患者的抗磷脂抗体与高凝状态相关（第八章）。慢性 SLE 合并抗磷脂抗体与否与动脉粥样硬化的加速形成有关。脑部局部缺血可由病灶阻塞（无论是非炎性病变或血管炎），或由颈动脉斑块栓塞，或由 Libman-Sacks 心内膜炎的纤维素样赘生物所致。需要估计抗炎和抗凝治疗的强度和持续时间的患者，应进行抗磷脂抗体和栓子来源的检测（如下文）。心肌梗死是 SLE 患者动脉粥样硬化加速形成的主要表现。心血管事件的风险总共增加约 3～10 倍，在＜49 岁妇女中最高。与高风险动脉粥样硬化的相关特征有：高龄、高血压、高血脂、促炎的高密度脂蛋白功能异常、反复的高疾病活动度、每日糖皮质激素累积用量高、高同型半胱氨酸水平。当由以上事件导致血管阻塞时，应长期抗凝治疗。同时发生血管炎和血栓闭塞性脉管炎时应联合使用免疫抑制剂和抗凝治疗。他汀类药物可以降低 SLE 患者的低密度脂蛋白（LDL）水平。有肾移植的 SLE 患者他汀类药物可降低心脏事件，但在其他的 SLE 患者中则不然。

肺部表现

SLE 患者最常见的肺部表现是胸膜炎合并/不合并胸膜渗出。轻症可能对非甾体抗炎药（NSAID）治疗有效；重症则需要短疗程的糖皮质激素治疗。肺部浸润可以作为 SLE 活动期的标志，但在影像学上很难与感染相鉴别。危及生命的肺部表现包括间质性炎症导致的肺间质纤维化、肺收缩综合征和肺泡内出血。上述情况可能均需要早期积极的免疫抑制治疗与对症支持治疗相联合。

心脏表现

心包炎是发生率最高的心脏表现，通常对抗感染治疗有效，少数患者可导致心脏压塞。更严重的心脏表现是心肌炎和 Libman-Sacks 纤维素样心内膜炎。心内膜受累可以导致瓣膜关闭不全，最常累及二尖瓣或主动脉瓣，或出现栓塞事件。目前还不能证明糖皮质激素和其他免疫抑制剂可治疗狼疮性心肌病和心内膜炎，但尝试使用大剂量类固醇激素联合适当的支持治疗是处理心力衰竭、心律失常或血栓事件的惯用疗法。综上所述，SLE 患者罹患心肌梗死的风险更高，可能是因为免疫攻击、慢性炎症和（或）慢性动脉氧化引起动脉粥样硬化形成速度加快而导致。

血液系统表现

SLE 患者最常见的血液系统表现是贫血，通常为正细胞正色素性，是慢性疾病的反应。溶血现象在起始阶段可以发展得很迅速，需要大剂量糖皮质激素治疗，多数患者有效。白细胞减少也很常见，通常为淋巴细胞减少，而非粒细胞减少。淋巴细胞减少很少诱发感染，单纯的淋巴细胞减少通常不需要治疗。血小板减少可能是反复出现的情况，如果血小板计数＞40 000/μl，且没有出现异常出血，则不需要治疗。大剂量糖皮质激素治疗（如每天 1mg/kg 泼尼松或其他等量等效药物）通常在血小板严重减少的最初阶段有效。反复或持续溶血性贫血和血小板减少，或伴有不能每日接受大剂量糖皮质激素治疗的疾病，应该采取另外的治疗方法（见下文"系统性红斑狼疮的治疗"）。

胃肠道表现

恶心偶伴呕吐和腹泻可能是 SLE 急性发作的临床表现，自身免疫性腹膜炎和肠系膜血管炎可能导致弥散性腹痛，当 SLE 病情活动时常见血清谷草转氨酶（AST）和谷丙转氨酶（ALT）升高。全身使用糖皮质激素时症状通常迅速改善。累及肠道的血管炎可以危及生命，肠穿孔、局部缺血、出血和败血症是常见的并发症。短期控制病情推荐使用积极的免疫抑制剂联合大剂量糖皮质激素治疗。有复发征象时提示需考虑另外的治疗方法。

眼部表现

干燥综合征（Sjögren's 综合征，第十二章）和非特异性结膜炎在 SLE 中很普遍，很少影响视力。而视网膜血管炎和视神经炎是严重的临床表现，数天至数周可致盲，虽然没有对照试验证明其有效性，推荐使用积极的免疫抑制剂治疗。全身或眶内使用糖皮质激素治疗的并发症包括白内障（常见）和青光眼。

实验室检查

实验室检查致力于：①明确诊断或排除诊断，②密切随诊，尤其应关注提示病情的急性发作或脏器损伤的实验室指标，③确定治疗的副作用。

自身抗体的检测（表 7-1 和 7-3）

最重要的诊断性自身抗体是抗核抗体，在 SLE 患者中阳性率＞95％，且通常在症状的起始阶段即可出现，小部分患者在症状开始 1 年内出现抗核抗体阳性，因此反复检测是有用的。使用免疫荧光法检测抗核抗体比酶联免疫吸附试验（ELISA）和（或）磁珠分析方法可靠，其特异性高。也有抗核抗体阴性的 SLE，但成年人少见，且可伴其他自身抗体（抗 Ro 抗体或抗 DNA 抗体）阳性。高滴度的 IgG 型双链 DNA（dsDNA）阳性是 SLE 患者的特异性抗体。ELISA 和免疫荧光法检测针对血清中短鞭毛属鞭毛虫 dsDNA 的抗体，在 SLE 患者中敏感性约为 60％，放射免疫法鉴定高亲和力抗 dsDNA 抗体没有如此高的敏感性，但可能与肾炎的风险相关。抗 dsDNA 抗体的滴度可随时间改变。某些患者抗 dsDNA 滴度的升高，尤其是伴有补体 C3 和 C4 降低时预示疾病活动，特别是肾炎和血管炎的急性复发。抗 Sm 抗体同样是 SLE 的特异性抗体，对诊断有辅助作用。抗 Sm 抗体并不常与疾病活动和临床表现相关。抗磷脂抗体不是 SLE 的特异性抗体，但也是满足分类标准的一项指标，且预示患者有动静脉栓塞、血小板减少和习惯性流产的高风险。目前被广泛接受的检测不同抗体（抗心磷脂抗体、抗 β_2 糖蛋白、狼疮抗凝物）的方法有三种。检测抗心磷脂抗体和抗 β_2 糖蛋白采用 ELISA 法（两者的国际标准均具有良好的重复性）；检测狼疮抗凝物采用更为敏感的蝰蛇毒凝血时间试验。抗心磷脂 IgG 抗体滴度越高（＞40IU 认定为高），检测出不同种类的抗磷脂抗体越多，临床血栓事件发生率越高。抗磷脂抗体的量

可随着时间显著变化，当出现抗磷脂抗体综合征（APS）（第八章）的临床症状时应反复检测抗磷脂抗体。无论是否合并 SLE，患者诊断 APS 的国际标准为：出现一次以上栓塞事件，和（或）反复流产，加上至少两次抗磷脂抗体阳性（两次检查至少间隔 12 周），但目前很多不完全符合上述严格标准的患者也已被列入 APS 研究范畴。

另一项有预测价值的自身抗体（不用于诊断）是抗 Ro/SS-A 抗体，被认为可预测新生儿狼疮、干燥综合征和亚急性皮肤红斑狼疮的高风险。有生育要求的 SLE 女性应筛查抗磷脂抗体和抗 Ro 抗体，因为这两种抗体均可导致胎儿损伤。

诊断时的标准检查

筛查全血细胞计数、血小板计数和尿液检查，可能发现有助于诊断和决定治疗方案的一些异常指标。

病程中的检查

在 SLE 急性发作过程中，监测可提示器官受累情况的指标是有用的，包括尿检中的血尿和蛋白尿、血红蛋白水平、血小板计数和血清肌酐或白蛋白水平。另外还有许多鉴定疾病活动的其他标志，包括抗 DNA 和抗 C1q 抗体的滴度，一些补体的组分（C3 最常用），活化的补体产物（包括与红细胞上 C4d 受体结合的），外周血细胞中干扰素可诱导基因的表达，BLyS（B 淋巴细胞的刺激因子，也叫 BAFF）的血清水平，尿液中肿瘤坏死因子样弱凋亡诱导剂（TWEAK）、中性粒细胞明胶酶相关性脂质运载蛋白（NGAL）以及单核细胞趋化蛋白 1（MCP-1）的水平。目前没有公认的预测急性发作或指导治疗干预效果的可靠指标。可能会使用一系列蛋白质来预测急性发作和新近治疗的疗效。目前内科医生需要为每个患者确定是否有特定实验室检查的变化来预测急性发作。如果明确这些变化，则对此改变来更改治疗是可取的（每日 30mg 泼尼松，连用 2 周，显示可以预防抗 dsDNA 抗体滴度上升及补体下降的 SLE 患者的急性复发）。另外，若 SLE 患者高胆固醇血症的发生率明显增加，应遵循国家胆固醇教育计划的推荐来检测和处理，包括 SLE 评分作为一项独立的危险因素，与糖尿病类似。

系统性红斑狼疮的治疗

目前系统性红斑狼疮没有治愈的方法，持续缓解

的手段也有限。因此，内科医生应致力于缓解疾病的急性发作，同时适时调整策略将症状减轻至可接受范围，并防止器官受损。通常患者在治疗过程中还会出现一些药物的副作用。所以治疗方案的选择取决于以下因素：①病情是否危及生命，是否损伤内脏，是否需要积极治疗；②疾病是否可逆；③预防疾病并发症的最佳途径及其治疗方法。治疗药物、剂量及副作用见表 7-5。

轻症 SLE 的初始治疗措施

对于乏力、疼痛、自身抗体提示 SLE，但无重要脏器累及的 SLE 患者，治疗主要目标为缓解症状。止痛药物和抗疟药物可作为主要药物。NSAID（非甾体抗炎药）是有效的止痛剂和消炎药，尤其是对于关节炎和关节痛。然而由于 NSAID 用药具有以下两大风险，临床使用需谨慎。首先，SLE 患者与正常人群相比，使用 NSAID 后导致无菌性脑膜炎、血清转氨酶升高、高血压及肾功能不全的风险更大；其次，所有 NSAID，尤其是选择性 COX-2 抑制剂，使患者罹患心肌梗死的风险更大。对乙酰氨基酚也是一种有效的止痛药，但 NSAID 在部分患者中更有效。NSAID 与小剂量糖皮质激素联合使用的相对风险尚未报道。抗疟药（羟氯喹、氯喹、奎纳克林）通常可减轻皮炎、关节炎和乏力。一项随机、安慰剂对照的前瞻性研究表明，停用羟氯喹导致疾病急性发作率的增加。羟氯喹也可以减少逐渐出现的组织损伤，包括最终出现的肾脏损伤。因抗疟药有潜在的视网膜毒性，所以服用抗疟药的患者应每年定期进行眼科检查。一项安慰剂对照的前瞻性研究表明，脱氢表雄酮可以减轻疾病活动性。如果初始治疗不足以保证生活质量，可以全身使用小剂量糖皮质激素。临床医生也可以考虑在这些患者中使用贝利单抗，虽然已报道的临床试验入组的是初始治疗失败的患者。狼疮性皮炎可使用局部防晒霜、抗疟药、局部激素和（或）他克莫司，如果症状严重或治疗无效，可全身使用糖皮质激素，或合并使用霉酚酸酯。

重症狼疮：进展性狼疮性肾炎

最近美国风湿病学会和欧洲抗风湿病联盟发表了狼疮肾炎的诊治指南（见图 7-2 和表 7-5）。控制任何危及生命和脏器受累的系统性红斑狼疮主要依靠全身使用糖皮质激素［口服 $0.5 \sim 1 \text{mg}/(\text{kg} \cdot \text{d})$，或 $500 \sim 1000 \text{mg}$ 甲泼尼龙静滴 3 天后，减为 $0.5 \sim 1 \text{mg}/(\text{kg} \cdot \text{d})$ 泼尼松或其他等量药物］。糖皮质激素可挽救生命的

证据来源于透析前时代的回顾性研究，而肾小球肾炎患者使用大剂量糖皮质激素（$40 \sim 60 \text{mg}/\text{d}$ 泼尼松，连用 4～6 个月）比使用小剂量激素疗效更佳。目前建议短期使用大剂量激素，近期试验表明严重的 SLE 应采用 $0.5 \sim 1 \text{mg}/(\text{kg} \cdot \text{d})$ 泼尼松，连用 4～6 周或其他等量药物。然后，若情况允许，尽快将激素减量，通常减至维持量为泼尼松 $5 \sim 10 \text{mg}/\text{d}$ 或其他等量药物。大多数重症狼疮患者需要长年小剂量激素的维持治疗，以预防和治疗急性发作。推荐多次尝试逐渐减少激素用量，因为几乎所有患者使用激素都会出现严重的副作用（表 7-5）。虽然目前尚未获得针对起始大剂量激素冲击治疗活动期的重型狼疮的高质量临床研究结果，但是在最近的临床试验中已在起始阶段即使用糖皮质激素冲击治疗狼疮肾炎患者（$500 \sim 1000 \text{mg}/\text{d}$，3～5d）。这种疗法也需要考虑其安全性，如糖皮质激素副作用（如感染、糖尿病、高血压、骨质疏松）。

严重的狼疮患者推荐使用糖皮质激素合并细胞毒药物/免疫抑制剂。几乎所有 SLE 前瞻性对照研究均使用糖皮质激素合并细胞毒药物来治疗狼疮肾炎。因此，以下建议适用于治疗肾炎患者。环磷酰胺（一种烷基化药物）和霉酚酸酯（一种针对肌苷单磷酸酶的淋巴细胞相对性抑制剂，进而抑制嘌呤合成）是改善严重患者病情的较佳选择。硫唑嘌呤（一种嘌呤类似物和细胞周期特异性抗代谢物）也可能有效，但在急性发作时起效较慢。肾脏病理检查提示Ⅲ型或Ⅳ型患者（国际肾脏病学会标准），早期治疗使用糖皮质激素联合环磷酰胺，可减缓发展为终末期肾病甚至死亡的进程。一项短期研究提示糖皮质激素联合霉酚酸酯的疗效与环磷酰胺类似（随机前瞻性研究 6 个月，后续研究 36 个月）。药物疗效的种族间差异比较很复杂，非洲裔美国人（和其他非亚裔非白人的种族）对霉酚酸酯的反应优于环磷酰胺，然而亚洲人和白种人对于上述两种药物的反应是相似的。在药物毒性方面，霉酚酸酯最常出现腹泻，而环磷酰胺更易出现闭经、白细胞减少和恶心。更重要的是，meta 分析显示严重的感染和死亡在上述两种药物治疗中的出现率类似。针对Ⅳ型肾炎可采取两种不同的疗法。在有北欧血统的白人中，小剂量环磷酰胺（500mg/2w，6 次，其后以硫唑嘌呤或霉酚酸酯维持）和大剂量疗效相似，但副作用减少。十年追踪研究提示大剂量和小剂量组疗效无差异（每组终末期肾病和死亡率均为 9%～20%）。由于大部分欧洲人是白种人，所以不清楚该数据是否适用于美国人。大剂量环磷酰胺（$500 \sim 1000 \text{mg}/\text{m}^2$，共 6 个月，其后以硫唑嘌呤或霉酚酸酯维持）可适用

于重型肾炎［如，肾活检提示多细胞新月体形成，和（或）纤维素样坏死，或急进性肾小球肾炎］患者。环磷酰胺和霉酚酸酯在起始治疗后 3～16 周起效，而糖皮质激素可在 24h 内起效。

在维持治疗阶段，霉酚酸酯和硫唑嘌呤在疗效和毒性方面是类似的，均较环磷酰胺安全。最近报道的多中心研究显示，在诱导治疗阶段对于环磷酰胺和霉酚酸酯均有效的患者，在维持治疗阶段霉酚酸酯比硫唑嘌呤可以更好地保护肾功能及提高生存率。对于大剂量环磷酰胺治疗常出现的卵巢衰竭（小剂量时不易出现），可以在每月的环磷酰胺使用前使用促性腺激素释放激素激动剂缓解（如肌内注射亮丙瑞林 3.75mg）。持续数月高血清肌酐水平（如≥265μmol/L，或≥3.0mg/dl），或肾病理提示慢性化程度分数高的患者，可能任何治疗的效果均不佳。一般来说，霉酚酸酯（2～3g/d）比环磷酰胺可以更好地缓解非洲裔美国人及西班牙人的增殖性肾小球肾炎，3～6 个月后观察治疗无效者可选择更换其他药物。而对于白种人和亚洲人来说，霉酚酸酯和环磷酰胺均可用于诱导缓解增殖性肾小球肾炎。当患者已明显好转时，环磷酰胺可以停用。维持治疗使用霉酚酸酯（1.5～2g/d）或硫唑嘌呤［1～2.5mg/(kg·d)］可以减少 SLE 急性发作。环磷酰胺和霉酚酸酯均可能致畸，患者至少需在准备怀孕前 3 个月停药。SLE 患者孕期出现疾病活动时，必要时可选择硫唑嘌呤控制病情。在使用硫唑嘌呤作为诱导缓解或维持治疗药物时，患者需进行 TMPT 酶（此酶是硫唑嘌呤的产物 6-巯基嘌呤代谢所必需的）纯合子缺陷的初筛，缺乏此酶者罹患骨髓抑制的风险明显升高。

约 80% 的狼疮肾炎患者，使用 1～2 年环磷酰胺或霉酚酸酯后续治疗后，病情可得到明显改善。然而在一些研究中，至少 50% 的患者 5 年后可能出现肾炎的急性发作，进而需要重新治疗，而且这些患者更易发展为终末期肾病。狼疮肾炎长期治疗的预后，白人优于非洲裔美国人。甲氨蝶呤（一种叶酸拮抗剂）在治疗关节炎和皮炎中有效，但治疗肾炎和其他重症无效。亚洲一些小范围的对照性研究表明，来氟米特（一种批准用于治疗类风湿关节炎的相对性淋巴细胞特异性嘧啶抑制剂），目前也显示可以抑制部分 SLE 患者的疾病活动。环孢素和他克莫司可以抑制白细胞介素 2 产生和 T 淋巴细胞功能，目前还没有在美国进行 SLE 前瞻性对照研究，有些亚洲试验认为其在治疗狼疮肾炎中有效。虽然其有潜在的肾毒性，但骨髓抑制风险较小，所以作者用其短期治疗部分激素抵抗的白细胞减少的 SLE 患者或用常规细胞毒药物出现骨髓抑制的激素抵抗的患者。

目前重点关注利用拮抗 B 细胞的生物制剂治疗活动期 SLE 患者。利用抗-CD20（利妥昔单抗）治疗上述常规联合治疗无效的 SLE 患者目前仍存在争议，一些开放性研究认为对这些患者的肾炎或肾外表现均有疗效。一项安慰剂对照的随机前瞻性研究显示，无论是在肾损害组还是在非肾损害组，抗-CD20 和安慰剂联合传统治疗之间均无差异。然而，传统治疗联合贝利单抗（抗-BLyS，结合可溶性 BLyS/BAFF，是幼稚期和过渡期 B 细胞成长为浆细胞和记忆性 B 细胞所必需的）治疗有一定的效果，治疗组 51% 患者有改善，安慰剂组 36% 患者有改善，这两组之间具有统计学差异。美国食品药品管理局（FDA）认可贝利单抗治疗传统治疗无效的血清抗体阳性的 SLE 患者。贝利单抗试验没有包括活动期肾炎和中枢神经系统受累的患者。临床活动的 SLE 患者（系统性红斑狼疮疾病活动性评分 SLEDAI≥10、抗-DNA 抗体阳性、低补体血症），可能对贝利单抗产生的反应更佳。SLE-DAI 是一项广泛应用于评判 SLE 疾病活动性的评分，＞3 分提示疾病临床活动。此时，在治疗 SLE 的所有措施基础上，加上贝利单抗是有用的，很明显使某些患者获益，虽然它在狼疮性肾炎治疗中的地位还不清楚。

系统性红斑狼疮需要额外治疗或不同治疗的特殊情况

新月体型狼疮肾炎 在增殖性肾小球肾炎中出现细胞新月体或纤维素样新月体提示患者预后更差。目前还没有大型多中心的前瞻性对照研究证明环磷酰胺、霉酚酸酯、环孢素和他克莫司在新月体型肾炎中有作用。目前很多专家推荐，在大剂量糖皮质激素基础上，加用大剂量环磷酰胺是诱导缓解的选择。一项中国的前瞻性研究显示霉酚酸酯优于环磷酰胺。

膜性肾炎 大部分膜性肾炎的 SLE 患者（Ⅴ型）也会有增殖性改变，需要和增殖性疾病同样处理。然而，有些患者仅有单纯的膜性改变。目前这组患者的治疗方案尚未确定。某些专家认为在蛋白尿未达到肾病范围时，不推荐使用免疫抑制剂（虽然出现蛋白尿时仍推荐使用血管紧张素转化酶抑制剂或血管紧张素Ⅱ受体拮抗剂）。目前前瞻性对照研究提示，隔天使用糖皮质激素合并环磷酰胺、霉酚酸酯或环孢素均可有效减少大部分患者的蛋白尿。但上述治疗是否可以长期保护肾功能目前仍存在争议。

狼疮与妊娠 男性与女性系统性红斑狼疮患者的生育能力几乎都是正常的。但胎儿死亡在 SLE 女性患者中明显增加（约 2～3 倍）。胎儿死亡更常见于疾病活动性高、抗磷脂抗体阳性和（或）活动性肾炎的患者。全身使用糖皮质激素可以减低疾病活动度。一种名为 11-β-脱氢酶-2 的胎盘酶，可以使糖皮质激素失活，且对于泼尼松和泼尼松龙的失活效率高于氟化糖皮质激素地塞米松和倍他米松。糖皮质激素被 FDA 归为妊娠用药分类 A（人体试验无致畸证据）；环孢素、他克莫司和利妥昔被归为妊娠用药分类 C（动物实验可能致畸，但人体试验无证据）；硫唑嘌呤、羟氯喹、霉酚酸酯和环磷酰胺被归为妊娠用药 D（人体试验证明有致畸性，但在某些情况下可能利大于弊）；甲氨蝶呤归为妊娠用药 X（风险大于收效）。因此，怀孕的 SLE 的活动妇女，需用羟氯喹控制病情，必要时短期使用最低有效剂量的泼尼松/泼尼松龙。当这些治疗不足以控制疾病活动性时，可加用硫唑嘌呤。而产前使用糖皮质激素（尤其倍他米松）对于子代的副作用包括：低出生体重、中枢神经系统发育异常、成人后易患代谢综合征。因为糖皮质激素和免疫抑制剂可能会进入乳汁，故需要治疗的 SLE 患者应考虑停止母乳喂养。前瞻性对照研究表明，合并抗磷脂抗体阳性（至少两次），或之前有流产史的 SLE 患者，使用低分子肝素联合小剂量阿司匹林治疗，可以增加活产的比例。然而，近期的一项前瞻性研究显示，服用阿司匹林组与使用阿司匹林联合低分子肝素组的妇女相比，胎儿的结局无明显差异。另一个胎儿的问题是抗 Ro 抗体的出现，常与新生儿狼疮有关，如皮疹及伴或不伴心肌病的先天性心脏传导阻滞。心脏的表现是致命的，因此抗 Ro 抗体出现时，需注意监测胎儿心率，一旦危险出现，需及时干预（可能还需提前分娩）。现有证据证明，对于抗 Ro 抗体阳性且其婴儿发生新生儿心脏传导阻滞的母亲使用羟氯喹治疗，可明显减少其后孕育的胎儿发生心脏传导阻滞的概率。一些证据表明，给在子宫内多次监测到胎儿一度或二度心脏传导阻滞的母亲使用地塞米松治疗，可以减缓胎儿心脏传导阻滞的进展。SLE 女性患者通常可以在疾病不活动时怀孕。但少数患者可以诱发急性发作，此时需积极的糖皮质激素治疗或提早分娩。活动性肾炎或心脑肾等器官不可逆损伤的妇女容易出现母体预后不良。

狼疮与抗磷脂抗体综合征 有动静脉栓塞和（或）习惯性流产，加上至少两次抗磷脂抗体阳性的 SLE 患者合并有抗磷脂抗体综合征，需要长期抗凝治疗（第八章）。曾有静脉栓塞的患者，推荐国际标准化比率目标为 2.0～2.5；曾有反复动脉栓塞（尤其在中枢神经系统）的患者，推荐国际标准化比率目标为 3.0～3.5。

此推荐来自于治疗后血栓事件和抗凝副作用的回顾性和前瞻性研究。

微血管血栓性风险（血栓性血小板减少性紫癜、溶血性尿毒症综合征） 此综合征包括溶血反应、血小板减少和脑、肾及其他组织的微血管栓塞，死亡率很高，且通常好发于年轻的狼疮肾炎患者。最有效的实验室检测方法包括外周血涂片裂细胞的鉴定、血清乳酸脱氢酶水平升高，和 ADAMS13 抗体阳性。血浆置换可以挽救生命，多数专家推荐联合使用糖皮质激素，目前没有细胞毒药物治疗有效的证据。

狼疮性皮炎 患者合并有任何形式的皮疹，均应选择合适的衣物和防日晒指数大于 30 的防晒霜来尽量避免紫外线的照射。局部使用糖皮质激素和抗疟药（如羟氯喹），可以有效减少多数患者的皮损程度，且相对安全。而局部糖皮质激素和抗疟药疗效不佳的患者，全身性使用维 A 酸治疗也是一种有效的方法，但其副作用也很严重（尤其可能导致胎儿畸形），所以在美国有严格的使用要求和限制。广泛的瘙痒性、大疱状或溃疡性皮炎，通常在全身性使用糖皮质激素后迅速改善，但在逐渐减量的过程中可能急性复发，因此需要后续药物的使用，如羟氯喹，类维生素 A，细胞毒药物（如甲氨蝶呤、硫唑嘌呤或霉酚酸酯）。有报道在激素抵抗的患者中，局部使用他克莫司（由于可能增加恶性肿瘤发生的风险，需谨慎使用），以及全身使用氨苯砜或沙利度胺（因其在胎儿致畸方面的极高风险，需在医生指导和监测下使用）可能有效。

预防性治疗

预防 SLE 并发症的治疗方案包括提供合适的疫苗（SLE 患者接受流感疫苗及肺炎链球菌疫苗治疗组和接受安慰剂治疗组急性发生率是类似的）和预防复发性泌尿系感染。减毒活疫苗不推荐用于免疫抑制的患者。大多数可能长期接受糖皮质激素治疗和（或）有其他诱发因素的患者应从起始阶段即进行预防骨质疏松的治疗。绝经后妇女可用二磷酸盐或德尼单抗预防类固醇激素诱导的骨质疏松。而绝经前妇女使用上述方案长期治疗的安全性还没有确定。推荐控制高血压和合适的预防动脉粥样硬化的方案，包括监测和治疗血脂异常，控制血糖，减轻体重。

试验性治疗

SLE 高度靶向的试验性治疗的研究在不断发展

中。靶向治疗包括：①抗活化 B 细胞表面的 CD22 或 TACI-Ig，②α-干扰素抑制剂，③抑制 B/T 细胞与 CTLA-Ig 共刺激的第二信号，④抑制通过 Toll 样受体 7（TLR7）或 TLR7 和 9 介导的固有免疫，⑤免疫球蛋白或自身抗原肽诱导调节性 T 细胞，⑥用拉喹莫德抑制 T 细胞、B 细胞和单核巨噬细胞，⑦通过阻断 Jak/Stat 抑制淋巴细胞活化。少数研究使用大剂量环磷酰胺联合抗 T 细胞的这种非靶向性的强免疫抑制方案，并用造血干细胞移植来治疗重型难治性狼疮。一项来自美国的报道显示 5 年死亡率为 15%，持续缓解率为 50%。希望在本书的下一版本中，我们可以推荐更有效且毒性更低的基于以上方案的 SLE 治疗方法。

患者的结局、预后和生存率

美国、加拿大、欧洲和中国的 SLE 患者 5 年生存率大约为 95%，10 年生存率大约为 90%，20 年生存率大约为 78%。非洲裔美国人和西班牙裔美国人中的混血人种预后比白种人差，而在非洲的非洲裔人种和有波多黎各血统的西班牙裔美国人则预后和白种人类似。由于基因混合和环境不同，目前对于种族差异的相对重要性尚不清楚。预后差（10 年 50% 致死率）与以下一系列因素有关（诊断时指标）：高血清肌酐水平 [>124μmol/L（>1.4mg/dl）]，高血压，肾病综合征（24h 尿蛋白排泄量>2.6g），贫血 [血红蛋白<124g/L（<12.4g/dl）]，低蛋白血症，低补体血症，抗磷脂抗体阳性，男性，种族（非洲裔美国人，西班牙裔混血）和社会经济地位低下群体。肾移植的 SLE 患者结局的数据提示结果更为复杂：一系列数据提示相比其他原因所致的终末期肾病患者，移植排斥的发生率呈 2 倍增加；但另外一些数据提示没有差异。患者的总体生存率是相对持平的（2 年 85%）。肾移植的患者中大约 10% 会发生狼疮肾炎。SLE 患者丧失劳动能力的常见原因主要有：慢性疲劳、关节炎、疼痛和肾脏疾病。25% 的患者可出现病情缓解，有时可达数年，但很少有持续缓解。前十年的首要死亡原因为全身疾病活动、肾衰竭和感染；随后，血栓性事件逐渐成为主要致死原因。

药物诱导性狼疮

这是一类抗核抗体（ANA）阳性相关的综合征，如发热、全身乏力、关节炎或剧烈的关节痛/肌痛、浆膜炎和（或）皮疹。此综合征出现于使用某些特定药物或生物制剂的治疗期间，白种人发生率高，没有明显的女性好发倾向，很少累及肾和脑，与 dsDNA 关联较少，常与抗组蛋白抗体阳性相关，而且通常可以在停用可疑药物数周后缓解。可以诱导发生狼疮样疾病的药物很多，发生率最高的有抗心律失常药物普鲁卡因胺、丙吡胺和普罗帕酮；抗高血压药物肼屈嗪；一些血管紧张素转化酶抑制剂和 β 受体阻滞剂；抗甲状腺药物丙硫氧嘧啶；抗精神病药物氯丙嗪和锂盐；抗痉挛药物卡马西平和苯妥英钠；抗菌素异烟肼、米诺环素和呋喃妥因；抗风湿药物柳氮磺胺吡啶；利尿剂氢氯噻嗪；调节血脂药物洛伐他汀和辛伐他汀；干扰素家族和肿瘤坏死因子抑制剂。抗核抗体通常在临床症状前出现。但上述药物中的很多种可以在从未出现药物性狼疮症状的患者中诱导出 ANA 阳性。最合适的时机是一出现可能相关症状时，即检测抗核抗体，并根据检测结果决定是否需要停用某些可疑药物。

第八章　抗磷脂综合征
Antiphospholipid Syndrome

Haralampos M. Moutsopoulos，Panayiotis G. Vla-choyiannopoulos

（李春　甘雨舟　译　刘栩　校）

定义

抗磷脂综合征是自身抗体介导的以反复动脉或静脉血栓和（或）病态妊娠为特征的获得性易栓性疾病。患者血清中检测到的主要自身抗体是针对磷脂-血浆蛋白复合物 [主要是 43-kDa 血浆载脂蛋白——称为 β2 糖蛋白 I（β2GPI）和凝血素]。血浆 β2GPI 的浓度是 50～200μg/ml。β2GPI 由 326 氨基酸排列成 5 个区域（I 到 V）。区域 V 形成一个带阳性电荷的区域，适合于与带阴性电荷的磷脂（PL）相互作用。而在血浆中，β2GPI 有一个环形结构适于与区域 V 结合并且隐藏区域 I 的 B 细胞表位。另外一组抗体命名为狼疮抗凝物（lupus anticoagulant，LA），其在体外可延长凝血时间，这种延长在检测系统中加入正常血清后并不能被纠正（表 8-1）。APS 患者常具有可以识别苍白密螺旋体 PL/胆固醇复合物的抗体，故可出现梅毒血清学检测

表8-1	抗磷脂抗体的分类和命名	
名称	检测方法	评论
心磷脂抗体（aCL）	酶联免疫吸附试验（ELISA），以带负电荷的磷脂为抗原	APS患者的心磷脂抗体识别存在于人血清及牛血清中的β2GPI，牛血清用来阻断ELISA板上的非特异性结合。在聚苯乙烯表面高浓度心磷脂可轻易稳定β2GPI
抗β2GPI抗体	ELISA，利用缺乏PL的抗原亲和纯化的或重组的β2GPI	在氧化聚乙烯表面，抗体识别结合缺乏CL的β₂GPI，此处氧原子为γ-照射C-O或C＝O的一部分
狼疮抗凝物（LA）	活化部分凝血酶原时间（aPTT）高岭土凝固时间（KCT）稀释罗素（Russell）毒液蛇毒试验（DRVVT）	识别β2GPI抗体或凝血酶原时间（PT）和延长aPTT，提示它参与凝血酶原转化为凝血酶。在体外延长凝血酶原时间，LA在体内诱导血栓形成

缩写：APL，抗磷脂综合征；β2GPI，β2糖蛋白I；PL，磷脂

假阳性（BFP-STS）和梅毒快速试验（VDRL）假阳性。APS可以单独（原发性）或和其他自身免疫性疾病伴发（继发）。灾难性APS（CAPS）定义为同时出现三个或以上器官、器官系统或组织的功能缺陷快速进展的血栓栓塞性疾病。

流行病学

结合血浆蛋白的抗磷脂（aPL）抗体在一般人群中的阳性率为1％～5％，阳性率随年龄的增加而增加；然而，它们是否会诱导老年人出现血栓事件仍不清。三分之一系统性红斑狼疮（systemic lupus erythematosus，SLE）（第七章）的患者存在这些自身抗体，然而它们在其他结缔组织病，如系统性硬化（硬皮病）、干燥综合征、多发性肌炎、类风湿关节炎和早期未分化结缔组织病中的阳性率约为6％～15％。1/3磷脂抗体阳性的患者有血栓事件或不良孕产史。

发病机制

抗磷脂结合蛋白抗体的产生机制未知，然而感染、氧化应激、重大的生理应激如手术和中断抗凝可能诱发疾病的恶化，实验数据表明，这些现象是通过以下途径诱导的：①通过与微生物抗原形成的复合体或与内皮细胞表面受体膜联蛋白受体2/TLR4，血小板受体载脂蛋白E受体2′（apoER2′）和（或）GPIB/Ⅸ/Ⅴ受体，和（或）趋化因子血小板因子4（PF4）等相互作用形成二聚体导致β2GPI的构象变化。②受损的防御机制，例如内皮型一氧化氮合成酶的降低。β2GPI与apoER2′、GPIB/Ⅸ/Ⅴ受体和（或）PF4的黏附诱导内皮细胞、血小板和单核细胞的活化。这个过程激活的下游通路，例如p38促分裂原活化蛋白（p38，MAP）激酶和核因子（NF）-κB导致下列事件：分泌促炎细胞因子，如白介素

（IL）-1、IL-6和IL-8；黏附分子的表达；细胞表面纤溶酶原激活的抑制以及组织因子的表达。上述事件改变这些细胞的表型更易促进血栓形成。此外，抗β2GPI抗体通过激活补体诱导小鼠胚胎损伤，如有证据提示，C4缺陷小鼠受到保护免于胚胎受伤害。

临床表现和实验室检查

临床表现主要为动脉或静脉血栓和（或）病态妊娠引起的直接或间接表现（表8-2）。静脉血栓相关的临床表现是表浅静脉和深静脉血栓、脑静脉血栓、颅内高压的症状和体征、视网膜静脉血栓、肺栓塞、肺动脉高压和布加综合征。网状青斑由斑驳网状血管组成，临床上皮肤出现同饰边状、紫色网状变化，它可能是由于毛细血管的血栓导致的小静脉水肿。这些临床表现和病变血管发生的部位相关。动脉血栓的表现为偏头痛、认知功能障碍、短暂性脑缺血发作、卒中、心肌梗死、上下肢动脉血栓、缺血性肢体溃疡、肢端坏疽、缺血性骨坏死、视网膜动脉闭塞导致的无痛性短暂性视力丧失、肾动脉狭窄、肾小球病变，以及脾、胰腺和肾上腺栓塞。Libman-Sack心内膜炎病理基础为小赘生物形成，赘生物的病理学特征为成纤维细胞和巨噬细胞包绕的血小板纤维素微血栓。肾小球病变的表现为高血压、轻度血肌酐升高、蛋白尿和轻度血尿。组织学上，这些病变的特征为肾小球毛细血管急性血栓性微血管病和纤维内膜增生的慢性期表现，小动脉纤维性和（或）纤维细胞性闭塞以及皮质局灶萎缩（表8-2）。早期动脉粥样硬化是APS罕见的临床特点。Coombs试验阳性溶血性贫血和血栓性血小板减少是APS相关的实验室特点。中断治疗、大手术、感染和创伤可能激发CAPS。

诊断和鉴别诊断

当患者出现血栓、小于55岁的脑血管事件或病态

表 8-2	抗磷脂综合征的临床表现
表现	**%**
静脉血栓和相关结局	
深静脉血栓	39
网状青斑	24
肺栓塞	14
血栓性浅静脉炎	12
其他部位的血栓	11
动脉血栓及相关结局	
卒中	20
心脏瓣膜增厚/功能异常和（或）Libman-Sacks 赘生物	14
短暂性脑缺血发作	11
心肌缺血（梗死或心绞痛）和冠状动脉旁路血栓	10
下肢溃疡和（或）肢端坏疽	9
肢体动脉血栓	7
视网膜动脉血栓/一过性黑矇	7
内脏器官缺血或缺血性骨坏死	6
多发脑梗死后痴呆	3
不明原因的神经系统表现	
偏头痛	20
癫痫	7
舞蹈症	1
脑血管共济失调	1
横贯性脊髓病	0.5
各种原因导致的肾脏表现（肾动脉、肾静脉、肾小球血栓、纤维内膜增生）	3
关节表现	
关节痛	39
关节炎	27
产科的表现（涉及妊娠次数）	
先兆子痫	10
子痫	4
胎儿表现（涉及妊娠次数）	
早期胎儿丢失（<10 周）	35
晚期胎儿丢失（≥10 周）	17
早产	11
血液学表现	
血小板减少	30
自身免疫性溶血性贫血	10

来源：Adapted from R Cervera et al：Arthritis Rheum 46：1019，2002.

妊娠伴网状青斑或血小板减少时应考虑诊断 APS。在这些患者中，应检测 aPL 抗体。至少一条临床指标加

一条实验室指标，即使在存在其他易栓因素的情况下仍可确定 APS 的诊断。临床标准包括：①血管血栓：定义为一个或多个动脉、静脉或任何组织器官的小血管血栓的临床表现；②病态妊娠，定义为（a）一次或多次发生于妊娠 10 周或 10 周以上的不能解释的形态学正常的死胎。（b）一次或多次发生于妊娠 34 周之前因严重的先兆子痫、子痫或者明确的胎盘功能不全所致的形态学正常的新生儿早产；（c）≥3 次发生于妊娠 10 周之前的无法解释的自发性流产。实验室指标包括①LA，②抗心磷脂抗体（aCL），和（或）③抗 β2GPI 抗体，中高滴度阳性，两次间隔 12 周。

鉴别诊断是基于除外其他遗传性或获得性病因引起的易栓症、Coombs 试验阳性溶血性贫血以及血栓性血小板减少。有或无下肢不确定疼痛的网状青斑可能是异常的临床表现，①血管壁病变，如结节性多动脉炎、SLE、冷球蛋白血症和淋巴瘤；或②血管腔病变，如髓性增殖性疾病、动脉粥样硬化、高胆固醇血症或其他原因导致的易栓症。

治疗　抗磷脂综合征

第一次血栓事件发生后，APS 患者需终身服用华法林治疗，可单用或每日联用 80mg 阿司匹林治疗，使得国际标准化比值（INR）达到 2.5～3.5。每天联合应用肝素和阿司匹林 80mg 可阻止病态妊娠的发生。静脉注射免疫球蛋白（IVIg）400mg/（kg·d）连续应用 5 天同样可以阻止流产，而糖皮质激素治疗无效。aPL 阳性但无任何临床表现，持续 aCL、β2-GPI 和 LA 阳性或有 SLE 的患者是血栓发生的高危人群，需每日口服阿司匹林 80mg 预防血栓。

一些 APS 患者以及 CAPS 患者在经过适当抗凝治疗后仍有反复血栓发生。在这些患者中，静脉应用免疫球蛋白 IVIg400mg/（kg·d）治疗 5 天可能有益。在重症监护治疗病房治疗的 CAPS 患者不能接受华法林治疗，在这种情况下，应给予治疗剂量的低分子肝素。在肝素诱导的血小板减少或血栓综合征中，抑制磷脂结合激活因子 X（FXa），如磺达肝癸钠 7.5mg 皮下注射或利伐沙班 10mg 每日口服治疗有效。以上这些药物均需给予固定的剂量并且不需要监测。它们在妊娠最初的 3 个月的安全性不详。

第九章　类风湿关节炎

Rheumatoid Arthritis

Ankoor Shah，E. William St. Clair

（刘梦茹　张芮君　译　粟占国　校）

引言

　　类风湿关节炎（RA）是一种病因未明的以对称性外周多关节炎为主要表现的慢性炎症性疾病。其最常见的临床特点是慢性炎性关节炎，常导致关节损伤和残疾。由于RA是系统性疾病，故可出现多种关节外表现，包括疲劳、皮下结节、肺部受累、心包炎、周围神经病变、血管炎和血液异常。

　　过去的二十年中，在大量的基础和临床研究的推动下，RA的诊断和治疗发生了根本性的改变。血清抗环瓜氨酸肽抗体（抗-CCPs）与类风湿因子一样作为生物标志物，用于诊断和预后判断。成像技术的发展提高了对RA关节炎症和骨破坏的检测能力。新的疾病相关基因的鉴定和发病机制的分子途径的解析也取得了重大飞跃。一类具有高度靶向性的生物制剂和小分子抑制剂具有明显疗效，从而证明不同的发病机制的重要性。尽管已取得这些进展，但对RA起病过程认识的不足，使得对RA的治疗和预防仍然比较困难。

　　过去二十年来RA的预后显著改善，致残性关节炎目前已很少见。这样的进步归因于医疗条件的完善和早期治疗。治疗策略的转变要求基层医师具有新的理念，即炎性关节炎患者应及时转诊至风湿病专家以便获得早期诊断及初始治疗。只有这样患者才可有好的预后。

临床表现

　　RA的发病率在25岁到55岁之间随年龄不断增高，55岁到75岁间保持不变，75岁后随年龄逐渐降低。RA的症状通常是由关节、肌腱和滑囊等处的炎症引起的。患者常诉超过1个小时的关节晨僵，活动后缓解。最早受累关节通常是手和足的小关节，可以单关节、寡关节（≤4个关节）或多关节（>5个关节）受累为主要表现，关节受累通常呈对称分布。一些关节受累数目极少的炎性关节炎患者也会被归类为所谓的未分化关节炎。其中那些具有较多的压痛和肿胀关节、血清类风湿因子（RF）或抗CCP抗体阳性，和全身症状重的未分化关节炎患者，可能被诊断为RA。

　　RA起病时，腕关节、掌指（MCP）关节和近端指间（PIP）关节是最常受累的关节（图9-1）。RA也可出现远端指间（DIP）关节受累，但它通常也是合并骨关节炎的表现。屈指肌腱腱鞘炎也是RA的常见临床特点，并引起活动受限、握力降低和"扳机"指。关节和软组织的进行性破坏可导致慢性不可逆的变形。MCP和掌侧近端指间关节的半脱位造成手掌尺偏。小关节肌腱、关节囊和其他软组织的损坏可导致PIP关节的过伸和DIP关节的屈曲（"天鹅颈样畸形"），PIP关节的屈曲和DIP关节的过伸（"钮扣花样畸形"）以及第一MCP关节的半脱位和第一指间（IP）关节的过伸（"Z畸形"）。尺骨茎突的炎症和尺侧腕伸肌的腱鞘炎可能造成尺骨远端的半脱位，导致尺骨茎突的"琴键运动"。足跖趾（MTP）关节受累是疾病的早期特点，后期通常发展为踝关节和跗骨周围的慢性炎症，最终可能形成扁平足（"平足"）。随着疾病进展，大关节如膝、肩关节也可受累，虽然这些关节可能在发病多年内一直无症状。

　　颈椎的寰枢关节受累在临床上值得关注，因为它可能引起脊髓压迫症和神经功能障碍。神经系统受累

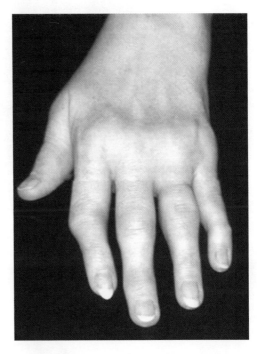

图 9-1（见书后彩图） 类风湿关节炎掌指和近端指间关节肿胀

（Courtesy of the American College of Rheumatology Image Bank.）

很少表现为寰枢关节疾病的症状或体征，但随时间推移 C1 和 C2 之间的稳定性会降低。近年来寰枢关节半脱位的发生率一直在下降，现如今发生率不到 10%。与脊柱关节炎（第十三章）不同的是，RA 很少累及胸椎和腰椎。RA 患者常出现颞颌关节影像学异常，但一般不伴有明显症状或功能障碍。

关节外表现可在 RA 病程中发生，甚至发生在 RA 发病之前（图 9-2）。有吸烟史、早期显著的肢体残疾和血清 RF 阳性的患者最有可能出现关节外病变。皮下类风湿结节、继发性干燥综合征、肺结节和贫血是最常见的关节外表现。最近的研究表明某些关节外表现的发生率和严重程度有所下降，特别是 Felty 综合征和血管炎。

RA 的最常见的全身性和关节外的临床表现如下述。

全身症状

这些症状包括体重减轻、发热、疲劳不适及抑郁症，严重时伴恶病质；它们一般反映炎症的严重程度，甚至可能在关节症状出现前出现。但发热体温超过 38.3℃（101°F）时，应警惕系统性血管炎（参见下文）或者感染。

类风湿结节

30%～40% 的患者可出现皮下结节，在高疾病活动度、疾病相关共享表位（参见下文）、血清 RF 阳性和具有关节侵蚀影像学证据的患者中更易发生。触诊时，结节通常质韧，无压痛，并附着于骨膜、肌腱或滑囊；常出现在易受反复刺激或损伤的骨骼附近，如前臂、骶骨突起处和跟腱，也可出现在肺、胸膜、心

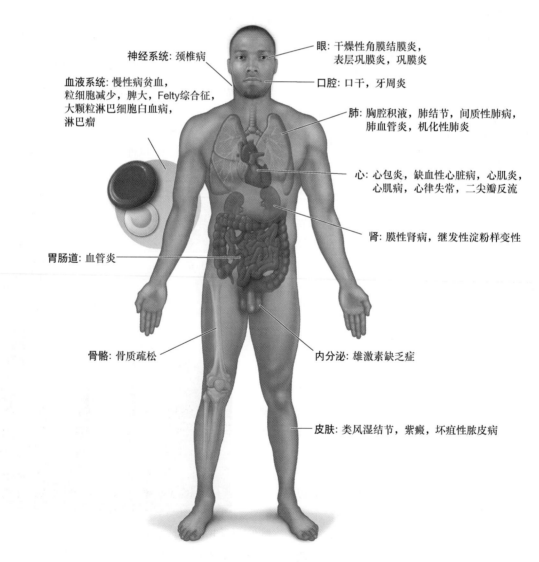

神经系统：颈椎病

血液系统：慢性病贫血，粒细胞减少，脾大，Felty综合征，大颗粒淋巴细胞白血病，淋巴瘤

眼：干燥性角膜结膜炎，表层巩膜炎，巩膜炎

口腔：口干，牙周炎

肺：胸腔积液，肺结节，间质性肺病，肺血管炎，机化性肺炎

心：心包炎，缺血性心脏病，心肌炎，心肌病，心律失常，二尖瓣反流

肾：膜性肾病，继发性淀粉样变性

胃肠道：血管炎

骨骼：骨质疏松

内分泌：雄激素缺乏症

皮肤：类风湿结节，紫癜，坏疽性脓皮病

图 9-2（见书后彩图）　类风湿关节炎的关节外表现

包膜和腹膜。类风湿结节通常是良性的。

干燥（Sjögren）综合征

继发性干燥综合征（第十三章）指持续出现干燥性角结膜炎（干眼症）或者口腔干燥症（口干症），且合并另一种结缔组织病，如 RA。大约有 10% 的 RA 患者合并继发性干燥综合征。

肺脏

RA 肺脏受累的最常见的表现是胸膜炎，可出现胸膜炎性胸痛和呼吸困难，伴胸膜摩擦音和胸腔积液。胸腔积液多为渗出液，以单核细胞和中性粒细胞为主。RA 患者也可出现间质性肺疾病（ILD），初期表现为干咳和进行性呼吸困难。ILD 与吸烟相关，通常发生于高疾病活动度的患者。高达 3.5% 的 RA-ILD 患者在关节症状发作前即被诊断。通过高分辨率胸部计算机化断层显像（CT）可明确诊断。肺功能检查提示限制性通气功能障碍（如肺总量降低）和一氧化碳弥散量减低（DL_{CO}）。ILD 的存在提示预后不良，但不同于特发性肺间质纤维化的严重不良预后（如普通型间质性肺炎），因为继发于 RA 的 ILD 对免疫抑制治疗相对于特发性 ILD 的效果更好。肺结节可单发也可多发。Caplan 综合征是 RA 患者肺结节罕见的亚型，以暴露在二氧化硅环境下引起肺结节和尘肺为主要特征。其他不太常见的肺部表现包括呼吸性细支气管炎和支气管扩张。

心脏

心包是 RA 患者最常见的心脏受累部位。然而，只有不到 10% 的 RA 患者出现心包炎的临床表现，尽管在超声心动图或尸检中证实近一半的患者出现心包受累。RA 另一重要的临床表现是心肌病，可由坏死性或肉芽肿性心肌炎、冠状动脉疾病或舒张功能不全引起。这种受累也可是亚临床的，只有通过超声心动图或心脏磁共振成像（MRI）识别。少数情况下，心肌可出现类风湿结节或淀粉样蛋白浸润。RA 中最常见的心脏瓣膜异常是二尖瓣反流。

血管炎

类风湿血管炎（第十四章）通常发生在病程长、血清 RF 阳性和低补体血症的患者。过去十年总发生率显著下降，只有不到 1% 的患者出现血管炎。皮肤表现可多种多样，包括瘀点、紫癜、梗死、坏疽、

网状青斑和重症患者中大而疼痛的下肢溃疡。血管炎性溃疡可能与静脉功能不全造成的溃疡难以区分，但血管炎性溃疡对免疫抑制剂（在严重的情况下行细胞毒药物治疗）以及植皮的反应较好。多发性感觉和运动性神经病（如多发性单神经炎）的发生可能与系统性类风湿血管炎相关。

血液学

RA 患者最常见的血液系统异常是正色素正细胞性贫血。贫血的程度与炎症的程度平行，与血清 C 反应蛋白（CRP）和红细胞沉降率（ESR）的水平相关。血小板可作为急性时相反应物，故 RA 患者常出现血小板增多。免疫介导的血小板减少较少见。

不到 1% 的患者会出现 Felty 综合征，即粒细胞减少、脾大和结节性类风湿关节炎临床三联征。现由于积极治疗，其发病率呈下降趋势，通常发生于重度 RA 的后期阶段。相较于其他种族来说白人更常见。T 细胞大颗粒淋巴细胞白血病（T-LGL）可具有与 Felty 综合征相似的临床表现且其发生常与 RA 相关。与 Felty 综合征不同的是，T-LGL 可发生于 RA 的病程早期。除上述这些情况外，RA 患者白细胞减少不常见，多与治疗药物相关。

淋巴瘤

大型队列研究表明，与普通人群相比，RA 患者罹患淋巴瘤的风险增加 2～4 倍。弥漫性大 B 细胞淋巴瘤是最常见的组织学类型的淋巴瘤。如果患者有高疾病活动度或 Felty 综合征，其患淋巴瘤的风险增加。

并发症

除关节外表现外，RA 的并发症对死亡率有一定影响。因这些并发症影响 RA 本身的治疗。故应被重视。

心血管疾病　RA 患者最常见的死亡原因是心血管疾病。与普通人群相比，即使控制了传统心脏病的危险因素如高血压、肥胖、高胆固醇血症、糖尿病和吸烟，RA 患者的冠状动脉疾病和动脉粥样硬化的发生率仍然较高。此外，与普通人群相比，充血性心力衰竭（包括收缩和舒张功能障碍）在 RA 患者中的发生率约增加两倍。血清炎症标记物的升高似乎是这类人群心血管疾病风险增加的主要原因。

骨质疏松　RA 患者相较于年龄和性别匹配的正常人更易出现骨质疏松，其患病率约 20%～30%。关

节的炎症环境可扩散到身体的其他部位，进而通过激活破骨细胞造成骨质流失。长期使用糖皮质激素和残疾相关的活动量减少也可引起骨质疏松。髋部骨折易发生于 RA 患者，对 RA 的致残率和死亡率的增加有重要影响。

雄激素缺乏 男性和绝经后的女性 RA 患者的血清睾酮、黄体生成素（LH）和脱氢表雄酮（DHEA）较对照人群的平均水平更低。推测雄激素缺乏或由慢性炎症反应引起，并可能在 RA 的发病机制中发挥作用。同时，由于糖皮质激素可抑制垂体分泌黄体生成素和卵泡刺激素，故长期接受糖皮质激素治疗的患者可发展为雄激素缺乏。由于低睾酮水平可能会导致骨质疏松症，故男性低睾酮血症应考虑激素替代疗法。

流行病学

在世界范围内，成人 RA 的患病率约为 0.5%～1%。有证据表明，最近几十年 RA 的发病率总体上有所减少，但因 RA 患者寿命延长，故患病率仍然保持不变。RA 的发病率及患病率会根据不同的地理位置而变化，产生影响的地理位置可能是全球性，也可能局限在某一国家的少数民族（图 9-3）。例如，研究报道，美国本土的 Yakima、Pima 以及北美洲的 Chippewa 部落的患病率近 7%。相比之下，许多来自非洲和亚洲的人群研究显示，RA 的患病率较低，为

0.2%～0.4%。

与许多其他自身免疫性疾病类似，RA 较多发生于女性，比例为（2～3）：1。有趣的是，一些拉美和非洲国家的研究显示，女性 RA 的患病率更高，比例为（6～8）：1。鉴于这种情况，人们提出了各种理论来解释疾病发病机制中雌激素的可能作用。大多数理论集中在雌激素在增强免疫反应中发挥作用。例如，一些实验研究表明，雌激素可以刺激肿瘤坏死因子（TNF-α）的产生，而 TNF-α 是 RA 发病过程中的主要细胞因子。

遗传因素

近 30 年来，有关遗传因素对 RA 发病及其严重程度的重要作用已逐渐被人们所公认。RA 患者一级亲属的患病风险是一般人群的 2～10 倍。然而，有关遗传因素在 RA 致病机制中所占比重还不确定。虽然双胞胎研究提示遗传因素可解释 60% 的 RA 发病，但在一般人群的研究中，遗传因素对 RA 发病的影响仅约为 10%～25%。由于基因-环境之间的相互作用，对遗传影响的研究结果可能会有所不同。

已知最高风险的 RA 易感等位基因位于主要组织相容性复合体（MHC）区域。据估计，约 1/3 的 RA 遗传风险基因落在这一区域。虽然可能不是全部，但绝大多数遗传风险与 HLA-DRB1 基因的等位基因

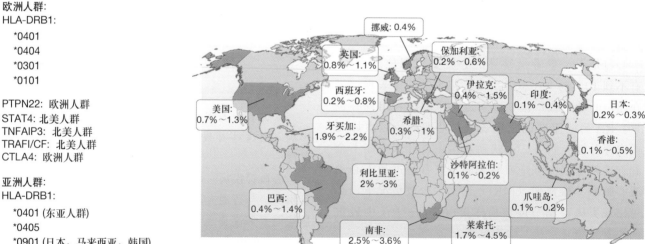

欧洲人群：
HLA-DRB1：
    *0401
    *0404
    *0301
    *0101

PTPN22：欧洲人群
STAT4：北美人群
TNFAIP3：北美人群
TRAFI/CF：北美人群
CTLA4：欧洲人群

亚洲人群：
HLA-DRB1：
    *0401（东亚人群）
    *0405
    *0901（日本，马来西亚，韩国）

PADI4
CD244

其他：
CD40

挪威：0.4%
英国：0.8%～1.1%
保加利亚：0.2%～0.6%
西班牙：0.2%～0.8%
伊拉克：0.4%～1.5%
印度：0.1%～0.4%
日本：0.2%～0.3%
美国：0.7%～1.3%
牙买加：1.9%～2.2%
希腊：0.3%～1%
香港：0.1%～0.5%
利比里亚：2%～3%
沙特阿拉伯：0.1%～0.2%
巴西：0.4%～1.4%
爪哇岛：0.1%～0.2%
南非：2.5%～3.6%
莱索托：1.7%～4.5%

图 9-3　类风湿关节炎（RA）的全球患病率。 上图列出与 RA 相关主要基因的等位基因。虽然在全球范围内发现了人类白细胞抗原（HLA）-DRB1 基因突变，但是，某些等位基因只在某些民族群体内与 RA 相关

变异有关，该基因编码了 MHC Ⅱ 类分子的 β 链。RA 相关的 HLA-DRB1 各等位基因共享 HLA-DR β 链第三高变区 70～74 位置的氨基酸序列，称为共享表位（SE）。携带 SE 等位基因与抗 CCP 抗体的产生和不良的疾病预后有关。其中一些携带 HLA-DRB1 等位基因的患病风险较高（* 0401），而其他等位基因则拥有中等风险（* 0101、* 0404、* 1001 和 * 0901）。此外，RA 的病情程度有地区性差异。例如，与西欧国家相比，在希腊人群的 RA 患者症状较轻，RA 遗传易感性主要与 * 0101 SE 等位基因相关。相比之下，在北欧人群中，大约 50%～70% 的个体携带 * 0401 或 * 0404 等位基因，且为该人群的主要风险等位基因。在亚洲人群中，如日本、韩国和中国，最常见的疾病易感 SE 等位基因是 * 0405 和 * 0901。最后，在 RA 发病率高达 7% 的美洲土著人群，例如 Pima 和 Tlingit 印第安人，其疾病易感性与 SE 等位基因 * 1042 相关。和具有欧洲血统的人群相比，非裔和西班牙裔美国人群的 SE 等位基因则与 RA 的低患病风险有关。

全基因组关联研究（GWAS）已经成功地发现了数个与 RA 易感性相关的非 MHC 基因。基于单核苷酸多态性（SNP）的检测，GWAS 能够对 RA 等复杂性疾病的遗传谱进行分析。在由 30 亿个碱基对组成的人类基因组中，约包含 1000 万个常见 SNP。通常 GWAS 仅鉴定常见变异，即在人群中频率超过 5% 的变异。

总体来说，RA 的 GWAS 研究结果可归纳为以下几点。首先，位于非 MHC 区域的风险等位基因对 RA 的易感性影响较轻；这些风险等位基因在其他自身免疫性疾病的发生和发展中也具有一定的作用，如 1 型糖尿病、系统性红斑狼疮和多发性硬化。其次，虽然大部分非 HLA 基因均与抗 CCP 抗体阳性的 RA 相关，仍有数个风险位点为抗 CCP 抗体阴性的 RA 所特有。第三，RA 风险等位基因具有种族差异性。第四，风险位点所在的基因主要编码与免疫反应调节相关的蛋白。然而，目前通过 GWAS 所发现的 RA 风险等位基因只占全部遗传因素的 5% 左右，这表明罕见变异或其他类型的 DNA 变异，如拷贝数变异，可能在整体风险模型中发挥显著作用，但目前尚未被发现。

近日，针对 GWAS 的 meta 分析的 SNP 数据重建表明，HLA-DRβ1 的 11、71 和 74 号位点，HLA-B 的 9 号位点及 HLA-DPβ1 的 9 号位点的氨基酸替换均为 RA 的独立风险因素。第 11、71 和 74 号位点的氨基酸位于 HLA-DRβ1 分子的抗原结合槽内，提示作为原始共享表位构成部分的第 71 和 74 位点的重要性。

在非 MHC 区域的 RA 风险等位基因中，最具代表性的为编码蛋白酪氨酸磷酸酶非受体 22 的基因（PTPN22）。该基因的风险等位基因 R620W 在欧洲不同地区之间的患者中出现频率不同（例如，3%～10%），但东亚患者中没有发现该等位基因。PTPN22 编码一种淋巴酪氨酸磷酸酶，对 T、B 细胞功能具有调节作用。风险等位基因 R620W 为功能获得性变异，推测该变异导致胸腺自体反应性 T 细胞和 B 细胞的异常选择，而且似乎仅与抗 CCP 抗体阳性的 RA 相关。肽基精氨酸脱亚胺酶 Ⅳ 型（PADI4）基因是另一个风险等位基因，它编码一种参与精氨酸转化为瓜氨酸的酶，推测其对抗瓜氨酸抗原特异性抗体的产生具有一定的作用。PADI4 的一个多态性位点与 RA 的易感性相关，但仅报道于亚洲人群中。

表观遗传学是研究基因 DNA 序列不发生改变的情况下，影响基因表达的可遗传性特征。表观遗传学研究可揭示环境与疾病易感性之间的联系。目前研究较为深入的表观遗传机制包括蛋白翻译后的组蛋白修饰和 DNA 甲基化。虽然目前有关表观遗传现象的研究报道有限，但已有研究表明，RA 患者、健康对照以及骨关节炎患者的 DNA 甲基化模式各异。

环境因素

除了遗传倾向，许多环境因素都与 RA 的发病相关。吸烟是最重要的因素。大量的队列和病例对照研究表明，吸烟使 RA 患病风险增加 1.5～3.5。吸烟的女性患 RA 的风险增加了近 2.5 倍，这一风险甚至在戒烟 15 年后仍然存在。在双胞胎中，抽烟的患 RA 风险比理论上具有相同遗传风险的不抽烟的同卵双胞胎更高。有趣的是，吸烟的风险几乎完全与 RF 和抗 CCP 抗体阳性的疾病有关。然而，尚未证明戒烟可以改善疾病的活动度，虽然其带来许多其他健康益处。

1931 年发现 RA 患者血清能凝集链球菌菌株后，研究者开始积极地寻找 RA 感染方面的病因。在过去的 30 年，鉴于 EBV 等病毒广泛存在，且可在宿主中持续存活多年并与频繁的关节炎主诉相关，从而引起学术界的广泛关注。例如，与一般人群相比，RA 患者中针对 EBV 抗原的 IgG 抗体在血液和唾液中的滴度明显增高。EBV 的 DNA 存在于 RA 患者的关节液和滑膜细胞中。由于这些证据主要是间接的，因此不能直接认为感染是 RA 的发病诱因。

病理学

RA 会影响滑膜组织及其下的软骨和骨。滑膜为薄层的结缔组织，覆盖了大部分关节表面、肌腱和滑囊。关节中，它面对骨和软骨，桥接面对面的骨表面并插入靠近关节软骨的骨膜区。滑膜主要由两种类型细胞构成——A 型滑膜细胞（巨噬细胞源）和 B 型滑膜细胞（成纤维细胞源）。滑膜成纤维细胞为主要细胞，它产生了胶原蛋白、纤连蛋白、层粘连蛋白以及滑膜基质的其他细胞外成分。衬里层由血管和疏松结缔组织中少量单核细胞构成。滑膜液——血液的超滤液，通过横跨滑膜的滑膜下衬里组织扩散进入关节腔。它的主要成分是透明质酸和浅表层黏膜蛋白。前者是一种黏多糖，使关节液黏稠并和浅表层黏膜蛋白一起润滑关节软骨表面。

RA 的病理特征是关节滑膜的炎症和增生、灶性骨侵蚀和关节软骨变薄。慢性炎症导致滑膜内层增生及血管翳形成。血管翳由成纤维样滑膜细胞和肉芽反应性纤维血管组织构成，并侵入深层软骨及骨。炎性浸润由不少于六种类型的细胞组成：T 细胞、B 细胞、浆细胞、树突状细胞、肥大细胞以及少量的粒细胞。T 细胞占浸润细胞的 $30\%\sim50\%$。这些细胞的构型复杂，可能会因 RA 个体不同而有所不同。通常，淋巴细胞在组织的固有细胞中广泛存在，然而，在某些情况下，B 细胞、T 细胞及树突状细胞可以形成更高层次的组织结构，如淋巴滤泡和生发中心样结构。滑膜成纤维细胞和巨噬细胞分泌的生长因子促进新生血管在滑膜衬里层的生成，使衬里层能提供白细胞浸润和滑膜组织增生所需的不断增加的氧耗和营养需求。

矿化软骨和软骨下骨的结构破坏由破骨细胞介导。破骨细胞是一种多核巨细胞，可通过 CD68、抗酒石酸酸性磷酸酶、组织蛋白酶 K 以及降钙素受体鉴定。它们出现在最终形成骨吸收陷窝的血管翳界面。骨破坏通常位于滑膜插入靠近关节软骨边缘的骨边缘以及韧带、肌腱鞘附着点的骨膜表面，这可解释骨侵蚀通常发生于与肌腱、副韧带及滑膜插入位置相并列的 MCP 关节径向位点上。另一种骨质流失是发生在有活动性炎症的关节周围的骨量减少。它与沿骨干骺端骨小梁的实质变薄有关，可能由骨髓腔炎症引起。这些病变可以在 MRI 扫描上看到，显示为炎症关节周围骨髓的信号改变。其信号特征为富含水但脂肪含量较低，并与高度血管化的炎症组织一致。这些骨髓病变常常是骨侵蚀的前兆。

从有血管翳入侵的骨髓中分离的骨密质层比较薄且容易被炎性滑膜穿透。MRI 扫描所见的骨髓病变与以骨内膜成骨细胞增殖和骨沉积为特点的骨内膜反应有关。因此，近年来，RA 关节病变的概念已扩大到了骨髓腔。最后导致全身骨小梁变薄的广义骨质疏松症，是在 RA 患者中发现的第三种形式的骨质流失。

关节软骨是由特殊胶原基质、蛋白聚糖和其他蛋白组成的一个无血管的组织。它由四个不同的区域（软骨膜、透明软骨浅层、透明软骨深层和软骨含钙区）组成——软骨细胞构成了这些区域中独特的细胞成分。最初，软骨组织被认为是惰性组织，但目前已知它是一个对炎症介质和机械反应高度敏感的组织，反过来说，它能改变软骨合成代谢和分解代谢之间的平衡。RA 中软骨退化的起始区域靠近滑膜血管翳，其软骨基质的特点是蛋白多糖的广泛丢失，在相邻的滑液的浅表区域最明显。软骨的退化也可能发生在周围的软骨区和相邻的软骨下骨区域。

发病机制

滑膜炎的发病机制可能是遗传、环境及免疫（包括异常的免疫活化及免疫稳态的打破）间复杂的相互作用（图 9-4）。究竟哪些触发了这些初始事件以及哪些遗传和环境因素引起免疫失调仍有待研究。然而，详细的分子图谱正揭示慢性炎症反应与关节软骨和骨破坏的潜在机制。

RA 临床前阶段的特点是免疫耐受异常。该观点通过 RF 和抗 CCP 抗体等自身抗体的发现得到证实。这些抗体能够在发病前数年的 RA 患者血清中被检测出。然而，抗 CCP 抗体和 RF 的靶抗原并不仅限于关节，它们在疾病的发病机制中的作用仍然值得进一步研究。抗 CCP 抗体是针对 PADI4 酶翻译后修饰产生的脱氨基肽的抗体。它识别几种不同的基质蛋白（包括丝聚蛋白、角蛋白、纤维蛋白原和波形蛋白）的瓜氨酸化的区域。与血清相比，抗 CCP 抗体在关节液中水平更高。少数 RA 患者中也发现了其他自身抗体，这些抗体也出现在其他类型的关节炎中。它们识别多种自身抗原，包括 II 型胶原蛋白、人类软骨糖蛋白-39、聚集蛋白聚糖、钙蛋白酶抑制蛋白、BiP（免疫球蛋白结合蛋白）以及葡萄糖-6-磷酸异构酶。

理论上，环境因素与其他因素协同作用导致 RA

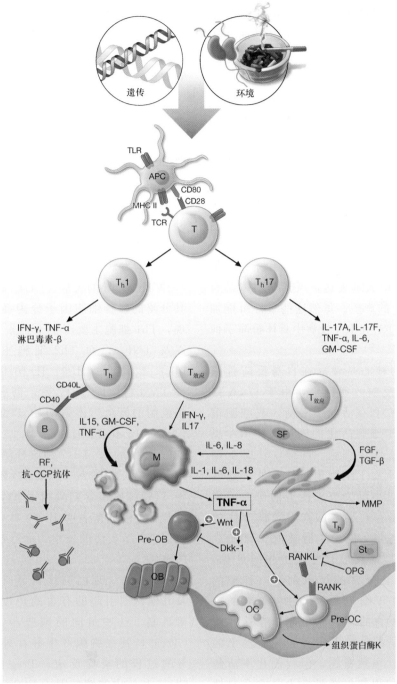

图 9-4　炎症和关节破坏的病理机制。 遗传易感性与环境因素可能共同导致类风湿关节炎（RA）的发生，并有滑膜中 T 细胞活化。CD4⁺ T 细胞通过 T 细胞受体和 II 类主要组织相容性复合体（MHC）-抗原肽（信号 1）之间的相互作用，以及 CD28-CD80/86 通路的共刺激信号和其他途径（信号 2）被抗原呈递细胞（APC）激活。理论上，配体结合的 Toll 样受体（TLR）可能会进一步刺激关节内 APC 的活化。滑液中 CD4⁺ T 细胞分化为 Th1 和 Th17 细胞，它们都有其独特的细胞因子。CD4⁺ Th 细胞反过来激活 B 细胞，其中一些注定分化成自身抗体产生的浆细胞。关节内产生的类风湿因子（RF）、抗环瓜氨酸肽（CCP）-抗体组成的免疫复合物通过激活补体途径放大炎症反应。效应 T 细胞可刺激滑膜巨噬细胞（M）和成纤维细胞（SF）分泌促炎因子，如肿瘤坏死因子 α（TNF-α）。TNF-α 上调内皮细胞黏附分子并促进白细胞在关节中聚集。它也刺激其他炎症介质的产生，如白细胞介素 1（IL-1）、IL-6 和粒细胞-巨噬细胞集落刺激因子（GM-CSF）。TNF-α 在调节骨破坏和骨形成之间的平衡中发挥重要作用。它可上调 Dickkopf-1（DKK-1）的表达，使成骨前体细胞的 Wnt 受体内吞。Wnt 是促进成骨细胞分化和骨生成的可溶性介质。在 RA 中，Wnt 信号通路介导的成骨作用被抑制，推测是由 DKK-1 水平升高引起。除了抑制成骨细胞外，TNF-α 还刺激破骨细胞形成。然而，它本身不足以诱导破骨前体细胞（Pre-OC）分化为具有骨侵蚀能力的活化的破骨细胞。破骨细胞的分化需要巨噬细胞集落刺激因子（M-CSF）的存在和 RANK 的配体（RANKL）与 Pre-OC 表面核因子-κB 受体活化因子（RANK）结合。在关节内，RANKL 主要来源于基质细胞（St）、滑膜成纤维细胞和 T 细胞。骨保护素（OPG）作为 RANKL 的诱导受体发挥作用，从而抑制了破骨细胞的生成和骨流失。FGF，纤维母细胞生长因子；IFN，干扰素；TGF，转化生长因子

的炎症。吸烟人群支气管肺泡灌洗液中瓜氨酸化蛋白比不吸烟人群的高。因此推测长期暴露于烟草中可能诱导胞内蛋白的瓜氨酸化，并刺激诱导自身反应性新表位的表达，进而导致免疫复合物的形成和关节炎症的发生。暴露于具有佐剂效应的硅尘和矿物油，也被认为与抗 CCP 抗体阳性的 RA 的风险增加相关。

微生物及其产物如何参与 RA 发病？免疫系统通过 Toll 样受体（TLR）识别微生物感染，人体内有 10 种可以识别各种微生物产物的 TLR，包括识别细菌细胞表面的脂多糖和热休克蛋白的 TLR4、识别脂蛋白的 TLR2、识别双链 RNA 病毒的 TLR3 以及识别细菌非甲基化 CpG DNA 的 TLR9。TLR2、3 和 4 在早期 RA 的滑膜成纤维细胞中大量表达，当其与配体结合后将增加促炎细胞因子的产生。虽然这些事件可能加重 RA 中的炎症，但 TRL 在 RA 发病中具体扮演了何种角色尚待进一步研究。

RA 的发病机制的核心是建立在自身反应性 T 细胞介导的慢性炎症反应。理论上，由于 DNA 修复缺陷造成 T 细胞死亡和存活的不平衡，或细胞信号装置的缺陷降低了 T 细胞活化的阈值，使 RA 患者胸腺中出现自身反应性 T 细胞。同样，外周 T 细胞库的异常选择可能导致 T 细胞耐受性降低。这些理论的依据主要来自对小鼠关节炎模型的研究。但没有证据表明 RA 患者存在异常的胸腺选择产生的 T 细胞或缺陷的凋亡通路。但由于滑膜内 T 细胞表现出前抗原暴露的表型，且带有克隆扩张的证据，故提示关节内至少存在异常的抗原刺激。有趣的是，RA 患者的外周血 T 细胞显示出过早衰老的迹象，且主要出现在未发育的幼稚 T 细胞。在这些研究中，最重要的结论是端粒的丢失和在胸腺输出的新形成的 T 细胞减少。虽然有趣，但我们并不清楚广泛的 T 细胞异常如何引起以滑膜炎为主的全身性疾病。

有大量的证据显示 CD4$^+$ T 细胞在 RA 发病中的作用。首先，T 细胞表面的共受体 CD4 与 MHC Ⅱ 类分子上的恒定区结合，在 T 细胞活化期间形成稳定的 MHC-肽-T 细胞受体复合物。由于 MHC Ⅱ 类分子上的共享表位（SE）是 RA 的一个风险因素，因此，CD4$^+$ 细胞的活化可能在 RA 发病中发挥作用。其次，记忆性 CD4$^+$ T 细胞在 RA 患者的滑膜组织中聚集并可通过非特异性机制参与发病。第三，CD4$^+$ T 细胞已被证明在关节炎动物模型发病中发挥重要作用。第四，某些但不是所有的 T 细胞靶向治疗对这一疾病具有临床疗效。总之，这些证据表明，CD4$^+$ T 细胞在 RA 慢性炎症反应中发挥了重要作用。然而滑膜组织中的其他类型的细胞，如 CD8$^+$ T 细胞、自然杀伤（NK）细胞以及 B 细胞也可参与致病。

在类风湿关节炎中，通过细胞间接触和可溶性介质的释放，活化的 T 细胞刺激巨噬细胞和成纤维细胞样滑膜细胞，产生推动滑膜炎症反应和破坏软骨和骨的炎性介质和蛋白酶。CD4$^+$ T 细胞的激活依赖于两个信号：①位于抗原呈递细胞的 T 细胞受体与肽-MHC 的结合；②在抗原呈递细胞上与 CD80/86 结合的 CD28。CD4$^+$ T 细胞也辅助 B 细胞活化，进而可能产生更多的促进关节炎症反应的抗体。既往 RA 的发病模型是一种 T 细胞中心模型，而 RA 是一种 Th1 介导的疾病。CD4$^+$ T 辅助细胞（Th）根据其分泌的独特细胞因子分为 Th1 和 Th2 亚群。据发现，Th1 细胞主要产生干扰素（IFN-γ）、淋巴毒素 β 以及 TNF-α，而 Th2 细胞主要分泌白细胞介素（IL）-4、IL-5、IL-6、IL-10 以及 IL-13。新发现一种 Th 亚群，即 Th17 系，彻底改变了我们对 RA 发病机制的概念。体内初始 T 细胞在转化生长因子 β（TGF-β）、IL-1、IL-6 和 IL-23 的作用下分化为 Th17 细胞。激活后，Th17 细胞分泌多种炎症介质，如 IL-17、IL-21、IL-22、TNF-α、IL-26、IL-6 以及粒细胞-巨噬细胞集落刺激因子（GM-CSF）。来自动物模型和人类的证据表明 IL-17 具有重要致病作用，其不仅促进关节炎症的发生，而且造成了软骨和软骨下骨的破坏。

免疫系统现已进化到可产生抵消传染性病原体及其他诱因引起的有害的免疫介导的炎症反应的防御机制。这些负向的调节器主要是调节性 T 细胞（Treg），其在胸腺产生并在外周诱导来抑制免疫介导的过程的炎症反应。Treg 的表型是细胞表面的 CD25 和核内的转录因子 FOXP3，通过与其他免疫细胞的相互作用和抑制细胞因子（如 TGF-β、IL-10 和 IL-35）的分泌，诱导免疫耐受的形成。Treg 细胞有一定的异质性，能够抑制不同亚类（Th1、Th2、Th17）的免疫反应。在 RA 中，相比正常健康对照组，Treg 数量不足的数据相互矛盾。尽管一些实验证据表明，Treg 抑制活性的丧失是由于细胞毒性 T 淋巴细胞抗原 4（CTLA-4）的表达功能失调，但 RA 中 Treg 的天然缺陷是否存在仍是未知数。

细胞因子、细胞趋化因子、抗体和内源性危险信号与免疫细胞表面的受体结合，刺激细胞内信号分子的级联反应来增强炎症应答。小分子药物通过干扰信号转导和阻断逐渐增强的炎症循环来干扰这些通路中的信号分子和分子伴侣。这些重要的炎症通路中的信号分子包括 Janus 激酶（JAK）、信号转导和转录激活因子（STAT）、酪氨酸激酶（Syk）、丝裂原活化蛋白激酶（MAPK）和核因子 κB（NF-κB）。这些通路在多种细胞中被发现且表现出明显的相互干扰。一些信号转导分子，如 JAK3 主要表达在造血细胞上，在 RA 的炎症反应中起重要作用。

活化 B 细胞同样在慢性炎症反应中起着重要的作用。B 细胞分化成效应 B 细胞，后者进一步产生抗体，包括 RF 和抗-CCP 抗体。多个 RF 可以在关节内形成大的免疫复合物，通过固定补体和促进炎症趋化因子和趋化因子的释放来致病。在关节炎小鼠的模型中，RF 形成的免疫复合物和抗-CCP 形成的免疫复合物与其他机制一起产生协同作用，加剧滑膜炎症反应。

类风湿关节炎通常被认为是一种巨噬细胞驱动的疾病，因为这种细胞是关节内促炎细胞因子的主要来源。滑膜巨噬细胞释放的主要炎性因子包括 TNF-α、IL-1、IL-6、IL-12、IL-15、IL-18 和 IL-23。滑膜成纤维细胞是微环境中的另一种主要的细胞类型，可产生 IL-1、IL-6 和 TNF-α。TNF-α 是滑膜炎症中的关键因子，可上调内皮细胞黏附分子，促进白细胞进入滑膜微环境；TNFα 还可以激活滑膜成纤维细胞，刺激血管生成，促进敏感通路的疼痛受体，驱动破骨细胞。成纤维细胞分泌的金属蛋白酶（MMP）以及其他的蛋白酶主要与关节软骨的破坏有关。

滑膜血管翳中破骨细胞的激活与局灶性骨侵蚀有关。基质细胞、滑膜成纤维细胞和 T 细胞中表达的核因子-κB 受体活化因子配体（RANKL）与破骨细胞前体细胞上的 RANK 受体结合后，刺激破骨细胞分化和骨吸收。RANKL 活性受骨保护素（OPG）的调节，后者是 RANKL 的竞争受体，可以阻碍破骨细胞的形成。滑膜中的单核细胞在巨噬细胞集落刺激因子（M-CSF）和 RANKL 的作用下融合形成的多核细胞，被称为破骨前体细胞。这些前体细胞更进一步分化成以有褶皱缘为特征的破骨细胞。细胞因子如 TNF-α、IL-1、IL-6 和 IL-17 会增加关节中 RANKL 的表达，从而促进破骨细胞的发生。破骨细胞还分泌蛋白酶 K，后者是一种通过裂解胶原来降解骨基质中胶原的半胱氨酸蛋白酶。刺激破骨细胞也会导致全身骨质流失和骨质疏松症。

骨质流失增加只是 RA 的特点之一，炎症部位的骨形成减少在骨重建中也起着至关重要的作用。最新证据表明炎症可抑制骨形成。促炎性细胞因子

TNF-α 通过增强 dickkopf-1（DKK-1）的表达来抑制骨形成。DKK-1 是 Wnt 通路（促进成骨细胞分化和骨形成）的重要抑制剂。Wnt 系统是一个可溶性糖蛋白家族，可以结合细胞表面受体，如大家所熟知的 frizzle（FZ）和低密度脂蛋白受体相关蛋白（LRP），从而促进细胞生长。在动物模型中，DKK-1 水平增加与骨形成减少有关，而抑制 DKK-1 可以保护关节里的结构不受损伤。Wnt 蛋白同样可以引起 OPG 形成，从而阻断骨的再吸收，表明了它们在精细调节骨吸收与骨形成平衡中的关键作用。

诊断

类风湿关节炎（RA）的临床诊断主要依据慢性炎性关节炎的症状和体征，具有实验室和影像学改变是可靠的诊断依据。2010 年，美国风湿病学会（ACR）与欧洲抗风湿病联盟（EULAR）合作，对 1987 年 ACR 发布的类风湿关节炎的分类标准进行修订，旨在提高类风湿关节炎的早期诊断率，使得患者在疾病早期可被诊断并尽早治疗，改善预后（表 9-1）。新修订的分类标准为积分制（0～10 分），≥6 分可确诊为 RA。新的分类标准和过去使用的标准存在一些差异。因血清抗-CCP 抗体（也称 AC-PA，抗环瓜氨酸肽抗体）阳性比 RF 阳性更具有诊

表 9-1　类风湿关节炎的分类标准

		得分
关节受累情况	1 个大关节（肩、肘、髋、膝、踝关节）	0
	2～10 个大关节	1
	1～3 个小关节（MCP 关节、PIP 关节、拇指指间关节、MTP 关节、腕关节）	2
	4～10 个小关节	3
	>10 个小关节（至少包括 1 个小关节）	5
血清学	RF 和 ACPA 均阴性	0
	RF 或抗 CCP 抗体至少 1 项低滴度阳性（≤正常上限 3 倍）	2
	RF 或抗 CCP 抗体至少 1 项高滴度阳性（>正常上限 3 倍）	3
急性时相反应物	CRP 和 ESR 均正常	0
	CRP 或 ESR 增高	1
滑膜炎持续时间	<6 周	0
	≥6 周	1

注意：这项标准主要针对那些至少一个关节有确切临床症状且不能用其他疾病来解释的新发患者进行分类。总分≥6 分的患者可以诊断 RA。

缩写：ACPA：抗环瓜氨酸肽抗体；CCP：环瓜氨酸肽；CRP：C 反应蛋白；ESR：红细胞沉降率；MCP：掌指；MTP：跖趾；PIP：近端指间；RF：类风湿因子

来源：D Aletaha et al：Arthritis Rheum 62：2569，2010.

断特异性，故新的分类标准将 ACPA 的检查列为一条。新的分类标准同样没有把患者是否有类风湿结节或有影像学证据的关节损伤列入其中，因为这些改变在早期类风湿关节炎患者中很少出现。需要强调的是，2010 新版的 ACR-EULAR 标准仍是"分类标准"而不是"诊断标准"，用于在疾病的一开始就区分出哪些患者可能进展为持续性滑膜炎和关节损害的慢性疾病。关节侵蚀的影像学表现或者皮下结节则提示疾病可能已到晚期。

实验室特征

有系统性炎性疾病的患者，如 RA 患者常表现出非特异性的炎症标志物升高，如 ESR 或 CRP。血清 RF 和抗-CCP 抗体的检测在区分 RA 和其他关节病中十分重要，但 RF 缺乏诊断的特异性，并可出现在其他伴有关节炎表现的慢性炎症性疾病中。

RA 患者血清中的 RF 分为 IgM、IgG 和 IgA 型，IgM 型是最常在商业实验室检测的一型。IgM 型 RF 出现在 75%～80% 的 RA 患者中，因此，阴性结果并不能排除本病的可能。RF 也可出现在其他结缔组织疾病中，如原发性干燥综合征、系统性红斑狼疮、Ⅱ型混合性原发性冷球蛋白血症以及慢性感染如亚急性细菌性心内膜炎、乙型肝炎和丙型肝炎。健康人群中，也有 1%～5% 可检测到 RF。

血清抗-CCP 抗体和血清 RF 在诊断 RA 上有相同的灵敏度，但抗-CCP 抗体的特异度高达 95%，所以为了区分 RA 和其他类型关节炎，应在炎性关节炎早期就积极地检测抗-CCP 抗体。同时检测 RF 和抗-CCP 抗体的意义越来越重要，因为一些 RA 患者 RF 阳性但抗-CCP 抗体阴性，还有一部分患者抗 CCP 阳性而 RF 阴性。RF 和抗-CCP 抗体也有预后意义，抗-CCP 抗体阳性的患者预后较差。

滑膜液分析

通常 RA 患者的滑膜液能反映炎症状态。滑液中的白细胞（WBC）计数可相差很多，但一般在 5000/μl 和 50 000/ul 之间，相比之下白细胞＜2000/μl 为非炎性疾病如骨关节炎。与滑膜组织相比，滑液中绝大多数细胞是中性粒细胞。临床上，滑膜液分析主要用于区分是炎性关节炎还是骨关节炎，同时排除感染性或晶体性关节炎，如痛风和假性痛风。

关节影像学

无论在 RA 的诊断还是随诊中，关节影像学检查

都非常有价值。X 线平片是最普及的方法，但因 RA 患者常有关节间隙狭窄，且骨骼在 X 线片上易受软骨干扰，所以不能很清楚地显示骨结构。磁共振成像和超声技术可以更好地检测到软组织（如滑膜炎、腱鞘炎和关节积液）的改变，在检测骨骼方面也更敏感。在临床中，一般使用 X 线平片诊断和监测受损关节。然而，某些情况上，MRI 和超声可以提供更多的诊断信息并指导临床。临床上越来越多地使用肌骨超声来发现滑膜炎和骨侵蚀。

X 线　RA 患者最初的 X 线改变是关节周围骨质疏松。而实际上，这一改变在平片上很难被发现，特别是在新型的数字化 X 线片上。其他 X 线改变可有软组织肿胀，对称性关节间隙狭窄，软骨下骨侵蚀，这些改变最常见于手腕、手（掌指关节和近端指间关节）和足（跖趾关节）。第 5 跖趾关节侧面往往是最先受累的部位，但其他跖趾关节也可同时受累。晚期 RA 患者的 X 线平片上可见到多种严重的骨破坏，包括关节半脱位和关节塌陷（图 9-5）。

MRI　MRI 在检测软组织改变如滑膜炎、关节积液和早期的骨及骨髓改变方面敏感度更高。这些软组织改变常发生在 X 线可显示的骨改变之前。骨髓水肿已被公认为一个早期炎性关节炎的指标，可以预测之后骨侵蚀的发展。MRI 费用昂贵和扫描关节数有限是限制其在临床常规应用的主要因素。

超声　包括彩色能量多普勒，比 X 线平片更易检测出骨侵蚀，特别是浅表关节的检查。超声在检测滑膜炎的程度上可信度也高，主要表现为丰富的血流信号。尽管超声检查依赖于医生的个人经验，但它便于携带且没有辐射，和 MRI 相比费用相对较低，故临床超声的使用越来越普遍。

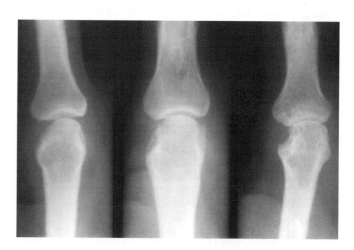

图 9-5（见书后彩图）　**X 线证实的近端指间关节侵蚀的进展过**程（Courtesy of the American College of Rheumatology.）

临床进程

RA 的自然进程受多个因素的影响，因而十分复杂。这些因素包括年龄、性别、基因、临床表型（即关节外表现和 RA 的不同类型）和功能状态等，所以 RA 是一个异质性疾病。目前没有一个简单的方法可以预测其临床进程。但关键是要意识到，虽然有多达 10% 的符合类风湿关节炎 ACR 分类标准的患者可在 6 个月以内达到自然缓解（特别是血清学阴性的患者），但绝大多数患者都会表现出持续性和渐进性的疾病活动，并且随着时间推移时重时轻。少数患者在疾病静止期会间歇反复性地发作炎性关节炎。RA 患者最差的预后是出现不可逆的侵袭性关节炎，但现在使用生物制剂治疗后，这种破坏性极强的临床进程并不常见。

通过健康调查表（HAQ）对残疾的调查结果显示，由于对疾病活动控制不佳和疾病的进展，功能障碍的严重程度会随着病程延长逐渐加重。功能障碍可能与以下两个方面相关，一是治疗不当，没有很好地控制疾病活动，二是因长期不可逆的软骨和骨破坏导致的关节损害。在疾病早期，关节的炎症程度是致残的主要决定因素，而在病程后期，致残的主要决定因素则是受损关节的数量。既往研究显示，半数以上的 RA 患者发病 10 年后无法工作。但最近随着新型疗法的出现和疾病早期的治疗干预，RA 患者的失业率较前减少，就业能力也有所增加。

RA 患者的总体死亡率为正常人的 2 倍以上，缺血性心脏病是继感染后第二大常见的死亡原因。与正常对照组相比，男性平均寿命缩短了 7 年，女性的平均寿命缩短了 3 年。寿命缩短的风险高的患者主要是那些有关节外系统受累的患者，同时还包括在那些行为能力较低、社会地位较低、文化水平较低和长期使用激素的患者。

治疗

RA 患者的临床疾病活动度反映了炎症的负荷程度，且是影响治疗决策最主要的因素。在疾病的早期，关节炎症是导致患者关节损害的主要驱动因素，也是导致患者功能残疾的重要原因。一些复合指数可用来评估临床疾病活动度。ACR 20、50 和 70 的改进标准是一个综合医患双方因素的评价指标。这一标准对应于以下几个方面 20%、50% 和 70% 的改善，这几个方面分别是：受累关节计数、医生或患者对疾病的严重程度的评价、疼痛量表、血清急性时相反应物水平（包括 ESR 和 CRP），以及对患者采用自我管理问卷方式进行的功能评定。在临床研究中，比较不同治疗组患者对治疗方法应答的概率时，就会使用 ACR 的改进标准作为研究的终点事件。相比之下，疾病活动度评分（DAS）、简化疾病活动指数（SDAI）和临床疾病活动指数（CDAI）仍然是衡量疾病活动的手段。在临床实践中，这些方法在评估疾病状态上应用得越来越普遍，特别是在记录患者对治疗的反应方面。

过去的 20 年中，一些进展改变了对类风湿关节炎治疗的认识。这些进展包括①甲氨蝶呤作为早期 RA 治疗的首选改善病情的抗风湿药物（DMARD）；②新的高效生物制剂既可以单独使用，也可以与甲氨蝶呤联合使用；③DMARD 联合治疗方案优于单用甲氨蝶呤。用于治疗类风湿关节炎的药物可分为以下几类：非甾体抗炎药（NSAID）；糖皮质激素（泼尼松、甲泼尼龙）；传统 DMARD；生物 DMARD（表 9-2）。虽然某些 RA 患者使用一种 DMARD 就可使病情得到很好的控制，如单用甲氨蝶呤，但大多数患者仍需要采用 DMARD 联合治疗方案。方案制定要依据不同时期疾病的活动度和药物相关的副作用及并发症而定。

（一）NSAID

NSAID 曾被视为 RA 治疗的核心，但现认为 NSAID 是采用其他方案无法控制症状时才使用的辅助治疗。NSAID 具有镇痛和抗炎的特性。NSAID 的抗炎效应来自于它可以非选择性地抑制环氧化酶-1（COX-1）和环氧化酶-2（COX-2）。虽然临床试验结果表明，不同 NSAID 的疗效基本相同，但经验表明，某些人可能对特定某种 NSAID 反应较好。因其有胃炎、消化性溃疡及肾功能损害的副作用，所以应减少 NSAID 长期使用。

（二）糖皮质激素

糖皮质激素可通过多种方法来控制 RA 的活动。第一，在 DMARD 完全起效前使用小到中等剂量的激素，在几周至几个月的时间内迅速控制病情活动。第二，RA 急性发作时可使用 1～2 周的糖皮质激素，剂量和持续时间依据病情而定。小剂量（5～

表 9-2	类风湿关节炎的 DMARD 治疗方案				
药物	剂量	严重毒性	其他副作用	初步评估	监测
羟氯喹	200～400mg/d 口服（≤6.5mg/kg）	不可逆的视网膜损害 心血管毒性 血液病	眩晕 腹泻 头痛 皮疹	对于超过 40 岁或曾有眼底病的患者需进行眼底检查	每年均需进行眼底和视力检查
柳氮磺吡啶	初始：每日 2 次，每次 500mg 口服 维持：每日 2 次，每次 1000～1500mg	粒细胞减少 溶血性贫血（G6PD 缺乏）	眩晕 腹泻 头痛	血常规检查、肝功能检查、G6PD 水平检测	前 3 个月，每 2～4 周查血常规，后每 3 个月复查一次血常规
甲氨蝶呤	每周 10～25mg 口服或皮下注射 叶酸 1mg/d，减少毒性反应	肝毒性 骨髓抑制 感染 间质性肺炎 妊娠相关（未确定）	眩晕 腹泻 口炎或口腔溃疡 脱发 疲劳	血常规、肝功能、乙型肝炎表面抗原、丙型肝炎抗体、胸部 X 线片检查	每 2～3 个月查血常规、肌酐、肝功能
来氟米特	每日 10～20mg	肝毒性 骨髓抑制 感染 妊娠相关（未确定）	脱发 腹泻	血常规、肝功能、乙型肝炎表面抗原、丙型肝炎抗体	每 2～3 个月复查血常规、肌酐、肝功能
肿瘤坏死因子-α 抑制剂	英夫利昔单抗：3mg/kg，静脉注射，第 0、2、6 周各一次，此后每 8 周 1 次。可将剂量增加到 10mg/kg，每 4 周 1 次	条件致病菌、真菌感染风险增加 潜伏结核的活动 淋巴瘤风险增高（存在争议性） 药物诱导的狼疮样综合征 脱髓鞘病变	输液反应 肝功能损害	PPD 试验	定期检查肝功能
	依那西普：50mg，皮下注射，每周 1 次；或 25mg，皮下注射，每周 2 次	以上全部	注射局部反应	PPD 试验	观察注射局部反应
	阿达木单抗：40mg，皮下注射，每 2 周 1 次	以上全部	注射局部反应	PPD 试验	观察注射局部反应
	戈利木单抗：50mg，皮下注射，每月 1 次	以上全部	注射局部反应	PPD 试验	观察注射局部反应
	赛妥珠单抗：400mg，皮下注射，第 0、2、4 周，此后每 2 周 1 次，每次 200mg	以上全部	注射局部反应	PPD 试验	观察注射局部反应
阿巴西普	根据体重： <60kg：500mg； 60～100kg：750mg； >100kg：100mg。 第 0、2、4 周，此后每 4 周 1 次 或 125mg，皮下注射，每周 1 次	条件致病菌、真菌感染风险增加	头痛 恶心	PPD 试验	观察是否有输液反应
阿那白滞素	100mg，皮下注射，每日 1 次	条件致病菌、真菌感染风险增加 潜伏结核的活动 中性粒细胞减少症	注射局部反应 头痛	PPD 试验 血常规	前 3 个月每月监测血常规，后每 4 个月复查 1 次，持续 1 年。 观察注射局部反应
利妥昔单抗	第 1 疗程：1000mg，静脉注射，第 0 天和第 14 天。24 周后可重复 1 疗程。 注射之前使用甲泼尼龙 100mg，减少输液反应	条件致病菌、真菌感染风险增加 输液反应 全血细胞减少 乙型肝炎重新活动	皮疹 发热	血常规、乙型肝炎表面抗原、丙型肝炎抗体	定期监测血常规

表 9-2	类风湿关节炎的 DMARD 治疗方案（续）				
药物	剂量	严重毒性	其他副作用	初步评估	监测
托珠单抗	4～8mg/kg 4～8mg/kg，静脉注射，每月1次；或162mg，皮下注射，每2周1次（体重＜100kg）162mg，皮下注射，每周1次（体重≥100kg）	感染风险 输液反应 肝功能损害 血脂异常 全血细胞减少		PPD 试验	定期复查血常规和肝功能
托法替尼	5mg，口服，每日2次	感染风险 肝功能损害 血脂异常 中性粒细胞减少症	上呼吸道感染 腹泻 头痛 鼻咽炎	PPD 试验	定期复查血常规、肝功能和血脂

10mg/d）泼尼松（或相当量的其他激素）还可用于对 DMARD 治疗反应不佳的患者的病情控制。低剂量泼尼松治疗已经在前瞻性研究中被证明可以延缓关节病的影像学进展。但使用这种治疗方案必须仔细权衡利弊。因为有骨质疏松症和其他长期并发症的风险，长期使用小剂量泼尼松应减少。但在许多情况下，长期使用泼尼松是不可避免的。大剂量的糖皮质激素可能是治疗 RA 严重的关节外表现（如间质性肺病）所必需的。第三，如果患者出现一个或多个关节的炎症活动，临床医生可能会考虑关节腔内注射中效糖皮质激素如曲安奈德。这种方法可以快速控制部分受累关节的炎症活动。但必须谨慎地排除和 RA 活动相似的关节感染。

骨质疏松症是长期使用泼尼松的一种重要的并发症。关于糖皮质激素诱导的骨质疏松症，ACR 推荐的起始预防方案是：对于所有每天接受 5mg 及以上剂量的泼尼松治疗的患者给予 3 个月以上二膦酸盐的预防性治疗。虽然使用泼尼松，尤其是在合并使用 NSAID 的情况下增加了患消化性溃疡的风险，但在已发表的具有循证医学证据的指南中并没有在这种情况下该如何预防消化性溃疡的建议。

DMARD

DMARD 的命名是因为它们能减缓或防止 RA 病情的进展。传统 DMARD 包括羟氯喹、柳氮磺吡啶、甲氨蝶呤和来氟米特；它们大约在 6～12 周后表现出延缓疾病进展的功效。甲氨蝶呤是治疗类风湿关节炎的首选 DMARD 治疗药物，也是大多数联合疗法的基石。它于 1986 年被批准用于治疗 RA，在有效性和安全性上，甲氨蝶呤仍然是目前新型疗法的标准。在治疗 RA 方面，甲氨蝶呤通过刺激细胞释放腺苷，产生抗炎效果。来氟米特的临床效果

是通过抑制嘧啶的合成，表现出类似甲氨蝶呤的功效。在设计良好的试验中已证明了来氟米特的作用，无论是单药还是与甲氨蝶呤或其他 DMARD 药物联合，来氟米特在治疗 RA 中均有效。

羟氯喹虽然在起效慢这点上与其他 DMARD 相似，但它尚未显示出延缓疾病影像学进展的特点，因此不认为其是一个真正的 DMARD。临床上，羟氯喹的使用一般是在疾病的早期，病情很轻或作为辅助用药与其他 DMARD 联合的时候。柳氮磺吡啶的使用方法与之相类似，并且已经在随机对照试验中被证明有延缓疾病影像学进展的功效。米诺环素、金制剂、青霉胺、硫唑嘌呤和环孢素 A 均被成功地用于不同程度的 RA 治疗。但是由于这些药物的临床疗效不确定，还存在一定的毒副作用，其临床应用有一定的局限性。

生物制剂

在过去的 10 年里，使用生物 DMARD 治疗 RA 具有革命性的意义（表 9-2）。它们被设计成主要针对细胞因子和细胞表面分子的蛋白疗法。肿瘤坏死因子（TNF）抑制剂是第一个被批准用于治疗 RA 的生物制剂。之后不久，IL-1 受体拮抗剂——阿那白滞素也被批准使用，和其他生物制剂相比，它的作用较为温和。所以和其他更有效的生物制剂相比，阿那白滞素很少用于治疗 RA。阿巴西普、利妥昔单抗和托珠单抗是这个家族的新成员。

抗肿瘤坏死因子制剂　抗 TNF 制剂的发展起源于一项研究结果，该研究结果表明：TNF 是关节炎症中一个关键的上游介质。目前，五种抑制 TNF-α 的药品被批准用于 RA 的治疗，其有三种不同的抗 TNF 单克隆抗体。英夫利昔单抗是一种人鼠嵌合型的单克隆抗体，而阿达木单抗和戈利木单抗是人源化单克隆抗体；赛妥珠单抗是一种聚

乙二醇修饰的无 Fc 活性的人源化抗 TNF-α 单克隆抗体；依那西普是一种可溶性的融合蛋白，由 TNF 中两个受体和 IgG1 的 Fc 片段连接而成。所有的 TNF 抑制剂都已在随机对照临床试验中被证明可以减轻 RA 的体征和症状，延缓关节损伤的影像学进展，改善身体功能和生活质量。抗 TNF 药物通常用于有甲氨蝶呤治疗背景患者的联合治疗。这种联合方案往往是对甲氨蝶呤疗效欠佳的患者的下一步治疗方案。依那西普、阿达木单抗、赛妥珠单抗和戈利木单抗也同样被批准用于单药治疗。

抗 TNF 制剂应避免在感染和有过敏史的患者中使用，在慢性乙型肝炎或 Ⅲ 到 Ⅳ 级充血性心力衰竭的患者中也禁止使用。感染风险增加是最主要的问题，包括严重的细菌感染、机会真菌感染和休眠期结核杆菌的活动。因此，指南规定所有患者在开始使用抗 TNF 治疗前需筛查是否有潜伏期结核。在美国，患者进行皮内注射纯化结核菌素（PPD）试验；皮肤反应超过 5mm 的患者被认定先前接触过结核，然后评估其疾病活动度，并决定是否采用抗 TNF 治疗。QuantiFERON IFN-γ 释放法也被用于筛查既往曾暴露于结核的人。

阿那白滞素 阿那白滞素是人 IL-1R 拮抗剂的重组体。尽管阿那白滞素在治疗类风湿关节炎中存在着局限性，但针对一些罕见的由 IL-1 引起的遗传综合征疗效显著，包括新生儿期发病的炎性疾病、Muckle-Wells 综合征和家族性冷性荨麻疹，以及全身发病型幼年类风湿关节炎和成人 Still 病。阿那白滞素不应与抗 TNF 药物联用，因为在临床试验中，这种方案发生严重感染的概率极高。

阿巴西普 阿巴西普是一种由人 CTLA-4 胞外结构域与修饰后的人 IgG 部分连接组成的可溶性融合蛋白。它通过阻断 CD28-CD80/86 的相互作用来抑制 T 细胞的共刺激，还可反向抑制抗原呈递细胞的功能。临床试验已经证明阿巴西普可以减轻疾病的活动度，延缓关节损害的影像学进展，改善机体功能。许多患者接受阿巴西普联合甲氨蝶呤或另一种 DMARD 如来氟米特来治疗。阿巴西普也可增加感染风险。

利妥昔单抗 利妥昔单抗是一种抗 CD20 的嵌合型单克隆抗体。CD20 是一种在所有成熟 B 淋巴细胞表面表达的分子。利妥昔单抗通过清除 B 细胞起效，减少炎症反应，但其具体机制不明。这些机制可能包括减少自身抗体产生、抑制 T 细胞活性以及调节细胞因子的产生。利妥昔单抗已批准与甲氨蝶呤联合治疗难治性类风湿性关节炎，并已被证明相比于血清阴性关节炎的患者，利妥昔单抗对于血清学阳性的患者更有效。利妥昔单抗可能会引起轻至中度输液反应和感染。需要注意的是，有报道称利妥昔单抗治疗与进展性多灶性白质脑病（PML）相关，这是一种潜在的致命性脑病，但 RA 患者中这种并发症的绝对风险极低。多数发生在既往或现在已使用其他有效的免疫抑制剂的情况下。

托珠单抗 托珠单抗是可与膜结合型和可溶性 IL-6R 结合的人源化单克隆抗体。IL-6 是一种参与 RA 发病的促炎性细胞因子，对关节炎症和关节破坏均有影响。IL-6 与其受体结合后可激活细胞内的信号转导通路，从而参与急性时相反应、细胞因子的产生和破骨细胞的活化。临床试验证明：无论是单药治疗还是联合甲氨蝶呤或其他 DMARD 治疗，托珠单抗在治疗 RA 上均有疗效。托珠单抗与感染风险增加、中性粒细胞减少和血小板减少相关，但血液学异常可在停药后好转或恢复正常。此外，该药已被证明会使 LDL-C 增高，但是还不知道这种对血脂水平的影响是否会增加动脉粥样硬化发病的风险。

小分子抑制剂

由于一些患者对于传统 DMARD 药物或生物制剂治疗反应均不佳，故仍需探索其他靶向治疗来填补这一空白。近年来，RA 的药物开发着重在对免疫反应有正反馈调节的细胞信号通路上，这些信号通路负责传导细胞因子和其他免疫介质的正向信号。这些合成 DMARD 的目的在于提供与生物制剂具有相同效果的口服药。

托法替尼 托法替尼是一种以抑制 JAK1 和 JAK3 为主的小分子抑制剂。JAK1 和 JAK3 介导共同 γ 链相关的细胞因子 IL-2、4、7、9、15、21 和 IFN-γ 以及 IL-6 的受体的信号。这些细胞因子在促进 T 细胞和 B 细胞活化和炎症反应中都起着作用。托法替尼是一种口服药，在随机、安慰剂对照的临床试验中证明，和安慰剂相比，托法替尼可以显著改善 RA 的症状和体征。托法替尼既可以单用也可以和甲氨蝶呤联合使用。主要不良反应包括：肝功能损害、中性粒细胞减少、胆固醇增加和血清肌酐升高。托法替尼也会增加感染风险。托法替尼可以单药治疗或与甲氨蝶呤联用。

患者的管理：
类风湿关节炎

既往 RA 治疗体系现在被认为是过时的，现已发展到了一个新的战略平台，主要专注于以下几个目标：①早期、积极治疗，防止关节损伤和残疾；②必要时可修改联合治疗的方案；③个体化治疗以最大程度地缓解和副作用最小为目标；④尽可能地达标，使患者达到临床缓解。大量的证据支持这种强化治疗的方法。

如前所述，甲氨蝶呤是初次治疗中至重度 RA 首选的 DMARD 药物。使用甲氨蝶呤治疗没有达到显著改善的患者需改变 DMARD 方案，通常是采用与 DMARD 联合治疗。有效的联合疗法包括：甲氨蝶呤、柳氮磺吡啶和羟氯喹（口服三联疗法）；甲氨蝶呤和来氟米特联合治疗；以及甲氨蝶呤联合一种生物制剂。在随机对照试验中证实，甲氨蝶呤联合抗 TNF 药物，无论是在减轻疾病的症状和体征方面，还是在延缓关节结构损害的进展方面均优于单一使用甲氨蝶呤的治疗方法。最好不要预测哪些患者最终会出现关节损害的影像学表现，虽然某些因素，诸如血清急性时相反应物水平的升高、高度活动的关节炎症和侵蚀性疾病的存在均与关节结构损伤相关。

2012 年来自 ACR 和 EULAR 的关节组更新了 RA 的治疗指南。他们对病程＜6 个月的早期 RA 患者和已经确诊为 RA 的患者进行了区分。这些指南强调对于中到高度疾病活动的患者在进行 3 个月治疗仍无效后，需要改变或增加 DMARD 治疗。如果在 DMARD 强化治疗后 3 个月疾病仍然没有缓解，需要增加生物制剂治疗。生物制剂或关节内注射并联合 DMARD 治疗也被推荐作为某些疾病活动度高、预后差的患者的初始治疗。然而在指南中并没有清楚地阐明这种积极的初始治疗方向比单用甲氨蝶呤并在治疗过程中缺乏反应时应迅速转向联合治疗的方案更有效。

一些患者可能对抗 TNF 药物没有反应或不能耐受它的副作用。对一种抗 TNF 初始有效但后来无效的患者，可能会对另一种抗 TNF 有效。2012 年指南建议，对于抗 TNF 制剂使用 3 个月却疗效不佳或无反应的患者，应换用另一种抗 TNF 或非 TNF 类的生物制剂。高疾病活动度且使用抗 TNF 后有严重不良事件的患者应该换用非 TNF 类药物。

研究还表明，口服三联疗法（羟氯喹、甲氨蝶呤和柳氮磺吡啶）是治疗早期 RA 的理想方案。也可作为在单用甲氨蝶呤治疗 6 个月后病情控制不佳时的一种"上台阶"的疗法。

虽然临床上大多数患者强化治疗后也未能达到完全缓解的状态，但治疗的最佳目标仍被定义为疾病低活动度或缓解。综合指数，例如疾病活动评分（DAS28），在疾病低活动度和缓解分类上十分有用。但因为临床关节检查的局限性，轻度滑膜炎可能检测不到，所以 DAS28 是一个不完善的工具。完全缓解的严格定义为所有与 RA 相关的（关节内和关节外）炎症及免疫活动性指标均消失。但临床上很难去描述这一状态。为努力规范和简化临床试验中缓解的定义，ACR 和 EULAR 推出了 RA 缓解的暂行定义（表 9-3）。如果患者①符合表 9-3 中所有的临床和实验室标准或②符合 SDAI 评分＜3.3 且可以为完全缓解。SDAI 评分是通过计算压痛关节数和肿胀关节数（28 个关节），患者的整体评估（0～10 分），医师的整体评估（0～10 分）和 CRP（mg/dl）这些因素综合得出的。这个缓解的定义不考虑亚临床滑膜炎或单一损伤产生压痛或肿胀关节的可能性。不考虑这些概念的字面意思，上述缓解标准在设定疾病控制水平上是有用的，在这个活动度下很少有可能会引起结构损伤或者残疾。

物理及辅助治疗

所有患者均应参加锻炼及体育活动。动态力量训练，以社区为基础的综合物理疗法以及指导下的体育锻炼（强调一周中有数天进行 30min 中等强度的活动）均被证明能改善患者肌肉力量和健康状况。足部矫形器可减少外翻畸形引起足部疼痛以及由此造成的残疾和活动限制。正确使用手腕夹板也可以减轻疼痛，但手腕夹板会使得他们的手的灵活性降低，握力也受影响。

手术

外科手术通常在药物治疗失败之后采用，可以改善 RA 的疼痛和残疾，特别是手、腕和脚。对于大关节，如膝、髋、肩和肘关节，全关节置换术是治疗晚期关节病的一种选择。一些外科手术用于处理较小的手关节。可植入性硅是掌指关节置换术最常用的假体，一般为有以下情况的患者植入：严重的活动弧度减小、明显的屈曲挛缩、掌指关节疼痛并伴有影像学异常和严重的尺侧偏移。合并严重的

第九章　类风湿关节炎

疼痛和功能障碍的患者可考虑关节融合术和全腕关节成形术。这两个手术在疼痛控制和患者满意度方面有相同的效果。校正前足外翻方面，许多外科手术可供选择，包括关节融合术和关节置换术，多数关节融合术可以用来治疗难治性足痛。

其他

妊娠　多达 75％的女性 RA 患者在怀孕期间整体症状可改善，但往往会在分娩之后急性发作。怀孕期间发作一般是用小剂量的泼尼松治疗。羟氯喹、柳氮磺吡啶可能是怀孕期间最安全的用药。甲氨蝶呤和来氟米特在人类和动物中有致畸作用，所以妊娠患者禁用。对于怀孕期间使用生物制剂的具体建议，目前经验尚且不足，绝大多数风湿病专家认为不应在怀孕期间使用生物制剂，但特殊情况时需视情况而定。

老年患者　超过三分之一 RA 患者超过 60 岁，但由于担心药物毒性，老年患者很少接受积极的治疗。研究表明，传统 DMARD 和生物制剂在年轻和老年患者中具有同样的有效性和安全性。考虑到合并症，许多老年患者感染的风险增加。年龄增加也会导致肾功能逐渐下降，故可能会增加服用非甾体抗炎药和一些 DMARD 药物（如甲氨蝶呤）的副作用。因为甲氨蝶呤大多是由肾清除，所以在处方该药前必须考虑到患者的肾功能。对于七、八十岁的患者，为了减少副作用，甲氨蝶呤的剂量需要根据患者肾功能的下降而下调。一般规定，血清肌酐水平＞2mg/dl 的患者禁用甲氨蝶呤。

表 9-3	**ACR/EULAR 对于类风湿关节炎缓解的暂行定义**

在任何一个时间点，患者必须满足以下所有条件：

压痛关节数≤1

肿胀关节数≤1

C 反应蛋白≤1mg/dl

患者的整体评价≤1（0～10 分）

或在任一时间点，患者 DAS28 评分必须≤3.3

来源：Adapted from DT Felson et al：Arthritis Rheum 63：573，2011.

机遇与挑战

在面对持续的贫困、传染病肆虐和现代医疗保健服务设施薄弱的发展中国家，一些非传染性慢性疾病的发病率逐年增加，如糖尿病、心血管疾病和类风湿关节炎。这些地区的患者因为不容易接触到风湿专家，在诊断上更容易延误，往往出现更严重的疾病活动和残疾。此外，因为糖皮质激素和绝大多数 DMARD 药物需要联合免疫抑制剂使用，因此感染仍然是发展中国家治疗 RA 的重要问题。例如，在一些发展中国家，接受 RA 治疗的患者结核的发病风险增加，这要求实施比发达国家更全面的筛查工作，并应更自由地使用异烟肼来进行预防。在这些发展中国家，乙型肝炎、丙型肝炎和人类免疫缺陷病毒（HIV）的患病率增加，也为治疗带来了挑战。已经发现在一些 DMARD 药物（如利妥昔单抗）治疗的患者中，病毒性肝炎会再活动。此外，减少抗逆转录病毒药物治疗可能会限制对 HIV 感染的控制以及 DMARD 治疗的选择。

尽管有这些挑战，发展中国家的患者仍应利用已有的资源尽早治疗 RA。从全球范围考虑，柳氮磺吡啶和甲氨蝶呤均是比较理想的药物，它们既可以作为单药治疗，也可以与其他药物联合使用。虽然生物制剂的使用因为其高昂的成本，国家对其使用限制较为严格，同时大家对使用生物制剂仍担心会造成机会菌感染，使得生物制剂的应用受到了限制，但在发达国家和世界其他地区生物制剂的应用正在逐年增加。

小结

随着对类风湿关节炎发病机制认识的不断提高，RA 的治疗和疾病管理已发生了显著的改变。RA 患者的预后明显优于前生物制剂时代的患者，和过去几年相比，发生严重残疾的患者人数减少，尽管有一些患者改变了工种，但他们可以继续工作。早期和积极治疗 RA 及频繁的随访来监测药物治疗对我们的医疗保健系统有一定的意义。初级保健医生和风湿病专科医生必须合作才能达到最佳的治疗目标。许多机构中，风湿病专家对于所有早期炎性关节炎的新发患者给予优先咨询的权力。

随着医疗设备的发展，类风湿关节炎的治疗方案变得越来越复杂。接受这些治疗的患者必须同时接受初级保健医生和风湿病专科医生的仔细监测，一方面要将治疗副作用的风险降到最低，另一方面要能迅速诊断出使用慢性免疫抑制带来的并发症。同样的，预防和治疗与 RA 相关的疾病，如缺血性心脏病和骨质疏松症，也同样应由多学科协作护理，这样才能使患者得到最优质的护理。

以后的研究将继续寻找更安全有效的新型药物，并研究可以使病情得到迅速控制或更接近于缓解的治疗方法。但是，预防和治愈 RA 需要我们在了解疾病的发病机制上有新的突破。这些观点可能来自于受遗传学研究启发的对关节炎机制的重要通路的研究。同样有里程碑意义的是发现 RA 的生物标志物，这将为 RA 患者的个体化治疗打开大门。

第十章　急性风湿热
Acute Rheumatic Fever

Jonathan R. Carapetis

（高辉　译　姚海红　校）

急性风湿热（acute rheumatic fever，ARF）是一种继发于 A 组链球菌感染的自身免疫反应性疾病，可出现多系统受累。尽管可出现多系统受累，但几乎所有临床表现都可完全消失。心脏瓣膜受损（风湿性心脏病，rheumatic heart disease，RHD）例外，在其他症状缓解后心脏瓣膜受累仍可持续存在。

全球关注

ARF 和 RHD 多见于贫困地区。直至 20 世纪早期仍很常见，之后在工业化国家中患病率开始下降。主要源于生存条件的改善，尤其住房条件及卫生条件改善减少了 A 组链球菌的传播。此外，抗生素的应用及医疗系统的进步带来了额外的益处。

不幸的是，20 世纪工业化国家中 ARF 的销声匿迹及 RHD 患病率下降的趋势并未同样见于发展中国家。RHD 是发展中国家儿童最常见的心脏疾病，亦是成人最常见的疾病及死亡原因。据统计，全世界 RHD 的患病人数共有 1500 万至 1900 万人，每年约有 25 万人因此病逝。95% 的 ARF 患者及 RHD 死亡发生于发展中国家，尤其是撒哈拉以南的非洲、太平洋国家、澳大拉西亚（Australasia）、南亚和中亚。鉴于其致病途径与一系列危险因素有关，包括 A 组链球菌感染后咽炎，进而发展为 ARF、ARF 复发、出现 RHD 和相关并发症，上述每一进程均为潜在干预点（图 10-1）。发达国家很好地控制了上述多个危险因素，相应干预措施也到位。不幸的是，发展中国家疾病负担沉重，鉴于该病涉及方面广，多数国家不具备攻克该多因素疾病的资源、能力和（或）兴趣。尤其是几乎没有一个发展中国家具备基于患者登记的 RHD 协同控制程序，而此类组织对于减轻 RHD 负担大有裨益。需要从国际范围内提高发展中国家对 RHD 的认识和调动用于控制该病的资源。

流行病学

ARF 主要发生于 5～14 岁的儿童，青少年少见，30 岁以上的成人罕见。相反，青少年出现 ARF 复发相对常见。RHD 则常见于 25～40 岁。ARF 无性别差异，但 RHD 更常见于女性，其发生率可为男性的两倍。

发病机制

微生物因素

基于目前的研究证据，仅上呼吸道感染 A 组链球菌可致 ARF。尽管传统认为与特定的 M 血清型有关（尤其是 1、3、5、6、14、18、19、24、27 和 29），但在高发地区任何 A 组链球菌菌株均可导致 ARF。皮肤感染途径及 C、G 组链球菌的潜在作用正在研究中。

宿主因素

人群中约 3%～6% 易感 ARF，且此比例在不同人群中无显著差异。家族聚集性的病例以及单卵双生子的共患性证实了 ARF 具有遗传易感性，尤其是舞蹈症，与双卵双生子 12% 的共患率相比，单卵双生子共患率为 44%，遗传度 60%。宿主因素的多数证据来源于免疫决定簇的研究。部分 HLA 的 Ⅱ 类等位基因与易感性相关，如 HLA-DR7 和 HLA-DR4，而其他的 Ⅱ 类等位基因却起到保护作用（HLA-DR5、HLA-DR6、HLA-DR51、HLA-DR52 和 HLA-DQ）。此外，TNF-α 基因座（TNF-α-308 和 TNF-α-238）的多态性、MBL（甘露聚糖结合凝集素）和 Toll 样受体在循环中的高水平亦与此相关。

免疫反应

最广为认可的 ARF 发病机制基于分子模拟机制，即针对链球菌抗原（主要认为是 A 组链球菌的 M 蛋白和 N-乙酰氨基葡萄糖）的免疫反应同样识别人类组织。在此模型中，交叉反应的抗体结合于心脏瓣膜的内皮细胞，进而引起黏附分子 VCAM-1 活化，导致活

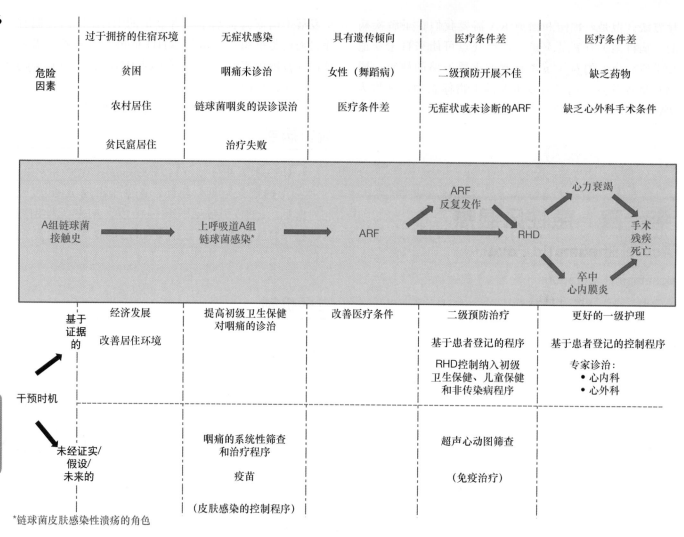

图 10-1 ARF 和 RHD 的致病途径, 附相关危险因素及每一步的干预时机(括号中的干预为目前未被证实或目前难以实施的)

化淋巴细胞募集和补体介导的内皮细胞裂解。后者引起多种肽包括层粘连蛋白、角蛋白、原肌球蛋白释放,从而依次活化侵犯心脏的交叉反应 T 细胞,扩大损伤并导致表位扩展。另一不同的假说提出初始损伤来源于链球菌对上皮细胞的侵犯,其 M 蛋白与 RHD 的Ⅳ型胶原结合并使之具有免疫原性,但非通过分子模拟机制。

临床表现

A 组链球菌感染后至出现 ARF 临床症状约有 3 周左右(1~5 周)的潜伏期。舞蹈病和无痛性心脏炎的潜伏期可长达 6 个月。尽管部分患者可提供前期咽痛病史,但多数前期 A 组链球菌为亚临床感染,仅靠链球菌抗体试验进行确认。最常见的临床症状是多关节炎(发生于 60%~75% 患者)和心脏炎(50%~60%)。不同人群中 ARF 舞蹈病发生率差异较大,波

动于 2%~30%。近年来环形红斑和皮下结节罕见,报道称其发生率小于 5%。

心脏受累

高达 60% 的 ARF 患者可进展为 RHD。心内膜、心包或心肌均可受累。瓣膜损害是风湿性心脏炎的标志。几乎均会累及二尖瓣,有时主动脉瓣同时受累,单独主动脉瓣受累罕见。肺动脉瓣和三尖瓣的损害常继发于左侧瓣膜病导致的肺动脉高压。早期瓣膜受损导致反流。后续多因反复发生瓣叶增厚、瘢痕形成、钙化而致瓣膜狭窄(图 10-2,详见光盘视频 10-1 和 10-2)。因此,新发病例心脏炎的特征性表现为二尖瓣反流,有时伴主动脉瓣反流。心肌炎可影响心电传导系统,导致 PR 间期延长(一度房室传导阻滞或罕见的更高程度的阻滞)和第一心音减弱。

RHD 患者瓣膜病变进展为心力衰竭前常数年无症

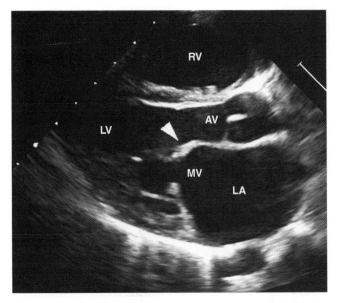

图 10-2　来自于慢性风湿性心脏病 5 岁男性患儿的经胸超声心动图。舒张期二尖瓣瓣叶增厚、二尖瓣前叶瓣尖运动受限、瓣体向室间隔方向呈"圆顶样"运动。此表现（箭头所示）一般称"曲棍球"或"肘样"畸形。AV，主动脉瓣；LV，左心室；LA，左心房；MV，二尖瓣；RV，右心室。（Courtesy of Dr. Bo Remenyi，Department of Paediatric and Congenital Cardiac Services，Starship Children's Hospital，Auckland，New Zealand.）

状。此外，尤其是在资源匮乏地区，往往难以诊断 ARF，故儿童、青少年及年轻的成年人可能患了 RHD 却不知情。可通过超声心动图确诊这些病例，对于无症状的 RHD 患者而言听诊缺乏敏感性和特异性。得益于便携式超声心动图技术的发展和基于超声心动图诊断 RHD 的指南的统一，在 RHD 高患病率人群中，筛查学龄儿童超声心动图已愈加普遍（表 10-1）。尽管基于超声心动图诊断了 RHD 后应开始二级预防，但该临界 RHD 的临床意义尚未明确。

关节受累

　　ARF 的最常见关节受累表现为关节炎，即具有炎症的客观证据，表现为关节红肿热痛，常累及超过一个关节（即多关节炎）。典型多关节炎为游走性，数小时可从一个关节转移至另一关节。ARF 几乎均累及大关节，膝、踝、髋和肘关节最为常见，且多不对称。疼痛剧烈且常导致功能障碍，应用抗炎药物可改善。

　　轻微关节受累亦相对常见，澳大利亚诊断指南认为高危人群最常见潜在症状，但在著书时其尚未纳入 Jones 分类标准。无客观关节炎证据的关节痛常和游走性多关节炎一样累及大关节。亦可见到无菌性单关

表 10-1	20 岁以下风湿性心脏病（RHD）世界心脏病联盟超声心动图诊断标准

RHD 诊断（A、B、C 或 D）：

（A）二尖瓣反流伴至少两项 RHD 二尖瓣形态学特征

（B）二尖瓣狭窄平均跨瓣压差≥4mmHg（注：须除外先天性二尖瓣异常）

（C）主动脉瓣反流伴至少两项 RHD 主动脉瓣形态学特征（注：须除外二叶主动脉瓣畸形和主动脉根部扩张）

（D）二尖瓣和主动脉瓣均受累的临界性疾病

临界性 RHD（A、B 或 C）：

（A）最少两项 RHD 的二尖瓣形态学特征不伴二尖瓣反流或狭窄

（B）二尖瓣反流

（C）主动脉瓣反流

正常的超声心动图（需全部满足 A、B、C 和 D）：

（A）二尖瓣反流但不满足四条多普勒诊断标准（生理性二尖瓣反流）

（B）主动脉瓣反流但不满足四条多普勒诊断标准（生理性主动脉瓣反流）

（C）孤立的 RHD 二尖瓣形态学特征（如瓣膜增厚），不伴病理性狭窄或反流

（D）RHD 主动脉瓣形态学特征（如瓣膜增厚），不伴病理性狭窄或反流

病理性反流的定义和 RHD 形态学特征：

病理性二尖瓣反流（以下条件均可）：两个切面观察到反流；至少在一个切面观察到且反流束长度 2cm；反流峰值流速≥3m/s；至少在一个切面见全收缩期反流

病理性主动脉瓣反流（以下条件均可）：两个切面观察到反流；至少在一个切面观察到且反流束长度≥1cm；反流峰值流速≥3m/s；至少在一个切面见全收缩期反流

RHD 的二尖瓣形态学特征：二尖瓣前叶增厚≥3mm（具年龄特征）；腱索增厚；瓣叶活动受限；收缩期瓣尖过度活动

RHD 的主动脉瓣形态学特征：瓣叶不规则或局部增厚；瓣叶对合不良；瓣叶活动受限；瓣叶脱垂

注：大于 20 岁的诊断标准，请见原文件。
来源：Adapted from Remenyi B et al: World Heart Federation criteria for echocardiographic diagnosis of rheumatic heart disease-an evidence-based guideline. Nat Rev Cardiol 9：297-309，2012.

节炎，这可能与在游走性多关节炎出现前早期的抗炎药物使用有关。

　　ARF 的关节症状对水杨酸类和其他 NSAID 药物反应良好。事实上，加用水杨酸类药物后关节受累症状仍持续 1～2 天的关节受累很有可能非 ARF 所致。

舞蹈病

　　小舞蹈病发生时常缺乏其他临床症状，在 A 组

链球菌感染后有较长潜伏期，且多见于女性。舞蹈病样运动常累及头部（造成特征性的舌刻板样活动）和上肢。这些症状可泛化也可局限于一侧肢体（偏侧舞蹈病）。轻症患者的症状只有详细检查才能发现，而大多数严重病例患者难以生活自理，常同时伴有情绪不稳定和强迫特质，且持续时间可长于舞蹈病样运动（常 6 周恢复，但也可持续 6 个月）。

皮肤表现

ARF 的典型皮疹是环形红斑，起始为粉红斑，中央正常伴匍行向外扩展的边缘。皮疹易消散，时隐时现。多发于躯干部，部分在肢端，但几乎很少累及面部。

皮下结节为 0.5～2cm 无痛皮下团块，活动度良好，位于骨突起表面，尤其是手、足、肘、枕骨，偶见于椎骨，多迟发，起病后 2～3 周出现，持续数天至 3 周，多与心脏炎相关。

其他表现

大多数 ARF 患者会出现发热，但单纯舞蹈病少见。尽管常见高热（>39℃），但低热也不少见。急性时相反应蛋白在多数患者中亦可升高。

前驱 A 组链球菌感染的证据

除数月后才出现症状的舞蹈病和早期心脏炎外，前驱 A 组链球菌感染的证据是诊断 ARF 的基础。鉴于多数病例咽拭子培养或快速抗原检测阴性，因此需要血清学证据。抗链球菌溶血素 O（ASO）和抗 DNA 酶 B（ADB）滴度为最常见的血清学试验。条件允许应在当地人群中检测无近期 A 组链球菌感染的年龄特异性参考值。

确定诊断

鉴于无明确的确诊检查，诊断 ARF 依赖于典型的临床表现和前驱 A 组链球菌感染证据，同时排除其他诊断。这个不确定性致使 T. Duckett Jones 博士在 1944 年提出了一系列的分类标准（接下来称之为 Jones 分类标准）。在著书时，Jones 分类标准正在修订，但尚未公布。现有诊断指南是 WHO 修订的 1992 年 Jones 标准（表 10-2），但需注意，其他指南包括澳大利亚和新西兰标准，在 ARF 高危人群中有更高的诊断敏感性。

表 10-2	2002—2003 年世界卫生组织风湿热和风湿性心脏病诊断标准（基于 1992 年修订的 Jones 标准）
诊断分类	标准
初次发作的风湿热[a]	两条主要临床标准或一条主要临床标准和两条次要临床标准加既往 A 组链球菌感染的证据
非风湿性心脏病患者的风湿热复发	两条主要临床标准或一条主要临床标准和两条次要临床标准加既往 A 组链球菌感染的证据
风湿性心脏病患者的风湿热复发[b]	两条次要临床标准加既往 A 组链球菌感染的依据[c]
风湿性舞蹈病，隐匿性发作风湿性心脏炎[b]	一条主要临床标准或既往 A 组链球菌感染的证据
风湿性心脏病慢性瓣膜损害（即患者首次出现单纯性二尖瓣狭窄、混合性二尖瓣病变和主动脉瓣病变）[d]	若已诊断风湿性心脏病，则无需具备其他诊断标准
主要临床标准	心脏炎 多关节炎 舞蹈病 环形红斑 皮下结节
次要临床标准	临床：发热，关节痛 实验室：红细胞沉降率或白细胞计数升高[e] 心电图：P-R 间期延长
既往 45 天内 A 组链球菌感染的证据	ASO 或其他链球菌抗体升高 咽拭子培养阳性 A 组链球菌的快速抗原检测试验 近期猩红热

[a] 患者可表现为多关节炎（或仅表现为多关节痛/单关节炎）和严重的（3 个或更多）其他次要临床标准，伴有近期 A 组链球菌感染的证据。部分此类患者会发展为风湿热。应谨慎地将它们纳为"拟诊风湿热"病例（一旦排除了其他诊断）并建议其常规二级预防治疗。这些患者需严密随访并常规检查心脏。这种谨慎的策略尤其适用于高患病率地区的易患人群。[b] 应除外感染性心内膜炎。[c] 部分反复发作患者可能符合该诊断。[d] 应排除先天性心脏病。[e] 修订的 1992 年 Jones 标准未将白细胞升高作为次要标准（但确实包括 CRP 升高），并且未将近期猩红热病史作为近期链球菌感染的证据。

来源：Reprinted with permission from WHO Expert Consultation on Rheumatic Fever and Rheumatic Heart Disease（2001：Geneva，Switzerland）：Rheumatic Fever and Rheumatic Heart Disease：Report of a WHO Expert Consultation（WHO Tech Rep Ser，923）．Geneva，World Health Organization，2004．

治疗　急性风湿热

拟诊 ARF 患者应严密随访，确保诊断明确、已行心力衰竭和其他症状的治疗，开展了包括二级预防、ARF 登记和患者教育等措施。所有拟诊病例均应进行超声心动图检查，旨在明确诊断和确定基线时心脏炎严重程度。其他应该采取的措施详见表 10-3。

表 10-3　拟诊风湿热患者的检查推荐

适用于所有患者：

白细胞计数

红细胞沉降率

C 反应蛋白

血培养（若发热）

心电图（若有 PR 间期延长或其他节律异常，2 周后复查，若仍异常 2 个月后复查）

胸片（若有心脏炎的临床或超声心动图证据）

超声心动图（若正常应 1 个月后复查）

咽拭子（最好在抗生素使用前）——A 组链球菌培养

抗链球菌血清学：条件允许应测定 ASO 和 ADB 滴度（首次未确诊 10～14 天后重复）

替代诊断的检测，基于临床特征：

可疑心脏炎患者反复血培养

可疑感染性关节炎患者关节穿刺抽液（显微镜学和培养）

舞蹈病样运动患者查血清铜、铜蓝蛋白、ANA 及毒物筛查

虫媒病毒、自身免疫及反应性关节炎患者查血清学和自身免疫标志物

来源：Reprinted with permission from Menzies School of Health Research.

目前尚无手段可降低 ARF 未来发展为 RHD 的可能性或减轻其严重程度。除心力衰竭治疗能挽救重症心脏炎患者的生命外，其他均为对症治疗。

抗生素

所有诊断为 ARF 的患者均需接受足量的针对 A 组链球菌感染的抗生素治疗。首选青霉素，可口服 [苯氧甲基青霉素 500mg，小于 27kg 的儿童 250mg，Bid；或阿莫西林每天 50mg/kg（最大量 1g），疗程 10 天] 或单次肌内注射苄星青霉素 G120 万单位（小于 27kg 的儿童 60 万单位）。

水杨酸类或 NSAID

一旦确诊，此类药物可用于治疗关节炎、关节痛和发热。但其在治疗心脏炎或舞蹈病方面并无确切作用。可选用阿司匹林，每天 50～60mg/kg，最大 80～100mg/（kg·d）（成人 4～8g）。应用更高的剂量时需监测水杨酸中毒症状，如恶心、呕吐或耳鸣。一旦出现上述症状应减量。急性症状（多数发生于 2 周内）基本缓解后，大剂量患者应减量至 50～60mg/（kg·d）继续使用 2～4 周。停药后 3 周左右有时会再次发热、出现关节症状和急性时相反应蛋白升高。这并不意味复发，可短期使用水杨酸类药物。10～20mg/（kg·d）的甲氧萘丙酸是阿司匹林的替代药，其优势在于一天应用两次。

充血性心力衰竭

糖皮质激素　在 ARF 中应用糖皮质激素存在争议。两项 meta 分析并未证实在改善心脏炎的近期和远期预后方面糖皮质激素较安慰剂或水杨酸制剂更为有效。不过上述 meta 分析中纳入的均为 40 年前的研究，且未用目前常用的药物。多数应用糖皮质激素治疗严重心脏炎的临床医生认为糖皮质激素可减轻急性炎症及更快地改善心力衰竭。然而，使用时需权衡潜在受益及可能的药物副作用。如果应用糖皮质激素，推荐使用泼尼松和泼尼龙 1～2mg/（kg·d）（最大剂量 80mg），通常使用数天，最长 3 周。

心力衰竭治疗

详见《哈里森内科学（第 19 版）》其他部分。

卧床

传统长期卧床休息的推荐曾是治疗基石，但目前已不广泛使用。对于关节炎、关节痛和心力衰竭的患者，按需进行卧床休息。一旦症状控制良好，应按照患者耐受情况逐渐恢复活动。

舞蹈病

控制异常运动的药物并不能改变舞蹈病的病程或预后。轻症患者通常可在安静环境中进行治疗。重症患者需使用卡马西平或丙戊酸钠，效果优于氟哌啶醇。1～2 周内常难以见效，在症状消失后仍需用药 1～2 周。近来研究发现糖皮质激素治疗舞蹈病有效，且可更快缓解症状，应用于重症或难治性患者。以 0.5mg/（kg·d）泼尼松或泼尼龙起始，尽快停药，推荐在症状缓解后 1 周停用，若症状恶化需缓慢减量或短暂加量。

静脉注射免疫球蛋白（IVIG）

少数研究表明 IVIG 可更快缓解舞蹈病，但并不能改善未合并舞蹈病的心脏炎 ARF 患者的短期或长期预后。在没有更好证据的前提下，仅推荐 IVIG 用于其他治疗无效的严重舞蹈病患者。

预后

未经治疗的 ARF 平均病程为 12 周。经积极治疗

第十章　急性风湿热

的患者常于 1～2 周即可出院。需每 1～2 周监测炎症指标，直至正常（平均 4～6 周），1 个月后应完善超声心动图检查明确有无进展为心脏炎。较为严重的心脏炎患者需长期严密检测临床表现以及超声心动图。

一旦控制了急性发作，治疗的首要应是确保长期随访和对二级预防治疗方案的依从。应将患者登记入当地的 ARF 资料库（如果有的话）并在出院前联系基层医师确保对患者进行随访和二级预防治疗。同时应对患者及家属进行教育，强调二级预防治疗依从性的重要性。

预防

一级预防

理想的一级预防必须要清除链球菌感染的主要危险因素，尤其是过于拥挤的住宿环境。在 ARF 常见地区往往难以做到此点。

因此，一级预防的重点仍在于一级预防治疗（即应用抗生素及时彻底治疗 A 组链球菌感染所致咽痛）。若咽痛起病 9 天内开始治疗，几乎可阻止所有患者发展为 ARF。在 ARF 和 RHD 多发但 A 组链球菌感染诊断困难的地区（如资源贫困国家），初级卫生保健指南常常推荐所有咽痛患者均用青霉素治疗，或者应用临床诊治策略去筛查 A 组链球菌咽炎的高危人群。虽然不够完美，对非 A 组链球菌感染的咽痛进行了过度治疗，但该策略认识到了 ARF 预防治疗的重要性。

二级预防

控制 ARF 和 RHD 的主要措施即二级预防。鉴于 ARF 患者较一般人群在感染 A 组链球菌后更易发生 ARF，故他们应长期使用青霉素预防复发。二级预防治疗的最佳选择为每 4 周注射苄星青霉素 G（120 万单位，≤27kg 者 60 万单位）。尽管在依从性很好的人群可以做到每 4 周用药，但对于极度高危的人群，可以每 3 周给药，甚至每 2 周给药。可以每天两次口服青霉素 V（250mg）来替代苄星青霉素 G，但疗效欠佳。青霉素过敏的患者可使用每天 2 次红霉素（250mg）治疗。

二级预防治疗的疗程受多种因素影响，尤其是末次发作至今的病程（随着时间的延长复发可能性减少）、年龄（年长者复发少）和 RHD 的严重性（如果严重，因其潜在的严重后果，即使微小复发亦应避免）（表 10-4）。二级预防最好根据各地的患者登记，作为 RHD 协同控制程序的部分开展。患者登记可提高对患者随访的能力并识别未实施预防治疗的患者，进而制订改善患者依从性的策略。

表 10-4	美国心脏病协会二级预防疗程推荐[a]
患者分类	预防疗程
无心脏炎的风湿热	末次发作后 5 年或至 21 岁（选择疗程长者）
伴有心脏炎但未遗留瓣膜病变的风湿热	末次发作后 10 年或至 21 岁（选择疗程长者）
持续瓣膜病的风湿热，临床或 UCG 证实	末次发作后 10 年或至 40 岁（选择疗程长者）；有时需终身预防治疗

[a] 以上仅供参考，需个体化调整。值得注意的是，部分组织推荐末次发作后 10 年或至 21 岁（选择疗程长者）的预防疗程，不论首次发作是否有心脏炎。

来源：Adapted from AHA Scientific Statement Prevention of Rheumatic Fever and Diagnosis and Treatment of Acute Streptococcal Pharyngitis. Circulation 119：1541，2009.

视频 10-1A　9 岁女性患儿 ARF 初次发作的经胸超声心动图。 急性风湿性心脏炎的典型超声心动图表现，瓣叶较薄，瓣叶过度运动，腱索延长、瓣环扩大导致二尖瓣关闭不全，二尖瓣轻度反流，方向为典型的后外侧方向。A. 急性风湿性心脏炎（心尖四腔心切面超声心动图）。

视频 10-1B　9 岁女性患儿 ARF 初次发作的经胸超声心动图。 急性风湿性心脏炎的典型超声心动图表现，瓣叶较薄，瓣叶过度运动，腱索延长、瓣环扩大导致二尖瓣关闭不全，二尖瓣轻度反流，方向为典型的后外侧方向。B. 急性风湿性心脏炎（心尖四腔心切面彩色多普勒超声心动图）。

视频 10-1C　9 岁女性患儿 ARF 初次发作的经胸超声心动图。 急性风湿性心脏炎的典型超声心动图表现，瓣叶较薄，瓣叶过度运动，腱索延长、瓣环扩大导致二尖瓣关闭不全，二尖瓣轻度反流，方向为典型的后外侧方向。C. 急性风湿性心脏炎（胸骨旁心室长轴切面超声心动图）。

视频 10-1D　9 岁女性患儿 ARF 初次发作的经胸超声心动图。 急性风湿性心脏炎的典型超声心动图表现，瓣叶较薄，瓣叶过度运动，腱索延长、瓣环扩大导致二尖瓣关闭不全，二尖瓣轻度反流，方向为典型的后外侧方向。D. 急性风湿性心脏炎（胸骨旁心室长轴切面彩色多普勒超声心动图）。

视频 10-2A　5 岁男性患儿慢性 RHD 伴严重二尖瓣反流及中度二尖瓣狭窄的经胸超声心动图。 严重的慢性 RHD 典型超声心动图表现，二尖瓣前后叶明显增厚，舒张期二尖瓣前叶瓣尖运动受限，瓣体向室间隔方向呈"圆顶样"运动。此表现（箭头所示）一般称"曲棍球"或"肘样"畸形。A. 慢性风湿性心脏病（胸骨旁心室长轴切面）。

视频 10-2B　5 岁男性患儿慢性 RHD 伴严重二尖

瓣反流及中度二尖瓣狭窄的经胸超声心动图。严重的慢性 RHD 典型超声心动图表现，二尖瓣前后叶明显增厚，舒张期二尖瓣前叶瓣尖运动受限、瓣体向室间隔方向呈"圆顶样"运动。此表现（箭头所示）一般称"曲棍球"或"肘样"畸形。B. 慢性风湿性心脏病（心尖二腔心切面超声心动图）。

第十一章　系统性硬化病（硬皮病）及相关疾病

Systemic Sclerosis (Scleroderma) and Related Disorders

John Varga

（刘爽　译　吕昭萍　校）

定义

系统性硬化病（systemic sclerosis，SSc）是一种不常见的结缔组织疾病，其特点是多系统受累，临床表现多样，慢性病程，常进展至严重残疾和死亡。该病易感性与多种基因相关，但环境因素的暴露可能在 SSc 发病中起着主要的作用。SSc 早期阶段有显著的炎症特征。随着疾病进展，大量血管床功能和结构的改变和纤维化导致的进行性器官功能减退成为该病的主要临床表现。尽管皮肤硬化（硬皮病）是 SSc 特征性标志，在局限性硬皮病和其他疾病中也可以发生皮肤硬化（表 11-1）。根据皮肤受累的类型、临床和实验室特点，可以将 SSc 患者概括地分为弥漫性皮肤型和局限性皮肤型（表 11-2）。弥漫性皮肤型 SSc（dcSSc）有广泛的皮肤硬化，皮肤硬化常从手指开始，由远端逐渐累及近端肢体和躯干。这些患者常伴有早期肺间质病变和急性肾脏受累。与之相对应的是局限性皮肤型 SSc（lcSSc）患者，在其他症状出现前数年即可出现雷诺现象。在这些患者中，皮肤受累仅限于手指尖（指端硬化）、肢体远端和面部，而躯干并不受累。钙质沉着（calcinosis cutis，C），雷诺现象（Raynaud's phenomenon，R），食管运动功能障碍（esophageal dysmotility，E），指端硬化（selerodactyly，S）和毛细血管扩张（telangiectasia，T）的组合可以出现在一些

表 11-1	可能出现皮肤硬化的疾病

系统性硬化病（SSc）
　局限性皮肤型 SSc
　弥漫性皮肤型 SSc
局限性硬皮病
　点滴状（斑块型）硬斑病，弥漫型（泛发型）硬斑病，大疱型硬斑病
　线状硬皮病，刀砍样硬皮病，颜面萎缩
泛发型硬斑病
重叠综合征
　混合性结缔组织病
　SSc/多肌炎
皮肤僵硬综合征
糖尿病性硬肿病和布施克（Buschke）硬肿病
硬化性黏液水肿（丘疹性黏蛋白沉积症）
慢性移植物抗宿主病
伴嗜酸性粒细胞增多性弥漫性筋膜炎［舒尔曼（Shulman）病，嗜酸性筋膜炎］
化学因素导致的及药物相关的硬皮病样表现
　氯乙烯诱发的疾病
　嗜酸性粒细胞增多-肌痛综合征（与左旋色氨酸相关）
　肾源性系统性纤维化（与钆相关）
副肿瘤综合征

表 11-2	系统性硬化病（SSc）亚型：局限性皮肤型 SSc 和弥漫性皮肤型 SSc 的特点	
特征	局限性皮肤型 SSc	弥漫性皮肤型 SSc
皮肤受累	缓慢出现。局限在手指、肢端至肘关节、面部；缓慢进展	迅速出现。弥漫性：手指，肢端，面部，躯干；迅速进展
雷诺现象	先于皮肤受累，有时提前数年；可能和严重的手指缺血有关	和皮肤受累同时发生；严重的手指缺血少见
肌肉骨骼受累	轻微的关节痛	严重的关节痛，腕管综合征，肌腱摩擦音
肺间质病变	缓慢进展，通常较轻微	常见，早期出现和进展，可以非常严重
肺动脉高压	常见，迟发，可为单独出现的并发症	常和肺间质病变相关
硬皮病肾危象	非常少见	发生率约为 15%；通常早期出现（起病 4 年内）
钙质沉着	常见，突出	少见，轻微
特征性自身抗体	抗着丝点抗体	抗拓扑异构酶 I（Scl-70），抗 RNA 聚合酶Ⅲ

lcSSc 患者中，被称为 CREST 综合征。lcSSc 患者的内脏受累常呈隐匿性进展，肺动脉高压（pulmonary arterial hypertension，PAH）、肺间质病变、甲状腺功能减退和原发性胆汁性肝硬化等并发症可能在疾病晚期出现。一些患者存在雷诺现象和其他 SSc 的特征性表现，而不伴有皮肤变硬，被称为无皮肤硬化的 SSc。

流行病学

SSc 是一种获得性散发性疾病，全球所有种族均有发病。美国的发病率估计为每年每百万人 9～19 例。仅有的一项基于社区的调查显示患病率为每百万人 286 例。据估计在美国有 10 万例患者，如果纳入那些没有达到严格的分类标准的患者，这一数据可能更高。英国、澳大利亚和日本的发病率及患病率似乎要低一些。疾病易感性与年龄、性别和种族均相关。和其他结缔组织疾病相似，SSc 患者以女性为主（男女比 1:4.6），患者主要为育龄期妇女，而绝经后女性少见。SSc 可见于任何年龄，而局限性和弥漫性皮肤型 SSc 患者发病的高峰年龄为 30～50 岁。黑人的发病率高于白人，且发病年龄更小。同时，黑人更容易出现伴有肺间质病变的弥漫性皮肤型 SSc，预后也更差。

遗传因素

 一般来说，SSc 遗传性不强，且疾病易感性受遗传因素影响较小。同卵双胞胎同时患 SSc 的概率很低（4.7%），而同时出现抗核抗体（antinuclearantibody，ANA）阳性的概率则很高。另一方面，提示疾病易感性与遗传因素相关的证据是 1.6% 的 SSc 患者的一级亲属为 SSc，这一患病率与普通人群相比显著升高。上述人群罹患雷诺现象、肺间质病变和其他自身免疫性疾病［包括系统性红斑狼疮（systemic lupuserythematosus，SLE）（第七章），类风湿关节炎（第九章）和自身免疫性甲状腺炎］的风险都升高。研究遗传因素在 SSc 疾病发病中作用的方法有候选基因单核苷酸多态性（single nucleotidepolymorphism，SNP）分析和全基因组关联研究（genome-wide association studies，GWASs）。SSc 的候选基因研究提示疾病与多基因多态性相关，许多与 B 和 T 淋巴细胞激活和信号转导有关（BANK1、BLK、CD247、CSK、IRAK1、IL2RA、PTPN22 和 TNIP1）。IRAK1 为一种同时参与固有免疫和适应性免疫的基因，它是第一个被发现的 SSc 相关 X 染色体连锁基因，可能和该病的女性发病率高有关。其他的 SSc 相关基因多态性参与固有免疫和干扰素通路（IRF5、IRF7、STAT4、TNFAIP3 和 TLR2）。另外，候选基因研究和 GWAS 研究均发现了和主要组织相容性复合体（major histocompatibility complex，MHC）相关的基因，包括 NOTCH4 和 PSORSC1。除了疾病易感性相关的基因，和特定的 SSc 疾病表现或血清学亚型相关的遗传基因位

点包括：肺间质病变（ILD）（CTGF、CD226），肺动脉高压（PAH）（TNIP1），以及硬皮病肾危象（HLA-DRB1*）。尽管目前这些基因多态性的功能尚未完全明确，但它们可能导致免疫功能改变，进而导致对自身免疫和炎症的易感性增加。值得重视的是，许多 SSc 相关的基因多态性也在其他自身免疫性疾病中出现，包括 SLE、类风湿关节炎和银屑病，提示这些疾病可能存在共同通路。目前确定的遗传相关因素只解释了 SSc 的遗传相关性的一小部分，明确其他遗传易感性相关因素的 GWAS 研究、精细定位和关注区域的 DNA 序列重排研究（尤其是少见的多态性的研究），均正在进行中。

环境和职业危险因素

考虑到遗传因素在疾病易感性中作用相对较小，环境因素，例如感染性病原体，肠道菌群和职业、饮食、药物史，可能在 SSc 发病中起主要作用。在 SSc 患者中发现了受损组织 EB 病毒（Epstein-Barr virus，EBV）慢性感染的证据。SSc 患者人群中人巨细胞病毒（human cytomegalovirus，hCMV）抗体升高，而抗拓扑异构酶 I（Scl-70）抗体识别 hCMV 相关抗原表位，提示 SSc 发病可能与 hCMV 的分子模拟机制相关。20 世纪 80 年代，西班牙发生过一种新发的具有 SSc 特点的疾病流行。这次暴发被称为毒油综合征，和烹饪使用污染的菜籽油有关。另一次流行暴发，被称作嗜酸性粒细胞增多-肌痛综合征（eosinophilia-myalgia syndrome，EMS），发生于 10 年后，与食物中添加左旋色氨酸相关。尽管这些新发的中毒-流行综合征具有硬皮病样慢性皮肤表现和多种内脏受累，但是它们的临床、病理和实验室检查特点有别于 SSc。可能与 SSc 相关的职业暴露包括矿场的硅尘、聚氯乙烯、环氧树脂和包括甲苯及三氯乙烯在内的芳香族碳氢化合物。与 SSc 样疾病相关的药物包括博来霉素、喷他佐辛、可卡因及可导致肺动脉高压的食欲抑制剂。尽管有个案报道女性在硅胶植入隆胸术后出现 SSc，从而引发关于硅可能在 SSc 发病中起作用的关注，但大规模流行病学调查没有相关证据。

发病机制

以下三种基本病生理过程是 SSc 临床表现各异的病生理基础：①弥漫性微血管病变，②炎症和自身免疫，③多个器官出现脏器和血管纤维化（图 11-1）。自身免疫和血管反应性的改变为早期表现。上述过程复

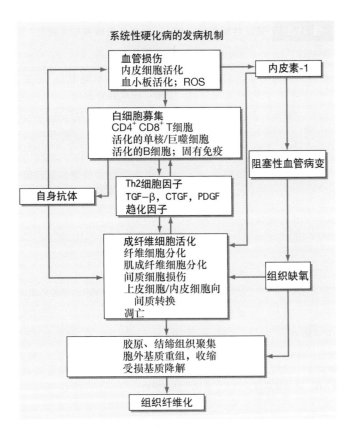

图 11-1 遗传易感个体初始血管损伤引起的血管功能和结构性改变、炎症和自身免疫。炎症和免疫反应启动并维持成纤维细胞的活化和分化，导致病理性的纤维增生和不可逆的组织损伤。血管损伤引起组织缺血，进一步导致进展性纤维化和萎缩。ROS，活性氧类；CTGF，结缔组织生长因子；PDGF，血小板源性生长因子；TGF-β，转化生长因子β

杂而动态的相互作用启动和放大了纤维化的进程。

疾病动物模型

没有单个动物模型可以完全复制上述三个揭示发病机制的基本过程，但是可以部分重现人类疾病的某些方面，包括纤维化、微血管病变和自身免疫。硬皮鼠（Tight-skin mice，Tsk1）因为原纤蛋白-1 基因突变可以自发皮肤增厚。突变的原纤蛋白-1 干扰胞外基质装配，引起转化生长因子 β（transforming growth factor β，TGF-β）异常活化。原纤蛋白-1 突变和马方综合征、皮肤僵硬综合征相关，但和 SSc 不相关。在注射博来霉素、HOCl 或者双链 RNA 的小鼠以及移植人白细胞抗原（human leukocyteantigen，HLA）不相合的骨髓或脾细胞的小鼠中可以出现皮肤和肺纤维化。靶向基因改造的小鼠可以产生新的动物模型，用于剖析个体分子、细胞类型和网络在发病机制中所起的作用。例如，Smad3（一种胞内 TGF-β 信号转导因子）、脂联素或核受体过氧化物酶体增殖物激活受

（nuclear receptor peroxisome proliferator-activated receptor，PPAR）γ 缺陷小鼠或者过表达 Wnt10b 或脂联素的小鼠，会对化学诱导的实验性硬皮病抵抗或者易感。这些小鼠模型在可能的治疗方法的临床前期评估中有潜在作用。

微血管病变

SSc 患者的小血管受累影响多个血管床，可导致严重的临床后果，包括雷诺现象、缺血性手指溃疡、硬皮病肾危象和肺动脉高压。雷诺现象，是疾病的一种早期表现，特点是血流对寒冷的异常反应。这种早期可逆转的功能异常与自主神经和周围神经系统改变相关，包括感觉传入神经产生的神经肽降钙素基因相关肽的过程异常，以及血管平滑肌细胞 α2 肾上腺素受体敏感性增高。单发的（原发性）雷诺现象很常见，多为良性和非进展性的。相对的，SSc 相关的雷诺现象由于不可逆的结构改变，经常是进展性和复杂的，最终导致缺血性手指溃疡和断指。病毒、血管细胞毒因子、血栓形成微粒、补体以及抗磷脂、β2 糖蛋白 I（β2 glycoprotein I，β2GPI）和内皮细胞的自身抗体，都是可能的内皮细胞损伤的启动因素。内皮损伤导致内皮来源的血管舒张物质（一氧化氮 NO 和前列环素）和血管收缩物质（内皮素-1）的异常生成，以及细胞间黏附分子（intercellular adhesion molecule 1，ICAM-1）和其他表面黏附分子的表达增加。微血管表现为渗透性和跨内皮白细胞渗出增加，凝血级联反应的异常活化，凝血酶生成增加和纤维蛋白溶解受损。自发的血小板聚集会释放 5-羟色胺、血小板源性生长因子（platelet-derived growth factor，PDGF）和包括血栓素（强效血管收缩剂）在内的血小板 α 颗粒。平滑肌细胞样肌内膜细胞增生，基底膜增厚及重叠，进而发生外膜层纤维化。这种血管病变过程影响毛细血管和小动脉，甚至是许多器官的大血管，最终导致血流减少和组织缺血。内膜和中膜肥大导致进行性血管腔阻塞，加上持续性内皮细胞损伤和外膜纤维化，形成了一个恶性循环，最终导致疾病晚期血管的显著缺失（稀疏）。反复的缺血-再灌注过程产生了活性氧类（reactive oxygen species，ROS），进一步通过细胞膜脂的过氧化反应损伤内皮细胞。尽管血管内皮生长因子（vascular endothelial growth factor，VEGF）和其他血管生成因子水平升高，但反常的是，这个通常可以恢复缺血组织血流的再血管化过程在 SSc 患者中是有缺陷的。此外，骨髓来源的循环内皮祖细胞数量减少。因此，广泛的毛细血管缺失、

中小动脉阻塞性血管病变以及损伤血管的修复失败是 SSc 的标志。

免疫调节异常

细胞免疫 下面的结果强调了 SSc 的自身免疫性质：循环自身抗体的存在；和其他自身免疫性疾病的家族聚集性；靶器官中免疫细胞的存在，包括表达寡克隆抗原受体的 T 细胞；血单核细胞计数增加以及自发分泌的炎性细胞因子和趋化因子水平升高，如白细胞介素（interleukin，IL）-1、IL-4、IL-10、IL-17、IL-33、CCL2 和 CXCL4 等；与参与免疫反应的基因多态性相关。SSc 相关遗传学研究一致提示疾病与主要组织相容性位点等位基因，以及编码固有免疫和适应性免疫反应介质的非 HLA 连锁基因（*CD247*、*STAT4*、*IRF5*、*CD226* 和 *TNFSF4*）有强相关性。在 SSc 早期，皮肤、肺和其他受累脏器可以在纤维化或血管受损之前即出现单核炎症细胞浸润，包括活化的 T 细胞、单核/巨噬细胞和树突状细胞。树突状细胞和 T 细胞常靠近活化的成纤维细胞和肌成纤维细胞。浸润组织的 T 细胞表达 CD45 和 HLA-DR 活化标志物，显示出受限制的 T 细胞受体特征，即对（未知）抗原反应为寡克隆增生。循环 T 细胞的趋化因子受体和 α_1 整合素黏附分子水平升高，导致其对内皮细胞及成纤维细胞的结合力增强。内皮细胞表达 ICAM-1 和其他促进白细胞渗出的黏附分子。活化的巨噬细胞和 T 细胞显示出由树突状细胞和胸腺基质淋巴细胞生成素驱动的 Th2 极化的 II 型免疫反应。Th2 细胞因子，如 IL-4 和 IL-13，可以诱导成纤维细胞活化和替代性 M2 型巨噬细胞极化，而 Th1 细胞因子干扰素 γ（interferon γ，IFN-γ）则可以阻断细胞因子介导的成纤维细胞活化。活化的替代性 M2 型巨噬细胞可以产生 TGF-β，促进纤维化形成。尽管 SSc 时能增强免疫耐受的循环调节 T 细胞是增多的，但它们的免疫抑制功能是有缺陷的。使用 DNA 基因芯片检测 SSc 皮肤活检标本的分子特征后，发现一个显著高表达炎症相关基因的亚群，特别是表达了趋化因子及其受体、干扰素应答基因和固有免疫介质。外周血细胞中显著活化的固有免疫和 Toll 样受体信号，提示了浆细胞样树突状细胞产生的 1 型干扰素的活化作用。

体液自身免疫 事实上几乎所有的 SSc 患者都可以检测到循环 ANAs。另外，存在一些 SSc 特异性自身抗体。这些 SSc 特异性自身抗体显示出与不同疾病内在表型的强相关性（表 11-3）。大部分抗体针对与细

表 11-3	系统性硬化病（SSc）的自身抗体及相关特点	
靶抗原	**SSc 亚型**	**特征性临床表现**
拓扑异构酶 I	dcSSc	肌腱摩擦音，早期 ILD，心脏受累，硬皮病肾危象
着丝点蛋白	lcSSc	手指缺血性溃疡，皮肤钙质沉着，独立的 PAH，重叠综合征；肾危象少见
RNA 聚合酶 III	dcSSc	快速进展的皮肤受累，肌腱摩擦音，关节挛缩，GAVE，肾危象，伴发肿瘤
U3-RNP（纤维蛋白）	dcSSc	PAH，ILD，硬皮病肾危象，肌炎
Th/T0	lcSSc	ILD，PAH
PM/Scl	lcSSc	皮肤钙质沉着，ILD，重叠肌炎
Ku	重叠综合征	SLE，肌炎
U1-RNP	MCTD	PAH，关节炎，肌炎

缩写：dcSSc，弥漫性皮肤型 SSc；GAVE，胃窦血管扩张；ILD，肺间质病变；lcSSc，局限性皮肤型 SSc；MCTD，混合性结缔组织病；PAH，肺动脉高压；SLE，系统性红斑狼疮

胞增殖相关的细胞内蛋白，如拓扑异构酶 I 和 RNA 聚合酶 I、II 和 III，其他的抗体则针对细胞表面的抗原、受体或者分泌性蛋白。SSc 的自身抗体在临床中作为指导诊断和预后的生物标志物，其中一些，如针对血管紧张素 II 受体或 PDGF 受体的自身抗体，可能具有直接致病的作用。

有多种机制用于解释 SSc 中自身抗体的产生。蛋白水解裂解，表达增加，或者特定细胞蛋白的亚细胞定位改变可以导致其被免疫系统识别为新的表位，从而导致免疫耐受的破坏。B 细胞与 SSc 的自身免疫和纤维化进程均相关。除了产生抗体，B 细胞还可以呈递抗原、分泌 IL-6 和 TGF-β、调节 T 细胞和树突状细胞的功能。

纤维化

多器官的纤维化是 SSc 的显著特征，其特点为致密僵硬无细胞的结缔组织进行性地取代正常的组织结构。典型的纤维化被认为是炎症、自身免疫和微血管损伤的结果。成纤维细胞是负责维持结缔组织功能和结构完整的间充质细胞。在 TGF-β 和细胞外诱因的激活下，成纤维细胞增殖，迁移，分泌胶原、生长因子、趋化因子和细胞因子，转分化成为收缩性肌成纤维细胞。在正常情况下，这些纤维化反应是组织修复和再生所必需的自限性生理性的重塑。而当这种反应持续存在并扩大，就形成了病理性的纤维化。内源性产生

的 TGF-β 和纤维化介导因素，如低氧、ROS、凝血酶、Wnt 配体、结缔组织生长因子（connective tissue growth factor，CTGF）、PDGF、溶血磷脂酸、内皮素-1、机械力以及内源性 Toll 样受体配体产生的自分泌刺激性信号，是持续存在的成纤维细胞活化及 SSc 进展性纤维化的原因。

除了存在于组织内的成纤维细胞和上皮细胞转化成的成纤维细胞，骨髓来源的循环间充质祖细胞也可导致纤维化。调节间充质祖细胞的分化和间充质祖细胞从循环中转移至受损组织的因素尚不明确。上皮细胞、内皮细胞、间充质祖细胞和组织成纤维细胞可以分化成平滑肌样的肌成纤维细胞。肌成纤维细胞可以在正常的伤口愈合过程中短暂出现，而它们持续存在于纤维化的组织，可能是因为对凋亡进程的抵抗，使胶原和 TGF-β 的产生和周围细胞外基质的收缩，进而导致瘢痕形成。

体外培养的 SSc 成纤维细胞可能表现为异常活化的表型，存在胶原基因转录速度可变性增加，自发产生 ROS 以及 α 平滑肌肌动蛋白张力纤维的组成性表达。这些细胞在体外连续传代中的"硬皮病表型"的持续存在提示可能存在自分泌 TGF-β 刺激环路、微小 RNA 表达失控、组蛋白乙酰化和其他的表观遗传修饰。

病理学

SSc 突出的病理学特点是广泛的毛细血管缺失和阻塞性微血管病变，以及皮肤和内脏器官的纤维化。在疾病的早期，多个器官均可发现血管周围炎症细胞的浸润，包括 T 淋巴细胞、单核/巨噬细胞、浆细胞和肥大细胞，偶尔还有 B 细胞。疾病晚期，在心脏、肺、肾和肠道，均可出现突出的非炎症性阻塞性血管病变。皮肤、肺、胃肠道、心脏、腱鞘、骨骼肌束周组织和一些内分泌器官均可出现纤维化。在这些组织中，胶原、纤连蛋白、蛋白多糖、肌腱蛋白、软骨寡聚基质蛋白和其他结构大分子积聚，进行性破坏正常组织，导致受累器官功能受损。

皮肤

皮肤的纤维化可导致真皮层增厚，毛囊、小汗腺和其他皮肤附件阻塞（图 11-2A）。胶原纤维积聚主要出现于网状真皮层，纤维化进程可通过包裹脂肪细胞侵袭脂肪层。随着疾病进展，皮内脂肪层逐渐减少甚至消失。表皮萎缩，表皮突起消失。

肺

疾病的早期即出现肺泡壁的炎症细胞斑块状浸润，包括 T 淋巴细胞、巨噬细胞和嗜酸性粒细胞。随疾病进展，肺间质纤维化和血管受损成为主要的病理改变，经常在 dcSSc 患者的同一病损区同时出现。肺纤维化的特征为肺泡间隙扩张，胶原和其他基质蛋白积聚。SSc 相关的肺间质病变中最常见的病理学类型是非特异性间质性肺炎（nonspecific interstitial pneumonia，NSIP），与常见于特发性肺间质纤维化患者的寻常性间质性肺炎（usual interstitial pneumonia，UIP）不同（图 11-2B）。肺泡隔的进行性增厚导致通气空间阻塞，肺血管减少。这一进程损害气体交换过程，导致肺动脉高压。弹性蛋白染色可见肺血管内膜增厚，是肺动脉高压的基础（图 11-3C）。尸检中肺血管中内膜增厚，常和多发性肺血栓栓塞及心肌纤维化相关。

胃肠道

从口腔到直肠均可出现病理改变。食管下段出现肌层明显萎缩和特征性血管病变；而上 1/3 食管的横纹肌很少受累。正常肠道结构被取代可导致蠕动减弱、胃食管反流、肠动力障碍和小肠梗阻。慢性反流和食管炎症、溃疡及狭窄有关，可导致食管 Barrett 化生。

肾

肾血管损伤主要累及小叶间和弓状动脉。慢性肾缺血与肾小球萎缩相关。急性硬皮病肾危象和一种经典的血栓性微血管病变相关：弹性膜重叠，内膜显著增生，小的肾动脉管腔狭窄，常伴血栓形成和溶血。

心脏

心脏常常受累，心肌及心包广泛受累。特征性小动脉受损表现为同心性内膜增生和管腔狭窄，伴收缩带坏死，提示缺血-再灌注损伤和心肌纤维化。传导系统的纤维化常见，尤其是在窦房结。尽管 SSc 主要病变为缺血性改变，但该病患者的动脉粥样硬化性冠状动脉疾病患病率与普通人群相当。

其他器官

早期 SSc 可出现滑膜炎；但是，随着疾病进展，滑膜亦可出现纤维化。腱鞘和筋膜组织的纤维化可以在查体时触及摩擦感，有时可产生摩擦音。肌肉的炎

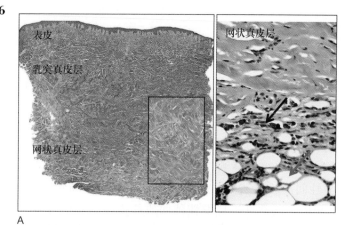

A

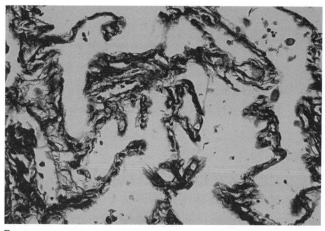

B

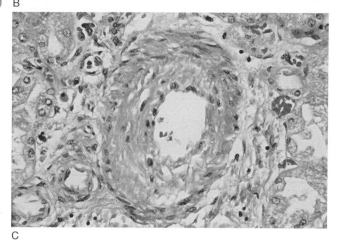

C

图 11-2 （见书后彩图） 系统性硬化病（SSc）的病理改变。
A. 左侧：皮肤由于真皮层的明显扩张增厚。方框中放大的图形显示增厚的透明胶原束取代了皮肤附属器。右侧：网状真皮层中的炎症。单核炎症细胞浸润真皮层和真皮下层脂肪组织。
B. 早期肺间质病变。肺泡隔的弥漫性纤维化和慢性炎症细胞浸润（三色染色法）。C. 肺动脉阻塞性血管病变。一位局限性皮肤型 SSc 患者中，显著的内膜增生及小的肺动脉管腔狭窄，间质纤维化少见

症和后期的萎缩及纤维化常见。甲状腺和小的唾液腺也可以出现纤维化。

临床特征

概述

几乎所有器官在临床中均可受累（表 11-4）。大部分 SSc 可以被分类为 lcSSc 或 dcSSc（表 11-2）。尽管将 SSc 分为弥漫性硬皮病和局限性皮肤型硬皮病的这种分类方法是有意义的，但疾病的表现其实非常复杂，每个亚类中均可出现一些不同的表型。例如，10%～15% 的 lcSSc 患者出现 PAH 而无明显的 ILD。一些患者可以有 SSc 的系统受累特征而无明显的皮肤受累（无皮肤硬化的 SSc）。特殊的 SSc 临床表型和特征性的抗体相关（表 11-3）。重叠综合征的患者有典型的 SSc 疾病特点，并且伴有其他自身免疫病临床和实验室证据，如多发性肌炎、干燥综合征、多关节炎、自身免疫性肝病或者 SLE。

初始临床表现

弥漫性和局限性皮肤型 SSc 的最初临床表现不同。在 dcSSc 中，雷诺现象与其他疾病表现的间隔时间很短（数周到数月）。软组织肿胀和严重的瘙痒是早期炎症"水肿"期的特征。手指、手掌、肢体远端和面部往往早期受累。可出现弥漫性皮肤色素沉着和腕管综合征。关节痛、肌肉无力、疲劳及关节活动度减低常见。在随后的数周到数月，炎症水肿期进展至"纤维化"期，出现皮肤硬化、脱发、皮肤油脂分泌减少和出汗减少，进而出现手指弯曲挛缩。腕、肘、肩、骨盆带、膝和踝关节由于关节支撑结构的纤维化出现僵硬感。进展性皮肤受累是早期 dcSSc 最具特征性表现；同时，内脏器官的受累也逐渐进展，而后者在临床中不易被发现，却非常重要。疾病初始的 4 年是肺和肾

表 11-4	局限性皮肤型和弥漫性皮肤型系统性硬化病（SSc）临床中脏器受累的频率	
特征	局限性皮肤型 SSc（%）	弥漫性皮肤型 SSc（%）
皮肤病变	90ᵃ	100
雷诺现象	99	98
食管病变	90	80
肺纤维化	35	65
肺动脉高压	15	15
肌病	11	23
心脏病变	9	12
硬皮病肾危象	2	15

ᵃ 大约 10% 局限性皮肤型 SSc 患者为无皮肤硬化的 SSc

损害快速进展的阶段。如果在这一阶段不出现器官衰竭，疾病的系统进程就可能稳定下来。

和 dcSSc 相比，lcSSc 的特点是进展更为缓慢。这些患者的雷诺现象和其他疾病表现（如胃食管反流、皮下毛细血管扩张或者软组织钙化）之间的间隔可长达数年。另一方面，硬皮病肾危象和严重的肺间质纤维化并不常见。超过 15% 的患者可出现有临床表现的心脏受累和 PAH。一些患者可以表现为 lcSSc 与干燥性角结膜炎、多发性肌炎、皮肤型血管炎或胆汁性肝硬化的重叠综合征。

器官受累

雷诺现象

雷诺现象是 SSc 最常见的皮肤外表现，其特点为手指和脚趾的阵发性可逆性的血管收缩。血管收缩也可能累及鼻尖和耳垂。雷诺现象的发作常由温度下降诱发，也可由精神紧张及情绪波动诱发。典型的发作初始为苍白，在一定时间后出现发绀。随后可自发或者经复温后出现充血变红。这三个颜色阶段分别提示血管收缩、缺血和再灌注。

普通人群中有 3%～5% 的人有雷诺现象。在缺乏其他可能的疾病的症状和体征的情况下，雷诺现象被认为是原发的，代表一种对于寒冷的过度生理性反应。继发性雷诺现象可作为 SSc、其他结缔组织病、血液系统疾病、内分泌系统疾病和职业病的并发症出现，也可随 β 受体阻滞药和抗癌药物（如顺铂、博来霉素）的使用而出现。鉴别原发性和继发性雷诺现象仍然是诊断上的一个挑战。原发性雷诺现象的特点有：不存在其他可能的病因；有家族史；未出现指端坏死、溃疡和坏疽；ANA 阴性。继发性雷诺现象常常在年龄较大时出现（>30 岁），临床症状更严重（频繁发作，发作时间长，痛性），常伴缺血性指端溃疡和指端缺失（图 11-3）。甲襞毛细血管镜检查，是用低倍显微镜透过一滴 B 级显微镜浸油观察甲床的皮肤毛细血管，对于雷诺现象的评估很有帮助。原发性雷诺现象常和正常毛细血管相关，表现为间距规则平行的血管环，而与 SSc 或者其他结缔组织疾病相关的雷诺现象，甲襞的毛细血管扭曲，间隔增宽且不规则，管腔扩张，血管区缺失。除了指（趾）端，寒冷诱发的阵发性雷诺样血管痉挛也出现在 SSc 的肺、肾、胃肠道和冠状动脉循环。

皮肤特点

SSc 在病程早期主要表现为水肿性皮肤改变，而

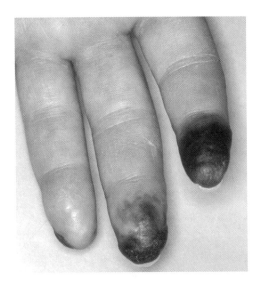

图 11-3（见书后彩图） 指端坏死。一位伴有严重雷诺现象的局限性皮肤型系统性硬化病（SSc）患者的分界清晰的指尖坏死

皮肤增厚则是 SSc 区别于其他结缔组织疾病的重要特点。皮肤增厚的分布总是对称和双侧的。其典型表现始于手指，特征性自肢体远端向近端进展。受累皮肤坚硬、粗糙及增厚，肢端和躯干可出现色素沉着。在一些患者中，无日晒情况下出现弥漫性皮肤发黑可以是皮肤受累的极早期表现。在深肤色患者中，白癜风样的色素缺失也可出现。因为色素缺失不累及毛囊周围区域，皮肤可出现"胡椒盐"样表现，主要出现于在头皮、上背部和胸部。皮肤硬化的原因是胶原积聚，阻塞毛囊、汗腺、外分泌腺和皮脂腺，可导致毛发缺失、出汗减少和皮肤干燥。手指背侧的横行褶皱消失（图 11-4）。手指的弯曲挛缩固定导致手的活动度下降及肌肉萎缩。皮肤增厚及其下方的肌腱纤维化是腕、肘和膝关节挛缩的原因。皮肤及其下方的颈阔肌紧密粘连导致颈嵴增厚，进而导致颈部伸展受限。面部呈现特征性

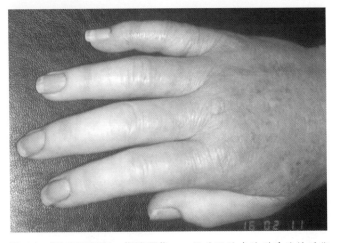

图 11-4（见书后彩图） 指端硬化。一位局限性皮肤型系统性硬化病（SSc）患者显著的皮肤硬化，近端指间关节的固定伸肌腱挛缩

的"面具脸"，皮肤紧绷而有光泽，皱纹消失，偶尔由于眼睑、面颊及嘴部活动受限出现面无表情。嘴唇变薄，正中切牙突出，口周的风扇状的皱纹（放射性）都是该病的特点。口裂缩小（小口畸形）影响进食和口腔卫生。鼻子受累表现为紧绷的、鹰嘴样改变。

在确诊的 SSc 患者，皮肤和皮下脂肪紧密连接（约束），并且变薄和萎缩。毛细血管扩张是指扩张的毛细血管直径约 2～20mm，常见于 lcSSc。这种病变，易使人联想到遗传性出血性毛细血管扩张，主要出现在面部、手、嘴唇及口腔黏膜（图 11-5）。很多毛细血管扩张症均和包括肺动脉高压在内的微血管并发症相关。萎缩性皮肤病变的破坏导致近端指间关节伸肌面、指尖的掌垫和肘或踝关节骨性突起面的慢性溃疡。溃疡让患者非常疼痛，还可能继发感染，导致骨髓炎。指尖缺血性溃疡的痊愈可遗留特征性固定于指端的"点状凹陷"。缺血所致的指尖软组织的缺失很常见，也可能与末端指骨的明显吸收有关（肢端骨质溶解征）（图 11-6）。

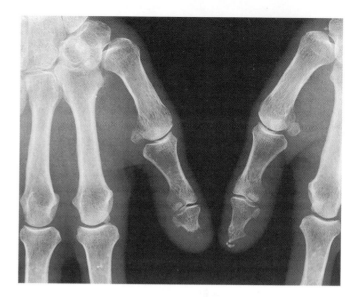

图 11-6（见书后彩图） 肢端骨质溶解。一位长病程的局限性皮肤型系统性硬化病（lcSSc）患者末梢指骨溶解，伴雷诺现象

皮肤和软组织的钙质沉着发生于抗着丝点抗体阳性的局限性皮肤型 SSc 患者。沉积物的大小可从小的针刺样损伤到大的团块状物质。沉积物是羟基磷灰石的钙盐结晶，用 X 线平片可检测到。钙质沉着常见的位置有手指掌垫、手掌、前臂的伸肌面和鹰嘴及髌骨前滑囊（图 11-7）。它们可以导致皮肤破溃，流出白色粉末样物质，伴疼痛和局部炎症。脊柱旁的软组织钙化可导致神经系统并发症。

肺部特征

肺部病变在 SSc 患者中很常见，是首要的死亡原因。其主要病变类型为肺间质病变和肺血管病变。SSc 患者常不同程度地出现上述两种并发症。少见的肺部表现包括胃食管反流症引起的吸入性肺炎，支气管内毛细血管扩张引起的肺出血，还有阻塞性细支气管炎、胸膜反应、胸壁纤维化导致的限制性通气障碍，自发

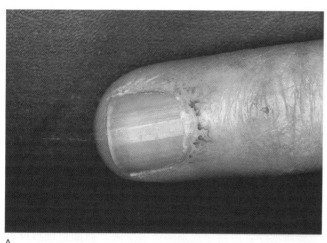

A

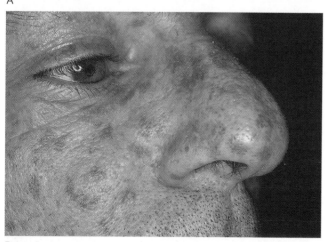

B

图 11-5（见书后彩图） 皮肤血管改变。A. 甲襞的毛细血管病变（lcSSc）。**B.** 面部的毛细血管扩张

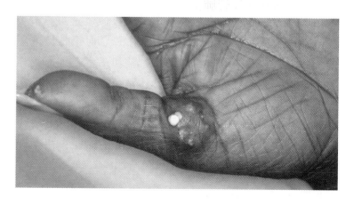

图 11-7（见书后彩图） 钙质沉着。一位局限性皮肤型系统性硬化病（lcSSc）患者的大块钙质沉着几乎要穿透皮肤

性气胸和药物引发的肺毒性。SSc 患者的肺癌发病率升高。

肺间质病变 通过尸检可发现 90％ 的 SSc 患者存在肺间质病变（interstitial lung disease，ILD），而通过薄层高分辨率 CT（high resolution computed tomography，HRCT）可发现 85％ 的患者存在肺间质病变。然而，有临床症状的肺间质病变仅为 16％ ～ 43％；这一患病率因检测手段的差异而有所不同。危险因素包括男性、非洲裔美国人、弥漫性皮肤受累、严重的胃食管反流、抗拓扑异构酶 I 抗体的存在和起病早期的用力肺活量（forced vital capacity，FVC）或肺单次呼吸的一氧化碳弥散量（DLco）降低。在这些患者中，进展最快的肺疾病发生于病程的早期（起病 3 年之内）。FVC 可每年下降 30％。

肺病变在进展前可无症状。最常见的呼吸道症状是劳力性呼吸困难、疲劳和运动耐量减低，可以表现隐匿、缓慢进展。患者可出现慢性干咳。体格检查可能发现肺底的"Velcro"啰音。肺功能检查（pulmonary function testing，PFT）可以敏感地检测出早期肺部表现。最常见的异常为 FVC、肺总量（total lung capacity，TLC）和 DLco 减少。DLco 的减少与肺容量的减少不成比例时，需怀疑是否存在肺血管病变，也有可能为贫血所致。常见该病患者在运动时氧饱和度下降。

胸片可以除外感染和其他原因所致的肺部病变，但是和 HRCT 相比，它对于早期 ILD 的检测不敏感。HRCT 表现为胸膜下网格状、线状模糊影和磨玻璃样改变，主要病变集中在肺下叶，而临床无症状的患者即可出现上述改变（图 11-8）。其他的 HRCT 表现包括纵隔淋巴结肿大、肺结节、牵拉性肺不张和少见的蜂窝样改变。HRCT 上肺间质病变的范围是 SSc 死亡率的一个预测值。支气管肺泡灌洗（bronchoalveolar lavage，BAL）可以提示下呼吸道的炎症，并可能除外感染。尽管支气管肺泡灌洗液中性粒细胞（＞2％）和（或）嗜酸性粒细胞（＞3％）的升高与 HRCT 上更严重的肺疾病正相关，并与 FVC 的快速下降和生存率的减少相关，但 BAL 并不能应用于识别可逆性的肺泡炎。肺活检仅用于胸片为非典型表现的患者，并应在胸腔镜的引导下进行。肺活检的病理学类型可能预测 ILD 的进展风险。该病 ILD 的最常见类型为 NSIP，预后比 UIP 好。

肺动脉高压（pulmonary arterial hypertension，PAH） 肺动脉高压，定义为平均肺动脉压≥25mmHg，而肺毛细血管楔压≤15mmHg。大约 15％ 的 SSc 患者可出现 PAH，可以和 ILD 同时出现，也可单独出现。

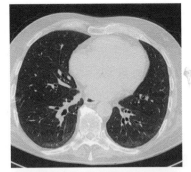

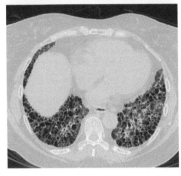

图 11-8 系统性硬化病患者的胸部 HRCT 图像。上图： 早期肺间质病变。双肺下叶可见轻微的胸膜下网状及磨玻璃影。患者仰卧位。**下图：** 广泛的肺纤维化伴磨玻璃影，粗糙的网状蜂窝肺，牵拉性肺不张（Courtesy of Rishi Agrawal，MD）

SSc 相关的 PAH 疾病进展多样，但是许多患者在发生右心衰后病情会出现急转直下的恶化。SSc 患者伴未治疗的肺动脉高压的中期生存时间为诊断后 1 年。危险因素包括局限性皮肤型 SSc、老年起病、严重的雷诺现象和存在抗着丝点、U1-RNP、U3-RNP（纤维蛋白）和 B23 的抗体。

PAH 的初始症状为典型的劳力性呼吸困难和活动耐量减退。随着疾病进展，心绞痛、劳力性晕厥和右心衰的症状和体征均可出现。体格检查可显示呼吸急促、明显的第二心音分裂、右心室可触及搏动、颈静脉压升高和坠积性水肿。超声心动图能提供非侵袭性的肺动脉压估测方法。鉴于未治疗的 PAH 预后很差，所有 SSc 患者都应在初次就诊时筛查超声心动图。超声心动图估计的肺动脉收缩压＞40mmHg 时提示 PAH。肺功能检查可能出现单纯 DLco 减低或 DLco 下降与肺的限制性通气功能障碍不成正比。右心导管是诊断 PAH 的金标准。超声心动图可导致肺动脉压测量值偏高或偏低，所以常常需要心导管检查来确诊 PAH，从而准确评估其严重程度，包括右心功能不全的程度，还可以除外血管阻塞性疾病及其他心源性的肺动脉高压。推荐在大部分 SSc 患者每年进行超声心动图检查以筛查 PAH；单纯 DLco 减低可能提示 PAH 进展。血清的脑利钠肽（brain natriuretic peptide，BNP）和 N

末端 BNP 前体与 SSc 患者的肺动脉高压发生、严重程度及生存率相关。BNP 检测在筛查 PAH 及监测治疗反应中有其价值，但 BNP 升高是 PAH 的非特异表现，也可以在其他累及左心和右心的疾病中出现。SSc 相关 PAH 比原发性 PAH 的预后差，治疗反应也更差。

胃肠道病变

高达 90% 的 SSc 患者会出现胃肠道病变，包括局限性和弥漫性皮肤型 SSc。全消化道的病理特点均相似，为平滑肌、胃肠道黏膜萎缩及阻塞性小血管病变。

上消化道病变 口咽部临床表现常见，主要为口干、口裂变小、牙周病和下颌骨的再吸收，这给患者带来很多痛苦。该病患者舌系带可缩短。大部分患者存在胃食管反流（gastroesophageal reflux disease, GERD）：胃灼热（烧心）、反流和吞咽困难。胃食管反流使食管下段括约肌压力减小、远端 2/3 的食管运动功能减退导致食管排空反流的胃内容物的功能受损以及胃排空延迟等因素均与 GERD 的发生有关。SSc 患者肠道测压发现肠道上部运动加快。GERD 的食管外表现包括声音嘶哑、慢性咳嗽和吸入性肺炎，后者可进一步加重 ILD。胸部 CT 特征性表现为食管增宽、食管内积气。内镜检查在除外白念珠菌、疱疹病毒及巨细胞病毒等机会性感染方面可能有必要。临床表现不典型的患者内镜检查也可出现严重的溃疡性食管炎。食管狭窄和 Barrett 食管可能提示慢性 GERD。因为 Barrett 食管与发生腺癌的风险升高相关，存在 Barrett 食管的 SSc 患者应定期复查内镜和活检。

SSc 患者的胃轻瘫常合并早饱、腹胀及反流加重。胃轻瘫的诊断和严重度评估可以使用放射性核素胃排空的方法。胃窦的血管扩张症（gastric antral vascular ectasia, GAVE）可能出现。这些上皮下损伤提示弥漫性小血管病变，因其在内镜下的表现，被称为"西瓜胃"。GAVE 患者可有间断胃肠道出血，导致原因不明的慢性贫血。

下消化道症状 肠动力受损可能导致吸收障碍以及细菌过度生长，引起的慢性腹泻。脂肪和蛋白质吸收障碍，可出现维生素 B_{12} 及维生素 D 缺乏，有时甚至导致严重的营养不良。肠道运动功能不良可引起假性肠梗阻，表现为难以与胃排空延迟鉴别的恶心、腹胀等症状。患者可出现反复的急性腹痛、恶心及呕吐等症状。影像学检查可提示急性肠梗阻，而诊断的难点在于鉴别假性肠梗阻，后者对支持治疗及静脉营养补充反应良好，借此可与机械性肠梗阻鉴别。

结肠受累可能导致严重的便秘、大便失禁、毛细血管扩张导致的胃肠道出血和直肠脱垂。在 SSc 疾病晚期，结肠出现广口的囊袋或憩室，偶尔可出现穿孔及出血。偶然可通过影像学发现肠壁囊样积气症，这是因为气体积聚在肠壁中，偶尔可导致肠壁破裂及良性的气腹。尽管肝脏很少受累，但原发性胆汁性肝硬化可与 SSc 共存。

肾脏病变：硬皮病肾危象

硬皮病肾危象出现在 10%～15% 的 SSc 患者中，常常发生在起病的前 4 年中。在使用血管紧张素转化酶抑制药（angiotensinconverting enzyme inhibitors, ACEI）之前，硬皮病肾危象的短期生存率＜10%。病理提示阻塞性小血管病变和肾脏弓形及小叶间动脉的管腔狭窄。肾血流进行性减少，而血管痉挛使血流减少进一步加重，导致肾小球旁器增生，肾素分泌增加，血管紧张素活化，进一步加重肾血管收缩，最终导致恶性循环，形成恶性高血压。硬皮病肾危象的危险因素包括非洲裔美国人、男性和伴广泛进展性皮肤受累的弥漫性皮肤型 SSc。50% 的硬皮病肾危象患者抗 RNA 聚合酶Ⅲ抗体阳性。可触及肌腱摩擦感、心包积液、新出现的原因不明的贫血和血小板减少均为可能发生硬皮病肾危象的前兆。应告知早期 SSc 的高危患者每日监测血压。LcSSc 患者或抗着丝点抗体阳性的患者很少出现硬皮病肾危象。因为激素的使用和硬皮病肾危象相关，高危 SSc 患者仅在必须使用激素时使用小剂量泼尼松（＜10mg/d）。

硬皮病肾危象患者特征性表现为恶性高血压和进展性少尿性肾功能不全。但 10% 的硬皮病肾危象患者血压可正常。血压正常的肾危象常常预后不佳。头痛、视物模糊和充血性心力衰竭等症状可能随着高血压而出现。典型的尿常规提示少量蛋白尿、颗粒管型和显微镜下血尿；可以出现血小板减少和伴红细胞碎片的微血管病性溶血。持续数天的进展性少尿性肾衰竭常紧随其后。有时候硬皮病肾危象可能被误诊为血栓性血小板减少性紫癜或其他类型的血栓性微血管病变，在这种情况下，肾脏病理活检可能有利于辨别。此外，活检发现的血管栓塞和肾小球缺血性塌陷提示肾预后不良。就诊时即有少尿或者肌酐＞3mg/dl 提示预后不良，这种病例可能需要永久透析，死亡率高。新月体肾小球肾炎在 SSc 中少见，常和髓过氧化物酶-抗中性粒细胞胞质抗体相关。膜性肾小球肾炎可发生在使用 D-青霉胺治疗的患者中。约有一半 SSc 患者可出现无症状性的肾功能受损。这种亚临床肾脏受累和其他的

SSc 血管表现相关，通常不会进展。

骨质溶解还可以影响肋骨和锁骨远端。

心脏病变

尽管心脏受累表现通常隐匿，但是 SSc 患者往往经过敏感的检测工具筛选并被发现心脏受累。临床上有症状的心脏病变和预后不良相关。SSc 患者的心脏病可能为原发性，也可继发于 PAH、ILD 和肾脏病变。在 dcSSc 的患者中更易出现心脏病变，通常在皮肤开始变厚的 3 年内出现。SSc 患者出现临床上有症状的心脏病变是预后不良的预测因素。心内膜、心肌和心包均可单独或者同时受累。心包受累的表现包括急性心包炎、心包积液、限制性心包炎和心脏压塞。传导系统纤维化常见，可能无症状，也可能表现为房性和室性的心动过速或传导阻滞。反复的血管痉挛和缺血再灌注损伤可导致心肌纤维化，可致无症状性的左心室收缩或者舒张功能障碍，最终进展至心力衰竭。高血压、肺动脉高压、肺及肾受累也可能影响心脏。尽管存在广泛的阻塞性血管病变，SSc 患者的临床和病理性的心外膜冠状动脉疾病的患病率并未增加。常规的心电图对于检测临床前期心脏病变的敏感性低，新的方法如组织多普勒超声心动图（tissue Doppler echocardiography，TDE）、心脏核磁（cMRI）、铊灌注和核素显像［单光子发射断层成像（SPECT）］发现 SSc 患者的心脏功能和灌注异常的概率较高。血清 N-末端 BNP 前体，作为一种心室激素，是 SSc 患者肺动脉高压的血清标志物，也可能是原发性心脏病变的血清标志物。

肌肉骨骼并发症

SSc 患者的腕管综合征常见，而且可能长期存在。全身性的关节痛和僵硬感在疾病早期表现突出。大小关节的活动度均可进展性受限，尤其是在 dcSSc 患者中。最常受累的关节为手关节。近端指间关节和腕关节可发生关节挛缩。大关节挛缩在关节被动活动时可以听到肌腱摩擦音或触及摩擦感，其特点是皮革样的爆裂音，是受累关节广泛的纤维化和腱鞘与筋膜面的黏附所致。肌腱摩擦感的存在跟肾及心脏并发症的风险增加及生存率减少有相关性。真正的关节炎症并不常见，但少数患者可出现手的侵蚀性多关节炎。肌无力症状很常见，提示可能存在去适应作用、失用性萎缩和营养不良。难以和多发性肌炎相鉴别的炎症性肌炎可能发生，但很少见。疾病晚期可出现以萎缩和纤维化为特点、肌酶不高的慢性非炎症性肌病。骨的重吸收最常见于末节指骨，可导致远端的吸收（肢端骨质溶解）（图 11-5）。下颌骨的重吸收可导致咬合困难。

其他疾病表现

许多 SSc 患者可出现口干和眼干症状（干燥综合征）。小唾液腺的活检表现为纤维化，而非原发性干燥综合征特征性的淋巴细胞浸润（第 12 章）。甲状腺功能减退常见，常由甲状腺的纤维化所致。大血管病变，包括周围血管和冠状动脉疾病的患病率可能升高。中枢神经系统通常不会受累，可出现纤维化或者血管病变导致的感觉性三叉神经病变，表现为逐渐出现的疼痛和麻木。SSc 孕妇出现不良妊娠的可能性增加。而且，心肺受累在怀孕期间可能加重，也可出现新发的硬皮病肾危象。勃起功能障碍常见于男性的 SSc 患者，这也可能为疾病的首发表现。血管功能不全和纤维化可导致勃起或者维持勃起困难。

SSc 伴发肿瘤　流行病学调查提示 SSc 患者癌症风险增加。肺癌和食管腺癌常出现在长期患 ILD 或者胃食管反流的患者中，这种情况可能是慢性炎症和修复所致。与之相反，乳腺癌、肺癌和卵巢癌则与 SSc 的临床表现有时间上的密切关联，尤其是在抗 RNA 聚合酶Ⅲ抗体阳性的患者中。在这些情况下，SSc 可能代表一种由抗肿瘤免疫反应诱发的伴癌综合征。

实验室评估和标志物

SSc 患者常见轻度的正细胞性或小细胞性贫血，可能提示 GAVE 或者慢性食管炎引起的胃肠道出血。大细胞性贫血可能是小肠细菌过度生长和吸收障碍、甲氨蝶呤或烷化剂等药物治疗引起的叶酸和维生素 B12 的缺失所致。红细胞在穿过纤维蛋白或血小板血栓覆盖的小血管时形成机械性碎片，即为微血管病性溶血性贫血，是硬皮病肾危象相关的血栓性微血管病变的特征表现。血小板减少和白细胞减少，可能提示药物毒性。和其他结缔组织疾病不同，SSc 患者的红细胞沉降率（erythrocyte sedimentation rate，ESR）常正常；若其升高可能提示并发肌炎或者肿瘤。

几乎所有的 SSc 患者均有抗核抗体的阳性，其在疾病初期即可检测到。抗拓扑异构酶Ⅰ（Scl-70）和抗着丝点的自身抗体一般不同时出现，两者特异性都较高（表 11-3）。抗拓扑异构酶Ⅰ抗体在 31% 的 dcSSc 的患者中可检测到，而在 lcSSc 中检测阳性率仅为 13%。它们和 ILD 风险增加及预后不良相关。抗着丝点抗体在 38% 的 lcSSc 中可检测到，而 dcSSc 中的检测阳性率仅为 2%。在雷诺现象及干燥综合征的患者中偶尔也可出现抗着丝点抗体阳性。SSc 的抗着丝点抗体和 PAH 相关，但偶尔可见于心脏炎症、肾脏疾病和肺间质病变。血清学免疫荧光检测中核仁型提示 U3-RNP（原纤维）、Th/To 或者 PM/Scl，而斑点型提示 RNA 聚合酶Ⅲ。尽管抗磷脂抗体中的 β2GPI 抗体对 SSc 并不特异，其在 SSc 中出现与手指的缺血性损伤风险增高相关。

诊断、分期及病情监测

SSc 的诊断主要基于临床，通常疾病表现已非常典型，从而容易诊断。特征性的对称分布的皮肤硬化伴典型的内脏受累表现，可以高度提示该疾病的诊断。尽管表 11-1 中的其他疾病也可出现皮肤硬化，但皮肤损伤的分布类型、不伴发雷诺现象、内脏器官表现及 SSc 特异性抗体，使其区别于 SSc。偶尔需进行皮肤全层活检才可明确硬肿病、硬化性黏液水肿或者肾源性系统性纤维化。在 lcSSc 中，早发的雷诺现象、胃食管反流症状、指端硬化和甲襞毛细血管镜下的毛细血管改变，结合皮下毛细血管扩张和钙化，可帮助确立诊断。手指尖凹陷性瘢痕及肺下叶纤维化的影像学证据都十分支持 SSc 诊断。原发性雷诺现象是一种常见的良性疾病，需要和早期或者局限性 SSc 相鉴别。甲襞毛细血管镜常有助于鉴别：因为在原发性雷诺现象中，甲襞毛细血管镜是正常的；而 SSc 的毛细血管异常及血清自身抗体可在其他临床表现出现前被发现。

在 SSc 的早期即明确诊断比较困难。在 dcSSc 中，初始症状常常是非特异的，和炎症相关。患者主诉为疲劳、水肿、疼痛和僵硬，雷诺现象可能尚未出现。体格检查可能出现弥漫性上肢水肿和手指肿胀。这一阶段的患者可能被误诊为早期类风湿关节炎、SLE、肌炎或者最常诊断的未分化结缔组织病。在数周至数月内，SSc 会出现雷诺现象和特征性的临床表现，伴皮肤进展性硬化。抗核抗体和 SSc 特异性自身抗体具有高度的诊断特异性。雷诺现象伴指尖溃疡或者其他指端缺血的证据、伴毛细血管扩张、远端食管运动功能障碍、难以解释的 ILD 或者 PAH，恶性高血压伴肾功能不全以及不伴有临床症状的皮肤变硬，提示无皮肤硬化的 SSc。这些患者可能存在抗着丝点抗体阳性。

治疗　系统性硬化病

总论：治疗原则

目前，没有治疗方案可以明确改变 SSc 的自然病程。但许多方法可以有效缓解症状，减缓累积性器官损伤的进展，减少残疾。在过去的 25 年间，与疾病相关的死亡率显著下降。鉴于疾病的临床表现、器官并发症和自然病程的高度异质性，治疗时必须做到根据患者需要制订个体化治疗方案。

该病在基线期时应当进行详细的检查。最佳治疗应包括以下原则（表 11-5）：迅速而准确的诊断；基于临床和实验室评估的分类和危险分层；早期识别各器官并发症，评估其范围、严重程度及恶化的可能性；规律监测疾病的进展、活动度、新的并发症和治疗反应；调整治疗；持续患者教育。为了使不可逆的器官损伤最小化，需要积极预防和干预危及生命的并发症，定期筛查，在可能的最早时机开始恰当的治疗干预。鉴于 SSc 病情复杂和多系统受累的特点，在情况允许时应该组成多学科专家共同合作的综合治疗组。大部分患者使用联合用药来治疗疾病的不同方面。我们鼓励患者熟悉潜在并发症的疾病谱，理解治疗选择和自然病程，帮助他们和治疗的医师合作。这要求长期而良好的医患关系，医生提供持续的咨询和鼓励。

缓解疾病的药物治疗：免疫抑制剂

其他自身免疫性或者结缔组织病使用的免疫抑制剂在 SSc 的治疗中，通常无效或者效果不佳。在 dcSSc 疾病早期，激素可能改善僵硬感和疼痛，但并不能影响皮肤和内脏病变的进展，其使用还可能导致硬皮病肾危象的风险升高。因此，激素应该且仅在非常必要时才使用，应短期使用可能的最小剂量。鉴于环磷酰胺在血管炎以及其他自身免疫性疾病（第六章）治疗中的疗效（第十四章），它在 SSc 中的应用已进行了广泛的研究。

口服和间歇静脉输注环磷酰胺疗法均能减少 SSc 相关 ILD 的进展，经过 1 年的治疗，患者可获得稳定或者轻度改善的肺功能和 HRCT 结果。呼吸道症状和皮肤硬化的改善也很明显。这种疗效随治疗的停止而逐渐减弱。环磷酰胺的疗效需要和它的潜在毒性相平衡，包括骨髓抑制、机会性感染、出血性膀胱炎和膀胱癌，以及卵巢早衰和迟发的继发性肿瘤等。

在小样本研究中，使用甲氨蝶呤可轻度改善该病的皮肤病变。在非对照性研究中，吗替麦考酚酯的治疗可改善皮肤硬化且耐受性好。小样本研究发

表 11-5	治疗疾病的关键原则

- 建立迅速而准确的诊断
- 评估内脏受累
- 确定临床分期和活动度
- 根据患者需求采用个体化治疗
- 评估治疗反应，必要时调整治疗，检测疾病和新的并发症

现，利妥昔单抗可改善 SSc 患者的皮肤受累和 ILD。环孢素、硫唑嘌呤、体外光照、沙利度胺、西罗莫司（雷帕霉素）、伊马替尼及静脉注射免疫球蛋白的疗效目前还没有得到文献的支持。使用高剂量的化疗方案，结合或不结合辐射的强化免疫清除，其后给予自体干细胞重建，结果是可使一些病例得到长期的疾病缓解。这一治疗方案正在进行下一步的随机临床试验研究。鉴于它潜在的致病率和致死率，以及巨大的花费，SSc 的自体干细胞移植仍处于试验阶段。

抗纤维化治疗 因为 SSc 广泛的组织纤维化导致进展性器官损害，干扰纤维化进程的药物是一种合理的治疗手段。D-青霉胺被广泛用作抗纤维化的治疗药物。在回顾性研究中，D-青霉胺可以稳定和改善皮肤硬化，预防新发内脏病变，改善生存率。然而，在一项早期活动性 SSc 的随机对照研究中，发现皮肤受累的改善程度在标准剂量（每天 750mg）和低剂量（隔天 125mg）D-青霉胺治疗组间无差异。近期的临床试验提示吡非尼酮和尼达尼布在原发性肺间质纤维化中有治疗作用，它们能显著改善肺功能的下降。这两个新药在 SSc 相关肺疾病中能否存在相应的疗效仍在进一步的研究中。

血管治疗 血管治疗的目标是控制雷诺现象，预防其进展，增强治疗缺血性并发症的疗效，延缓阻塞性血管病变的进展。患者应注意穿着保暖衣物，尽可能避免寒冷和应激，避免使用导致或者加重血管痉挛发作的药物。生物反馈治疗可能对一些患者有效。二氢吡啶类钙通道阻滞药缓释片，如硝苯地平、氨氯地平或者地尔硫䓬可以改善雷诺现象，但是其作用常常受限于其副作用（心悸、劳力性呼吸困难、胃食管反流加重）。ACEI 类药物并不减少雷诺现象发作的频率和严重程度，但血管紧张素Ⅱ受体阻滞药（如氯沙坦）是有效的，且耐受性好。有雷诺现象的患者对这些治疗无反应时，应使用 α_1-肾上腺素受体阻滞药（如哌唑嗪）、5-磷酸二酯酶抑制剂（如西地那非）、5-羟色胺再摄取抑制剂（如氟西汀）、局部使用硝酸甘油、间断静脉输注前列腺素类药物。小剂量阿司匹林和双嘧达莫可预防血小板积聚，可能作为辅助治疗方法。对于伴缺血性溃疡的患者，内皮素-1 受体拮抗剂波生坦可以减少新发溃疡的风险。手指交感神经切断术和手指局部注射肉毒菌素 A（肉毒杆菌）是严重缺血和可能出现手指缺失患者的治疗选择。使用他汀类和抗氧化剂等经验性的长期治疗可能减慢血管损伤及阻塞的进展。血管扩张剂如 ACEI、钙通道阻滞药和内皮素受体

阻滞药可能改善心肌灌注和左心室功能。

胃肠道并发症的治疗

因为口裂减小、唾液腺分泌减少、牙龈萎缩和牙周病变导致的牙齿缺失等口腔症状常见，建议患者定期进行口腔护理。胃食管反流很常见，也可表现为无症状；因此所有 SSc 患者均应治疗。应指导患者抬高床头，少食多餐，避免睡前进食。质子泵抑制剂能减少胃酸反流，可能需要给予较高剂量。促胃动力药（如多潘立酮）可能有效，尤其是存在胃排空延迟时。胃窦血管毛细血管扩张（西瓜胃）导致的发作性胃肠道出血可以通过内镜下激光光凝术治疗，但可能会再次发作。小肠动力减退导致的细菌过度生长引起腹胀和腹泻，能导致吸收障碍和严重的营养不良。治疗应选用短期轮换的广谱抗生素，如甲硝唑、红霉素和四环素，它们可根除细菌过度生长。营养不良时可予肠外营养。奥曲肽对慢性小肠动力减退有效，而假性肠梗阻很难治疗。止泻药物和生物反馈治疗可能对大便失禁这一常被低估的并发症有效。

肺动脉高压（PAH）的治疗

SSc 患者中，PAH 预后极差，占死亡患者的 30%。因为 PAH 进展前常无症状，SSc 患者应在初始就诊时就评估是否存在 PAH，并且此后每年复查。初始治疗一般选用口服内皮素受体拮抗剂（如波生坦）或磷酸二酯酶抑制剂（如西地那非）。患者在必要时需同时使用利尿剂和地高辛。发生低氧血症时，应使用替代氧疗以避免低氧诱发的继发性肺动脉收缩。前列环素类似物（如依前列环素和曲前列环素）可以持续静脉输注或皮下注射，或者通过间断雾化吸入治疗。不同类型药物的联合治疗，如内皮素-1 拮抗剂和磷酸二酯酶抑制剂，常常是必要的。肺移植是药物治疗无效患者的治疗选择。

肾危象的治疗

硬皮病肾危象是医学急症。其治疗结局很大程度取决于积极治疗开始时肾损伤的程度，因此迅速识别早期硬皮病肾危象非常重要，并且需要积极预防其复发。应该指导疾病早期患者，伴广泛而进展性的皮肤受累、肌腱摩擦音和抗 RNA 聚合酶Ⅲ抗体的高危 SSc 患者每天监测血压，若有异常改变应立即报告。应避免使用潜在的肾毒性药物，激素仅在必要时低剂量使用。硬皮病肾危象患者应立即收住院。一旦排除其他原因的肾脏疾病，应迅速开始

治疗，使用短效 ACEI 滴定治疗，使血压迅速达到正常。在使用 ACEI 药物后高血压持续存在的患者，可加用血管紧张素 II 受体阻滞药或钙通道阻滞药，也可考虑加用直接的肾素抑制剂。有证据提示内皮素-1 受体和前列环素治疗有效。高达 1/3 硬皮病肾危象的患者需要接受透析治疗。抗拓扑异构酶阳性的硬皮病肾危象较抗 RNA 聚合酶 III 阳性的患者预后更差。肾脏恢复可以在硬皮病肾危象后出现，30%～50% 的患者可以停止透析，肾移植适合那些 2 年后仍未能停止透析的患者。移植后的 SSc 患者的生存率和其他结缔组织疾病相当，肾危象复发的情况很少。

皮肤治疗

因为 SSc 的皮肤病变是非致命性的，而且一般较为稳定，甚至可以随着时间自行恢复，因此 SSc 的治疗不需要过度关注皮肤改变。早期的炎症性皮肤改变可以通过抗组胺药和谨慎的短期低剂量的激素（每天泼尼松＜5mg）控制。回顾性研究提示 D-青霉胺能减少皮肤硬化的范围和进展；然而这些获益在一项对照性前瞻性试验中未得到证实。环磷酰胺和甲氨蝶呤对皮肤硬化作用有限。因为患者皮肤干燥，推荐使用亲水性软膏和沐浴油。规律的皮肤按摩是有效的。毛细血管扩张可能带来整形的问题，尤其当它发生在脸上时。脉冲染料激光治疗可能有短期的疗效。缺血性手指溃疡应该通过封闭包扎保护来促进愈合及预防感染。感染的皮肤溃疡需要局部使用抗生素，也可能需要外科手术清创治疗。在预防软组织钙化沉着形成和促进其溶解方面，目前没有有效的疗法。

肌肉骨骼并发症的治疗

关节痛和僵硬感是常见且令患者痛苦的表现，在疾病早期比较突出。短期使用非甾体消炎药，每周使用甲氨蝶呤和谨慎使用低剂量激素可以改善症状。理疗和职业疗法对于维持肌肉骨骼功能和改善长期预后可能是有效的。

病程

SSc 的自然病程非常多样，难以预测，尤其是在疾病的早期，特定的疾病亚群（弥漫性或者局限性皮肤型）尚不明确时。dcSSc 患者较 lcSSc 患者倾向于更快速进展，预后更差。

在 dcSSc 中，炎症性症状如疲劳、水肿、关节痛和瘙痒有缓解的趋势，而皮肤变厚的范围在发病后 2～4 年内达到平台期，此后进展缓慢。重要的内脏损伤发生在早期水肿/炎症期，常常＜3 年。而内脏损伤如肺间质纤维化发生后，在皮肤进展达顶峰后仍可能继续进展，而新的器官损伤则少见。硬皮病肾危象几乎总是发生在起病的前 4 年。在疾病晚期（＞6 年），皮肤一般会软化萎缩。皮肤恢复的特征是逆着原来进展的顺序，躯干先软化，随后是近端和远端肢体；但指端硬化和手指挛缩一般会持续存在。皮肤受累达峰值以后再次出现皮肤变厚的复发情况并不常见。lcSSc 的患者的临床病程和 dcSSc 明显不同。雷诺现象早于其他症状数年甚至数十年。内脏并发症如 PAH 和 ILD 一般到晚期才逐渐缓慢发生。

预后

SSc 会增加潜在的过早死亡的风险。SSc 患者经年龄和性别校正后的死亡率是正常人群的 5～8 倍，超过一半的患者死于本病。在一项基于 SSc 人群的研究中，中期生存期为 11 年。dcSSc 患者 5 年及 10 年生存率分别是 70% 和 55%。而 lcSSc 的患者 5 年及 10 年生存率分别是 90% 和 75%。SSc 预后与皮肤受累的范围相关，因后者也可代表内脏损伤的情况。该病的主要死因为 PAH、肺间质纤维化、胃肠道病变和心脏病。硬皮病肾危象和 30% 的 3 年内死亡相关。因肺癌和额外的心血管病而死亡也是该病死亡率升高的原因。预后不良因素包括男性、非洲裔美国人、老年发病、广泛皮肤增厚伴躯干受累、可触及肌腱摩擦感以及显著或进展性内脏受累的证据。初次发病时可预测死亡率增高的实验室检查包括红细胞沉降率（血沉）升高、贫血、蛋白尿、抗拓扑异构酶 I 抗体阳性。在一项研究中，伴广泛皮肤损伤、肺活量＜55% 预测值、显著的胃肠道病变（假性肠梗阻或吸收障碍）、心脏病变（心律不齐或充血性心力衰竭）或硬皮病肾危象的 SSc 患者，累积 9 年生存率＜40%。PAH 的严重程度与死亡率强相关，平均肺动脉压≥45mmHg 的 SSc 患者 3 年生存率仅为 33%。在硬皮病肾危象患者中使用 ACEI 对生存率有明显的改善、前 ACEI 时代的 1 年生存率＜10%，应用 ACEI 后，目前的 3 年生存率已增至＞70%。此外，SSc 的 10 年生存率从 20 世纪 70 年代的＜60% 增至 20 世纪 90 年代的＞66%～78%，这是对疾病的早期诊断和对并发症更好的控制及治疗带来的成果。

局限性硬皮病

硬皮病这一术语常用于描述一组局限性的皮肤病变（表11-1）。这些疾病常发生于儿童。和 SSc 不同，局限性硬皮病很少合并雷诺现象或者其他显著的内脏病变。硬斑病代表单独或者多发的皮肤增厚的硬斑，偶尔伴广泛的硬化（弥漫型或者泛发型硬斑病）；手指不发生硬化。线状硬皮病（表现为条纹状的皮肤增厚，典型的病变在一侧或双侧下肢）可能影响皮下组织，导致纤维化和支持结构、肌肉和骨骼的萎缩。在儿童，病变的长骨生长可能受限。当线状硬皮病跨越关节，常常会导致严重的关节挛缩。

混合性结缔组织病

lcSSc 患者伴有 SLE、多发性肌炎和类风湿关节炎等疾病特点时，可能患有混合性结缔组织病（mixed connective tissue disease，MCTD）。这种重叠综合征常常和高滴度的抗核抗体及 U1-RNP 自身抗体相关。MCTD 特征性的初始表现是雷诺现象伴手指肿胀和关节痛。逐渐出现 lcSSc 的特点，如指端硬化、钙化和皮下毛细血管扩张。伴有提示 SLE 的皮疹（蝶形红斑、光过敏）或者皮肌炎的皮疹（眼睑的向阳疹、指关节的红斑疹）出现。关节痛常见，一些患者可出现侵蚀性多关节炎。可能出现肺间质纤维化和单独或继发的 PAH。其他表现包括食管运动功能障碍、心包炎、干燥综合征和肾脏疾病，尤其是膜性肾小球肾炎。提示炎症特点的实验室检查为红细胞沉降率升高和高γ球蛋白血症。当血清中出现高滴度的抗 U1-RNP 抗体时，不会出现 SSc 特异性自身抗体。与 SSc 相反，MCTD 患者常对激素治疗反应好，长期预后好。MCTD 究竟是一个单独的疾病，还是 SLE 或 SSc 的亚型尚有争议。

嗜酸性筋膜炎

嗜酸性筋膜炎是一种少见的特发性疾病，表现为进展迅速的皮肤硬化，主要是成人患病。皮肤表现为粗糙的鹅卵石样"橘皮征"。与 SSc 不同，该病内脏受累少见，不出现雷诺现象和 SSc 相关抗体。此外，皮肤病变不累及手指。病变区域全层皮肤切除活检提示皮下筋膜层纤维化，一般来说这是诊断该病的必要条件。该病存在筋膜层的炎症和嗜酸性粒细胞浸润，表现多样。在疾病的急性期，外周血嗜酸性粒细胞可能显著

升高。MRI 可能是诊断嗜酸性筋膜炎的一个敏感工具。一些患者中，嗜酸性筋膜炎可能发生在骨髓异常增生综合征或多发性骨髓瘤之前，或与之相关。糖皮质激素治疗可以迅速缓解嗜酸性粒细胞血症。而皮肤病变则一般改善缓慢而存在差异。该病患者的预后较好。

第十二章　干燥综合征
Sjögren's Syndrome

Haralampos M. Moutsopoulos，Athanasios G. Tzioufas

（何菁　译　杨程德　校）

定义、发病率和患病率

干燥综合征是以淋巴细胞浸润外分泌腺引起口眼干燥为特征的一种慢性、缓慢进展的自身免疫性疾病。大约 1/3 的患者合并系统性表现，数量很少却也有部分患者将发展为恶性淋巴瘤。该疾病可单独出现（称为原发性干燥综合征）或与其他自身免疫性疾病相关（称为继发性干燥综合征）（表 12-1）。

尽管该病在各个年龄阶段（包括儿童期）均可发病，但干燥综合征主要发生于中年女性（女性与男性的比例为 9：1）。原发性干燥综合征的患病率为 0.5%～1%，而 30% 的自身免疫性风湿病患者罹患继发性干燥综合征。

发病机制

干燥综合征的疾病特点为淋巴细胞浸润外分泌腺体和 B 淋巴细胞高反应性。多达 25% 的患者表现为单克隆性 B 细胞发展过程，其以冷凝单克隆免疫球蛋白（IgMκ）以及类风湿因子活性为特征。

表 12-1	**与干燥综合征有关联的其他自身免疫性疾病**
类风湿关节炎	
系统性红斑狼疮	
硬皮病	
混合性结缔组织病	
原发性胆汁性肝硬化	
血管炎	
慢性活动性肝炎	

干燥综合征患者的血清中常包含非器官特异性的自身抗原，例如免疫球蛋白（类风湿因子）以及可提取性核抗原和胞质抗原（Ro/SS-A，La/SS-B）。Ro/SS-A 抗原由两个连接于胞质 RNA 的多肽（相对分子质量分别是 52kDa 和 60kDa）组成，而 48kDa 的 La/SS-B 蛋白是 RNA 聚合酶Ⅲ转录产物。抗 Ro/SS-A 和 La/SS-B 抗体通常在确诊时检出，并且与疾病的早期起病、病程长、唾液腺体肿大和更严重的小唾液腺淋巴细胞浸润相关。

浸润外分泌腺的主要细胞为活化的 T 和 B 淋巴细胞。T 细胞在轻微损伤中为主导，而 B 细胞在更严重的损伤中占主导。巨噬细胞和树突状细胞也被检出，白细胞介素（IL）-18 阳性的巨噬细胞与腮腺肿大、补体 C4 降低有关，而上述两个指标是发生淋巴瘤的危险预测因素。

导管和腺泡上皮细胞也在诱发和持续自身免疫性损伤中有重要作用。这些细胞能够：①表达Ⅱ类主要组织相容性复合物（MHCⅡ类）分子、共刺激分子，并且在细胞膜上异常表达的细胞内抗原，进而可以提供主要的信号以活化淋巴细胞；②异常分泌持续的自身免疫损伤所需要的促炎性细胞因子和淋巴细胞趋化因子，并且导致 1/5 的患者形成更复杂的异位生发中心；③表达固有免疫（先天免疫）的功能受体，特别是 Toll 样受体（TLR）3、7 和 9，可导致长久持续的自身免疫应答。

浸润的 T 和 B 细胞均有抵御凋亡的倾向性。在干燥综合征患者体内，B 细胞活化因子（BAFF）的水平升高，特别是具有高 γ 球蛋白血症的患者，可能可以解释该抗凋亡效应。腺体上皮细胞似乎对 BAFF 的产生有积极作用，它可能在Ⅰ型干扰素和病毒或合成的双链 RNA 的刺激后表达和分泌 BAFF。上皮活化的触发因子表现为持续的肠道病毒感染（很可能是柯萨奇病毒株）。Ⅰ型和Ⅱ型干扰素信号分别在导管上皮细胞和 T 细胞中被描述和检出，提示在疾病发展过程中干扰素具有直接和交叉的调节效应。

M₃ 受体介导的胆碱能活性缺乏以及水通道蛋白 5 的重新分布，被认为是导致神经上皮的功能异常和腺体分泌减少的原因。

无论患者的种族来源如何，Ⅱ型人类白细胞抗原（HLA）基因的分子分析显示干燥综合征与 HLA DQA1* 0501 等位基因高度相关。全基因组关联研究显示 IRF-5 和 STAT-4 的基因单核苷酸多态性发生率（prevalence）的增加，二者参与了Ⅰ型干扰素通路的活化。

临床表现

大部分干燥综合征患者的症状与泪腺和唾液腺的分泌功能减低相关。大多数患者病情呈缓慢和良性进展。患者起病早期可表现为黏膜或非特异性的干燥，经过 8～10 年逐渐发展出干燥综合征的全部临床表现。

干燥综合征主要的口腔症状为口干症。患者常主诉吞咽干性食物困难，无法连续说话，烧灼感，龋齿增多和佩戴全口义齿带来的问题。体格检查可见干燥、红斑和黏滞的口腔黏膜。舌背部丝状乳头萎缩，而主要腺体的唾液分泌不良或黏稠。2/3 的原发性干燥综合征患者可出现腮腺或其他主要唾液腺的肿大，但是在继发性干燥综合征中并不常见。辅助检查包括唾液流率、唾液腺造影和唾液腺闪烁扫描术。新的影像学检查包括主要唾液腺的超声、磁共振成像（MRI）和唾液腺造影磁共振。唇腺活检显示局部淋巴细胞浸润是组织学确诊依据。

干燥综合征的另一个主要的临床表现是眼部受累。患者通常主诉为眼睑下沙砾感或异物感。其他症状包括灼烧感、内眦聚集黏稠分泌物、泪液减少、眼红、瘙痒、眼部疲劳和光敏感性增加。上述这些症状定义为"角结膜干燥"，归因于角膜和球结膜上皮的破坏。诊断性评价角结膜干燥包括通过 Schirmer Ⅰ 试验评价泪液流量、分析泪液组分、评价泪膜破裂时间或泪液溶菌酶组分。经过孟加拉红染色，巩膜和结膜在裂隙灯下可显示出点状的角膜溃疡和角膜上皮的附着丝。

其他外分泌腺体受累相对少见，包括上、下呼吸道的黏液腺分泌减少，导致鼻腔、喉部和支气管的干燥。另外，胃肠道外分泌腺体分泌功能的减低可导致食管黏膜萎缩、萎缩性胃炎和亚临床胰腺炎。阴道干燥可导致性交困难，皮肤干燥也可出现。

1/3 的干燥综合征患者可见腺体外（系统性）临床表现（表 12-2），但是极少见于类风湿关节炎继发的干燥综合征患者。原发性干燥综合征患者易出现疲劳、低热、雷诺现象、肌痛和关节痛。多数原发性干燥综合征患者在病程中出现过至少一次的非侵蚀性关节炎。肺部受累在组织学上常很显著，但临床上并非重要的临床表现。干咳是小气道疾病的主要表现。肾受累包括间质性肾炎，临床表现为尿浓缩不良和肾小管功能障碍，可伴或不伴酸中毒。未经治疗的酸中毒可导致肾脏钙化。肾小球肾炎罕见，常发生于合并混合型冷球蛋白血症患者或合并系统性红斑狼疮的干燥综合征患者。血管炎累及小或中等大小的血管，最常见的临床表现是紫癜、反复的荨麻疹、皮肤溃疡、肾小球肾

表 12-2	原发性干燥综合征的腺体外受累表现及发生率

临床表现	发生率（%）	评价
关节痛/关节炎	60	通常为非侵蚀性，导致 Jaccoud 关节病
雷诺现象	37	1/3 患者先于干燥症表现出现
淋巴结病	14	需除外淋巴瘤
肺部受累	14	小气道病变为主的病理改变
血管炎	11	最常见的是皮肤紫癜样皮疹
肾受累	9	间质性肾病通常非对称。肾小球肾炎与冷球蛋白血症相关
肝受累	6	I 期原发性胆汁性肝硬化
淋巴瘤	6	腺体 MALT[a] 淋巴瘤最常见
周围神经病变	2	多神经病变，感觉性或感觉运动性
肌炎	1	已有作为肌炎和包涵体肌炎的散发病因的报道

[a] 黏膜相关淋巴组织

炎和多发性单神经炎。

　　不同的自身抗体可导致疾病不同的临床表现。抗着丝点抗体阳性的患者具有局限性硬皮病的临床表型（第十一章）。抗线粒体抗体可以以原发性胆汁性肝硬化的形式导致肝脏受累。近期研究发现，近 20% 的患者抗 21-羟化物抗体阳性，该抗体的出现与肾上腺反应迟钝有关。

　　中枢神经受累极少被认识。有些肌炎的病例报道与水通道蛋白 4 抗体有关。

　　淋巴瘤是干燥综合征被熟知的临床表现，通常在病程晚期出现。持续的腮腺肿大、紫癜、白细胞减少、冷球蛋白血症、低补体 C4 水平和小唾液腺的异位生发中心形成是提示可能发展为淋巴瘤的相关表现。有趣的发现是肾小球肾炎和淋巴瘤有相同的危险因素，这些危险因素可导致死亡风险增加。大部分淋巴瘤是淋巴结外、低分化的边缘型 B 细胞淋巴瘤，常常在评估唇腺活检时被偶然发现。受累的淋巴结多位于外周。B 症状、淋巴结直径大于 7cm、病理分级为中到高的患者生存率会降低。

　　干燥综合征常规的实验室检查显示为轻度的正细胞正色素贫血。高达 70% 的患者红细胞沉降率升高。

诊断和鉴别诊断

　　原发性干燥综合征的诊断包括具有：①患者表现眼干和（或）口干，②眼部检查提示为角结膜干燥，③口腔评估呈现特征性表现和（或）④患者血清和 Ro/SS-A 和（或）La/SS-B 抗原反应。当诊断不确定，或者为排

除其他可引起口干、眼干或腮腺肿大的情况时，唇腺活检是必要的（表 12-3 和 12-4）。诊断分类标准由一个欧洲研究组织建立，并已被欧洲–美国研究组进一步改进（表 12-5）。丙型肝炎病毒感染需要被除外，因该病除血清学检测外，临床病理学与干燥综合征几乎一样。主要唾液腺体的肿大，特别是血清阴性的患者，需怀疑 IgG4 相关性疾病，该病也可表现为慢性胰腺炎、间质性肾炎、腹膜后纤维化和主动脉炎。

治疗	干燥综合征

　　干燥综合征的治疗目的为缓解症状，通过替代或刺激腺体分泌的方法限制慢性口干燥和干燥性角结膜炎导致的局部损伤（图 12-1）。

表 12-3	干燥症的鉴别诊断	
口干症	干眼症	双侧腮腺肿大
病毒感染	炎症	病毒感染
药物	Stevens-Johnson 综合征	流行性腮腺炎
心理/精神治疗药物	综合征	流感
副交感神经阻滞药	类天疱疮	EB 病毒
降压药物	慢性结膜炎	柯萨奇 A 病毒
精神因素	慢性睑缘炎	巨细胞病毒
放射线	干燥综合征	HIV, HCV
糖尿病	毒素	结节病
创伤	烧伤	IgG4 相关性疾病
干燥综合征	药物	干燥综合征
淀粉样变	神经学状况	代谢紊乱
	泪腺功能受损	糖尿病
	眼睑功能受损	高脂蛋白血症
	其他	慢性胰腺炎
	创伤	肝硬化
	维生素 A 缺乏	内分泌疾病
	眨眼异常	肢端肥大症
	角膜麻醉	性腺功能减低
	眼睑结痂	
	上皮不规则	

HIV，人类免疫缺陷病毒；HCV，丙型肝炎病毒

表 12-4	干燥综合征鉴别诊断		
HIV 感染和干燥症	干燥综合征	结节病
主要累及年轻男性	主要累及中年女性	无年龄和性别倾向
抗 Ro/SS-A 和（或）La/SS-B 抗体阴性	自身抗体阳性	抗 Ro/SS-A 和（或）La/SS-B 抗体阴性
唾液腺被 CD8[+] T 淋巴细胞浸润	唾液腺被 CD4[+] T 淋巴细胞浸润	唾液腺中为肉芽肿
与 HLA-DR5 相关	与 HLA-DR3 和 HLA-DRw52 相关	未知
HIV 血清学检测阳性	HIV 血清学检测阴性	HIV 血清学检测阴性

HIV，人类免疫缺陷病毒；HLA，人类白细胞抗原

表 12-5 修订的干燥综合征国际分类标准[a,b,c]

Ⅰ．眼部症状：以下 3 个问题中至少 1 个肯定回答
  1. 你是否每日感到持续难忍的眼睛干涩，持续 3 个月以上？
  2. 你是否反复有眼部磨砂感？
  3. 你是否使用人工泪液每日 3 次以上？

Ⅱ．口腔症状：以下 3 个问题中至少 1 个肯定回答
  1. 你是否每日感到口干，持续 3 个月以上？
  2. 你是否在成年后有反复或持续的唾液腺肿胀？
  3. 你吞咽干食是否常需要饮用液体送服？

Ⅲ．眼部体征：眼部受累的客观证据，以下 2 项检查至少一项阳性
  1. Schirmer I 试验，无麻醉情况下进行（≤5mm，5min 内）
  2. 孟加拉红评分或其他染色评分（根据 van Bijsterveld's 计分法≥4）

Ⅳ．组织病理：小唾液腺显示灶性淋巴细胞性涎腺炎，小唇腺淋巴细胞≥1

Ⅴ．唾液腺受累：唾液腺受累的客观证据，以下诊断试验至少 1 项阳性
  1. 未刺激的全唾液腺流率（≤1.5ml/15min）
  2. 腮腺造影显示弥漫唾液腺扩张
  3. 唾液腺放射性核素检查（＋）

Ⅵ．抗体：血清抗 Ro/SS-A 或 La/SS-B 抗体阳性，或二者均阳性

[a] 排除标准：既往头颈部放疗，丙型肝炎病毒感染，获得性免疫缺陷综合征，已存在的淋巴瘤，结节病，移植物抗宿主病，应用抗胆碱药物。[b] 原发性干燥综合征：6 项中出现任意 4 项，只要Ⅳ项（组织病理学）或Ⅵ项（血清学）阳性；或 4 条客观标准（Ⅲ，Ⅳ，Ⅴ，Ⅵ）中任意 3 项阳性。[c] 在有潜在相关疾病的患者（比如，另一种确定的结缔组织病），出现Ⅰ或Ⅱ项加Ⅲ、Ⅳ、Ⅴ中的任意 2 项提示继发性干燥综合征
来源：Vitali C et al. Ann Rheum Dis 2002，61：554. © 2002 with permission from BMJ Publishing Group Ltd.

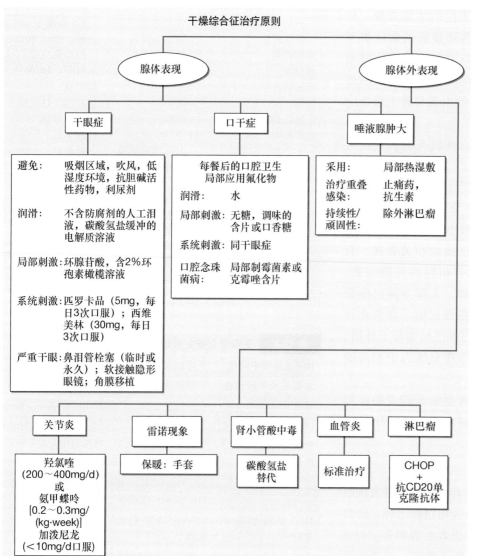

图 12-1 干燥综合征治疗原则。CHOP：环磷酰胺、多柔比星、长春新碱和泼尼松

対于泪液替代治疗，有多种泪液补充剂可供选用（如，羟甲纤维素，聚乙烯醇；0.5％甲基纤维素；Hypo Tears 泪液制品）。如果角膜出现溃疡，推荐用眼罩和硼酸膏。某些特定药物可能会减少泪液和唾液的分泌，例如利尿剂、降压药、抗胆碱药和抗抑郁药等，应尽量避免使用。

对于口干症，最好的替代治疗是水。丙酸凝胶可用于治疗阴道干燥。口服毛果芸香碱（匹罗卡品）（5mg，每日 3 次）和西维美林（30mg，每日 3 次）可刺激腺体分泌，改善干燥的症状，而且均有较好的耐受性。羟氯喹（200mg）对于治疗关节痛和轻度关节炎有益。

肾小管酸中毒的患者需要口服碳酸氢钠（0.5～2mmol/kg，每日分 4 次服用）。糖皮质激素［1mg/(kg·d)］和（或）免疫抑制剂（例如环孢素）仅用于治疗系统性血管炎。抗肿瘤坏死因子制剂无效。抗 CD20 单克隆抗体对于伴有系统性疾病患者有效，特别是伴血管炎、关节炎和疲劳。联合抗 CD20 单抗和经典的 CHOP ［环磷酰胺，多柔比星，长春新碱和泼尼松］方案可提高高度恶性的淋巴瘤患者的生存率。

第十三章 脊柱关节病
The Spondyloarthritides

Joel D. Taurog，John D. Carter
（刘光宇 译 孙铁铮 校）

脊柱关节病是一组具有特定临床特征和遗传相关性的重叠性疾病。这些疾病包括强直性脊柱炎（AS）、反应性关节炎、银屑病关节炎和脊椎炎、肠病性关节炎和脊椎炎、幼年型脊柱关节炎（SpA）和未分化型脊柱关节炎。在临床表现和遗传倾向上的相似之处表明这些疾病具有共同的致病机制。

强直性脊柱炎

AS 是一种原因不明的炎症性疾病，主要影响中轴骨骼；外周关节和关节外结构也常受累。该疾病常于 20～30 岁发病；男性与女性的发病率比例在 2：1 到 3：1 之间。2009 年制订的新的分类标准支持使用"中轴型强直性脊柱炎"（表 13-1），目前已经普遍使用，这种诊断分类既包括确定型 AS，也包括在早期阶段尚未达到 AS 经典诊断标准的疾病，但它可能还包括其他具有不同病史的疾病。

流行病学

AS 与组织相容性抗原 HLA-B27 有着显著相关性，AS 在全世界的发病率与 B27 的阳性率分布大体一致（第 2 章）。在北美的白人中 B27 阳性率是 7％，而在 AS 患者中阳性率为 90％，其阳性率与疾病的严重程度无关。

在人口调查中发现，AS 患者在 B27 阳性者占 1％～6％，而在 B27 阳性的 AS 先证者的一级亲属中患病率为 10％～30％。一致率在同卵双胞胎中大约为 65％。AS 的易感性在很大程度上由遗传因素决定，B27 占不到一半的遗传组分。基因组单核苷酸多态性（SNP）分析已经检测出超过 30 多个其他的易感等位基因。

病理学

骶髂关节炎常常是 AS 最早的临床表现。对其病

表 13-1	中轴型脊柱关节炎分类的 ASAS 标准（适用于背部疼痛≥3 个月，发病年龄＜45 岁的患者）[a]	
影像学上的骶髂关节炎加上≥1 项 SpA 表现	**HLA-B27 加上≥2 项 SpA 的其他表现**
骶髂关节炎影像学 ● MRI 上的活动性（急性）炎症高度提示 SpA 相关骶髂关节炎[b] 和（或） ● 根据改良纽约标准诊断的放射学骶髂关节炎[c]	SpA 的表现 ● 炎症性背部疼痛[d] ● 关节炎[e] ● 附着点炎（足跟）[f] ● 前葡萄膜炎[g] ● 指炎[e] ● 银屑病[e] ● 克罗恩病和溃疡性结肠炎[e] ● NSAID 疗效好[h] ● SpA 家族史[i] ● HLA-B27 阳性 ● CRP 升高[j]

[a] 敏感度 83％，特异性 84％。影像学（骶髂关节炎）单独具有 66％的敏感度和 97％的特异性。[b] MRI 短时间反转恢复序列（STIR）或钆增强 T1 图像显示骨髓水肿和（或）骨炎。[c] 双侧≥2 级或单侧 3 级或 4。[d] 见文本标准。[e] 过去或现在，由医生诊断。[f] 须经查体证实跟腱或足底筋膜与跟骨附着处的过去或现在的疼痛或压痛。[g] 过去或现在，由眼科医师证实。[h] 在服用全剂量的 NSAID 药物 24～48h 后背痛大幅减轻。[i] 一级或二级亲属患强直性脊柱炎（AS），银屑病，葡萄膜炎，反应性关节炎（REA）或炎性肠病（IBD）。[j] 排除 CRP 升高的其他原因后

缩写：ASAS，脊柱关节炎国际协会；CRP，C 反应蛋白；MRI，磁共振显像；NSAID，非甾体消炎药；SpA，脊柱关节炎

来源：From M Rudwaleit et al：Ann Rheum Dis 68；777，2009. Copyright 2009，with permission from BMJ Publishing Group Ltd.

理认识来自涵盖整个病程的活检和尸检的研究。滑膜炎和黏液样骨髓代表最早期的变化，接下来是血管翳和软骨下骨肉芽组织形成。也可表现出骨髓水肿、附着点炎和软骨样分化。巨噬细胞、T 细胞、浆细胞和破骨细胞普遍存在。最终，被侵蚀的关节边缘逐渐由纤维软骨再生取代并骨化。最终，关节被完全破坏。

对来自于疾病晚期手术切除的或者尸检取材的脊柱标本进行研究发现，纤维环和椎骨交界处的椎旁结缔组织中可见炎性肉芽组织，并且在某些情况下环绕整个外环。外环纤维被侵蚀并最终由骨取代，开始形成韧带骨赘，然后通过持续的软骨内骨化，最终使相邻椎体相连。这一过程不断进展，导致了"竹节样脊柱"形成，脊椎的其他病变包括弥漫性骨质疏松症（尽管骨膜骨增生，但骨小梁仍在丢失），间盘边缘的椎体受到侵蚀，形成"方形"和"筒形"椎体，椎骨–间盘边界的炎症和破坏。关节突（关节面）关节的炎性关节炎常见，伴有滑膜炎、关节囊骨附着区的炎症和软骨下骨髓肉芽组织。关节软骨受滑膜血管翳的侵蚀后往往出现骨性强直。以后韧带骨赘形成导致相邻间盘桥接起来。该病早期会出现脊柱和股骨近端的骨密度减低。

AS 的外周关节滑膜炎表现为明显的血管形成，关节镜检取材组织中可见明显迂曲的巨血管病变，滑膜衬里层增生，淋巴细胞浸润，血管翳形成。软骨下骨肉芽组织增生造成中央软骨破坏也是很常见的。应当强调的是，AS 的外周关节炎特点和其他血清阴性脊柱关节炎的特点是相似的，并与类风湿关节炎的特点不同。

发生于与骨相连的肌腱、韧带或关节囊附着点区域纤维软骨炎症，是 AS 和其他血清阴性脊柱关节病变的典型特点，既可以出现在中轴骨，也可以表现在外周关节。附着点炎常伴有邻近部位明显的骨髓水肿，其特点往往是坏死性病变，最终发生骨化。

在 SpA 的大部分患者中，可以在结肠或回肠末端发现亚临床肠道炎症。组织学改变在"肠病性关节炎"中进行描述。

发病机制

AS 的发病机制由免疫介导，但很少有直接的抗原特异性自身免疫证据，而且有证据支持发病机制更可能是自身炎症。至于疾病的原发部位仍存在不确定性。该病对抗肿瘤坏死因子 α（TNF-α）治疗的明显反应表明 TNF-α 在 AS 疾病发生的免疫机制中占核心地位。与 TNF 途径相关的其他基因也与 AS 相关，包括 *TNFRSF1A* 基因、*LTBR* 基因和 *TBKBP1* 基因。最新证据表明，白细胞介素（IL）-23/IL-17 细胞因子途径在 AS 的发病机制中发挥作用。该通路中至少五个基因与 AS 有关，包括 *IL23R*、*PTER4*、*IL12B*、*CARD9* 和 *TYK2*。所有这些基因也与炎性肠病（IBD）相关，其中的三个与银屑病有关。在 AS 患者血清中 IL-23 和 IL-17 的水平升高。高水平表达 IL-23 的小鼠表现附着点炎症，并且伴随 IL-17 受体阳性和产生 IL-17 和 IL-22 的 $CD3^+$ $CD4^-$ $CD8^-$ 的细胞发生自发浸润。这一发现表明，可能位点特异性的天然免疫细胞在病变的解剖特异性方面发挥关键作用。外周关节炎中产生 IL-17 的细胞似乎主要是肥大细胞，其次是嗜中性粒细胞，而在关节突关节中嗜中性粒细胞分泌 IL-17 更多。AS 患者中血液循环中可以检测到高水平的 IL-23 受体阳性和分泌 IL-17 的 γδT 细胞。

其他相关基因编码其他细胞因子或细胞因子受体（*IL6R*，*IL1R1*，*IL1R2*，*IL7R*，*IL27*），参与免疫细胞分化的转录因子（*RUNX3*，*EOMES*，*BACH2*，*NKX2-3*，*TBX21*），以及涉及活化或调节免疫或炎性反应（*FCGR2A*，*ZMIZ1*，*NOS2*，*ICOSLG*）的其他分子。

发生炎症的骶髂关节出现 $CD4^+$ 和 $CD8^+$ T 细胞和巨噬细胞浸润并表达高水平的 TNF-α，特别是在疾病早期。在病变晚期能发现大量的转化生长因子 β（TGF-β）。AS 患者和其他血清阴性脊柱关节炎患者的外周滑膜炎的特点是嗜中性粒细胞，表达 CD68 和 CD163 的巨噬细胞，$CD4^+$ 和 $CD8^+$ T 细胞和 B 细胞浸润。染色可见较多细胞间黏附分子-1（ICAM-1），血管细胞黏附分子-1（VCAM-1），基质金属蛋白酶-3（MMP-3）和髓相关蛋白质 8 和 14（MRP-8 和 MRP-14）。与类风湿关节炎（RA）的滑膜组织不同，没有与主要组织相容性复合体（MHC）-结合的瓜氨酸化蛋白质和软骨 gp39 肽。然而，在血循环中也可以检测到瓜氨酸化蛋白质。

尚未证实有特定的事件或外源因子能触发疾病的发生，尽管反应性关节炎与 IBD 有重叠特征，以及 IL-23/IL-17 途径的参与，都表明肠细菌或许发挥作用，并且也与附着点炎处力学应力导致的微损伤有关。

HLA-B27 在 AS 发病机制中发挥直接作用，这已是被大家公认的，但其在分子水平上的确切作用尚未得到明确阐释。HLA-B27 转基因大鼠患关节炎和脊椎炎，这是不受 CD8 缺失影响的。由此看来，经典肽抗原呈递给 $CD8^+$ T 细胞途径可能不是主要的发病机制。然而，AS 与影响 MHC I 类肽库的 ERAP1 的相关性，只有在 $B27^+$ 患者中发现，这表明，肽与 B27 的结合仍是很重要的。与健康对照组比较发现，在 AS 患者中发现的 ERAP1 等位基因的表达产物肽酶活性降低。B27 重链存在一个不寻常的错误折叠倾向，这一过程是促炎症的。人类遗传和功能研究表明 AS 中自然杀伤（NK）细胞，可能通过与 B27 重链的同型二聚体发生相互作用。SpA 易感的 B27 大鼠的树突状细胞存在功能缺陷，并且在抗原呈递细胞上与 AS 患者具有共同的"逆向干扰素"基因。

AS 中的新骨形成主要通过软骨内成骨进行，主要发生在骨膜周围。这与 Wnt 信号通路的失调有关，Wnt 信号抑制剂 DKK-1 和硬化素控制间充质细胞分化成骨赘。来自动物模型的间接证据和数据也表明骨形态发生蛋白、刺猬蛋白和前列腺素 E2 在其中发挥重要作用。关于 AS 中椎体新骨形成是继发于炎症还是独立于炎症过程之外，还存在激烈争议。后一假说是基于韧带骨赘形成不被具有强力抗炎作用的抗 TNF-α 治疗抑制。TNF-α，即 DKK-1 诱导剂，可抑制骨形成。最新的 MRI 研究表明，脊椎炎性病变经脂肪化生（T1 加权信号增强），随后在主要部位形成骨赘，尽管已行抗 TNF-α 治疗，但主要缓解早期急性炎症病变。最近的一项研究表明，经过 >4 年的抗 TNF-α 治疗能够降低韧带骨赘形成率。

临床表现

本病常在青春期后期或成年早期发病，西方国家的患者年龄平均大约 23 岁。5% 的患者在 40 岁后起病。最初的症状通常是钝痛，隐匿发病，疼痛位于下腰部的深层或臀部区域，伴有下腰背持续几个小时以上的晨僵，活动后改善，不活动后复现。在短短几个月内，疼痛通常演变为持续性和双侧性。夜间疼痛加重往往迫使患者起床并不断活动。

一些患者的骨压痛（大概反映了附着点炎或骨炎）可能伴随背部疼痛或僵硬，而在其他患者这可能是主要的主诉。常见的部位包括：胸肋关节、棘突、髂嵴、股骨大转子、坐骨结节、胫骨结节和足跟部。认为髋关节和肩关节（根部关节）炎是中轴疾病的一部分。髋关节炎的发生率为 25%～35%。肩关节炎较少见。严重的单纯的髋关节炎或骨性胸痛可能是主要的主诉，髋关节症状可能为疾病主要的临床表现。髋或肩关节以外的外周关节炎常为非对称性的，发生率高达 30%。颈椎受累通常较晚出现，表现颈部疼痛和僵硬，但偶尔会成为主要症状。少数情况下，特别是在老年患者，常有全身症状。

在发展中国家，AS 通常幼年发病。外周关节炎和附着点炎常是主要表现，在青春期后期以中轴关节症状为主。

疾病初期，查体表现与炎症过程相似。最具特异性的表现为脊柱活动性下降，包括脊柱的前屈和侧弯活动、腰椎的伸展和胸部扩张等活动受限。活动受限与骨性强直的程度通常是不成比例的，可能还与疼痛和炎症引起的肌肉痉挛有关。骶髂关节疼痛可能与外力对关节的直接压力有关，也可能与关节本身张力有关。此外，还可能存在后棘突的压痛和其他部位的症状性骨压痛。

改良 Schober 检查主要用于测量腰椎前屈活动度。患者直立，双脚跟并拢，并在脊柱上分别标记腰骶连接处（通过两侧髂后上棘的水平线）和向上 10cm 的位置。然后嘱患者最大限度弯腰，使膝关节最大程度伸直，测量两个标记点之间的距离。如果该距离增加 ≥5cm，则说明腰椎前屈活动度良好，如果 <4cm，则说明活动度降低。测量胸廓扩张度时，在男性，为最大吸气与最大用力呼吸时第四肋间水平的距离之差，在女性，为乳房下缘的胸径，患者的手放松或置于枕后。普通胸廓扩张度为 ≥5cm。检查脊柱侧弯活动度时，患者做最大程度的侧弯动作，测量中指沿腿向下滑动的距离，正常为 >10cm。

髋关节或肩关节受累时表现关节活动受限或疼痛。应当强调的是，在轻症患者的早期，症状可能是轻微的和非特异性的，查体时常不易被发现。

本病的病程多变，从个别患者的轻度僵硬和正常 X 线片，到完全融合的脊柱和严重双侧髋关节炎的患者，伴有严重的外周关节炎和关节外表现。常在疾病早期就表现持续性疼痛，而后表现间歇性、发作期和静止期交替发生。在严重典型的未治疗情况下，由脊柱炎进展为骨赘形成，患者的姿势发生特征性变化：腰椎前凸消失、臀部萎缩、胸椎后凸加剧。可能是颈部的前倾或髋关节的屈曲挛缩，代偿性出现膝关节的屈曲挛缩。临床上可以用身高丢失、胸部扩张度和脊椎弯曲度受限以及枕壁距离来估算疾病的进展。个别患者会出现进行性畸形，但从未有过显著的症状。

最能预测影像学进展（见下文）的因素是存在骨赘形成、高水平炎性标志物和吸烟。在一些患者中，AS 在青春期发病与早期髋关节受累常预示预后差，但也并非完全如此。女性 AS 患者往往较少发展为全脊柱强直，但是单纯性颈强直和外周关节炎的发病率可能会增加。在发达国家，AS 患者外周关节炎（髋关节和肩关节以远的部位）发病率不到 1/2，通常出现在疾病晚期，而在发展中国家，外周关节炎的患病率却要高得多，在病程的早期即典型起病。怀孕对 AS 的作用不一致，分别会表现症状改善、无影响或出现加重（1/3 患者中）。

脊柱疾病最严重的并发症是脊柱骨折，属于轻微外伤引起的骨质疏松性骨折。下颈椎最常受累。这些骨折常发生移位并造成脊髓损伤。最新的调查表明一生中骨折的风险＞10％。有时，骨折通过椎间盘与骨连接处或相邻的神经弓，形成假关节，最常见于胸腰椎，常表现为无法定位的持续性局部疼痛和（或）神经功能障碍。胸椎楔形压缩是较常见的，常与后凸畸形加重相关。

最常见的关节外表现是急性前葡萄膜炎，发病率高达 40％，可以先于脊柱炎发生。常为单侧起病，引起疼痛、畏光并流泪。易于复发，常在对侧眼球。常导致白内障和继发性青光眼。高达 60％ 的 AS 患者具有结肠或回肠的炎症。通常无症状，但 IBD 在 AS 患者中发病率达 5％～10％（见"肠病性关节炎"，下同）。大约 10％ 符合 AS 诊断标准的患者患有银屑病（见"银屑病关节炎"，下同）。主动脉瓣关闭不全，有时会导致充血性心力衰竭，仅发生在少数的患者，偶尔会发生在早期。三度心脏传导阻滞可能会单独发生或与主动脉供血不足同发。亚临床肺部病变及心功能不全是比较常见的。马尾综合征及上肺叶纤维化是罕见的晚期并发症。腹膜后纤维化也是一种罕见情况。据报道前列腺炎发病率增加。淀粉样变性较为罕见。

几项有效测量疾病活动性和功能结果的指标广泛应用于 AS 的研究和治疗，例如 Bath 强直性脊柱炎疾病活动指数（BASDAI）和强直性脊柱炎疾病活动积分（ASDAS），这两项是测量疾病活动度的指标；Bath 强直性脊柱炎功能指数（BASFI）是测量日常活动受限的指标；还有几个测量影像学改变的指标。Harris 评分，虽然不是特异性应用于 AS，但也是有用的。尽管疾病在进展，但大多数患者仍从事有偿工作。一些研究显示：与一般人群相比，AS 患者的寿命缩短，但是并非所有研究结果都是如此。AS 患者大部分死于脊柱创伤、主动脉瓣关闭不全、呼吸衰竭、淀粉样肾病或治疗并发症（如上消化道出血）。抗 TNF 治疗对疗效和死亡率的影响尚不清楚，但会显著提高患者的工作产出。

实验室检查

AS 没有特异性实验室检查。在大多数的种族中，HLA-B27 存在于 80％～90％ 的患者中。红细胞沉降率（ESR）和 C 反应蛋白（CRP）常会升高，但也并不总是这样。可出现轻度贫血。病情较重的患者可能会出现碱性磷酸酶水平升高。常见血清 IgA 水平升高。虽然抗 TNF 治疗可能会出现抗核抗体，但类风湿因子、抗环瓜氨酸肽（CCP）和抗核抗体（ANA）基本是阴性的，除非存在并发疾病。循环中 CD8＋ T 细胞的水平往往很低，血清 MMP3 水平与疾病活动性相关。AS 患者的外周关节中的关节液表现出非特异性炎症特点。在胸廓活动度受限的患者中，常常表现肺活量下降和功能残气量增加，但能维持正常的气流和通气功能。

影像学表现

影像学上，AS 患者存在骶髂关节炎，通常对称存在。按照标准 X 线检查，最早期的变化为软骨下骨的皮质边缘变模糊，然后发生侵蚀和硬化。侵蚀病变不断进展导致关节间隙出现"假性增宽征"；随着纤维化和接下来的骨性强直，关节可能会融合消失。

随着病情发展，腰椎会变直，前凸消失，由椎体前缘骨炎和后续的破坏引起的反应性硬化，导致一个或多个椎体"方形"变，甚至"楔形"变。持续进展的骨化最终导致形成边缘韧带骨赘，平片上可见相邻的几个椎体前方和侧方形成骨桥相接。

X 线平片上出现明确骶髂关节异常时或许为时已晚，因此，MRI 被越来越多地用于 AS 的诊断。活动性骶髂关节炎最好通过动态 MRI 抑脂像来观察，无论是 T2 加权序列或高分辨率短时恢复序列（STIR）或强化的 T1 加权序列像。这些技术敏感地发现早期骶髂关节内炎症、软骨变化和潜在的骨髓水肿（图 13-1）。MRI 用于评价急性和慢性脊柱病变也十分敏感（图 13-2）。

双光能 X 射线检测可以显示股骨颈和腰椎的骨密度降低。使用 L3 椎体侧位相检查可以防止因脊柱骨化引起的数值假性升高。

诊断

在疾病早期，尚未形成不可逆畸形时，早期诊断 AS 至关重要。早期诊断目标的提出基于以下几个原因：①背痛是很常见的，但是 AS 仍相对少见；②早期的初步诊断往往依赖于临床特征，这需要极具专业知识；③具有 AS 症状的年轻个体经常未就医。目前广泛使用的改良纽约标准（1984 年）是基于明确存在的影像学骶髂关节炎，对于早期或轻症病例很不敏感。2009 年，脊柱关节炎国际协会（ASAS）提出中轴型 SpA 的新标准（表 13-1）。它们适用于腰背痛≥3 个月且发

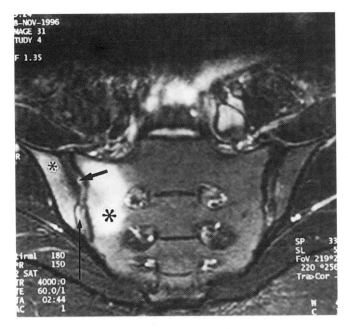

图 13-1　强直性脊柱炎患者的早期骶髂关节炎。在短时反转恢复序列（STIR）中可见关节旁明显的骨髓水肿（星号所示），滑膜和关节囊（细箭头所示），骨间韧带（粗箭头所示）（From M Bollow et al：Zeitschrift für Rheumatologie 58：61，1999. Reproduced with permission.）

病年龄＜45 岁的个体。动态 MRI 证实的骶髂关节活动性炎症被认为等同于影像学骶髂关节炎（见下文）。

AS 须与其他原因引起的下腰背部疼痛相鉴别，有些远比 AS 更常见。为了按照中轴型 SpA 炎性腰背痛的标准来衡量（表 13-1），慢性（≥3 个月）腰背痛应该有以下四个或多于四个的特征：①发病年龄＜40岁；②隐匿性发病；③活动后改善；④休息后无改善；⑤夜间痛，起床后改善。其他常见的炎性腰背痛包括：

图 13-2　强直性脊柱炎患者的脊柱炎症（椎间盘炎）。同时显示英夫利昔单抗治疗的良好疗效。核磁的钆增强 T1 加权像和抑脂像显示了基线水平和英夫利昔单抗治疗 24 周后水平（From J Braun et al：Arthritis Rheum 54：1646，2006.）

晨僵＞30min，后半夜因下腰背部疼痛醒来和交替出现的臀部疼痛。在临床判断时，所有的这些特征都是辅助性的。背痛的最常见的原因除了 AS 主要是机械性或退变性而非炎性，临床特点与上述不同。

少见的代谢性、感染性和恶性腰背部疼痛原因也须与 AS 相鉴别，包括感染性脊椎炎、椎间盘炎和骶髂关节炎，以及原发性或转移性肿瘤。黄褐病在临床表现和影像学上与 AS 类似。椎旁韧带的钙化和骨化可形成弥漫性特发性骨肥厚（DISH），常发生在中老年，常无症状。椎体前部的韧带钙化外观上表现为"流动的蜡质"。椎间盘间隙得以保留，骶髂关节和关节突关节常为正常，这有助于 DISH 与脊柱炎和 AS 的鉴别。

治疗　强直性脊柱炎

AS 治疗应包括锻炼计划，旨在维持姿势和活动度。非甾体消炎药（NSAID）是 AS 治疗的一线药物。这些药物能减轻疼痛和压痛，并增加多数 AS 患者的活动度。越来越多的证据显示，连续足剂量 NSAID 治疗能延缓影像学进展，特别是对于那些有疾病进展高风险的患者。然而，许多 AS 患者行 NSAID 治疗后仍有症状，他们或许能从抗 TNF-α 治疗中获益。AS 患者应用英夫利昔单抗（嵌合人/小鼠抗 TNF-α 单克隆抗体）、依那西普（可溶性 p75 的 TNF-α 受体 IgG 融合蛋白）、阿达木单抗或戈利木单抗［人抗 TNF-α 单克隆抗体或阿达单抗（人源化小鼠抗 TNF-α 单克隆抗体）］治疗在所有疾病活动的临床和实验室的检查中呈现出快速、显著、持续的下降。在治疗反应良好时，疾病活动性和功

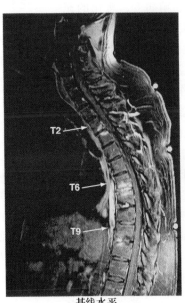
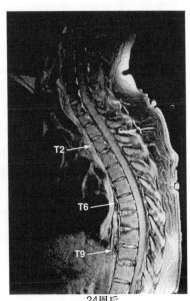

基线水平　　　　24周后

能的主客观指标，包括晨僵、疼痛、脊柱活动度、外周关节肿胀、CRP 和 ESR，均能够显著改善。磁共振成像研究表明其对骨髓水肿、附着点炎和发生在骶髂关节、脊柱和外周关节的关节积液等具有较高的分辨率（图 13-2）。关于四种药物的大量随机对照试验和许多开放研究也已获得了类似的结果。约一半患者的强直性脊柱炎病情活动指标（BASDAI）减少≥50％。随着时间的推移疗效趋于稳定，普遍出现部分或完全缓解。良好疗效的预测指标包括低龄、病程短、基线炎症因子水平高、基线功能好。然而，部分长期患病甚至发生脊柱强直的患者可以获得显著的收益。在开始治疗后的 24 周之内即可表现骨密度增加。有证据表明，尽管早期就开始抗 TNF 治疗，但是不能防止韧带骨赘形成。有关机制可能是 TNF-α 通过上调 DKK-1 来抑制新骨形成，后者是 Wnt 信号通路上的一个负性调节因子，Wnt 信号通路能够促进成骨细胞活性。AS 患者中血清 DKK-1 水平异常降低，也可因抗 TNF 治疗对其表达水平起到抑制作用。

英夫利昔单抗通过静脉给药，3～5mg/kg，2 周后重复用药，6 周后再次用药，再间隔 8 周。依那西普是通过皮下注射，50mg/次，每周一次。阿达木单抗为皮下注射，40mg/次，两周一次。戈利木单抗皮下注射，50mg/次或 100mg/次，每 4 周一次。阿达单抗皮下注射，400mg/次，每 4 周一次。

虽然这些强效免疫抑制剂迄今为止是相对比较安全的，但是患者仍面临着严重感染风险，包括播散型结核。输液过敏或注射部位反应的情况也并不少见。发现抗 TNF 治疗可能引起银屑病的临床病例。罕见病例报道包括全身红斑狼疮相关性疾病，还有血液系统疾病（如全血细胞减少）、脱髓鞘病变、恶化的充血性心力衰竭和严重的肝脏疾病等病例报道。抗 TNF 治疗并不增加 AS 患者恶性肿瘤发病率，但是部分病例在治疗开始后不久发生血液系统恶性病。

由于费用、潜在的严重副作用和这些药物未知的长期效应，其使用应限于确诊和处于疾病活动期应用至少两种不同 NSAID 无效的患者（BASDAI≥4/10 和专家的意见）。在应用抗 TNF 治疗之前，所有的患者应进行结核菌素（TB）测验，有反应者（PPD 试验≥5mm 或 QuantiFERON 测试阳性）应予抗结核药物治疗。禁忌证包括活动性感染或感染的高危人群、恶性肿瘤或癌前病变和系统性红斑狼疮、多发性硬化或相关自身免疫性疾病的病史。妊娠期和哺乳期是相对禁忌证。持续治疗超过 12 周要求要么 BASDAI 减少 50％，要么完全减少≥2/10，

以及专家意见支持。当第一种抗 TNF 治疗失效时，更换为第二种抗 TNF 药物或许有效。已证实，柳氮磺吡啶 2～3g/d 有益，主要用于外周关节炎。以外周关节炎为主的患者中试验性应用柳氮磺吡啶应先于任何抗 TNF 制剂。甲氨蝶呤虽广泛使用，但并未证实对 AS 有益，尚无金制剂或口服糖皮质激素疗效的任何报道。沙利度胺也许是通过抑制 TNF-α 来起作用，据报道 200mg/d 对 AS 患者有益处。

临床试验显示优特克单抗（ustekinumab，抗 IL-12/23）和苏金单抗（secukinumab，抗 IL-17）有效，但尚未被批准用于 AS 的治疗。

AS 患者最常见的手术指征是严重髋关节炎、疼痛和僵硬，通常行全髋关节置换。少数患者可能会通过手术矫正脊柱极度屈曲畸形和寰枢椎半脱位。

局部应用糖皮质激素并配合散瞳剂可有效治疗葡萄膜炎，但是全身应用糖皮质激素、免疫抑制药或抗 TNF 治疗也是必需的。虽然存在应用 TNF 抑制剂后会出现新发或复发的葡萄膜炎患者，特别是依那西普，但是 TNF 抑制剂仍能降低 AS 患者葡萄膜炎的患病率。

共存的心脏疾病可能需要植入起搏器和（或）行主动脉瓣置换术。目前中轴骨骨质疏松症的治疗与原发性骨质疏松症类似，因尚无适用于 AS 患者的数据。

反应性关节炎

反应性关节炎（ReA）是指合并有身体其他部位感染的急性非化脓性关节炎。在最近几年中，这一术语主要用于指定继发于肠道或泌尿生殖系统感染的血清阴性脊柱关节病（SpA）。

其他形式的反应性和感染相关性关节炎与 B27 无关，并与 SpA 相比呈现出一系列不同的临床特点，如风湿热，可参见第十章。

历史背景

认识到急性关节炎的发生与腹泻或尿道炎发作存在相关性，已经有几个世纪。第一次世界大战和第二次世界大战期间大量的病例都集中在关节炎、尿道炎和结膜炎的三联表现，常伴有皮肤黏膜病变，当时因相关人物而人人皆知，已经不再非常强调这三联征必须同时出现。

对于能够引起该临床表现的相关细菌种类进行鉴

定，以及许多患者拥有 B27 抗原的发现，导致 ReA 概念的形成，认为 ReA 是在遗传易感宿主中由特异性病原体引起的一种临床综合征。具有类似临床表现的疾病谱可以通过肠道感染引起，诸如志贺菌、沙门菌、耶尔森菌和弯曲杆菌；也可由生殖器的沙眼衣原体感染以及其他菌种引起。关节炎、尿道炎和结膜炎的三联表现代表一小部分 ReA 临床表现的疾病谱，现在只有少数患者才会有这种"经典三联症"。尽管最新数据表明，无症状沙眼衣原体感染可能引发 ReA。但是，为达到本章的目的，将 ReA 术语限制在 SpA 病例中使用时，这些病例中至少有证据表明存在前驱感染症状。具有 ReA 临床症状的患者，如果没有前驱感染症状，常被视为"未分化脊柱关节炎"，下文将讨论。

流行病学

因为 60%～85% 由痢疾杆菌、耶尔森菌，或衣原体感染引起 ReA 患者 B27 阳性，初期研究可能高估了 ReA 与 HLA-B27 的关系。然而，其他研究证实在由沙门菌引起的 ReA 中 B27 阳性率较低，而另一项研究表明 B27 与空肠弯曲菌引起的 ReA 无任何关联。一些较新的基于社区或共源流行病学研究表明，ReA 患者中 B27 阳性率低于 50%。最常见的年龄范围为 18～40 岁，而且 ReA 可能很少发生在儿童，偶尔发生在老年人。

肠道感染后 ReA 的发病率一般为 1%～30%，具体由不同研究和致病微生物决定，而衣原体 ReA 的发病率为 4%～8%。肠道感染后 ReA 的性别比例几乎接近 1:1，而性病获得性 ReA 主要发生于男性。ReA 的总患病率和发病率很难具体评估，因为缺乏有效的诊断标准、多变的患病率、感染因素诱发关节炎的能力和不同人群中的遗传易感因素的不同。在斯堪的纳维亚半岛，报道的发病率为 10/10 万～28/10 万；撒哈拉以南的非洲地区脊椎关节炎几乎不为人知。但是，当非洲艾滋病流行之后，ReA 和其他外周 SpA 现在已经成为非洲最常见的风湿性疾病，而这与 B27 无关（这在这些人群中是非常罕见的）。ReA 往往是 HIV 感染的首发表现并常为疾病进展的集中表现。相反，西方白人感染艾滋病病毒和 SpA 的患者 B27 通常阳性，关节炎随着艾滋病的进展而逐渐缓解。

病理学

滑膜组织学表现类似于其他 SpA 的表现。附着点炎可见血管形成和纤维软骨的巨噬细胞浸润增加。在肠炎后 ReA 和不太常见的性病 ReA 患者中，镜下组织病理学发现炎症发生在结肠和回肠，酷似 IBD。淋病角化病的皮损主要与性病 ReA 相关，从组织学上无法与脓疱型银屑病皮损相鉴别。

病因及发病机制

最终被确定为能引发 ReA 的细菌包括沙门菌、志贺菌、小肠结肠炎耶尔森菌、假结核菌、空肠弯曲菌和沙眼衣原体。这些致病微生物都是革兰氏阴性菌，其细胞壁含有脂多糖成分。四个志贺菌属（宋内菌、鲍氏菌、福氏菌和痢疾杆菌）均可引起 ReA 发病，福氏菌和宋内菌是最常见的菌属。高加索裔人感染沙门菌后患 ReA 的可能性大于亚裔。儿童可能不易患由沙门菌和弯曲杆菌引起的 ReA。耶尔森菌种在欧洲和斯堪的纳维亚半岛比世界上的其他地方可能有更大的致关节炎可能性，全世界范围内，沙眼衣原体似乎是最常见致病菌。沙眼衣原体的血清型似乎存在特异性，或许是唯一的致关节炎病原体。

也有证据表明难辨梭状芽胞杆菌、大肠弯曲杆菌、某些产毒素大肠杆菌以及解脲支原体和生殖支原体为潜在的 ReA 致病菌。尽管远远不及沙眼衣原体常见，但肺炎衣原体也是 ReA 的另一致病菌。在其他细菌、病毒或寄生虫感染后，也有众多急性关节炎的散发报告，甚至在膀胱内杆菌卡介苗（BCG）治疗膀胱癌之后发病。

目前尚不清楚每种微生物感染后引发 ReA 发病的致病机制是否相同，也尚未阐明任何一种已知致病菌的致病机制。尽管并非全部致病微生物都具有攻击黏膜表面、侵入宿主细胞并在细胞内生存的能力，但大部分如此。已证实衣原体、耶尔森菌、沙门菌和志贺菌的抗原在 ReA 急性起病后长期存在于患者的滑膜和（或）关节液的白细胞中。在由结肠炎耶尔森菌引起的 ReA 中，感染后数年内外周血细胞中仍存在细菌脂多糖（LPS）和热休克蛋白抗原。已在 ReA 患者的滑膜组织中检出耶尔森菌 DNA 和沙眼衣原体 DNA 和 RNA，这表明尽管从这些样本中都没能培养出致病微生物，但是这些微生物体确实存在。具体到沙眼衣原体引起的 ReA，在疾病潜伏期患者滑膜组织中的细菌负荷要比活动期低，然而产生的编码促炎蛋白的 mRNA 却不低于疾病活动期。但是，尚不清楚这些发现的特异性，因为在其他风湿性疾病的滑膜中也偶尔发现各类细菌的染色体 DNA 和 16S rRNA。在一些时间较为久远研究报道了针对致病微生物抗原的特异性滑膜 T 细胞，其特点主要是 CD4+ 且表型为 Th2 或调节 T 细胞。最近的研究表明在 ReA 患者的滑液中含有高水平的 IL-17，但来源尚未明确。HLA-B27 似乎与更严重的慢性"经典三联症"的 ReA 有关，但其致病作用仍有待确定。HLA-B27 在人类和小鼠细胞系中显著延长了结肠炎耶尔森菌和肠炎沙门菌的存活时间。B27、其他因素或两者兼备能延长细胞内细菌生存时间，这或许引起白细胞从原发感染部位向关节迁移，在关节中先天性免疫和（或）获得性免疫对持续细菌抗原刺激发生反应，并且促进关节炎的发生。

临床表现

ReA 的临床表现包括从一个单关节一过性关节炎或附着点炎到严重的多系统疾病。详细的病史回顾往往会提示在症状性疾病发病前 1~4 周有前驱感染，特别是在肠后 ReA。然而，在一部分病例中，很难发现前驱感染的临床或实验室证据，特别是在沙眼衣原体感染后 ReA 患者。在已知性病获得性 ReA 病例中，往往会有最近新的性伴侣的病史，即使没有感染的实验室证据。

常见症状包括疲劳、倦怠、发热和体重减轻。肌肉骨骼症状常在急性发作时出现。关节炎通常是不对称的，且为附加表现，新关节受累常发生在几天到 1~2 周内。下肢关节最常受累，尤其是膝、踝以及距下关节、跖趾、趾间关节，但腕和手指也常受累。关节炎通常疼痛剧烈，常有大量关节积液，尤其是膝关节。手指炎，即"腊肠指"，单个手指或脚趾的弥漫肿胀，是 ReA 和其他外周脊柱关节炎的一个显著特点，但也可见于多关节痛风和结节病。肌腱炎和筋膜炎极具特征性，疼痛分布在多个附着部位（附着点），尤其是跟腱附着处、足底筋膜和沿着中轴骨骼分布的部位。脊柱、下腰背部和臀部疼痛相当普遍，或许是由于附着点炎症、肌肉痉挛、急性骶髂关节炎或者椎间关节关节炎。

泌尿生殖系病变贯穿整个病程。男性尿道炎可能会比较明显，相对无症状，既可以是疾病的致病感染源，也可以是疾病反应期的结果；有趣的是，它发生在尿道炎后 ReA 和肠炎后 ReA。前列腺炎也很常见。同样，在女性，子宫颈炎或输卵管炎既可以由致病菌感染引起，也可以由无菌性反应过程导致。

眼部疾病常见，轻则为短暂的、无症状的结膜炎，重则发展为凶险的前葡萄膜炎，偶尔会发展为难治性，或许会导致失明。

皮肤黏膜病变是常见的。口腔溃疡往往是表浅的、一过性的，常无症状。特征性皮损——淋病角化病，

由小泡和（或）脓疱逐渐角化，最终在消失前形成一个硬壳。常见于手掌和脚掌，但也可能会出现在其他地方。在 HIV 感染患者中，这些病变往往极其严重而广泛，有时甚至称为主要的临床表现。发生在龟头上的病变称为环状龟头炎；这些小泡迅速破溃后形成无痛性表浅糜烂，包皮环切的患者会形成与性病角化病类似的痂皮。趾甲变化是常见的，包括甲剥离、远端黄染和（或）堆积状角化过度。

ReA 的少见或罕见表现包括心脏传导阻滞、主动脉瓣关闭不全、中枢或周围神经系统病变和胸膜浸润。

关节炎通常持续 3~5 个月，但更多的演变为慢性病程。约 15% 的患者持续存在慢性关节症状，而在住院患者中高达 60%，但这些与急性期相比往往轻得多。急性症状的复发也很常见。在关节症状持续存在的患者中常常丧失工作能力或被迫改变职业。慢性足跟痛往往特别令人困扰。下腰背部疼痛、骶髂关节炎和 AS 也是很常见的后遗症。在大多数研究中，HLA-B27 阳性的患者比 B27 阴性的患者预后差。相比那些原发病为流行性志贺菌感染的患者，由耶尔森菌或沙门菌引起的关节炎患者进展为慢性疾病的概率低。

实验室和影像学

急性期 ESR 和急性期反应物通常明显升高。可能存在轻度贫血。滑液分析表现为非特异性炎症特点。在大多数种群中，30%~50% 患者为 B27 阳性。随着发病到急性期进展，致病感染通常不会持续停留在原发的黏膜感染部位，但可能会培养出致病微生物，例如，耶尔森菌和衣原体所引发的疾病。暴露于致病微生物会提高抗体水平的血清学证据是非特异性的，其作用也有待商榷。急性期第一次尿液标本中衣原体 DNA 的聚合酶链式反应（PCR）或许会有较高的敏感性，但是对于慢性期疾病作用不大。

早期或轻症疾病可能缺乏相应的影像学变化，或者仅表现为关节周围骨质疏松。长期病程且持续的疾病，影像学特点类似于银屑病关节炎，可见受累关节边缘侵蚀和关节间隙消失。所有的 SpA 可以表现骨膜炎与反应性新骨形成。足底筋膜附着处的骨赘形成很常见。

骶髂关节炎和脊椎炎为后期疾病特点。相比 AS，骶髂关节炎常为非对称性的，脊柱炎可鉴于腰椎的任何部位，而非对称性上升发展。常认为韧带骨赘常为粗糙的非对称性"逗号"形状，起始于椎体中部，在原发性 AS 中较少见。很少进展到脊柱融合。

诊断

ReA 是一种临床诊断，没有明确的实验室检测和影像学检查。当患者表现急性炎性、非对称性关节炎或肌腱炎时要考虑此诊断。评估应包括对可能诱因的问诊，如有无腹泻或排尿困难。查体时注意受累关节和肌腱的分布情况，关节外可能受累的部位（如眼睛、黏膜、皮肤、指甲和生殖器）。滑液分析可能有助于排除感染性或晶体性关节炎。培养、血清学和分子生物学方法可有助于识别致病感染，但不能完全依赖以上检查。

虽然 B27 的测定和分型在 ReA 中有较低的阴性预测值，但其对脊柱炎和葡萄膜炎的严重性、长期性和预后判断具有重要意义。此外，如果为阳性，它将有助于不典型病例的诊断。艾滋病病毒检测对于选择适当的治疗往往是必需的也是必要的。

ReA 和播散性淋球菌性疾病的鉴别至关重要，这两者都可通过性交获得且都与尿道炎有关。与 ReA 不同，淋球菌性关节炎和腱鞘炎倾向于同时累及上下肢，而非中轴骨骼，并具有特征性水疱皮损。来自尿道口或子宫颈的淋球菌培养阳性并不能排除 ReA，但是，来自血液、皮肤病损处和滑膜的淋球菌培养阳性往往能确诊播散性淋球菌性疾病。针对淋球菌和沙眼衣原体的 PCR 检测可能有助于确诊。有时候，仅仅使用抗生素的试验性治疗就能区分两者。

ReA 与银屑病关节病具有很多共同特点。然而，银屑病关节炎通常是逐渐起病，关节炎主要累及上肢；很少并发关节周围炎；而且通常也没有相关的口腔溃疡、尿道炎和肠道症状。

治疗　反应性关节炎

大多数反应性关节炎的患者在一定程度上受益于大剂量 NSAID，尽管急性症状很少彻底缓解，甚至有的患者无效。可首选吲哚美辛，75～150mg/天，分 3 次应用，也可尝试其他 NSAID。

急性衣原体尿道炎和肠道感染时及时、恰当的抗生素治疗可能阻止 ReA 发病，但并不会全部成功。关节炎发病后应用抗生素治疗的潜在好处研究结论相互矛盾，但一些试验并未证实有益。一项长期的随访研究表明，虽然抗生素治疗 ReA 的急性发作无效，但有助于防止后续的慢性 SpA。另外一项这样的研究并未证明任何长期益处。一项最新的前瞻性双盲安慰剂对照研究评估了联合抗生素的疗效，

大多数由衣原体感染引起的慢性 ReA 患者能从以下疗法中显著受益，利福平 300mg/d，使用 6 个月，联合阿奇霉素 500mg/d，连用 5 天，然后每周两次，或利福平 300mg/d 使用 6 个月，联合多西环素（强力霉素）100mg/d，每日两次。抗生素治疗急性衣原体性 ReA 的效果可能优于肠病后 ReA。

多中心试验表明，柳氮磺吡啶 3g/d，每天分 3 次口服，对于 ReA 持续发作的患者可能有益①。ReA 持续发作的患者或许对硫唑嘌呤 1～2mg/（kg·d），或对甲氨蝶呤，最多每周 20mg 有较好的疗效；然而，从未正式研究过这些治疗方案。虽然尚无抗 TNF-α 治疗 ReA 对照试验的报道，但事实证据支持可在严重慢性病例中应用这些药物，尽管也观察到临床效果欠佳①。

肌腱炎和其他附着点炎病变可采用局部应用糖皮质激素进行封闭治疗。葡萄膜炎可能需要积极治疗来防止严重的并发症（见上文）。皮肤病损一般只要求局部外用治疗。在 HIV 感染患者和 ReA 患者中，许多人患有严重的皮肤病损，抗逆转录病毒治疗对皮损有效。常规治疗心脏并发症；对症处理神经系统并发症。

综合治疗包括患者对有关避免接触性传播疾病和肠道病原体的暴露的咨询，以及恰当应用物理疗法，职业咨询以及对诸如 AS 长期并发症的监控。具有 ReA 病史的患者反复暴露于致病因素后疾病复发的风险显著增加。

银屑病关节炎

银屑病关节炎（PsA）指发生在银屑病患者，同时具有自身免疫和自身炎症特征的炎症性肌肉骨骼疾病。

历史背景

关节炎和银屑病之间的关联早在 19 世纪就引起人们的注意。在 20 世纪 60 年代，基于流行病学基础，人们在临床研究中清楚地认识到银屑病关节炎的血清学是阴性，这与 RA 不同，该病常累及远端指间关节（DIP）、脊柱和骶髂关节，具有鲜明的影像学特征，并表现出较强的家族聚集性。在 20 世纪 70 年代，PsA 被列入脊柱关节病的目录中，因为与 AS 和 ReA 的特点相似。

---

① 硫唑嘌呤、甲氨蝶呤、柳氮磺吡啶、帕米膦酸二钠在本书出版时尚未被美国食品和药物管理局批准用于此目的。

流行病学

银屑病患者 PsA 发病率估计从 5%到 42%不等，银屑病患病率的增加似乎与疾病的认知平行；使用筛选工具所得的数据显示 20%以上的银屑病患者患有未确诊的 PsA。银屑病的病程和严重程度会增加患 PsA 的概率。在白人族群中，银屑病的发病率大约为 1%～3%。银屑病和 PsA 在无 HIV 感染的其他种族中不太常见，其银屑病患者中 PsA 发病率更少见。银屑病关节炎患者的一级亲属患银屑病、PsA 和其他形式的 PsA 的风险升高。银屑病患者中高达 30%的一级亲属受累。在同卵双胞胎中，银屑病报告的一致性从 35%至 72%不等，而 PsA 的一致性从 10%至 30%不等。已发现大量 HLA 与 PsA 相关。*HLA-Cw* * 0602 基因直接与银屑病相关，特别是家族性幼年型（Ⅰ型）银屑病。HLA-B27 与银屑病脊柱炎也有关（见下文）。HLA-DR7、HLA-DQ3 和 HLA-B57 与 PsA 相关，因为与 Cw6 连锁不平衡。与 PsA 的其他联系包括 HLA-B13，HLA-B37，HLA-B38，HLA-B39，HLA-C12 和 HLA-DR4。最近的全基因组扫描发现银屑病和 PsA 两者与 HCP5 位点的一个基因多态性有关，该位点与 HLA-B 密切相关，并且还与 IL-23R、IL-12B（染色体 5q31）、IL-13 和其他几个染色体区域也相关。某些基因位点与 PsA 有关联但与银屑病无关，例如，RUNX3 和 IL-13。

病理学

PsA 滑膜炎表现类似于 RA，与 RA 相比较，滑膜增生和细胞浸润程度相对较弱。如上 AS 所述，PsA 的滑膜血管特点一般比 RA 的更多、更迁延，并与病程长短无关。有些研究表明，PsA 更易出现滑膜纤维化。与 RA 不同，PsA 主要表现为附着点炎，在组织学上与其他脊柱关节炎类似。

发病机制

几乎可以肯定 PsA 是免疫介导的，可能与银屑病具有共同的致病机制。PsA 的滑膜特征为：衬里层滑膜细胞增生；T 细胞、B 细胞、巨噬细胞和 NK 受体阳性细胞弥漫性浸润，白细胞归巢受体表达上调；中性粒细胞增殖和血管形成。在滑膜和皮肤中常见克隆性 T 细胞亚群增殖。浆细胞样树突状细胞在银屑病中发挥关键作用，并且有些证据表明其参与 PsA 发病。滑膜中大量促炎细胞因子过表达，滑膜组织染色已经确定单核细胞衍生细胞因子的过表达，如粒细胞相关

蛋白（S100A8/A9）、干扰素 γ、TNF-α 和 IL-1β、IL-2、IL-6、IL-8、IL-10、IL-12、IL-13 和 IL-15 存在于 PsA 的滑膜或关节液。Th17 衍生细胞因子是 PsA 中重要的细胞因子，这是基于 IL-12/IL-23 轴的有关基因的遗传相关性和共有 IL-12/23p40 亚单位抗体治疗的有效性（见下文）。在银屑病皮损处的提取物和 PsA 患者的滑液中已发现 Th 17 细胞。大多数 CD4+ IL-17+ T 细胞是记忆型［CD4RO（＋）CD45RA（－）CD11a（＋）］。与 PsA 患者中的广泛骨重建一样，PsA 患者周围血中的破骨细胞前体显著增加，滑膜衬里层核因子 κβ 配体的受体激动剂（RANKL）表达上调。TNF-α、RANKL、瘦素和网膜素的血清水平升高与破骨细胞的前体呈正相关。

临床表现

在 60%～70%的患者中，银屑病先于关节疾病。在 15%～20%的患者中，两种临床表现分别在 1 年内出现。在大约 15%～20%的患者中，关节炎先于银屑病发病，这也是诊断的难点。虽然疾病类型在两性的发病率略有不同，但也几乎相等。本病可在儿童或老年发病，但通常在 40～50 岁发病，平均年龄 37 岁。

银屑病相关的关节病变具有较广的疾病谱，已提出许多分类方案，在 Wright 和 Moll 提出的最初方案中，对以下 5 类进行了说明：①DIP 关节炎；②非对称性单关节炎；③与 RA 类似的对称性关节炎；④累及中轴骨的关节炎（脊椎及骶髂关节）；⑤毁损性关节炎，该病极具破坏性。这几类常并存，长期慢性存在的类型往往不同于最初存在的。最近应用的更简单方案包含 3 种类型：单发性关节炎、多发性关节炎和中轴关节炎。

在 90%的 PsA 患者中可发现手指或脚趾的指甲变化，而无关节炎的银屑病患者中指甲变化只占 40%，据说脓疱型银屑病可出现更严重的关节炎。一些标志性特征包括指头炎和附着点炎有利于区别 PsA 与其他关节疾病。超过 30%的患者发生指头炎，附着点炎和腱鞘炎也很常见，并可能见于大多数患者，尽管在查体上难以鉴别。因为潜在的骨溶解导致的手指缩短是 PsA 的典型特征（图 13-3），并且与 RA 相比，该病更易发生小关节的纤维化和骨性强直。在病程早期，一个或多个近端指间关节（PIP）迅速强直的情况并不少见。背部和颈部的疼痛和僵硬也常见于银屑病关节炎。

大约 5%的病例表现局限于 DIP 关节病。受累手指常伴发指甲改变。这些关节也常受其他类型 PsA 累及。大约 30%的患者出现不对称性单发关节炎。通常

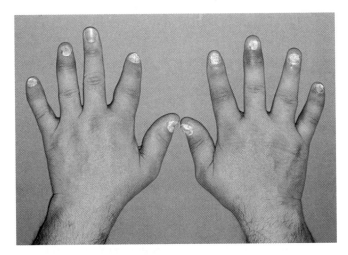

图 13-3（见书后彩图）　**银屑病关节炎的特征性病变**。在远端指间关节可见明显炎症（左手第 5、第 4 指，第 2 指；右手第 2、第 3 和第 5 指）和近端指间关节（左手第 2 指，右手第 2、第 4 和第 5 指）。指炎发生在左手的第 2 指和拇指，左手第 2 指可见明显缩短。指甲营养不良（角化过度和甲剥离）影响了除左手第 3 指的其余手指，左手第 3 指也是唯一没有发生关节炎的手指（Courtesy of Donald Raddatz，MD；with permission. ）

累及膝关节或另一个大关节，还有手指和脚趾的小关节，常伴发手指炎或脚趾炎。约 40％银屑病患者出现对称性多关节炎。从受累关节上或许很难与 RA 区别，但通常存在 PsA 的其他特征性表现。几乎可以累及所有的外周关节。大约 5％的银屑病患者表现中轴关节病变而无外周关节受累。临床上或许很难与特发性 AS 相鉴别，尽管其典型表现为颈部较多受累而胸腰椎较少受累，并且原发性 AS 也未见指甲的改变。少数 PsA 患者患有残毁性关节炎，其手指会普遍缩短（"望远镜指"），有时会共存其他手指的强直和挛缩。

指甲可出现 6 种类型表现：点蚀、平脊、甲剥离、甲缘黄染、营养不良性角化过度和这些表现的组合。脊柱关节炎的其他关节外表现也是常见的。7％～33％的 PsA 患者出现眼睛受累，无论是结膜炎或葡萄膜炎。与 AS 的葡萄膜炎不同，PsA 的葡萄膜炎常为双侧、慢性和（或）后部的。主动脉瓣关闭不全仅见于＜4％的患者，常见于长期患病后。

有关 PsA 临床预后的报道存在很大差异。在最严重的病变类型中，严重 PsA 伴发残毁性关节炎的潜在致残性和致死性至少与严重 RA 类似。然而，与 RA 不同，许多 PsA 患者常会经历短暂缓解。总体而言，大多数患者都会发生关节破坏，慢性致残和致畸也很常见，并且大规模文献资料显示，死亡率显著高于一般人群。银屑病中心血管死亡率也较高。

HIV 感染时银屑病及其相关关节疾病病情都会加重，在非 HIV 感染个体中也会有非常少的银屑病患者。可以见到严重的肌腱端、指炎和快速进行性关节破坏，但中轴骨的受累很少见。抗逆转录病毒疗法可以防止病情进展并取得良好疗效。

实验室和影像学

PsA 无特异性的实验室检查用于诊断。ESR 和 CRP 常升高。小部分患者可能有低滴度的类风湿因子和抗核抗体。约 10％的患者有抗 CCP 抗体。在广泛性银屑病患者中尿酸水平升高。50％～70％的中轴疾病患者和≤20％的外周关节受累疾病患者出现 HLA-B27 阳性。

PsA 患者的外周和中轴关节病具有典型的影像学特征，有助于其与 RA 及 AS 进行鉴别。外周型 PsA 的特性包括 DIP 受累，包括经典的"笔帽样"畸形，边缘受破坏、相邻骨增生（"胡须征"），小关节强直，指骨和掌骨的骨溶解，伴有手指缩短，以及骨膜炎和附着点炎部位的新骨增生。中轴型 PsA 的特征包括非对称性骶髂关节炎。当与原发性 PsA 相比时，中轴型 PsA 很少表现为关节突关节炎；巨大的"逗号"形韧带骨赘发生率也低于 AS 的边缘性韧带骨赘，少见对称发生，椎体前部的骨赘增生较稀疏，颈椎受累严重，易发生寰枢椎半脱位和椎旁骨化，脊柱胸腰段相对较少受累。超声检查和 MRI 可同时显示附着点炎和查体难以评估的腱鞘积液。最近一项研究在 68 例 PsA 患者中发现约有 35％患骶髂关节炎，虽与 B27 无关但却可出现脊柱活动受限。

诊断

发表于 2006 年［银屑病关节炎分类（CASPAR）标准］的 PsA 的分类标准已被广泛认可（表 13-2）。这些标准的敏感性和特异性超过 90％，有助于早期诊断。该标准是基于病史、是否存在银屑病皮肤病变、典

表 13-2　**CASPAR（银屑病关节炎的分类）标准[a]**
患者必须有炎性关节病（关节，脊柱或附着点）且下列 5 类中累计分数≥3 分，才符合 CASPAR 标准：
1. 目前患银屑病的证据[b,c]，银屑病个人史，或银屑病家族史[d]；
2. 当前查体可见典型的银屑病指甲营养不良；
3. 类风湿因子阴性；
4. 当前患指炎[f] 或经风湿病专家记录的既往指炎病史；
5. 在手或足的关节旁新骨形成的影像学证据[g]。

[a] 特异性 99％，灵敏度 91％。[b] 当前患银屑病记 2 分；所有其他特点记 1 分。[c] 查体时发现银屑病的皮肤或头皮病损，并经风湿病学或皮肤科医生判断。[d] 一级或二级亲属中银屑病病史。[e] 甲剥离、点蚀或过度角化。[f] 整个手指肿胀。[g] 靠近关节边缘不明确的骨化，排除骨赘形成

来源：From W Taylor et al：Arthrtis Rheum，54：2665，2006.

149

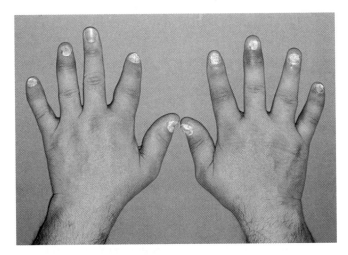

型的外周关节和脊柱的症状、体征和影像学检查。当关节炎先于银屑病皮肤病变发病，银屑病尚未诊断或未确诊，受累关节非常类似另一形式的关节炎时，诊断就明显具有挑战性。任何未确诊的炎性关节病患者应高度怀疑是否为银屑病关节炎。询问病史时应注意患者本人和家庭成员患银屑病的情况。应要求患者查体时脱掉衣服。仔细寻找头皮、耳朵、肚脐、臀部褶皱以及更多易感部位处的银屑病病变；也应仔细检查手指和脚趾的指甲。中轴部位的症状和体征，指炎、附着点炎、关节强直、受累关节类型和特征性影像学变化可作为有用的线索。鉴别诊断包括所有其他形式的关节炎，其可与银屑病同时发生。单纯 DIP 受累的鉴别诊断难以鉴别。骨关节炎（赫伯登结节）通常不是炎症性的；痛风涉及一个以上 DIP 关节，也经常累及其他部位，常伴痛风石；良性多中心网状组织细胞增生症累及其他关节是很少见的，且具有特征性的小珍珠状甲周皮肤结节。炎性骨关节炎也较少见，与其他关节炎一样，缺少 PsA 的指甲变化。影像学将有助于将这些病例与银屑病性脊柱炎及特发性 AS 相鉴别。相比其他类型的关节炎，在关节炎发病前受过外伤的关节更易患 PsA，这也许反映出 Koebner 现象，即银屑病皮损可能会出现在皮肤受伤的部位。

治疗　银屑病关节炎

理想情况下，针对 PsA 的皮肤和关节病变要同时治疗。如上 AS 所述，抗 TNF-α 药物的使用彻底改变了 PsA 的治疗。依那西普、英夫利昔单抗、阿达木单抗的大型随机对照试验提示其能迅速而有效地缓解关节炎和皮损。许多临床有反应的患者长期患病，对之前所有的治疗都抵抗，表现广泛的皮肤病损。抗 TNF-α 治疗的临床效果往往优于 RA，影像学表明其能延缓病程。在 PsA 患者中甲氨蝶呤对抗 TNF-α 药物的附加作用仍然不清楚。如上所述，但矛盾的是，有报道称抗 TNF 治疗会加重病情或使银屑病复发，具有代表性的是掌跖脓疱型。但是，在某些情况下，仍可继续治疗。

优特克单抗（Ustekinumab）是针对 IL-23/IL-12 共同的 p40 亚基的单克隆抗体，可有效治疗银屑病，临床试验表明该药有望用于 PsA。其他对银屑病和 PsA 有效的新药包括抗 IL-17 通路药物，例如 secukinumab 和 brodalumab，以及口服的磷酸二酯酶-4 抑制剂，apremilast。有关口服的 Jak 抑制剂 tofacitinib 的数据仍然非常有限，但极具前景。

PsA 的其他治疗主要基于对 RA 和（或）银屑病有效的药物。直到最近，有关甲氨蝶呤每周 15～25mg 和柳氮磺吡啶（通常剂量为 2～3g/d）的临床对照试验数据表明其临床疗效有限，但无论哪种方案都不能有效地阻止侵蚀性关节病的病情进展。最近的一项双盲试验评估了甲氨蝶呤每周 15mg 治疗 PsA，最终显示对关节炎症无益，但可以改善病情、整体评分和皮肤评分。其他对银屑病有效且对 PsA 有益的药物为环孢素、维 A（甲）酸衍生物和补骨脂素联合长波紫外线光（PUVA）。已被广泛用于 RA 的金制剂和抗疟药应用于 PsA 的有效性具有争议。随机对照试验证实嘧啶合成抑制剂来氟米特对银屑病和 PsA 都有益。

所有这些治疗都需要仔细监测。如果 HIV 感染控制良好，免疫抑制治疗可谨慎用于艾滋病相关 PsA。

未分化和幼年型脊柱关节炎

许多患者，通常是年轻人，存在上述的脊柱关节炎的一个或多个特点。最近，按照 1991 年欧洲脊柱关节病研究组定义的标准，将这些患者定义为未分化脊柱关节炎或者简称脊柱关节炎。例如，一个患者表现为单膝炎性滑膜炎，跟腱炎以及单指（趾）炎。这些患者中就有可能患有 ReA（反应性关节炎），但是诱发疾病的感染因素不明确。在另一些情况下，患者随后发展成 IBD 或牛皮癣，或继续进展成符合标准的 AS。这些未分化的脊柱关节炎的诊断也经常用于炎症性背痛患者，这些患者符合修订的 AS 纽约标准。现在这些患者中的大部分会按照新的中轴型 SpA（表 13-1）进行分类。

按照中轴症状的分类标准，ASAS 近来制定了周围型 SpA 的分类标准，除外中轴症状的患者，这样把脊柱关节病患者分为中轴型和周围型两型。分类标准详见表 13-3。

大约一半未分化的 SpA 患者 HLA-B27 阳性，因而 B27 阴性不能用于确诊或排除诊断。在家族病例中，B27 阳性更常见，最终往往发展为经典型 AS。

幼年型 SpA 一般在 7～16 岁之间发病，男孩最常见（60%～80%），典型表现为非对称关节炎，主要表现为下肢少关节炎和附着点炎，不伴有关节外特征。在这种情况下 B27 阳性率大约占 80%，定义为血清阴性的肌腱附着点炎和关节病（SEA）综合征。这些患

表 13-3	外周型脊柱关节炎的 ASAS 标准[a]	
关节炎[b]	和（或）	附着点炎

以下一个或多个：
- 眼葡萄膜炎
- 银屑病
- 克罗恩病或溃疡性结肠炎

或以下 2 条或 2 条以上：
- 关节炎
- 附着点炎
- 指炎
- 炎性背痛
- SpA 家族史

[a] 敏感性 79.5%，特异性 83.3%。[b] 外周关节炎，通常问题主要集中在下肢和（或）不对称。

来源：M Rudawaleit et al，Ann Rheum Dis 70：25，2011.

者中的大部分但并不是全部在青春期后期或者成年期继续发展为 AS。

未分化的 SpA 的治疗与其他脊柱关节炎类似。已有抗 TNF-α 治疗反应的研究，主要适用于严重的、持续的病例，而且对其他治疗反应不佳。

对青少年发病 SpA 的治疗信息可以从最新的儿科教材和期刊中检索。

肠病性关节炎

历史背景

早于 20 世纪 30 年代，人们就已经开始注意到关节炎和炎性肠病（IBD）之间的关系。在 20 世纪 50 年代到 60 年代，人们通过流行病学的研究进一步明确了这种关系。在 20 世纪 70 年代，出现了脊柱关节炎的概念。

流行病学

最常见的两种 IBD，包括溃疡性结肠炎（UC）和克罗恩病（CD）都与 SpA 相关。UC 和 CD 两者的患病率约 0.05%～0.1%，并且近 10 年来均呈增加趋势。AS 与周围型关节炎都与 UC 及 CD 有关。但是这种相关性在不同报道中存在很大的差异。最近的系列报道发现，IBD 患者中 1%～10% 诊断为 AS，10%～50% 诊断为外周关节炎。炎性腰背痛和肌腱端病常见，许多患者有骶髂关节炎的影像学证据。

合并 AS 的患者中 UC 或 CD 患病率为 5%～10%。然而，通过对血清阴性脊柱关节病患者随机进行回结肠镜发现，1/3～2/3 AS 患者存在明显的肉眼或组织学上的亚临床肠道炎症。未分化的 SpA（血清

阴性脊柱关节病）或 ReA（反应性关节炎）患者中（包括肠道及泌尿系感染后引发的）已证实存在此类炎症组织损害。

UC 和 CD 均有家族聚集的倾向，CD 更是如此。二者与 HLA 的关联性较弱且缺少一致性。多达 70% 的 IBD 和 AS 患者中可以发现 HLA-B27，但同时患 IBD 和外周关节炎的患者或单独患有 IBD 的患者中 HLA-B27 的阳性率低于 15%。大约一半 CD 患者中可以发现 16 号染色体上存在 NOD2/CARD15 基因的三对等位基因。这些等位基因与脊柱关节炎本身并没有关联。然而，与不合并骶髂关节炎的 CD 患者相比，合并骶髂关节炎的 CD 患者更容易检测出这些等位基因，合并慢性炎症肠道病变的 SpA 患者与肠道组织学正常的 SpA 患者相比亦如此。这些关联性与 HLA-B27 无关。除了 NOD2，超过 100 个其他基因已被发现与 CD、UC 或两者均相关，其中大约 20 个基因也与 AS 有关。

病理学

现有研究发现，IBD 相关外周关节炎的滑膜组织学特点与其他脊柱关节炎的相似。与关节病变的相关性并不影响 UC 或 CD 的肠道组织学特点。与 SpA 相关的结肠和回肠末端的亚临床炎性病变可以分为急性或慢性的。前者类似于急性细菌性肠炎，存在基本完好的组织层次及固有层的中性粒细胞浸润。后者类似于 CD 病变，表现为绒毛和隐窝的扭曲，溃疡及固有层中单核细胞浸润。

发病机制

无论是 IBD（炎性肠病）还是 SpA，均为免疫介导，但具体的致病机制仍然知之甚少，并且两者之间的关联也不清楚。共同的遗传学特征反映了两者共同的致病机制。一些啮齿类动物模型中显示各种免疫扰动既可体现在 IBD 中，也可体现在关节炎中。一些证据表明在肠道和关节之间存在白细胞募移。已证实 IBD 患者黏膜白细胞通过几种不同的黏附分子与滑膜血管结构紧密相连。无论在脊柱关节病患者的肠道还是滑膜中，CD163 阳性的巨噬细胞都是炎症病变的突出表现。

临床表现

合并炎性肠病的强直性脊柱炎（AS）患者在临床表现上与原发性强直性脊柱炎不同。这种强直性脊柱炎与肠道病变的病程相互独立，有些强直性脊柱炎病变先于炎性肠病发病，有些强直性脊柱病变则在 IBD

多年后发病。外周关节炎也可在肠道病变发生前发病。外周关节炎包括急性自限性的少关节炎发作伴随 IBD 的缓解，更多见的是慢性对称性全身多关节炎，与 IBD 的活动性无关。克罗恩病及溃疡性结肠炎的关节受累特点相似。总体来说，在炎症性肠病相关的外周关节炎中，关节破坏及畸形并不常见，并且并不常规需要进行关节手术。单纯的破坏性髋关节炎是 CD 的一个罕见并发症，与骨坏死和化脓性关节炎明显不同。偶尔可发现指（趾）头炎和肌腱附着点炎症。约 20% IBD 患者合并存在血清阴性脊柱关节病，关节痛或纤维肌痛症状的发生率类似。

除了关节病外，IBD 存在其他一些肠外表现，包括葡萄膜炎、坏疽性脓皮病、结节性红斑和杵状指，CD 比 UC 更常见。葡萄膜炎具有以上描述过的银屑病关节炎相关的葡萄膜炎的临床特点。

实验室和影像学

实验研究发现 IBD 存在炎症和代谢改变。关节液通常表现为轻度炎症。AS 和 IBD 的患者中，30%～70% 患者 HLA-B27 阳性。相比而言，单纯 AS 患者中 HLA-B27 阳性率超过 85%，而在同时患有 AS 及牛皮癣的患者 BLA-27 阳性率为 50%～70%。因此，在确诊或者临床可能的 AS 患者 B27 表达阴性，同时又没有牛皮癣的患者应及时寻找隐匿性 IBD。中轴骨的影像学改变与单纯 AS 相同。外周关节炎少有侵蚀破坏病变，但亦可发生，特别是在跖趾关节。单纯的髋关节损害也曾被报道。

诊断

由于很多病因，腹泻及关节炎可以同时存在。由于病因和发病机制存在关联，ReA 和 IBD 相关的关节炎是最常见的两种类型，其他少见的原因包括脂肪泻、盲袢综合征和 Whipple's 病。在大多数情况下，诊断依赖于肠道病变的检查。

治疗　肠病性关节炎

鉴于抗 TNF 制剂的存在，CD 的治疗得到了一定的改善。英夫利昔单抗、阿达木单抗和赛妥珠单抗有效的诱导和维持 CD 的临床缓解，而且英夫利昔单抗可以有效治疗瘘管性 CD。抗 TNF 治疗对 IBD 相关关节炎效果良好。其他 IBD 的治疗方案，包括柳氮磺吡啶和相关药物、全身应用糖皮质激素及免疫抑制剂通常也对外周关节炎有益。NSAID 通常有效，耐受性良好，但可能会加重 IBD 急性发

作。上文提到的牛皮癣是 IBD 的罕见情况，无论是 CD 还是 UC 都可以通过抗 TNF 治疗得到缓解，尤其是依那西普，通常用来治疗多种风湿病。

SAPHO 综合征

SAPHO 综合征是指以一系列皮肤及肌肉关节表现为主的滑膜炎、痤疮、脓疱病、骨质增生及骨髓炎的总称。皮肤病的表现包括掌跖脓疱病、聚合性痤疮、暴发性痤疮和化脓性汗腺炎。主要的肌肉骨骼的表现是胸锁关节和脊柱骨质增生，无菌骨髓炎病灶的慢性反复复发及中轴骨或外周关节炎。合并一个或数个临床表现的病例可能符合标准。红细胞沉降率通常升高，有时明显升高。有时从骨活检或偶尔从其他部位可培养出细菌，痤疮丙酸杆菌最常见。在一个大宗病例报道中发现，8% 的患者合并 IBD。该病与 B27 没有相关性。骨扫描及 CT 均有助于诊断。一项对 12 例患者进行 MRI 检查的研究发现所有患者均存在椎体皮质侵蚀。大剂量 NSAID 可以缓解骨痛。许多非病例对照研究和个案报告提示帕米膦酸二钠或其他双膦酸盐治疗有效。抗 TNF-α 治疗反应良好，但是一些病例出现皮肤病变急性发作。也有报道长期抗生素有效。近来报道了可能机制为自身炎症性疾病，且使用 IL-1 受体拮抗剂 anakinra 治疗有效。

第十四章　血管炎综合征
The Vasculitis Syndromes

Carol A. Langford，Anthony S. Fauci
（郭衍秋　廖华　译　王天　校）

定义

血管炎是一种以血管的炎症和损伤为特征的临床病理过程。本病中，血管腔常常受累，这与受累血管所供血的组织缺血有关。由于任何形态、任何大小、任何部位的血管均可受累，这就出现了广泛而又异质性的临床综合征。血管炎及其后继的改变可以是疾病的主要或仅有表现，也可以是另外一种疾病的继发表

现。血管炎可以仅局限在一个器官如皮肤，但也可以同时累及多个脏器和系统。

分类

血管炎综合征作为一个症候群，它的主要特征是异质性强和相互之间有重叠。这种异质性和重叠性以及人们对这些综合征发病机制认识不足，造成对这些疾病进行清晰的分类非常困难。表 14-1 列出了主要的血管炎综合征。以下将对这些综合征各不相同而又相互重叠的特征进行讨论。

病理生理和发病机制

通常，大多数血管炎综合征被认为是特定抗原刺激所产生的免疫损害介导的。但是，支持这一假说的证据大多数都是间接的，可能反映的只是一种表面现象，并非真正的因果关系。此外，尚不清楚为何某些人受特定抗原刺激会得血管炎，而其他人却不会。许多因素参与了血管炎综合征的发病。这些因素包括遗传易感性、环境暴露情况、特定抗原免疫反应相关的调节机制等。尽管，免疫复合物的形成、抗中性粒细胞胞浆抗体、致病性 T 淋巴细胞反应（表 14-2）均参与这些主要的假说机制，实际上，各种类型血管炎的形成机制是复杂的，各不相同。

表 14-1　血管炎综合征

原发性血管炎综合征	继发性血管炎综合征
肉芽肿性多血管炎（韦格纳肉芽肿）	与可能病因相关的血管炎
显微镜下多血管炎	药物诱发的血管炎
嗜酸性肉芽肿性多血管炎（Churg-Strauss）	丙型肝炎病毒相关冷球蛋白血症性血管炎
IgA 血管炎（Henoch-Schönlein）	乙型肝炎病毒相关性血管炎
冷球蛋白血症性血管炎	肿瘤相关性血管炎
结节性多动脉炎	与系统性疾病相关的血管炎
川崎病	狼疮血管炎
巨细胞动脉炎	类风湿血管炎
大动脉炎（Takayasu）	结节病血管炎
白塞病	
Cogan 综合征	
单一器官性血管炎	
皮肤白细胞破碎性血管炎	
皮肤动脉炎	
原发性中枢神经系统血管炎	
单纯主动脉炎	

来源：Adapted from JC Jennette et al：Arthritis Rheum 65：1, 2013.

表 14-2　血管炎综合征中血管破坏的可能机制

致病性免疫复合物形成和（或）沉积
　IgA 血管炎（Henoch-Schönlein）
　狼疮血管炎
　血清病和皮肤血管炎综合征
　丙型肝炎病毒相关性冷球蛋白血症性血管炎
　乙型肝炎病毒相关性血管炎
抗中性粒细胞胞浆抗体（ANCA）的产生
　肉芽肿性多血管炎（韦格纳肉芽肿）
　显微镜下多血管炎
　嗜酸性肉芽肿性多血管炎（Churg-Strauss）
致病性 T 淋巴细胞反应和肉芽肿形成
　巨细胞动脉炎
　大动脉炎（Takayasu）
　肉芽肿性多血管炎（韦格纳肉芽肿）
　嗜酸性肉芽肿性多血管炎（Churg-Strauss）

来源：Adapted from MC Sneller, AS Fauci：MedClin North Am 81：221，1997.

致病性免疫复合物的形成

血管炎发病机制中首要的且最广为接受的是免疫复合物沉积。然而，在多数血管炎综合征中，免疫复合物与血管炎发病的因果关系还不明确。循环免疫复合物并不一定会导致免疫复合物在血管内的沉积进而引发血管炎，而且对于许多活动性血管炎患者，并没有发现他们体内存在循环或沉积的免疫复合物。在血管炎综合征中，免疫复合物中实际包含的抗原物质很少被证实。在一组系统性血管炎（主要是结节性多动脉炎）的患者中，证实了循环免疫复合物和沉积免疫复合物中都存在乙型肝炎病毒抗原（详见"结节性多动脉炎"）。冷球蛋白血症血管炎与丙型肝炎病毒感染密切相关。已经在这些患者（详见"冷球蛋白血症血管炎"）的冷沉淀物中证实了丙型肝炎病毒和丙型肝炎病毒抗原-抗体复合物的存在。

免疫复合物介导的血管炎中的组织损伤机制与血清病中的描述类似。在该模型中，抗原-抗体复合物在抗原过剩的条件下形成，并沉积在通透性已经增加的血管壁上。这些血管壁通透性增加是由于 IgE 触发机制的作用，使血小板或肥大细胞产生血管活性物质如组胺、缓激肽和白三烯，这些物质可增加血管壁的通透性。免疫复合物的沉积会导致补体成分激活，尤其是 C5a，这是一种很强的中性粒细胞趋化因子。之后，这些（中性粒）细胞会浸润血管壁，吞噬免疫复合物，并释放胞浆内酶类物质来破坏血管壁。当该过程转为亚急性或慢性后，单核细胞开始浸润血管壁。因此而发生的综合征的共同特征是血管腔受损以及受累血管供血组织的缺血性改变。许多因素可以解释为何只有某些特定类型的免疫复合物会导致血管炎，以及为何某个患者中仅有特定血管受累。这些因素包括：网状内皮细胞系统从血液中清除免疫复合物的功能、免疫复合物的大小和理化性质、血流湍流的相对程度、不同血管的血管内净水压，以及在此之前血管内皮的完整性。

抗中性粒细胞胞浆抗体（ANCA）

ANCA 是针对中性粒细胞和单核细胞胞浆颗粒内特定蛋白组分的抗体。这些自身抗体在病情活动的肉芽肿性多血管炎（韦格纳肉芽肿）和显微镜下多血管炎患者中存在比例很高，而在嗜酸性肉芽肿性血管炎（Churg-Strauss）患者中存在比例较低。由于这些疾病的共同特征是 ANCA 的存在和小血管炎，一些研究者现在将他们统称为"ANCA 相关性血管炎"。然而，这些疾病存在独特的临床表型，其 ANCA 可能为阴性，我们的观点仍然是肉芽肿性多血管炎（韦格纳肉芽肿）、显微镜下多血管炎、嗜酸性肉芽肿性血管炎（Churg-Strauss）应当继续被视为各自独立的疾病。

根据抗体的靶点不同，ANCA 主要分为两大类。①胞浆型 ANCA（c-ANCA）：当血清中的抗体与中性粒细胞结合后，在免疫荧光显微镜下观察到的弥漫的、颗粒状胞浆染色图谱。蛋白酶-3 是主要的 c-ANCA 抗原，它是一种分子量为 29kDa 的中性丝氨酸蛋白酶，存在于中性粒细胞的嗜天青颗粒里。90％以上典型活动的肉芽肿性多血管炎（韦格纳肉芽肿）患者能够检测出抗蛋白酶-3 的抗体（见下文）。②核周型 ANCA（p-ANCA）：中性粒细胞中较局限的核周或细胞核的染色图谱。p-ANCA 的主要靶点是髓过氧化物酶；其他能够产生 p-ANCA 染色图型的靶蛋白包括弹力酶、组织蛋白酶 G、乳铁蛋白、溶菌酶和杀菌/膜通透性增加蛋白。然而，仅有髓过氧化物酶的抗体与血管炎有令人信服的联系。已经报道不同比例的显微镜下多血管炎、嗜酸性肉芽肿性血管炎（Churg-Strauss）、单纯坏死性新月体肾小球肾炎和肉芽肿性多血管炎（韦格纳肉芽肿）患者可以检测出抗髓过氧化物酶抗体（见下文）。与抗髓过氧化物酶抗体无关的 p-ANCA 染色图型则与非血管炎性疾病相关，例如风湿性或非风湿性自身免疫性疾病、炎性肠病、某些药物、感染（如心内膜炎，以及囊性纤维化患者的呼吸道细菌感染）。

这些血管炎综合征患者产生针对髓过氧化物酶或蛋白酶-3 抗体的原因，以及这些抗体在疾病发病机制中担任的角色尚不明确。许多体外观察提示了这些抗

体与血管炎综合征发病机制有关的可能机制。蛋白酶-3 和髓过氧化物酶存在于静止的中性粒细胞和单核细胞的嗜天青颗粒和溶酶体内，它们显然难以接近血清抗体。然而，当中性粒细胞或单核细胞被肿瘤坏死因子 α（TNF-α）或白细胞介素 1（IL-1）诱导后，蛋白酶-3 和髓过氧化物酶转移至细胞膜，在这里它们可以和胞外 ANCA 相互作用。之后，中性粒细胞脱颗粒，并产生活性氧，导致组织损伤。而且，在体外，ANCA 激活的中性粒细胞能够黏附并杀伤内皮细胞。ANCA 激活的中性粒细胞和单核细胞还会诱导促炎症细胞因子如 IL-1 和 IL-8 的释放。近来在基因工程小鼠中进行的过继转移试验为 ANCA 在体内的直接致病作用提供了进一步的证据。然而与此相反，许多临床和实验室研究并不支持 ANCA 本身的致病作用。活动性肉芽肿性多血管炎（韦格纳肉芽肿）有可能 ANCA 阴性；抗体滴度与疾病活动度并不相关；缓解期的肉芽肿性多血管炎（韦格纳肉芽肿）可能持续数年保持高滴度的抗蛋白酶-3 抗体（c-ANCA）（见下文）。

致病性 T 淋巴细胞反应和肉芽肿形成

肉芽肿性血管炎的组织病理学特征可证实致病性 T 淋巴细胞反应和细胞介导的免疫损伤的作用。血管内皮细胞在细胞因子如干扰素（IFN）γ 活化后，表达 HLA Ⅱ 类分子。这就使得这些细胞能够参与免疫反应，例如像抗原呈递巨噬细胞一样，与 CD4+ T 淋巴细胞相互作用。内皮细胞可以分泌 IL-1，该因子可以活化 T 淋巴细胞并启动或放大血管内原位免疫反应。此外，IL-1 和 TNF-α 是很强的内皮细胞-白细胞黏附分子 1（ELAM-1）和血管细胞黏附分子 1（VCAM-1）诱导物，这两种黏附分子可以促进白细胞黏附到血管内皮细胞上。

对患者的处理方法：诊断基本原则

对于任何患有无法解释的系统性疾病的患者，常常应考虑血管炎的诊断。然而，当某些临床异常情况单独出现或合并存在时，提示血管炎的诊断。这些异常情况包括：可触性紫癜、肺部浸润影、镜下血尿、慢性鼻窦炎、多发性单神经炎、无法解释的缺血事件，以及有多系统疾病证据的肾小球肾炎。许多非血管炎性疾病可能也会出现上述一部分或全部的异常表现。因此，对可疑血管炎患者建立诊断的第一步就是要排除可能产生类似血管炎临床表现的其他疾病（表 14-3）。尤其重要的是要除外重叠

表 14-3	类似血管炎的情况

感染性疾病

　　细菌性心内膜炎

　　播散性淋球菌感染

　　肺组织胞浆菌病

　　球孢子菌病

　　梅毒

　　莱姆病（Lyme disease）

　　洛矶山斑点热

　　惠普尔病（Whipple disease）

凝血病/血栓性微血管病

　　抗磷脂抗体综合征

　　血栓性血小板减少性紫癜

新生物

　　心房黏液瘤

　　淋巴瘤

　　肿瘤扩散

药物毒性

　　可卡因

　　左旋咪唑

　　苯丙胺类

　　麦角生物碱类

　　二甲麦角新碱

　　砷

结节病

动脉栓塞性疾病

抗肾小球基底膜病（Goodpasture's syndrome）

淀粉样变

偏头痛

可逆性脑血管收缩综合征

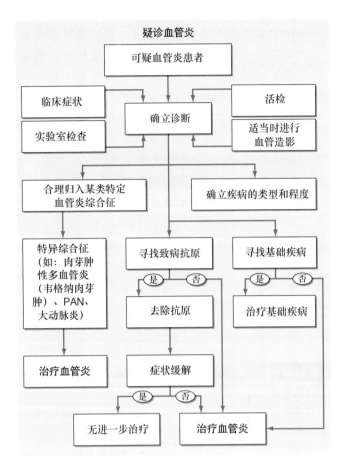

图 14-1　疑诊血管炎患者的诊疗流程图。PAN：结节性多动脉炎

有血管炎某些表现的感染性疾病，特别是当患者的临床状况迅速恶化，预期给予经验性免疫抑制治疗时。

　　一旦排除了类似血管炎的疾病后，则需要遵循一系列流程，以建立血管炎的诊断；如果可能的话，还需确定属于哪类血管炎综合征（图 14-1）。该方法相当重要，因为一些血管炎综合征需要应用糖皮质激素和其他免疫抑制剂积极治疗，而另一些综合征常常能自发缓解，仅需要对症治疗。血管炎的确定诊断一般是基于受累组织的活检。对于无主观或客观受累证据的器官进行"盲检"的检查率非常低，因此应该尽量避免。当怀疑血管炎综合征如结节性多动脉炎、大动脉炎或原发性中枢神经系统血管炎时，需要对怀疑受累的器官进行动脉造影。

治疗基本原则

　　一旦血管炎诊断明确，需要制订相应的治疗方案（图 14-1）。如果发现了血管炎的致病抗原，应尽可能将其去除。如果血管炎和其他基础疾病有关，例如感染、肿瘤或结缔组织病，则应治疗基础疾病。如果综合征表现为原发性血管炎疾病，则应该根据血管炎综合征的类型开始治疗。特定的治疗方案将在各个血管炎综合征分别进行讨论。然而，应当考虑关于治疗的一些基本原则。治疗方案的制订应当以支持血管炎疾病疗效的文献报道为基础。由于某些药物潜在的毒副作用可能较大，任何治疗措施都应当慎重权衡风险与获益比。一方面，在一些脏器不可逆损伤以及发病率和死亡率高的疾病中，糖皮质激素和（或）其他免疫抑制剂应当立即开始应用，这是十分明确的。肉芽肿性多血管炎（韦格纳肉芽肿）是一类严重的系统性血管炎原型，需要这样的治疗方法（见下文）。另一方面，对于极少引起不可逆脏器功能障碍和对于上述此类治疗无效的血管炎患者应尽可能避免过度治疗。例如，孤立性特发性皮肤血管炎通常予以对症处理，延长糖皮质激素的疗程很少会使临床获益。也没有证据表明细胞毒性药物对特发性皮肤血管炎有效，其毒副作用往往大于其临床获益。在那些无法明确分类的，或没有标准治疗方案的系统性血管炎患者中，应当开始用糖皮质激素；如果疗效不充分，或达到缓解维持激素治疗时毒副作用难以接受，则应当加用其他免疫抑制剂。当疾病达到缓解，如果可能，应当尝试逐渐减少甚至停用糖皮质激素。其他免疫抑制剂的选择应当基于：有数据支持药物治疗疾病有效；器官受累的部位和严重性；药物的毒副作用。

医生应当充分意识到应用治疗药物的毒副作用，包括急性的和长期的并发症（表 14-4）。治疗相关的副作用总会带来一定的并发症和死亡率，监测和预防毒副作用出现的方法是疾病治疗的重要部分。糖皮质激素是多数血管炎治疗的重要组成部分，也有很多副作用。在所有患者当中，监测和预防糖皮质激素引起的骨质疏松是非常重要的。在每日环磷酰胺的使用中，监测和预防副作用的方法尤为重要，

可将膀胱相关副作用降至最低，并预防出现白细胞减少。指导患者晨起大量水顿服，且全天都要多饮水，以稀释尿液，降低膀胱损害的风险。膀胱癌可出现在停用环磷酰胺若干年后，因此，对于接受环磷酰胺治疗的患者应当长期持续监测膀胱癌的发生。骨髓抑制是环磷酰胺的重要毒副作用，它可以随着时间的推移或在糖皮质激素减量过程中出现，甚至在白细胞很稳定的情况下出现。接受环磷酰胺的患者每 1～2 周监测血细胞计数可以有效预防血细胞减少。维持白细胞计数大于 $3 \times 10^9/L$（3000/μl）以及中性粒细胞计数大于 $1.5 \times 10^9/L$（1500/μl），对于减少有生命危险的感染是必要的。

甲氨蝶呤和硫唑嘌呤同样具有骨髓抑制作用，开始使用的最初 1～2 个月应每 1～2 周查一次全血细胞计数，之后每个月一次。为了减少副作用，甲氨蝶呤经常与叶酸或亚叶酸钙一起使用，叶酸每天 1mg，或者在甲氨蝶呤使用 24h 之后，服用亚叶酸钙 5～10mg，每周一次。嘌呤甲基转移酶（TPMT）是一种参与硫唑嘌呤代谢的酶，在使用硫唑嘌呤之前，应当监测 TPMT 的水平，因为 TPMT 水平不足会导致严重的血细胞减少。

所有接受免疫抑制剂治疗的血管炎患者均可出现严重感染，即使白细胞在正常范围内时亦可发生，可出现肺孢子菌感染和某些真菌感染，尤其是在接受糖皮质激素治疗的患者。所有每天服用糖皮质激素联合其他免疫抑制剂治疗的血管炎患者均应接受复方磺胺甲噁唑或其他预防性治疗来预防肺孢子菌感染。

最后，应当强调每个患者都是不同的，需要个体化治疗。上述概要应当作为一个指导治疗方法的框架；然而，实际应用中应当灵活，从而为患者提供个体化的疗效最佳而副作用最小的治疗方案。

表 14-4	治疗系统性血管炎药物的主要副作用
糖皮质激素	
骨质疏松	对儿童的生长抑制
白内障	高血压
青光眼	无菌性骨坏死
糖尿病	肌病
代谢异常	情绪异常
抑制炎症和免疫反应导致机会性感染	精神异常
	假性脑瘤
类库欣（Cushing）综合征	消化性溃疡
	胰腺炎
环磷酰胺	
骨髓抑制	低丙球蛋白血症
膀胱炎	肺间质纤维化
膀胱癌	骨髓增生异常
性腺抑制	致癌作用
胃肠道反应	致畸性
	机会性感染
甲氨蝶呤	
胃肠道反应	肺炎
口腔炎	致畸性
骨髓抑制	机会性感染
肝毒性（可导致纤维化或肝硬化）	
硫唑嘌呤	
胃肠道反应	机会性感染
骨髓抑制	过敏
肝毒性	
利妥昔单抗	
注射反应	机会性感染
进行性多灶性脑白质病	乙型肝炎活动
皮肤黏膜反应	肿瘤溶解综合征

肉芽肿性多血管炎（韦格纳肉芽肿）

定义

肉芽肿性多血管炎（韦格纳肉芽肿）是一种有着特殊临床病理表现的疾病，其特点是上呼吸道、下呼吸道的肉芽肿性血管炎和合并存在的肾小球肾炎。此外，还可能出现累及小动脉和小静脉的不同程度的播散性血管炎。

发病率和患病率

肉芽肿性多血管炎（韦格纳肉芽肿）是一种不常见的疾病，其估测患病率为 3/10 万。与白人相比，黑人发病非常罕见。男女比例为 1：1。该病可见于任何年龄。大约 15% 的患者年龄小于 19 岁，但该病在青春期前发生的情况很少见。发病的平均年龄为 40 岁。

病理和发病机制

肉芽肿性多血管炎（韦格纳肉芽肿）的组织病理学标志是小动脉和小静脉的坏死性血管炎伴肉芽肿形成，肉芽肿可发生在血管内和血管外（图 14-2）。典型肺受累表现为多发的、双侧的、结节样空洞浸润（图 14-3），其活检结果几乎都表现为典型的坏死性肉芽肿性血管炎。上呼吸道病变（尤其是鼻窦和鼻咽病变）的典型表现为炎症、坏死和肉芽肿形成，伴或不伴有血管炎。

肾脏受累最早期的特征为局灶性节段性肾小球肾炎，可能发展成为快速进展型新月体肾小球肾炎。肾脏活检很少能看到肉芽肿形成。与其他类型的肾小球肾炎相反，肉芽肿性多血管炎（韦格纳肉芽肿）肾脏没有免疫复合物的沉积。事实上，该病除了经典的上呼吸道、下呼吸道和肾脏病变三联症，任何器官都可以受累，表现为血管炎、肉芽肿形成或两者兼有。

尽管上呼吸道和肺部的肉芽肿性血管炎提示存在

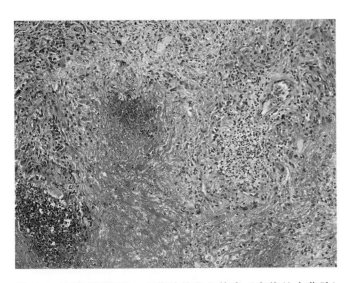

图 14-2（见书后彩图）　肉芽肿性多血管炎（韦格纳肉芽肿）患者的肺活检病理。组织细胞和巨细胞围绕中心坏死区，构成了边界不规则的局限性坏死结构。血管炎也表现为中性粒细胞和淋巴细胞浸润小动脉壁（右上）（Courtesy of William D. Travis，MD；with permission.）

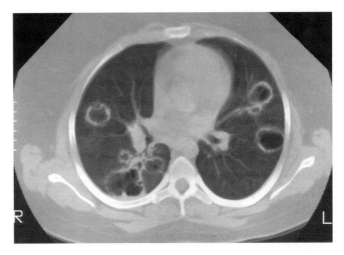

图 14-3　肉芽肿性多血管炎（韦格纳肉芽肿）患者的 CT 扫描。患者出现了双侧多发的结节样空洞浸润影

针对经上呼吸道进入或留驻于上呼吸道的外源甚至内源性抗原的异常的细胞介导免疫反应，但该病的免疫病理机制并不明确。已有报道称慢性鼻部金黄色葡萄球菌带菌状态与较高的肉芽肿性多血管炎（韦格纳肉芽肿）复发率相关，然而，还没有证据表明该微生物在本病发病机制中的作用。

与正常对照相比，肉芽肿性多血管炎（韦格纳肉芽肿）患者外周血单核细胞 IFN-γ 分泌增加，而 IL-4、IL-5 和 IL-10 并不增加。此外，外周血单核细胞和 CD4$^+$ T 细胞的 TNF-α 分泌增加。另外，来自肉芽肿性多血管炎（韦格纳肉芽肿）患者的单核细胞产生更多的 IL-12。这些发现表明在该病中存在 Th1 型 T 细胞细胞因子分泌失衡，这可能是致病性的，可能最终会成为治疗的靶点。

相当高比例的肉芽肿性多血管炎（韦格纳肉芽肿）患者会产生 ANCA，这些抗体可能在该病的发病机制中起一定作用（见上文）。

临床和实验室表现

95% 的肉芽肿性多血管炎（韦格纳肉芽肿）患者都有上呼吸道受累。患者常常有严重的上呼吸道病变，例如鼻窦疼痛、渗液、脓血涕，伴或不伴有鼻腔黏膜溃疡（表 14-5）。之后可能发生鼻中隔穿孔，从而引起鞍鼻畸形。由于咽鼓管阻塞，可能发生分泌性中耳炎。约 16% 的患者会出现由于疾病活动或瘢痕形成导致的声门下气管狭窄，可能会引起严重的气道阻塞。

肺部受累可以表现为无症状浸润，或可以表现为咳嗽、咯血、呼吸困难和胸部不适等临床表现。85%～90% 的患者可以出现这些表现。支气管内病变，无论

表 14-5	肉芽肿性多血管炎（韦格纳肉芽肿）：美国国立卫生研究院（NIH）研究的 158 名患者的临床表现发生率	
临床表现	疾病起病时占比（%）	整个病程中占比（%）
肾脏		
肾小球肾炎	18	77
耳/鼻/喉	73	92
鼻窦炎	51	85
鼻病	36	68
中耳炎	25	44
听力丧失	14	42
声门下狭窄	1	16
耳痛	9	14
口腔病变	3	10
肺	45	85
肺部浸润	25	66
肺部结节	24	58
咯血	12	30
胸膜炎	10	28
眼		
结膜炎	5	18
泪囊炎	1	18
巩膜炎	6	16
突眼	2	15
眼痛	3	11
视力丧失	0	8
视网膜病变	0	4
角膜病变	0	1
虹膜炎	0	2
其他[a]		
关节痛/关节炎	32	67
发热	23	50
咳嗽	19	46
皮肤异常	13	46
体重下降（>10%体重）	15	35
周围神经病	1	15
中枢神经系统疾病	1	8
心包炎	2	6
甲状腺功能亢进	1	3

[a] 小于 1% 的患者有腮腺、肺动脉、乳腺或下泌尿生殖道（尿道、子宫颈、阴道、睾丸）受累。

来源：GS Hoffman et al. Ann Intern Med 116：488，1992.

是活动性病变还是纤维瘢痕的结果，都可能导致阻塞伴肺不张。

眼部受累（见于 52% 的患者）的表现可以从轻度结膜炎到泪囊炎、巩膜外层炎、巩膜炎、肉芽肿性巩膜葡萄膜炎、睫状血管炎和导致眼球突出的球后占位性病变。

皮肤病变（见于 46% 的患者）表现为丘疹、水疱、可触性紫癜、溃疡或皮下结节；活检表现为血管炎、肉芽肿或者两者兼有。心脏受累（见于 8% 的患者）表现为心包炎、冠状动脉血管炎或罕见的心肌病。神经系统表现（见于 23% 的患者）包括脑神经炎、多发性单神经炎或罕见的脑血管炎和（或）肉芽肿。

肾脏病变（见于 77% 的患者）往往是主要的临床表现，而且如果不治疗，会成为该病死亡主要的直接或间接原因。尽管在某些病例中，肾脏病变可能仅表现为伴有蛋白尿、血尿和红细胞管型的轻度肾小球肾炎，但很显然，一旦发生了临床可见的肾功能损害，往往发展为快速进展的肾衰竭，除非进行非常合理的治疗。

疾病活动时，大部分患者具有非特异性症状和体征，如：全身不适、乏力、关节痛、厌食和体重下降。发热可能提示疾病活动，但更多情况下表明存在继发感染，常常是上呼吸道感染。

特征性实验室结果包括红细胞沉降率（ESR）显著上升、轻度贫血和白细胞增多、轻度的高丙种球蛋白血症（尤其是 IgA 类）、类风湿因子轻度增高。血小板增多可以被视为一种急性期反应。大约 90% 的活动期肉芽肿性多血管炎（韦格纳肉芽肿）患者存在抗蛋白酶-3（PR-3）ANCA。然而，疾病不活动时，其敏感性降到大约 60%～70%。一小部分肉芽肿性多血管炎（韦格纳肉芽肿）患者可能存在抗髓过氧化物酶抗体，而不是抗蛋白酶-3 抗体，并且超过 20% 的患者可能是 ANCA 阴性的。

研究发现肉芽肿性多血管炎（韦格纳肉芽肿）患者静脉血栓事件发生率较高。尽管并不推荐所有患者进行常规抗凝治疗，但应确保对于任何提示深静脉血栓形成或肺栓塞的临床特征提高警惕。

诊断

如果临床表现符合并经组织活检证实有坏死性肉芽肿性血管炎，就可以诊断为肉芽肿性多血管炎（韦格纳肉芽肿）。肺组织活检的阳性率最高，几乎总可以见到肉芽肿性血管炎。上呼吸道活检通常可以见到肉芽肿性炎症伴有坏死，但可能见不到血管炎。肾组织活检能够确证存在寡免疫复合物性肾小球肾炎。

PR-3 ANCA 阳性对于肉芽肿性多血管炎（韦格纳肉芽肿）的特异性非常高，尤其是在有活动期肾小球肾炎的情况下。然而，ANCA 阳性对诊断仅有辅助意义，除了极罕见的情况，不能代替组织活检。据报道，在某些感染和肿瘤性疾病中有 ANCA 假阳性。

第二篇 免疫介导性疾病

典型的临床表现和临床病理的结合通常使肉芽肿性多血管炎（韦格纳肉芽肿）很容易与其他疾病区分。然而，若所有典型的临床表现没有立即出现，则需要与其他血管炎、抗肾小球基底膜病（Goodpasture's syndrome）、复发性多软骨炎（第十八章）、上呼吸道或肺部肿瘤、感染性疾病如组织胞浆菌病、皮肤黏膜利什曼病、鼻硬结病，以及非感染性肉芽肿性疾病相鉴别。

尤其需要和其他中线破坏性疾病进行鉴别。这些疾病会导致包括鼻窦在内的中、上呼吸道组织的严重组织破坏和毁损；常发生穿透面部皮肤的侵蚀，是肉芽肿性多血管炎（韦格纳肉芽肿）罕见却特征性的表现。尽管血管会参与剧烈的炎症反应，并发生坏死，但原发性血管炎尚未见到。上呼吸道肿瘤、尤其是结外自然杀伤（NK）/T细胞淋巴瘤（鼻型）是中线破坏性疾病的重要病因。这些疾病是根据组织学诊断的，组织学可显示具有NK细胞免疫表型的多形的、非典型的淋巴样细胞，特别是EB病毒相关的中线破坏性疾病。这些疾病的治疗基于播散的程度，局限性病变对放疗有效。肉芽肿性多血管炎（韦格纳肉芽肿）的上呼吸道损伤不应当用放疗。可卡因诱导的组织损伤是另一种类似于肉芽肿性多血管炎（韦格纳肉芽肿）的疾病，表现为独立的中线破坏性疾病。可卡因诱导的中线损伤性疾病患者中可发现针对人中性粒细胞弹性蛋白酶的ANCA，使之与肉芽肿性多血管炎（韦格纳肉芽肿）更加难以区分。这种情况会因左旋咪唑掺入可卡因而更加复杂，表现为类似于血管炎的皮肤坏死和血清学改变。在左旋咪唑诱导性疾病中粒细胞减少很常见，与肉芽肿性多血管炎（韦格纳肉芽肿）不相关。

肉芽肿性多血管炎（韦格纳肉芽肿）还必须与淋巴瘤样肉芽肿病相鉴别，这是一种与高度T细胞反应相关的EB病毒阳性的B细胞增生性疾病。淋巴瘤样肉芽肿的特点是肺、皮肤、中枢神经系统和肾脏的受累，受累器官表现为不典型淋巴瘤样和浆细胞样细胞以一种侵入血管壁的方式浸润非淋巴组织。在这个意义上，它可以很清楚地和肉芽肿性多血管炎（韦格纳肉芽肿）加以区别，因为前者并不是经典意义上的炎症性血管炎，而是非典型单个核细胞浸润血管。超过50%的患者可能发展为真正的恶性淋巴瘤。

治疗 肉芽肿性多血管炎（韦格纳肉芽肿）

在有效治疗方案产生之前，肉芽肿性多血管炎（韦格纳肉芽肿）一般在确诊后数月即可致命。单用

糖皮质激素可以导致一些症状上的改善，但对于疾病的最终病程几乎没有影响。环磷酰胺的应用改善了患者预后，90%以上的患者可以出现明显改善，75%的患者完全缓解，5年存活率超过80%。

尽管能够成功诱导缓解，仍有50%～70%在缓解之后会有一次或多次复发。确定复发是根据病情活动的客观证据，并仔细排除可能有类似表现的其他疾病，如感染、药物中毒或慢性疾病后遗症。ANCA的滴度有误导作用，不应当用来评估病情活动。许多患者达到缓解后高滴度ANCA可持续存在数年。一项大规模前瞻性研究结果发现ANCA滴度升高与病情复发不相关，在一年内，ANCA水平升高的患者中只有43%的人复发。因此，ANCA滴度升高本身并不是疾病即刻复发的前驱表现，也不是重新开始或强化免疫抑制治疗的指征。复发后基本上都能达到再次诱导缓解；然而，很高比例的患者最终会由于其疾病的不可逆性出现不同程度的损伤：如不同程度的肾功能不全、听力丧失、气道狭窄、鞍鼻畸形、慢性鼻窦功能受损。发展为不可逆肾衰竭的患者可以通过成功进行肾移植获得继发缓解。

因为长期使用环磷酰胺有许多毒副作用，对于严重病例，人们想尽办法减少环磷酰胺的暴露时间，但不降低疗效。目前认为肉芽肿性多血管炎（韦格纳肉芽肿）的治疗分为两个阶段：诱导治疗，使活动期疾病进入缓解期；随后进入维持治疗。诱导期和缓解期药物选择的基础是疾病严重程度，以及患者个体因素：包括用药禁忌、复发史和伴随疾病。

环磷酰胺对严重疾病的诱导

对于病情严重的患者，每日环磷酰胺联合糖皮质激素可以有效地诱导缓解并延长寿命，这已经得到反复验证。在初始治疗时，糖皮质激素通常给予泼尼松，第一个月每日泼尼松1mg/kg，随后逐渐减量，每天或隔天使用，坚持用6～9个月。

环磷酰胺给予每天口服2mg/kg，但环磷酰胺是经肾清除，肾功能不全的患者应考虑减量。一些报道指出，静脉使用环磷酰胺不良反应更少，副作用更小，也能取得不错的疗效。在最近的随机试验中，静脉环磷酰胺15mg/kg，每2周一次共三次，然后每3周一次，对照组为环磷酰胺每日口服2mg/kg，3个月后改为每日1.5mg/kg。试验发现，尽管静脉环磷酰胺有着与口服环磷酰胺类似的缓解率，并且累积剂量较低且较少出现白细胞减少，但对于每天接

受口服环磷酰胺治疗的患者，如果在巩固阶段使用，且不规律监测血常规的话，会发生不良影响。尤其要注意的是在这个研究中，接受静脉环磷酰胺患者的复发率为 19%，口服环磷酰胺的复发率为 9%。我们仍然强烈推荐接受每日口服 CTX 的患者应每 1～2 周监测血细胞（见上文）并减少疗程至 3～6 个月。

对于那些伴有即刻威胁生命的疾病的患者，如肌酐超过 4.0mg/dl 的快速进展型肾小球肾炎患者或需要机械通气的肺出血患者，每日环磷酰胺和糖皮质激素方案是诱导缓解的治疗策略。研究发现，辅以血浆置换可以使那些肌酐超过 5.8mg/dl 的快速进展型肾小球肾炎患者的肾功能恢复得更好。

环磷酰胺之后的维持缓解治疗

在 3～6 个月的诱导治疗之后，环磷酰胺应当停用，并换用其他药物维持缓解治疗。被报道经验最多的药物是甲氨蝶呤和硫唑嘌呤。甲氨蝶呤口服或皮下给药，起始剂量为每周 0.3mg/kg，每周不能超过 15mg。如果经过 1～2 周后患者的耐受性很好，则应将剂量每周增加 2.5mg，直到每周剂量 20～25mg，并维持该水平。硫唑嘌呤，每日 2mg/kg，也被证实在采用每日环磷酰胺疗法诱导缓解后，是有效的维持期治疗药物。在一项比较甲氨蝶呤和硫唑嘌呤维持缓解治疗的随机试验中，可以看到两者在毒副作用和复发率方面相似。因此，药物的选择是以药物副作用为基础的，因为甲氨蝶呤不能用于肾功能不全、慢性肝病的以及其他个体化因素的患者。对于那些不能接受甲氨蝶呤或硫唑嘌呤或使用此类药物治疗过程中疾病复发的患者，霉酚酸酯（每日 2 次，每次 1000mg）也可以在环磷酰胺诱导缓解后用于维持治疗。

维持缓解治疗的最佳疗程并不明确。如果没有副作用，维持治疗通常至少 2 年，此后在 6～12 个月期间减量至停用。有重要脏器损伤或复发史的患者维持治疗时间可延长。

利妥昔单抗对严重疾病的诱导治疗

利妥昔单抗是一种嵌合的单克隆抗体，直接拮抗正常的和恶性的 B 淋巴细胞 CD20 表位，已被美国食品和药物管理局（FDA）批准用于肉芽肿性多血管炎（韦格纳肉芽肿）和显微镜下多血管炎的治疗。两个随机试验表明，ANCA 阳性、病情重度活动的肉芽肿性多血管炎（韦格纳肉芽肿）或显微镜下多血管炎患者，予以每周 375mg/m² 利妥昔单抗共

四周，并联合糖皮质激素与环磷酰胺联合糖皮质激素诱导疾病缓解同样有效。试验中也入组了疾病复发的患者，发现利妥昔单抗疗效优于环磷酰胺。

尽管数据表明利妥昔单抗对疾病重度活动的肉芽肿性多血管炎或显微镜下多血管炎患者的诱导缓解治疗有效，但利妥昔单抗的使用对于个体患者仍有许多问题需要权衡。利妥昔单抗治疗之后的维持缓解治疗的最佳方案仍不明确，传统的维持治疗药物如甲氨蝶呤或硫唑嘌呤或序贯利妥昔单抗哪个更好也不明确。另外，目前没有利妥昔单抗对于肉芽肿性多血管炎或显微镜下多血管炎治疗的长期安全数据。

尽管利妥昔单抗没有像环磷酰胺那样的膀胱毒性或不孕问题，在这两个随机对照试验中，两者的不良事件发生率是相似的。利妥昔单抗的严重副作用包括注射反应、严重的皮肤黏膜反应，以及罕见报道的进行性多灶性脑白质病。因为利妥昔单抗能够引起乙型肝炎病毒活动，所以所有患者在接受利妥昔单抗治疗之前均应筛查肝炎。

其他生物治疗

依那西普是一种含有与人 IgG1 结合的分子量为 75kDa 的肿瘤坏死因子（TNF）受体的二聚体融合蛋白。该药被发现即使作为标准治疗方案的辅助治疗时也不能维持缓解，因此不能用于治疗肉芽肿性多血管炎（韦格纳肉芽肿）。

甲氨蝶呤对非严重疾病的诱导治疗

对于那些疾病并非即刻威胁生命的患者，甲氨蝶呤联合糖皮质激素（剂量如上所述）可以作为另一种诱导治疗方案，并可继续用作维持治疗。

甲氧苄啶-磺胺甲噁唑

尽管有一些报道称甲氧苄啶-磺胺甲噁唑（TMP-SMX）可能对孤立的鼻窦组织的肉芽肿性多血管炎（韦格纳肉芽肿）的治疗有帮助，但绝不会单独用药来治疗有肾、肺部疾病等上呼吸道以外的活动性肉芽肿性多血管炎（韦格纳肉芽肿）患者。一项研究考察了 TMP-SMX 对于复发的作用，发现其仅能减少上呼吸道疾病的复发，对于主要器官的复发却没有影响。

器官特异性治疗

并非所有肉芽肿性多血管炎（韦格纳肉芽肿）

的表现都需要免疫抑制治疗，也并非都对免疫抑制治疗有效。当处理非重要器官病变，例如孤立的鼻窦、关节或皮肤病变，需要仔细权衡治疗的获益和风险。几乎很少采用环磷酰胺来治疗肉芽肿性多血管炎（韦格纳肉芽肿）孤立的鼻窦病变。对于非重要器官的病变，也许不需要应用免疫抑制剂治疗，但仍必须密切监测疾病活动的进展以及是否出现了肺、肾或其他主要脏器的受累。声门下气管狭窄和支气管内狭窄对系统性免疫抑制治疗反应不佳。

显微镜下多血管炎

定义

1948 年 Davson 发现结节性多动脉炎患者会发生肾小球肾炎，于是将"显微镜下多血管炎"这一名词引入文献。1992 年，教会山系统性血管炎命名共识研讨会（Chapel Hill Consensus Conference on the Nomenclature of Systemic Vasculitis）采用了"显微镜下多血管炎"一词，用于表示一类寡（或无）免疫复合物的、影响小血管（毛细血管、小静脉或小动脉）的坏死性血管炎。肾小球肾炎在显微镜下多血管炎中很常见，肺毛细血管炎也经常发生。显微镜下多血管炎没有肉芽肿反应，可以将其与肉芽肿性多血管炎（韦格纳肉芽肿）鉴别开来。

发病率和患病率

由于该病之前被归入了结节性多动脉炎，所以目前还没有显微镜下多血管炎发病率的可靠数据。平均发病年龄约 57 岁，男性发病率略高于女性。

病理和发病机制

显微镜下多血管炎除了累及中小动脉外，毛细血管和小静脉也经常受累。免疫组化染色显示显微镜下多血管炎的血管病变部位基本没有免疫球蛋白沉积，提示免疫复合物形成在该综合征的发病机制中不起作用。显微镜下多血管炎的肾脏病变与肉芽肿性多血管炎（韦格纳肉芽肿）相同。与韦格纳肉芽肿相似，显微镜下多血管炎与 ANCA 的关系密切，ANCA 可能在该综合征的发病机制中起一定的作用（见上文）。

临床和实验室表现

由于均倾向于累及小血管，所以显微镜下多血管

炎和肉芽肿性多血管炎（韦格纳肉芽肿）有着相似的临床表现。该病可以为逐渐起病，初期症状为发热、体重下降和骨骼肌肉痛；然而，该病常为急性起病。至少 79％ 的患者发生肾小球肾炎，可以为快速进展型，迅速导致肾衰竭。咯血可能为肺泡出血的首发症状，见于 12％ 的患者。其他表现包括多发性单神经炎和胃肠道及皮肤血管炎。上呼吸道疾病和肺部结节不是显微镜下微血管炎的典型病变，一旦出现，则提示肉芽肿性多血管炎（韦格纳肉芽肿）。

患者可以出现炎症反应的特征，包括红细胞沉降率（ESR）升高、贫血、白细胞增多和血小板增多。ANCA 出现于 75％ 的显微镜下血管炎患者，其中抗髓过氧化物酶抗体是与该病相关的主要 ANCA。

诊断

诊断需要依靠血管炎的组织学证据，或者患者多系统受累并出现寡免疫复合物肾小球肾炎，则提示诊断为显微镜下多血管炎。尽管显微镜下多血管炎与 ANCA 密切相关，但仍没有研究明确 ANCA 在该病诊断中的敏感性和特异性。

> **治疗** **显微镜下多血管炎**
>
> 经治疗的显微镜下多血管炎患者的 5 年存活率为 74％，患者死于肺泡出血、胃肠道、心脏或肾疾病。关于肉芽肿性多血管炎（韦格纳肉芽肿）或显微镜下多血管炎的治疗研究结果来自临床试验。目前纤维镜下多血管炎的治疗和肉芽肿性多血管炎（韦格纳肉芽肿）治疗相似［详见"肉芽肿性多血管炎"（韦格纳肉芽肿）治疗部分］。对于危及生命的情况，应联合泼尼松和每日环磷酰胺或利妥昔单抗。至少 34％ 的患者中观察到有疾病复发。复发的治疗和初始治疗相似，根据疾病部位和严重程度确定治疗方案。

嗜酸性肉芽肿性多血管炎（Churg-Strauss 综合征）

定义

嗜酸性肉芽肿性多血管炎（Churg-Strauss 综合征），是由 Churg 和 Strauss 于 1951 年首次描述的，其特征有哮喘、外周血和组织中嗜酸性粒细胞增多、血管外肉芽肿形成，以及多器官系统的血管炎。

发病率和患病率

嗜酸性肉芽肿性多血管炎（Churg-Strauss）少见，估计其年发病率约为每百万人1~3例。该病可发生于任何年龄段，但婴儿可能除外。平均发病年龄为48岁，男女比例为1：1.2。

病理和发病机制

嗜酸性肉芽肿性多血管炎（Churg-Strauss）的坏死性血管炎累及中小肌性动脉、毛细血管、静脉和小静脉。Churg-Strauss综合征的一个特征性组织病理学特征是可能出现于组织或其至血管壁内的肉芽肿反应。常伴有嗜酸性粒细胞的组织浸润，该过程可发生于人体的任何器官；肺部的累及最为突出，皮肤、心血管系统、肾脏、周围神经系统和胃肠道也是常见受累部位。尽管该病确切的发病机制还不清楚，但其与哮喘的紧密关系，以及该病的临床病理表现包括嗜酸性粒细胞增多、肉芽肿和血管炎，都提示发生了异常的免疫学现象。

临床和实验表现

嗜酸性肉芽肿性多血管炎（Churg-Strauss）患者常有非特异性表现，诸如发热，不适、厌食和体重降低，这些表现是多系统疾病的特征。很显然，肺部表现是嗜酸性肉芽肿性多血管炎（Churg-Strauss）最突出的临床表现，包括严重的哮喘发作和肺部浸润影。多发性单神经炎是第二常见的表现，72％的患者可发生。多达61％的患者可以发生过敏性鼻炎和鼻窦炎，常出现于疾病的早期。临床可见的心脏病发生于约14％的患者，是死亡的重要原因。皮肤病变发生于约51％的患者，其表现除了皮肤和皮下结节外，还包括紫癜。嗜酸性肉芽肿性多血管炎（Churg-Strauss）的肾脏病变相对于肉芽肿性多血管炎和显微镜下多血管炎来说较少见，且较轻微。

嗜酸性肉芽肿性多血管炎（Churg-Strauss）患者的特征性实验室检查是明显的嗜酸性粒细胞增多，80％以上患者细胞数可以超过$1000/\mu l$。在81％的患者可以发现诸如ESR升高、纤维蛋白或α_2-球蛋白原升高的炎性反应证据。其余的实验室检查结果反映了器官系统受累情况。大约48％的嗜酸性肉芽肿性多血管炎（Churg-Strauss）患者血液中存在的ANCA常为抗髓过氧化物酶抗体。

诊断

尽管嗜酸性肉芽肿性多血管炎（Churg-Strauss）

的最佳诊断需要具备特征性临床表现及组织活检证据（见上文），但组织学确诊可能有一定难度，因为特征性组织病理学表现常常与典型临床表现不同时出现。为了诊断嗜酸性肉芽肿性多血管炎（Churg-Strauss），患者需有哮喘、外周血嗜酸性粒细胞增多的证据以及与血管炎相符的临床特征。

治疗	嗜酸性肉芽肿性多血管炎（Churg-Strauss）

未治疗的嗜酸性肉芽肿性多血管炎（Churg-Strauss）的预后很差，据报道5年生存率为25％。经治疗后预后良好，一项研究发现78个月累计生存率为72％。心肌受累是最常见的死亡原因，占患者死亡率的39％。超声心动图应该应用于所有新诊断的患者，因为可以指导治疗。

对于许多患者，似乎单用糖皮质激素即有效。减量往往受哮喘的限制，许多患者在血管炎临床痊愈后多年还需要长期使用小剂量泼尼松来控制持续性哮喘。对于糖皮质激素治疗失败或表现为暴发性多系统疾病的患者，特别是心脏受累的患者应选的治疗是每日环磷酰胺和泼尼松联合使用［详见"肉芽肿性多血管炎（韦格纳肉芽）"治疗部分］。近年来研究发现美泊利单抗（IL-5单抗）治疗嗜酸性肉芽肿性多血管炎（Churg-Strauss）疗效尚可，但该治疗需进一步研究证实。

结节性多动脉炎

定义

结节性多动脉炎，在1866年由Kussmaul和Maier首次描述。这是一种影响中小肌性动脉的多系统、坏死性血管炎，其特征为累及肾和内脏动脉。尽管可以累及支气管血管，但结节性多动脉炎不累及肺动脉；该病不伴有肉芽肿、显著的嗜酸性粒细胞增生以及过敏性表现。

发病率和患病率

结节性多动脉炎准确的发病率很难统计，因为之前的报道包括了结节性多动脉炎、显微镜下多血管炎以及其他相关血管炎。根据目前的定义，结节性多动脉炎是一种罕见的疾病。

病理和发病机制

结节性多动脉炎的血管病变是中小肌性动脉的坏死性炎症。病变是节段性的。易于累及动脉的分叉和分支处。病变可能向周围扩展并累及邻近静脉。然而，结节性多动脉炎不累及小静脉，一旦出现小静脉受累，则提示为显微镜下多血管炎（见下文）。在疾病的急性期，多形核中性粒细胞浸润血管壁全层及血管周围区域，导致内膜增生和血管壁变性。当疾病病程进展至亚急性和慢性期，单核细胞会浸润上述区域。随后血管的纤维素样坏死会引起血管腔变窄、血栓形成、受累血管灌注组织的梗死，以及在一些病例中可以出现出血。病变愈合后，会出现胶原沉积，进一步导致血管管腔闭塞。沿受累血管分布的直径达 1cm 的动脉瘤性扩张为结节性多动脉炎的特征性表现。肉芽肿、嗜酸性粒细胞增多以及组织中嗜酸性粒细胞浸润不是结节性多动脉炎的特征表现，这些表现提示嗜酸性肉芽肿性多血管炎（Churg-Strauss）。

该病累及多器官系统，临床病理发现反映了血管受累的程度、部位以及所导致的缺血改变。正如前文所述，结节性多动脉炎不会累及肺动脉，支气管动脉的累及也不常见。经典结节性多动脉炎患者的肾脏病理变化是不伴肾小球肾炎的动脉炎表现。对于伴有严重高血压的患者，可能会见到肾小球的硬化的典型病理特征。此外，身体的其他部位也可能会出现高血压的继发的病理表现。

乙型肝炎患者可出现结节性多动脉炎样血管炎，同时可以分离出含有乙型肝炎病毒抗原和免疫球蛋白的循环免疫复合物，还可以用免疫荧光证实血管壁内有乙型肝炎病毒表面抗原、IgM、补体存在。这些发现强烈提示了免疫现象在该病发病机制中的作用。有报道称丙型肝炎患者也可出现结节性多动脉炎样血管炎。毛细胞白血病与结节性多动脉炎有一定关系，但其发病机制还不明了。

临床和实验室表现

结节性多动脉炎的重要特征是缺乏特异性的症状和体征。超过一半的病例会出现发热、体重下降和不适，患者临床症状常常很不明确，例如乏力、不适、头痛、腹痛以及肌痛。这些症状可能迅速进展为暴发性疾病。与特定器官血管受累相关的特异性的主诉也可能是该病的首发临床表现以及整个病程中的主要特征（表 14-6）。结节性多动脉炎中肾脏受累最常见的表现为高血压、肾功能不全或由于微动脉瘤导致的出血。

表 14-6	结节性多动脉炎器官系统受累相关的临床表现	
器官系统	发生率（百分数）	临床表现
肾	60	肾衰竭、高血压
肌肉骨骼	64	关节炎、关节痛、肌痛
周围神经系统	51	周围神经病、多发性单神经炎
胃肠道	44	腹痛、恶心、呕吐、出血、肠梗死和穿孔、胆囊炎、肝梗死、胰梗死
皮肤	43	皮疹、紫癜、结节、皮肤梗死、网状青斑、雷诺现象
心脏	36	充血性心力衰竭、心肌梗死、心包炎
泌尿生殖系统	25	睾丸痛、卵巢痛或附睾痛
中枢神经系统	23	脑血管意外、神志改变、癫痫

来源：From TR Cupps, AS Fauci: The Vasculitides. Philadelphia, Saunders, 1981.

结节性多动脉炎缺乏具有诊断意义的血清学检查。在多于 75% 的患者中，白细胞计数升高，主要为中性粒细胞。很少见到嗜酸性粒细胞增多，如果出现嗜酸性粒细胞计数显著上升则提示嗜酸性肉芽肿性多血管炎（Churg-Strauss）的诊断。还可能见到慢性病贫血，以及几乎都会出现 ESR 升高。其他常见的实验室表现反映了特定器官受累。还可能出现高 γ 球蛋白血症，所有的患者均需筛查乙型肝炎病毒和丙型肝炎病毒。结节性多动脉炎患者中很少出现抗髓过氧化物酶抗体或抗蛋白酶-3 抗体（ANCA）阳性的情况。

诊断

结节性多动脉炎的诊断是根据受累器官的活检证实存在有血管炎的特征性表现来确定的，如果很难获得活检组织，受累血管造影证实尤其是在肾、肝和内脏血管的中小动脉发现动脉瘤形成也足以做出诊断。这需进行动脉导管造影，因为 MRA、计算机化断层显像血管造影（CTA）不能看清结节性多动脉炎的受累血管。血管的动脉瘤并非结节性多动脉炎的病理特征性表现，而且并非总有血管瘤存在，动脉造影结果会受到狭窄片段和闭塞血管的限制。对有症状器官如结节性病变皮肤、疼痛的睾丸以及神经（肌肉）进行活检，可以获得最高的诊断阳性率。

治疗 结节性多动脉炎

结节性多动脉炎未经治疗则预后相当差，报道的 5 年存活率为 10%～20%。死亡的常见原因为胃肠道并发症，尤其是肠梗死和穿孔，以及心血管受累。难治性高血压常常伴发其他器官系统功能不全，例如肾脏、心脏和中枢神经系统，从而增加了结节性多动脉炎晚期并发症和死亡率。经过治疗后，生存率有了明显提高。有报道称泼尼松和环磷酰胺联合治疗［详见"肉芽肿性多血管炎（韦格纳肉芽肿）"治疗部分］可以获得较好的疗效。在少数病情不重的结节性多动脉炎病例中，单用糖皮质激素也可以达到疾病缓解。对于乙肝合并结节性多动脉炎，抗病毒治疗是极其重要的，联合糖皮质激素和血浆置换可以获得较好的疗效。有效控制高血压能够降低结节性多动脉炎患者肾脏、心脏和中枢神经系统的急性和晚期并发症及死亡率。经过成功的治疗后，据估计仅有 10%～20% 的患者会复发。

巨细胞动脉炎和风湿性多肌痛

定义

巨细胞动脉炎，过去称为颞动脉炎，是一种累及大、中型动脉的炎症性疾病。该病的特点是常累及颈动脉的一个或多个分支，尤其以颞动脉常见。然而，该病是一种可累及多部位动脉的系统性疾病，尤其是大动脉及其主要分支。

巨细胞动脉炎与风湿性多肌痛紧密相关，风湿性多肌痛的特点为僵硬，疼痛不适，以及颈、肩、腰背部、髋部和股部肌肉的疼痛。通常风湿性多肌痛单独发生，但是 40%～50% 的患者伴有巨细胞动脉炎。此外，约 10%～20% 的患者以单独风湿性多肌痛为首发症状，之后发展成巨细胞动脉炎。这些密切的临床联系以及从病理生理的研究数据越来越支持巨细胞动脉炎和风湿性多肌痛代表同一疾病的不同过程。

发病率和患病率

巨细胞动脉炎，几乎只发生于 50 岁以上的个体。女性较男性发病率高，黑人罕见。不同研究、不同地域巨细胞动脉炎的发病率差异大。在斯堪的纳维亚半岛和有大量斯堪的纳维亚人居住的美国某些区域，发病率较高；而南欧的发病率较低。在 ≥50 岁个体中，年发病率约为每 10 万人中 6.9～32.8 人。已有家族聚集现象的报道，这与 HLA-DR4 有关。此外，基因连锁研究已经证明巨细胞动脉炎与 HLA-DRB1 基因的等位基因位点有关，尤其是与 HLA-DRB1 * 04 基因突变有关，在明尼苏达州的奥姆斯特德县，在 ≥50 岁

个体中，风湿性多肌痛的年发病率为 58.7/10 万。

病理和发病机制

虽然颞动脉是巨细胞动脉炎最常累及的血管，但是患者常常还会发生多处大、中型动脉的系统性血管炎，尽管这些表现可能没有被发现。组织病理学上，该病是一种动脉全层炎，伴有炎症性单核细胞的血管壁内浸润，常可见到巨细胞形成。还有血管内膜的增生，以及内弹力层的断裂。相应器官的病理生理改变是由于受累血管导致的缺血所致。

研究数据支持巨细胞动脉炎是一种抗原驱动疾病，活化的 T 淋巴细胞、巨噬细胞和树突状细胞在疾病的发病机制中起重要作用。对巨细胞动脉炎病变中浸润组织的 T 细胞进行 T 细胞受体序列分析发现有限制性克隆扩增，提示某种抗原定居在动脉壁中。巨细胞动脉炎被认为是起始于动脉外膜，$CD4^+$ T 细胞进入滋养血管，被活化，并参与巨噬细胞活化。巨细胞动脉炎患者体内被募集至血管炎病变处的 T 细胞主要产生 IL-2 和 IFN-γ。已经提示后者与显著的血管炎病变进展有关。最近的数据表明，至少有两个独立的 CD4 T 细胞亚群参与血管炎症，并且对糖皮质激素有不同的反应，他们分别是分泌 IFN-γ 的 Th1 细胞和分泌 IL-17 的 Th17 细胞。

临床和实验室表现

巨细胞动脉炎临床特征为 50 岁以上的患者出现发热、贫血、头痛和 ESR 升高的综合表现。其他的临床表现包括系统性炎症的特点，包括不适、乏力、厌食、体重下降、出汗、关节痛、风湿性多肌痛或大血管疾病。

在疾病累及颅脑动脉的患者中，头痛是最突出的症状，可伴有动脉触痛、增厚或结节状改变。动脉在疾病的早期可能仍有搏动，而之后可能闭塞。还可能出现头皮疼痛、下颌及舌的间歇性运动障碍。缺血性视神经病变是一个为人熟知且很严重的并发症，尤其是对于未经治疗的患者，可能导致严重的视力下降，甚至在某些患者中出现突发失明。然而，大部分患者在视力丧失前都有与头部或眼部相关的主诉。对此类症状提高警觉并及时开始早期治疗（见下文），常常可以避免此类并发症的出现。其他颅内缺血并发症包括休克、头皮或舌梗死。

多达 1/3 的患者存在大血管疾病，这是巨细胞动脉炎的主要表现，或出现在那些先有颅脑动脉炎特征或风湿性多肌痛的患者疾病后期。大血管疾病的临床

表现包括锁骨下动脉狭窄，具体可表现为上臂运动障碍或主动脉瘤引起的胸痛，较少出现腹主动脉瘤及因此造成的腹主动脉破裂或夹层的风险。

除了 ESR 升高外，特征性的实验室检查包括正色素性或轻度低色素性贫血。肝功能异常很常见，尤其是碱性磷酸酶水平升高。还有报道发现 IgG 和补体水平升高，而提示肌肉受损的酶的水平并不升高，诸如血清肌酸激酶。

诊断

临床上发现大于 50 岁的患者出现发热、贫血及 ESR 升高的综合表现，伴或不伴风湿性多肌痛的症状，常常可以提示巨细胞动脉炎及其相关临床病理综合征的诊断。确诊需要颞动脉活检。由于血管的受累是节段性的，取 3～5cm 的动脉节段活检并进行连续切片可以提高检出的阳性率。已有报道称颞动脉超声检查有助于诊断。一旦出现眼部症状和体征，应尽快进行颞动脉活检，在此种情况下，治疗不能因为等待病理结果而拖延，必须立即开始。鉴于此，有报道在开始糖皮质激素治疗后 14 天，颞动脉活检仍显示有血管炎的表现。对糖皮质激素试验疗法的反应良好也进一步支持该诊断。

症状或体格检查如无脉或杂音提示大血管疾病。血管影像可确诊，最常见的是通过磁共振或计算机化断层显像确诊。

单纯的风湿性多肌痛是一个临床诊断，典型症状为臀部和肩带肌肌肉的僵硬和疼痛，红细胞沉降率增高，没有提示巨细胞动脉炎的临床特征，并对低剂量泼尼松迅速反应。

治疗　巨细胞动脉炎和风湿性多肌痛

巨细胞动脉炎急性病变相关死亡非常罕见，死亡主要是由于脑血管事件或心肌梗死。然而，有主动脉瘤破裂或夹层的患者是死亡的高危人群，原因是巨细胞动脉炎的患者发生胸主动脉瘤比正常人群高出 18 倍。

治疗的目的在于缓解症状，更重要的是防止视力丧失。当前对巨细胞动脉炎的头颅及大血管疾病治疗方法是一样的。巨细胞动脉炎及其相关症状对糖皮质激素特别敏感。治疗起始采用泼尼松 40～60mg/d，为期约 1 个月，之后逐渐减量。一旦出现眼部症状和体征，需应用甲泼尼龙 1000mg/d 连续 3 天保护残余视力。尽管还没有研究确定糖皮质激素治疗的最佳持续时间，大部分系列研究认为患者应

接受≥2 年的治疗。在激素减量过程中 60%～85% 巨细胞动脉炎患者症状再发，需要增加剂量。红细胞沉降率为一项有用的炎症疾病活动的指标，在治疗监测和减量过程中用于指导药物减量的速度。在糖皮质激素减量过程中可能出现 ESR 升高的情况，这并不一定表示动脉炎恶化，尤其当患者无症状时。在此种情况下，减量需谨慎。35%～65% 的患者会出现糖皮质激素的毒性反应，这是患者发生病残的一个重要原因。已发现阿司匹林 81mg/d 可以减少巨细胞动脉炎颅内缺血并发症的发生，因此对于没有使用禁忌的患者，应该在糖皮质激素的基础上使用阿司匹林。两项随机安慰剂对照临床研究考察了每周使用甲氨蝶呤是否可以减少糖皮质激素用量，但两项研究的结果是互相矛盾的。对 TNF 的单克隆抗体（英夫利西单抗）的随机对照研究没有发现有效性。近期报道妥珠单抗（抗 IL-6 受体抗体）对巨细胞动脉炎是有益的，但是在用于临床之前需要进一步研究。

风湿性多肌痛患者对泼尼松反应迅速，可以小剂量 10～20mg/d 起始治疗。与风湿性多肌痛相似，在治疗监测和减量过程中红细胞沉降率是有用的指标。泼尼松在减量过程中大部分患者出现复发。一项研究显示每周使用甲氨蝶呤使糖皮质激素用量平均每日减少 1mg，但不能减少泼尼松相关副作用。一项关于风湿性多肌痛的随机研究没有发现英夫利西单抗能减少疾病复发或减低糖皮质激素用量。

多发性大动脉炎（Takayasu 动脉炎）

定义

多发性大动脉炎是一种累及大、中型动脉的炎症性及狭窄性疾病，该病以累及主动脉弓及其分支为特征。

发病率和患病率

多发性大动脉炎是一种罕见疾病，估计其年发病率为 1.2/100 万～2.6/100 万。该病多见于青春期女孩和青年女性。尽管其在亚洲更常见，但该病分布不受种族或地域的限制。

病理和发病机制

该病累及大、中型动脉，尤其易累及主动脉弓及其分支；肺动脉也可受累。表 14-7 列出了动脉造影

表 14-7	多发性大动脉炎受累动脉造影异常的发生率以及可能的临床表现	
动脉	动脉造影异常百分率（%）	可能的临床表现
锁骨下动脉	93	上臂间歇性运动障碍、雷诺现象
颈总动脉	58	视力改变、晕厥、一过性缺血发作、卒中
腹主动脉[a]	47	腹痛、恶心、呕吐
肾动脉	38	高血压、肾衰竭
主动脉弓或根部	35	主动脉瓣关闭不全、充血性心力衰竭
椎动脉	35	视力改变、眩晕
腹腔干[a]	18	腹痛、恶心、呕吐
肠系膜上动脉[a]	18	腹痛、恶心、呕吐
髂动脉	17	下肢间歇性跛行
肺动脉	10～40	非典型胸痛、呼吸困难
冠状动脉	<10	胸痛、心肌梗死

[a] 在血管造影看到的这些部位的病变通常是无症状的，但可能导致上述症状
来源：G Kerr et al；Ann Intern Med 120；919，1994.

所见的最常受累动脉。主动脉主要分支动脉起始部受累较其远端更突出。该病是一种伴有炎症性单核细胞浸润的全层动脉炎，偶尔会出现巨细胞。有显著的内膜增生和纤维化、中膜瘢痕形成和血管化、外弹力膜断裂和退化。血管腔狭窄伴或不伴有血栓形成。血管的滋养血管也常受累。不同器官的病理改变反映了血流通过相应受累血管受阻的情况。

该病的发生可能与免疫病理机制有关，但具体机制不详，已经证实该病与许多血管炎综合征一样存在循环免疫复合物，但它们在致病中的重要性还不清楚。

临床和实验室表现

多发性大动脉炎是一种系统性疾病，具有全身和血管受累的相关症状。全身症状的出现可能先于明显的血管受累数月，包括不适、发热、盗汗、关节痛、厌食和体重下降。这些症状可归于血管受累及器官缺血相关的症状。受累血管常常搏动消失，尤其是锁骨下动脉。表 14-7 中列出了动脉造影异常的发生频率以及可能相关的临床表现。32%～93%的患者会出现高血压，这与肾脏、心脏和脑损伤有关。

特征性实验室检查包括 ESR 升高、轻度贫血和免疫球蛋白水平升高。

诊断

当一名年轻女性出现外周动脉搏动减弱或消失、

血压差异和动脉杂音，高度提示多发性大动脉炎的诊断。确诊需要依靠动脉造影中所见的特征性表现，包括动脉壁不规则、狭窄、狭窄后扩张、动脉瘤形成、闭塞和侧支循环增多的证据。为了完整描述受累动脉的分布和程度，应该进行完整的主动脉经导管动脉造影术或磁共振动脉造影术。炎症血管壁的组织病理学证据增加了诊断的可靠性，它主要是巨细胞和淋巴细胞性肉芽肿形成累及血管中膜和外膜；然而，很难有合适的活检组织。IgG4 相关疾病是主动脉炎和主动脉周围炎的潜在病因，由于有密集的淋巴浆细胞浸润、丰富的 IgG4 阳性浆细胞、席纹状纤维化改变，以及闭塞性静脉炎，它与多发性大动脉炎的组织学特征不同。

治疗　Takayasu 动脉炎

不同研究中 Takayasu 动脉炎患者的长期预后差异很大。尽管两项北美研究报道的总存活率≥94%，其他研究报道的 5 年死亡率从 0% 到 35%。疾病相关的死亡常常是由充血性心力衰竭、脑血管事件、心肌梗死、动脉瘤破裂或肾衰竭引起。即使没有出现威胁生命的病变，Takayasu 动脉炎也可导致严重的病残。疾病的病程多样，尽管可能会出现自发缓解，但大多数 Takayasu 动脉炎为慢性和复发性病程。虽然采用糖皮质激素治疗，即每日服用40～60mg 的泼尼松可以缓解症状，但还没有令人信服的研究证实这可以增加存活率。联合使用针对急性期症状/体征的糖皮质激素治疗和针对狭窄血管的积极手术和（或）血管成型治疗，能够通过减少卒中风险、纠正肾动脉狭窄引起的高血压、改善缺血内脏和肢体的血供改善预后和减少病残。除紧急情况外，一般仅在内科治疗良好控制了血管炎症反应的情况下才进行手术纠正血管狭窄。对于复发或糖皮质激素不能成功减量的患者，每周合用甲氨蝶呤 25mg 可以获得较好的疗效。抗肿瘤坏死因子治疗的初步结果令人鼓舞，但需要通过随机试验进一步确定疗效。

IgA 血管炎（Henoch-Schönlein）

定义

IgA 血管炎（Henoch-Schönlein）是一种小血管血管炎，以可触性紫癜（最常见分布部位为臀部和下

肢）、关节痛、胃肠道症状和体征，以及肾小球肾炎为特征。

发病率和患病率

IgA 血管炎（Henoch-Schönlein）通常见于儿童，大部分患者的年龄范围是 4～7 岁；然而，该病还可能见于婴儿和成人。它不是一种罕见病。在一项研究中，一所儿童医院每年因该病入院的人数为 5～24 之间，男女比例为 1.5∶1。该病具有季节性，春季发病率最高。

病理和发病机制

IgA（Henoch-Schönlein）血管炎的可能发病机制是免疫复合物沉积。已经有人提出许多诱发抗原可能与该病相关，包括上呼吸道感染、多种药物、食物、昆虫叮咬和免疫接种。IgA 是免疫复合物中最常见的抗体类型，在该病患者的肾组织活检中已经得到证实。

临床和实验室表现

在儿童患者中，几乎所有人都会出现可触性紫癜；多数患者都会出现多关节痛，而不出现明显的关节炎。胃肠道受累见于大约 70% 的儿童患者，其特征为腹部绞痛，常伴有恶心、呕吐、腹泻或便秘，还常常伴有血便和黏液便；还可能出现肠套叠。10%～50% 的患者会出现肾脏受累，其常见的表现为轻度肾小球肾炎，出现蛋白尿和显微镜下血尿，大部分患者还会出现红细胞管型。通常不需要治疗而自然缓解；罕见发生于进展性肾小球肾炎者。在成人患者中，初始症状常与皮肤和关节有关，而以胃肠道症状为初始症状者较少见。尽管一些研究已经发现在成人中肾脏病变更常见和更严重，但并未取得一致性结论。然而，成人肾脏病变可能会更加隐匿，因此需要严密随访。心肌受累可以出现于成人患者，但在儿童中罕见。

实验室检查一般表现为白细胞轻度增多、血小板计数正常，偶尔会出现嗜酸性粒细胞增多。血清补体成分一般正常，在大约一半患者中 IgA 水平升高。

诊断

IgA 血管炎（Henoch-Schönlein）的诊断主要基于临床症状和体征。皮肤活检有助于确定伴有免疫荧光下 IgA 和 C3 沉积的白细胞破碎性血管炎。很少需要进行以诊断为目的的肾脏活检，但对一些患者可以提供预后相关信息。

治疗　IgA 血管炎（Henoch-Schönlein）

IgA 血管炎（Henoch-Schönlein）的预后相当好。极少出现死亡，1%～5% 的儿童患者会进展至终末期肾病。大多数患者完全康复，一些甚至不需要治疗。成人和儿童患者的治疗方法相似。当需要糖皮质激素治疗时，采用每日 1mg/kg 剂量的泼尼松，根据临床反应逐渐减量，可以有效地减少组织水肿、关节痛和腹部不适；然而，还没有证明该疗法治疗皮肤和肾脏病变的疗效，而且该治疗似乎也不会缩短活动期疾病的病程或减少复发的机会。有零散报道认为对于快速进展性肾小球肾炎的患者，强化血浆置换联合细胞毒性药物有一定疗效。报道称 10%～40% 的患者会出现疾病复发。

冷球蛋白血症性血管炎

定义

冷球蛋白是遇冷沉淀的单克隆或多克隆免疫球蛋白。冷球蛋白血症可能与系统性血管炎有关，特征为可触性紫癜、关节痛、乏力、神经病变和肾小球肾炎。尽管冷球蛋白血症可以在包括多发性骨髓瘤、淋巴组织增生性疾病、结缔组织病、感染和肝病等在内的多种基础疾病中观察到，但在很多情况下是特发性的。由于没有明确的基础疾病，以及存在含有寡克隆/多克隆免疫球蛋白的冷沉淀物，该病被称为原发性混合性冷球蛋白血症。自从发现了丙型肝炎病毒，绝大多数原先认为是原发性混合性冷球蛋白血症为冷球蛋白血症性血管炎，这与慢性丙型肝炎病毒感染的反应相关。

发病率和患病率

冷球蛋白血症性血管炎的发病率还不清楚，但估计有 5% 的慢性丙型肝炎病毒感染者会发展为冷球蛋白血症性血管炎。

病理和发病机制

冷球蛋白血症性血管炎的皮肤活检结果显示炎性浸润物包绕和侵及血管壁，伴有纤维素样坏死、内皮细胞增生和出血。免疫球蛋白和补体的沉积很常见。未受累皮肤的异常表现包括基底膜改变和血管壁内沉积物。80% 的冷球蛋白血症性血管炎肾脏病变是膜性增生性肾小球肾炎。

高频率的丙型肝炎病毒感染病史、血清冷沉淀物中存在丙肝病毒 RNA 和抗-丙型肝炎病毒抗体、血管炎皮肤病损中存在丙型肝炎病毒抗原的证据以及抗病毒治疗有效（见下文）都支持丙型肝炎病毒和冷球蛋白血症性血管炎是相关的。目前的证据提示在大部分病例中，当人体对丙型肝炎病毒感染的免疫反应异常导致含有丙型肝炎病毒的免疫复合物、多克隆丙型肝炎特异性 IgG、单克隆 IgM 型类风湿因子形成时，就会发生冷球蛋白血症性血管炎。这些免疫复合物在血管壁的沉积触发了炎症级联反应，导致了冷球蛋白血症性血管炎。

临床和实验室表现

冷球蛋白血症性血管炎最常见的临床表现是皮肤血管炎、关节炎、周围神经病变和肾小球肾炎。10％～30％的患者会出现肾脏病变。急进性肾小球肾炎、中枢神经系统、胃肠道或心脏血管炎虽然少见，但可以危及生命。

在冷球蛋白血症性血管炎发现循环冷沉淀物的存在是其根本。类风湿因子几乎总是阳性，这对于未检测到冷球蛋白的病变有提示意义。90％的患者会出现低补体血症。常常会出现 ESR 升高以及贫血。对于所有患者，都应该检测丙型肝炎抗体和丙型肝炎病毒 RNA 以寻找丙型肝炎感染的证据。

治疗 冷球蛋白血症性血管炎

冷球蛋白血症性血管炎的急性期死亡很少见，但存在肾小球肾炎是总体预后不良的征象。在这些患者中，15％进展到终末期肾病，其中40％之后会出现致死性心血管疾病、感染或肝功能衰竭。正如上文所述，大多数病例都和丙型肝炎病毒感染有关。对于这些患者，抗病毒治疗被证明是有利的，对丙型肝炎病毒感染相关的冷球蛋白血症性血管炎是一线治疗。抗病毒治疗的临床改善与病毒学反应有关。对于那些从血液中清除了丙型肝炎病毒的患者，他们的血管炎可有客观的改善，循环冷球蛋白、IgM和类风湿因子水平明显下降。然而，相当一部分丙型肝炎感染的患者对此种治疗的病毒学反应不持续，重新出现病毒血症时血管炎也常常复发。尽管采用糖皮质激素治疗能够取得短暂改善，但7％的患者可以达到完全反应。有血浆置换和细胞毒性药物治疗有效的零星报道。这些观察并没有被确证，而且这样的治疗还存在很大的风险。在丙型肝炎病毒感染相关的冷球蛋白血症性血管炎中随机研究利妥昔

单抗（CD20 单抗）治疗被证实是有利的，因此该药物被认为用于活动性血管炎的患者，也可与抗病毒治疗联合或单独使用，用于复发者、病毒耐药者或对抗病毒禁忌的患者。

单一器官血管炎

单一器官血管炎指的是累及任何大小的动脉或者静脉的血管炎，局限于某个脏器而没有系统性损害的表现，此类累及单一器官功能的血管炎近来被更多地认识到。包括孤立性主动脉炎、睾丸血管炎、乳腺血管炎、孤立性皮肤血管炎和原发性中枢神经血管炎。某些病变是在睾丸切除或者睾丸肿块怀疑肿瘤进行手术切除时发现的。有些开始诊断为单一器官血管炎的患者会逐渐出现一些系统性损害的表现，因此，应该密切随访那些没有系统性血管炎的证据、仅损害某一器官而没有给予免疫抑制治疗的患者。对于像原发性中枢神经血管炎或者某些皮肤血管炎的患者应该进行治疗。

特发性皮肤血管炎

定义

皮肤血管炎泛指真皮血管的炎症。由于该病的异质性，描述皮肤血管炎的名词有多个，包括过敏性血管炎（hypersensitivity vasculitis）和皮肤白细胞碎裂性血管炎（cutaneous leukocytoclastic angitis）。然而，皮肤血管炎并不是一种特异性疾病，而是能见于多种情况的一种临床表现。在超过70％的病例中，皮肤血管炎为原发性系统性血管炎的一部分，或为与诱发抗原或基础疾病相关的继发性血管炎（见"继发性血管炎"下文）。在剩余30％的病例，皮肤血管炎是特发性的。

发病率和患病率

皮肤血管炎是临床中最常遇到的血管炎。特发性皮肤血管炎确切的发生率还不清楚，这是皮肤血管炎常常与临床进程的基本过程和多样化相关造成的。

病理和发病机制

皮肤血管炎的典型组织病理学特征是出现小血管的血管炎。毛细血管后微静脉是最常见的受累血管；毛

细血管和小动脉则相对较少累及。该血管炎的特征是白细胞破碎，是指急性期时侵入血管和浸润血管周边的中性粒细胞残存的核碎片。在亚急性期或慢性期，单核细胞占优势；在某些亚类中，可以见到嗜酸性粒细胞浸润。红细胞常常从受累血管中渗出，导致可触性紫癜。也可出现皮肤血管炎轻度累及真皮的较大血管。

临床和实验室表现

特发性皮肤血管炎的标志性表现为皮肤受累占优势。皮肤病损的典型表现是可触性紫癜（突出皮肤的紫癜）；然而，还可能出现血管炎的其他皮肤表现，包括斑疹、丘疹、水疱、大疱、皮下结节、溃疡，以及复发性或慢性荨麻疹。皮肤病损可能伴有瘙痒甚至相当疼痛，伴有灼烧或蛰刺感。由于毛细血管后微静脉的静水压力，在非卧床患者，病损最常发生于下肢；在卧床患者，病损常发生于骶尾部。水肿可能会伴随某些病损发生，在复发性或慢性病损区域常常会出现色素沉着。

特发性皮肤血管炎没有特异的诊断性实验室检查。有特点的实验室检查包括伴或不伴嗜酸性粒细胞增多的轻度白细胞增多以及 ESR 升高。实验室检查的目的是为了排除潜在的基础疾病或系统性血管炎的特征。

诊断

皮肤血管炎的诊断有赖于活检证实血管炎。对于皮肤血管炎患者的诊断，一条重要的诊断原则就是寻找血管炎的病因——是否由于外源性物质，例如药物或感染；是否由于内源性原因，例如基础疾病（图 14-1）。此外，需要进行仔细的体格检查和实验室检查，除外系统性血管炎的可能。检查需要从最无创的手段开始，仅当临床需要时再进行较为有创的检查。

治疗　特发性皮肤血管炎

如果发现某种抗原刺激是造成皮肤血管炎的直接原因，则去除之；如果该抗原是一种微生物，需要开始相应的抗微生物治疗。如果血管炎与另一种基础疾病有关，对后者的治疗往往会使前者缓解。在疾病具有明显自限性的情况下，则除了可能的对症治疗外，无需其他治疗。如果皮肤血管炎持续存在，且没有发现诱发抗原，无相关疾病或基础系统性血管炎存在的证据，则治疗的决策就需要权衡症状程度和治疗风险。一些特发性皮肤血管炎会自发缓解，而其他则呈间断、复发病程。在那些持续性血管炎的患者中，曾试用过多种治疗，结果各异。总体上，特发性血管炎的治疗不令人满意。所幸的是，由于疾病往往局限于皮肤，尽管其缺乏对于治疗反应的一致性，但通常不会导致生命危险。其他有零星报道有效的药物有氨苯砜、秋水仙碱和非甾体类消炎药物。糖皮质激素常用于治疗特发性皮肤血管炎。治疗方法常常从每日 1mg/kg 的泼尼松开始，如果可能则迅速减量，减量方法为直接减量至停用或换为隔日用药，随后彻底停用。如果证实为糖皮质激素难治性皮肤血管炎，有使用一系列细胞毒性药物的指征。仅局限于皮肤小静脉的慢性血管炎患者很少能对任何治疗药物有好的反应。对于该类患者，细胞毒性药物只能作为最后的选择。有零星报道在这种情况下，甲氨蝶呤和硫唑嘌呤是最佳选择。虽然环磷酰胺是治疗系统性血管炎的最有效药物，但鉴于其潜在毒性，几乎不建议用于治疗特发性皮肤血管炎。

特发性中枢神经系统血管炎

特发性中枢神经系统血管炎是一种不常见的临床病理疾病，其特征为局限于中枢神经系统血管的血管炎，不伴有其他明显的系统性血管炎。该病的炎症过程通常包括伴或不伴肉芽肿形成的单核细胞浸润。

患者可有严重的头痛、神智改变以及局灶性神经缺损表现。一般没有系统性症状。根据血管受累的程度，可能会出现破坏性的神经系统异常。头颅核磁共振成像的异常，腰椎穿刺的异常和（或）血管造影证实特征性血管异常提示该诊断（图 14-4），但需脑实质和软脑膜的活检结果来确诊。在没有脑组织活检的情况下，需要注意不能将可能与其他原因相关的造影表现误读为原发性血管炎的造影异常表现。一个重要的鉴别诊断是可逆性脑血管痉挛综合征，其典型的表现是剧烈头痛，动脉造影异常表现与特发性中枢神经系统血管炎类似，但可逆。其他的鉴别诊断包括感染、动脉粥样硬化、栓塞、结缔组织病、结节病、恶性肿瘤，以及药物相关性原因。肉芽肿性特发性中枢神经系统血管炎的预后不良；然而，一些报道称糖皮质激素治疗单用或与环磷酰胺联用，按上文所述方法给药，可诱导临床缓解。

白塞综合征

白塞综合征（Behçet Syndrome）是一种以复发性口腔、生殖器溃疡、虹膜炎和皮肤损害为特征的临床病理疾病。尽管该病能够累及任何大小和任何器官的

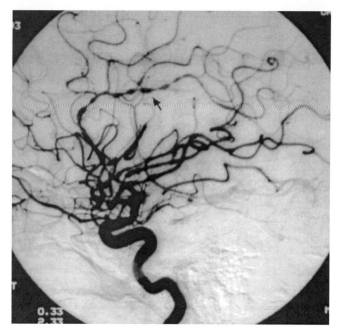

图14-4 一个32岁男性特发性中枢神经系统血管炎患者的脑血管造影。 可见串珠样的典型血管炎征象

血管，但其根本的病理学过程是白细胞破碎性小静脉炎。该疾病将在第16章中详述。

Cogan 综合征

Cogan综合征是以基质性角膜炎伴发前庭听觉症状为特征的疾病。该病可能和系统性血管炎相关，尤其是累及主动脉瓣的主动脉炎。糖皮质激素是主要治疗药物。在听力损害发生后尽快开始治疗可能可以改善预后。

川崎病

川崎病，是一种儿童的急性、发热性多系统疾病。约80%于5岁前发病，发病高峰≤2岁。其特征为非化脓性颈淋巴结炎，以及皮肤和黏膜改变（如水肿、结膜充血、口腔、唇、手掌红斑、指尖皮肤脱皮）。尽管该疾病常为良性和自限性，但约25%的病例会伴发冠状动脉瘤，整体病死率为0.5%～2.8%。这些并发症通常出现在疾病处于恢复期的第3周到第4周之间。在几乎所有尸检的死亡病例中，都发现有冠状动脉血管炎。表现为典型的内膜增生和血管壁单核细胞浸润。沿动脉可观察到串珠样血管瘤和血栓形成。其他表现包括心包炎、心肌炎、心肌缺血和梗死，以及心脏肥大。

除了2.8%的发生致死性并发症的患者，该病若平稳恢复则预后良好。疾病早期给予大剂量的静脉γ-球蛋白（2g/kg，大于10h缓慢单次输注），联用阿司匹林（每日100mg/kg，连续14日后每日3～5mg/kg，持续数周），可以有效减少冠脉病变。对伴有巨型冠状动脉瘤及其他冠脉并发症的川崎病患者进行手术治疗很必要。手术治疗通常包括血栓动脉内膜切除术、血栓清除术、动脉瘤重构术、冠状动脉搭桥术。

多血管炎重叠综合征

一些系统性血管炎患者的临床病理特征不符合任何一种特定的疾病，但是有着不同血管炎疾病的重叠特征。在此种情况下的活动性系统性血管炎同样可以引起与表14-1中所列举的明确综合征中相同的不可逆的器官系统损害。这些患者的诊断、治疗以及预后的判断有赖于活动性血管炎累及的部位和严重程度。对于那些可能引起某主要器官系统不可逆损害的血管炎患者，需要按照"肉芽肿性多血管炎（韦格纳肉芽肿）"一章中提到的方法进行治疗。

继发性血管炎

药物相关血管炎

药物反应相关血管炎通常表现为全身或局限于下肢或其他部位的可触性紫癜；此外，还可能出现荨麻疹样皮损、溃疡、出血性大疱。尽管可能出现系统性表现如发热、不适，以及多关节痛，但症状和体征可以仅局限在皮肤。虽然皮肤是最主要的受损器官，但药物反应也可以造成系统性血管炎。与血管炎相关的药物包括别嘌呤醇、噻嗪类利尿药、金制剂、磺胺、苯妥英以及青霉素。

据报道有越来越多的药物可以造成抗髓过氧化物酶抗体（MPO-ANCA）相关性血管炎。在这当中，肼屈嗪和丙硫氧嘧啶与血管炎具有最强的因果关系。ANCA阳性药物相关血管炎的临床表现从皮肤到肾脏甚至肺泡出血都可以出现。除停用药物之外，应根据血管炎的严重程度进行治疗。对患有即将威胁生命的小血管血管炎的患者，应立即按照肉芽肿性多血管炎（韦格纳肉芽肿）的治疗方案，给予糖皮质激素和环磷酰胺治疗。在取得临床改善后，应考虑逐渐减量，减量速度可以稍快一些。

血清病及血清病样反应

这类反应的特点是在初次接触异种蛋白（经典血

清病）或非蛋白药物，如青霉素、磺胺制剂（血清病样反应）之后的 7～10 天，再次接触上述物质 2～4 天后，出现发热、荨麻疹、多关节痛和淋巴结肿大。大多数表现并不是由血管炎造成的；然而，少数患者会出现典型的皮肤静脉炎，这种静脉炎在极少情况下可以发展为系统性血管炎。

与其他原发疾病相关的血管炎

某些感染可能直接接触血管炎症过程。比如，立克次体可以攻击小血管内皮细胞，并在其内繁殖，从而导致血管炎。另外，某些系统性真菌感染，如组织胞浆菌病，血管周围的炎症反应可以模拟原发性血管炎的过程。一种主要累及皮肤，偶尔累及其他脏器的白细胞破裂性血管炎，可能是其他多种感染的一个次要组分。这些感染包括亚急性细菌性心内膜炎、EB 病毒感染、HIV 感染以及许多其他感染。

血管炎可以合并某些恶性疾病，特别是淋巴系统或网状内皮系统肿瘤。最常见的是局限于皮肤的白细胞破裂性血管炎；然而，也可以发生广泛的系统性血管炎。需要特别注意的是毛细胞白血病可以伴发结节性多动脉炎。

血管炎是许多原发结缔组织的继发表现。其中最多见的是系统性红斑狼疮（第七章）、类风湿关节炎（第九章）、炎性肌病（第十七章）、复发性多软骨炎（第十八章），以及干燥综合征（第十二章）。在这些疾病中最常见的血管炎形式是局限于皮肤的小血管炎。然而，一些患者可能发展为暴发性系统性坏死性血管炎。

溃疡性结肠炎、先天性多种补体成分缺乏、结节病、原发性胆汁性肝硬化、α_1-抗胰蛋白酶缺乏，以及小肠改道术都可能发生继发性血管炎。

第十五章　血管炎综合征图集
Atlas of the Vasculitic Syndromes

Carol A. Langford，Anthony S. Fauci
（杜娟　译　王天　校）

血管炎综合征的诊断通常是根据具有相应临床表现患者的典型组织学或动脉造影特征得出的。这些图片突出了血管炎疾病的组织学和影像学特征（图 15-1～图 15-22）。这些图像表明了组织学对明确血管炎诊断的重要性，影像学对血管炎诊断的实用性以及影像学的发展改善了血管炎的诊治。

对于很多疑似血管炎综合征的患者，组织活检不仅可确诊血管炎和其他组织学特征方面，也可排除与之有类似临床表现的其他疾病。根据临床疾病的受累器官、文献报道中阳性活检率的数据及受累部位活检取材的风险等确定活检的取材部位。常用的活检取材部位包括肺、肾和皮肤。其他部位如周围神经、脑、睾丸及胃肠组织也同样具有血管炎特征，可以作为活检的取材部位。

影像学显示肺实质异常的外科活检对肉芽肿性多血管炎的患者诊断率可达到 90%，且对于除外感染或肿瘤有重要意义。肺活检成功率与可获得的肺组织的量密切相关，这种非侵入性的经支气管活检阳性率仅能达到 7%。对疑似肺部感染的免疫抑制患者，肺组织活检对显微镜下多血管炎、嗜酸性肉芽肿性血管炎（Churg-Strauss）和任何血管炎疾病有着重要意义。

在活动期肉芽肿性多血管炎、显微镜下多血管炎、嗜酸性肉芽肿性血管炎的患者中，肾活检病理表现为以无或极少有免疫复合物沉积为特征的（寡免疫复合物新月形性肾炎）局灶性、节段性、新月体性及坏死性肾小球肾炎。这些发现不仅可以区分其他原因导致的肾小球肾炎，还可以用于证实需要治疗的活动性肾小球肾炎。故肾活检对于已经确诊的上述疾病且出现肾功能恶化和尿沉渣无异常或可疑的患者有助于指导治疗。冷球蛋白血症性血管炎和 IgA 性血管炎（过敏性紫癜）可能出现在其他导致肾脏损害的血管炎中，组织学活检对诊断或预后至关重要。

皮肤活检更为常用且有良好的耐受性。并不是所有的皮肤紫癜或皮肤溃疡都是由于血管炎造成的，所以对于明确是否为血管炎引起的皮肤损害，皮肤活检至关重要。皮肤血管炎代表了多数血管炎的常见特征，也可见于感染、药物、肿瘤和结缔组织病等多种疾病。因此，对于需要积极应用免疫抑制剂治疗的系统性血管炎来说，皮肤活检对于该病的诊断不能提供足够的证据。

诊断影像学对于已知或可疑患有系统性血管炎的患者是一种关键的评估手段。结合病史、体格检查和实验室检查，影像学特征的信息可用于指导鉴别诊断、随访评估和治疗方案。一系列影像学技术用于评估血管炎包括平片、超声、CT、MRI、正电子发射断层扫描（PET）和经导管动脉造影等。这些方法是特别实用的，可以用来区分血管炎的范围和严重程度。

对于血管炎疾病中的大中型血管受累，动脉造影可以通过显示血管狭窄或动脉瘤来支持诊断。经导管动脉造影可以提供中心动脉压并准确地显示血管腔的大小，但是具有造影剂暴露和侵入性操作的风险。MRI 和 CT 动脉造影的发展提供了非侵入性的观察血管腔及血管壁的技术，因此也提高了对大血管炎患者的监测能力。然而，对于怀疑中等血管的血管炎，如结节性多动脉炎，还是要用经导管动脉造影，因为 MRI 和 CT 动脉造影目前的分辨率不足，不能呈现此等大小血管。

虽然血管炎累及小血管不能被直接看到，但是诊断影像学对于血管和组织炎症引起的组织损害有重要作用。在肉芽肿性多血管炎（韦格纳肉芽肿）中，有 80％的患者在疾病的病程中会有肺受累。当有可疑活动性的病变的时候，要做胸部影像学检查，因为有高达 1/3 的患者无临床表现，影像学检查却是异常的。

肺部放射学对于血管炎治疗后出现并发症（如机会性肺炎和药物相关性肺炎）的检测尤为重要。

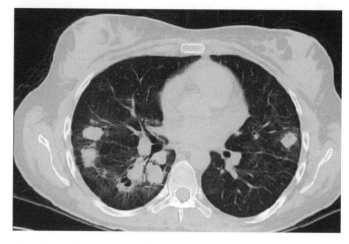

图 15-1　胸部 CT 显示双肺结节性浸润。见于一名 40 岁女性有肉芽肿性多血管炎（韦格纳肉芽肿）的患者

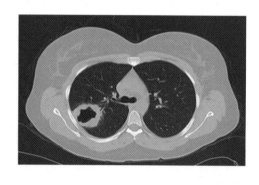

A

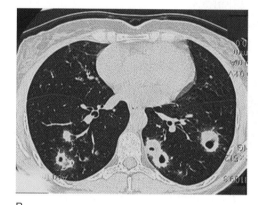

B

图 15-2　胸部 CT 显示多发肺空洞病变。见于两名肉芽肿性多血管炎（韦格纳肉芽肿）患者（**A**）单发和（**B**）多发肺空洞病变

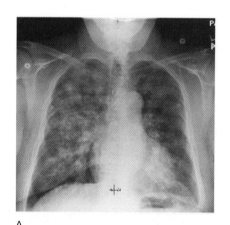

A

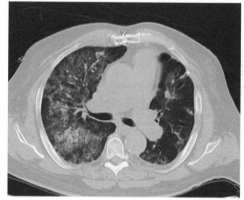

B

图 15-3　双侧磨玻璃样浸润。见于同一名患者的图（**A**）胸片和图（**B**）胸部 CT 上呈现的是由于肺泡毛细血管炎导致肺泡出血造成双肺磨玻璃样变。这种表现可以出现在肉芽肿多血管炎（韦格纳肉芽肿）或显微镜下多血管炎中

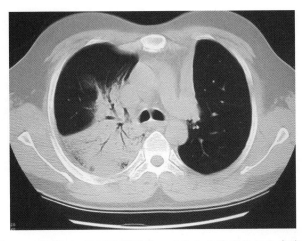

图 15-4　胸部 CT 显示肺部感染。可见支气管充气征的高密度渗出影累及右肺上叶一段。这是因为患有肉芽肿性多血管炎（韦格纳肉芽肿）的患者应用免疫抑制剂后出现细菌性肺炎所致。另外支气管狭窄所致左肺上叶塌陷也可在这张图上看到

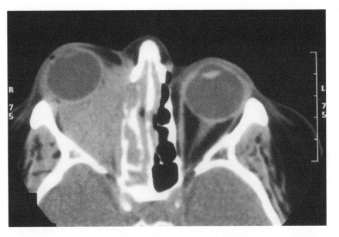

图 15-5　眼眶 CT 显示右眼炎症。一名有肉芽肿性多血管炎的患者右眼突出。这张图片显示炎性组织从筛窦侵犯筛板和浸润整个右眼眼眶

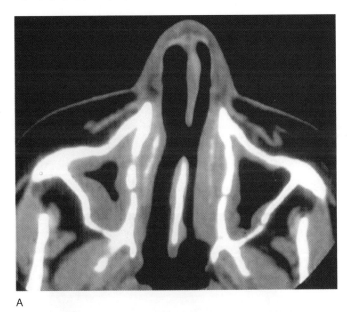

A

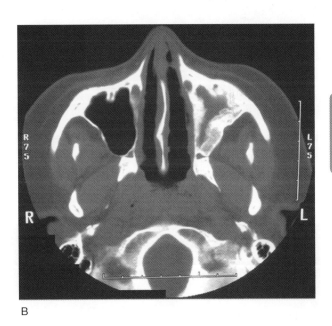

B

图 15-6　两名肉芽肿性多血管炎（韦格纳肉芽肿）患者鼻窦异常 CT。（A）双侧上颌窦黏膜增厚和鼻中隔穿孔；（B）左侧上颌窦的骨炎合并闭塞，该患者长期鼻窦炎

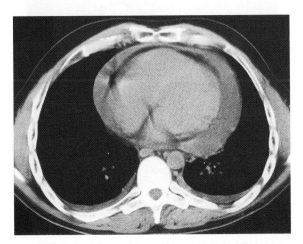

图 15-7　胸部 CT 显示一名患有嗜酸性肉芽肿性多血管炎（Chung-Strauss）的大量心包积液。在嗜酸性肉芽肿性多血管炎的发生和死亡中心脏损害为重要因素。其中包括心肌炎、心内膜炎和心包炎

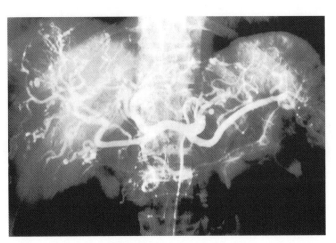

图 15-8　一名 40 岁男性患有结节性多动脉炎的血管造影片显示在肝循环中多个微动脉瘤形成

第十五章　血管炎综合征图集

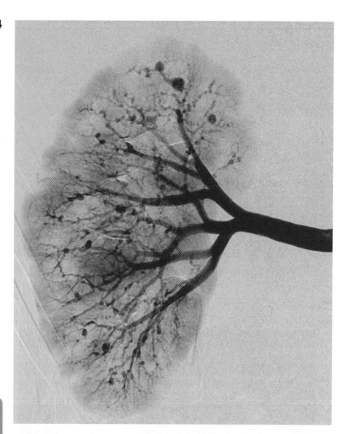

图 15-9 一名 19 岁男性患有结节性多动脉炎的血管造影片显示肾脏系统的多个微动脉瘤形成。该患者的主要表现为头痛和严重的高血压，主要是由受累肾脏的中等血管炎引起

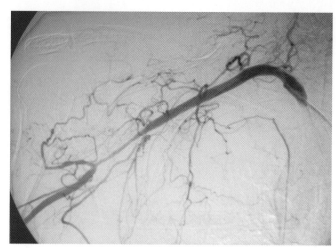

图 15-11 上肢动脉造影显示一个长的腋动脉狭窄 见于一名 75 岁老年女性巨细胞动脉炎的患者

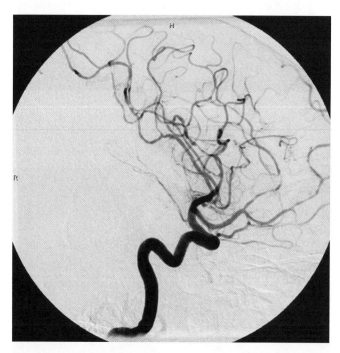

图 15-10 脑动脉造影显示颈内动脉分支串珠样改变。见于一位原发性中枢神经系统血管炎

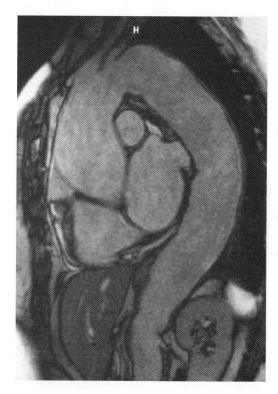

图 15-12 MRI 显示胸主动脉广泛动脉瘤形成。见于一名 80 岁老年女性，这名患者在出现动脉瘤之前的 10 年就已经病理证实为巨细胞动脉炎

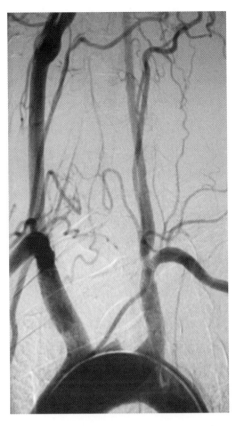

图 15-13 主动脉弓造影显示左颈动脉起始段完全闭塞。这名 20 岁女性出现晕厥后，被确诊为多发性大动脉炎

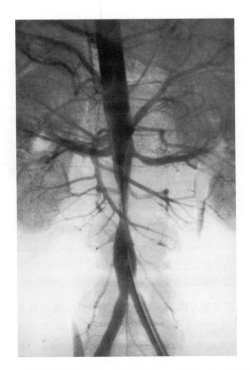

图 15-14 动脉造影显示腹主动脉狭窄。见于一名 25 岁女性多发性大动脉炎的患者

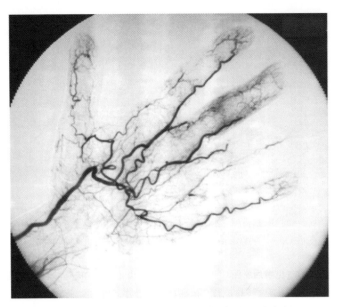

图 15-15 手动脉造影显示血管跳跃性损害和血流中断。见于多发性骨髓瘤导致的冷球蛋白血症性血管炎患者

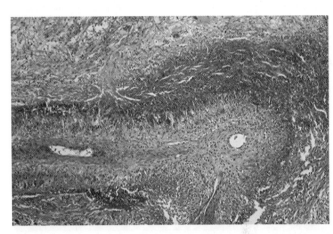

图 15-16（见书后彩图） 肉芽肿性多血管炎（韦格纳肉芽肿）肺组织病理。肺活检提示坏死区域有大量组织细胞和巨细胞浸润，血管炎也出现在血管壁，表现为中性粒细胞、淋巴细胞和巨细胞浸润

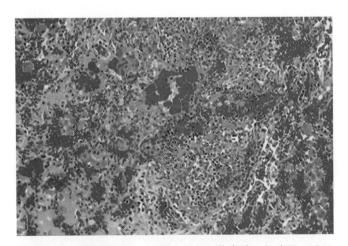

图 15-17（见书后彩图） 显微镜下多血管炎肺组织病理。肺活检证实显微镜下多血管炎的患者肺泡出血是由于肺毛细血管炎所致。类似的表现也可见于肉芽肿性多血管炎（韦格纳肉芽肿），在嗜酸性肉芽肿性多血管炎（Churg-Strauss）中不常见

第十五章 血管炎综合征图集

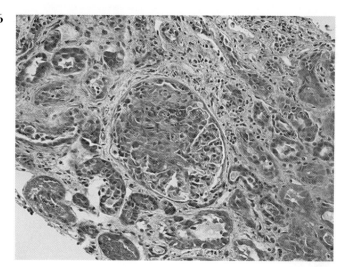

图 15-18（见书后彩图） 肉芽肿性多血管炎（韦格纳肉芽肿）肾脏组织病理。肾脏活检提示新月体性坏死性肾小球肾炎。也有局灶性和节段性表现，出现于正常和瘢痕性肾小球。免疫荧光和电子显微镜检测无免疫沉积，提示寡免疫复合物肾小球肾炎。类似的表现也可见于显微镜下多血管炎和嗜酸性肉芽肿性多血管炎（Churg-Strauss）

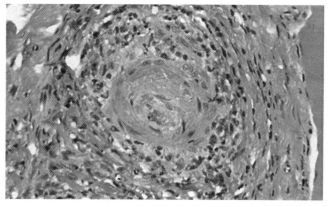

图 15-19（见书后彩图） 结节性多动脉炎腓肠神经病理。结节性多动脉炎患者出现了多发单神经炎的腓肠神经病理表现。中性粒细胞浸润了中等血管的全层，导致了血管闭塞和神经阻断

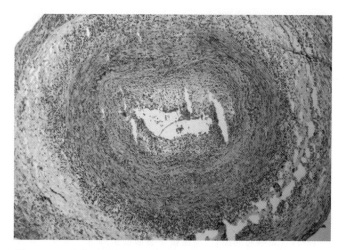

图 15-20（见书后彩图） 巨细胞动脉炎颞动脉病理。颞动脉活检证实了单核细胞和淋巴细胞浸润血管全层，特别是血管的内膜和中层。巨细胞散在可见

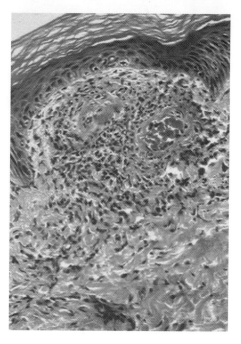

图 15-21（见书后彩图） 皮肤血管炎皮肤活检。提示真皮层下两个小动脉有中性粒细胞的炎性浸润表现，其血管壁内及周围可见白细胞破碎（核碎裂）。虽然这些特征可诊断血管炎，但这些病理特点可见于多种疾病中而不是某一种单一的疾病

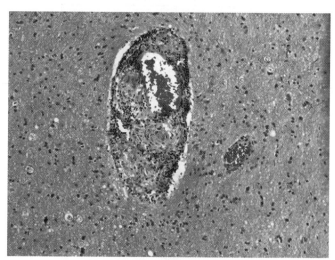

图 15-22（见书后彩图） 原发性肉芽肿性中枢神经系统性血管炎。脑活检提示中等动脉的肉芽肿性炎症，表现为在血管壁内有肉芽肿性多血管炎。该患者表现为进行性头痛，临床和影像学特点提示卒中，并且动脉造影符合血管炎病变。因为颅外未发现血管炎相关证据，所以支持原发性肉芽肿性中枢神经系统性血管炎诊断

第十六章　白塞综合征

Behçet's Syndrome

Haralampos M. Moutsopoulos

（杨月　译　赵金霞　校）

定义、发病率及患病率

白塞综合征（又称为贝赫切特综合征）是一种以反复发作的口腔溃疡、生殖器溃疡及眼部受累为主要表现的多系统疾病。该病主要根据患者的临床表现，基于国际认可的诊断标准（表 16-1）而做出诊断。

本病好发于地中海、中东及远东地区的青年男性及女性，又被称为"丝绸之路"病。其男女发病率相似，但男性病情多重于女性。黑种人极少罹患此病。

发病机制

本病病因及发病机制尚不明确，其兼具自身炎症性疾病及自身免疫性疾病的某些特点。主要的病理改变是系统性血管周围炎，早期可见中性粒细胞的浸润及血管内皮的肿胀。在部分患者中，可表现为弥漫性炎性疾病，出现大血管全层受累，并可形成假性动脉瘤，提示存在滋养血管的血管炎。除活化的中性粒细胞外，还可见到 Th1、Th17、细胞毒性 CD8$^+$ T 细胞及 γδ T 细胞的浸润，从而提示固有及适应性的自身反应性免疫应答的相互联系在发病机制中起到一定的作用。在患者外周血可测到针对内皮细胞 α 烯醇化酶、硒结合蛋白的循环自身抗体及抗酵母菌抗体，然而这些自身抗体的致病机制尚不明确。近期的一项全基因组关联研究证实了白塞综合征与 HLA-B * 51 相关，并确定了另一个位于 I 类主要组织相容性抗原复合物（MHC）区域的独立关联基因。除此以外，此病的发生与白介素（IL）-10 及 IL-23R-IL-12RB2 位点的关联也被观察到。有趣的是，疾病相关的 IL-10 变异型与 mRNA 表达的减弱及蛋白产生的减少呈现相关性。

表 16-1 白塞综合征诊断标准
反复口腔溃疡，同时满足以下任何两项：
反复外阴溃疡
眼病变
皮肤病变
针刺试验阳性

临床表现

复发性阿弗他溃疡是白塞综合征诊断的必要因素。溃疡可位于口腔中任何部位，多为痛性，或浅或深，或单个或多发，中心呈淡黄色坏死基底。85% 的患者可出现直径小于 10mm 的小溃疡，直径较大或疱疹样病变则较为少见。溃疡可持续 1～2 周后自行消退，不遗留结痂。生殖器痛性溃疡相对少见但更具特异性，龟头及尿道不受累，可出现阴囊瘢痕。

80% 的患者可出现皮肤受累，表现为毛囊炎、结节红斑、痤疮样皮疹；偶可出现血管炎、Sweet综合征及坏疽性脓皮病。搔抓后或皮内盐水注射后（针刺试验）出现的非特异性皮肤炎症反应是白塞综合征常见而特异的皮肤表现。

双侧全葡萄膜炎伴瘢痕形成的眼部受累是白塞综合征最为严重的并发症，其偶可进展迅速，导致失明。眼部受累可发生于 50% 的白塞综合征患者，常于发病时出现，但也可在患病后的最初几年内发生。可表现为虹膜炎、后葡萄膜炎、视网膜血管闭塞及视神经炎。

50% 患者可出现非致畸性关节炎或关节痛，出现膝、踝等关节受累。

外周浅或深静脉血栓形成可见于 30% 的患者。肺栓塞是一种少见的并发症。偶可出现上腔静脉堵塞，出现戏剧性的临床表现。动脉受累仅见于少于 5% 的患者，表现为主动脉炎、外周动脉瘤或动脉栓塞。肺动脉血管炎可出现呼吸困难、咳嗽、胸痛和咯血等临床表现，有报道 5% 的患者胸部 X 线片可出现浸润影像。应注意此类患者与血栓栓塞性疾病的鉴别，因肺动脉血管炎治疗以抗炎而非溶栓为主。

神经系统受累（5%～10%）以实质受累为主（80%）；与脑干受累相关，且预后不佳（中枢神经系统白塞综合征）。IL-6 在这些患者的脑脊液中呈持续升高。颅内静脉血栓形成最常见于上矢状窦及横窦，表现为头痛及颅内压升高。磁共振成像（MRI）和（或）氢质子磁共振波谱（MRS）具有很高的敏感性，可用于疑似中枢神经系统白塞综合征的检查。

胃肠道受累在日本患者中较为常见，表现为与克罗恩病类似的胃肠道黏膜溃疡。

附睾炎可见于 5% 的患者。AA 型淀粉样变及肾小球肾炎并不少见。

实验室检查主要表现为非特异性炎症指标升高，

如白细胞增多、红细胞沉降率增快及 C 反应蛋白升高。

治疗　白塞综合征

疾病的严重程度随病程延长逐渐减轻。除中枢神经系统白塞综合征及大血管受累患者外，其他患者预期寿命与正常人相似，并且失明是其唯一严重的并发症。

黏膜受累多对局部糖皮质激素如漱口液或药膏反应良好；沙利度胺（100mg/d）可用于难治病例。血栓性静脉炎可用阿司匹林 325mg/d 治疗。秋水仙碱可对皮肤黏膜表现及关节炎有效。葡萄膜炎及中枢神经系统白塞综合征可予系统应用糖皮质激素［醋酸泼尼松 1mg/(kg·d)］及硫唑嘌呤［2~3mg/(kg·d)］治疗。环孢素（5mg/kg）单药或联合硫唑嘌呤可用于治疗威胁视力的葡萄膜炎。环磷酰胺冲击治疗在肺动脉或外周动脉瘤病程早期有效。抗肿瘤坏死因子治疗被推荐用于治疗免疫抑制剂难治性全葡萄膜炎，其可使多于 2/3 的患者视力改善。

第十七章　多发性肌炎、皮肌炎和包涵体肌炎

Polymyositis, Dermatomyositis, and Inclusion Body Myositis

Marinos C. Dalakas

（何琳蓉　译　王国春　校）

炎性肌病涵盖一大组获得性、由潜在可治疗病因引起的骨骼肌无力性疾病。主要分为三大类：多发性肌炎（polymyositis，PM）、皮肌炎（dermatomyositis，DM）和包涵体肌炎（inclusion body myositis，IBM）。

临床特征

炎性肌病的发病率约为 1/10 万。PM 作为一种独立的疾病属于罕见病。DM 在儿童及成人均可发病，女性较男性更易受累。IBM 在男性中的发病率是女性的 3 倍，白种人较黑种人更易受累，且多见于 50 岁以上的人群。

这些疾病临床表现为进行性对称性近端肌无力，但 IBM 中肌无力可不对称。患者常主诉近端肌群参与的日常活动逐渐受限，如起立、上楼、上台阶、举物、梳头。需远端肌群参与的精细运动，如系扣子、缝纫、编织、书写，仅在 PM/DM 病程后期受累，但在 IBM 可早期出现。因为 IBM 患者早期即可出现股四头肌受累及膝关节无力，患者常易跌倒。即使在进展期未治疗的患者中眼肌也多不受累；一旦眼肌受累，炎性肌病的诊断会受到质疑。在 PM 及 DM 中面肌不受累，但 IBM 患者面肌轻瘫较常见。在各类炎性肌病中，咽喉肌及颈屈肌均常受累，导致吞咽或抬头困难（垂头）。在疾病进展期和罕见的急性病例中可出现呼吸肌受累，如果未予治疗，严重的肌无力常与肌肉萎缩相关。感觉功能保持正常。腱反射存在，但在严重无力或萎缩的肌肉中可消失，特别是在 IBM，因为股四头肌及远端肌群萎缩很常见。肌痛及肌肉压痛可见于小部分患者，常出现在疾病早期，特别是在结缔组织病相关的皮肌炎中易见。PM 和 DM 的肌无力在数周到数月内呈亚急性进展，少见情况下急性进展；相反，IBM 在数年内进展非常缓慢，和老年性肌萎缩或慢性进展性运动神经元病相似。

临床特征

见表 17-1。

多发性肌炎　PM 的具体起病时间常不易确定，患者就医多延迟数周甚至数月。在 DM 中则不然，皮疹便于疾病的早期识别（见下文）。PM 和多种肌病表现相似，确诊为排除性诊断。PM 是一种亚急性炎性肌病，多见于成人，儿童罕见，不具备以下任何一项：皮疹，眼外肌和面肌受累，神经肌病家族史，肌毒性药物或毒物暴露史，内分泌疾病，神经源性疾病，肌营养不良，肌酶缺陷性疾病，或经肌肉活检明确的 IBM（见下文）。作为一种独立的疾病，PM 是一种罕见（且过度诊断）的疾病；PM 更常伴发于系统性自身免疫性疾病、结缔组织病、已知病毒或细菌感染。药物，特别是 D-青霉胺、他汀类药物或齐多夫定（zidovudine，AZT），也可引发和 PM 相似的炎性肌病。

皮肌炎　DM 是一种独特的疾病，具有特征性的皮疹，伴发或早于肌无力出现。皮疹可包括上睑水肿性蓝紫色斑（向阳疹），面部及躯干上部扁平红疹，指关节红斑伴紫色鳞屑性皮疹（Gottron 征）。红斑性皮

特征	多发性肌炎	皮肌炎	包涵体肌炎
发病年龄	>18 岁	儿童及成人	>50 岁
家族史	否	否	是，但见于某些罕见病例
肌肉外表现	是	是	是
结缔组织病	是[a]	硬皮病和混合性结缔组织病（重叠综合征）	是，见于20%病例[a]
系统性自身免疫性疾病[b]	常见	不常见	不常见
恶性肿瘤	否	是，见于15%病例	否
病毒	是[c]	未证实	是[c]
药物[d]	是	是，罕见	否
寄生虫和细菌[e]	是[e]	否	否

表 17-1　炎性肌病相关临床特征

[a] 系统性红斑狼疮，类风湿关节炎，干燥综合征，系统性硬化病，混合性结缔组织病。[b] 克罗恩病，血管炎，结节病，原发性胆汁性肝硬化，成人乳糜泻，慢性移植物抗宿主病，盘状红斑狼疮，强直性脊柱炎，白塞病，重症肌无力，暴发性痤疮，疱疹样皮炎，银屑病，桥本甲状腺炎，肉芽肿性病变，无丙种球蛋白血症，单克隆丙种球蛋白病，高嗜酸性粒细胞综合征，莱姆病，川崎病，自身免疫性血小板减少症，高球蛋白血症性紫癜，遗传性补体缺陷病，IgA 缺陷。[c] HIV（人类免疫缺陷病毒）和 HTLV（人类嗜 T 细胞病毒 1 型）。[d] 药物包括青霉胺（皮肌炎和多发性肌炎），齐多夫定（多发性肌炎），他汀类药物（坏死性、毒性或自身免疫性肌炎），受污染的色氨酸（皮肌炎样疾病）。其他肌毒性药物可导致肌病但非炎性肌病（详见下文）。[e] 寄生虫（原虫、绦虫、线虫），热带性和细菌性肌炎（化脓性肌炎）

疹也可见于体表其他部位，包括膝、肘、踝、颈部及前胸（多呈 V 字征），或后背及肩部（披肩征），日晒后可加重。部分患者皮疹伴瘙痒，特别是头皮、前胸和后背的皮疹。甲褶毛细血管袢扩张也是特征性表现。表皮可不规则、增厚、扭曲，手指侧面及掌面皮肤粗糙、皲裂，伴不规则、"脏"的水平裂纹，类似技工的手。肌无力可轻度、中度或重度致四肢瘫痪。有时肌力貌似正常，被称作"无肌病皮肌炎"。但在此类病例中行肌活检却常可见明显的血管周及束周炎症。

DM 常单独出现，但也可与硬皮病和混合性结缔组织病重叠。筋膜炎及皮肤增厚可见于慢性 DM 患者，也可出现于食用污染的 L-色氨酸后的嗜酸性粒细胞增多肌痛综合征中。

包涵体肌炎　在年龄>50 岁的患者中，IBM 是最常见的炎性肌病。常被误诊为 PM，在治疗无效后再怀疑 IBM。远端肌无力及肌萎缩，特别是足伸肌及指深屈肌受累可见于近乎全部的 IBM 患者，可作为早期诊断的线索。因早期股四头肌受累及膝关节无力，部分患者表现为跌倒。其他患者表现为手部小肌肉无力，特别是指屈肌无力，主诉持物困难，如无法握高尔夫

球杆，难以完成开锁、结绳等工作。部分情况下，肌无力以及伴随的肌萎缩可不对称，选择性累及股四头肌、髂腰肌、肱三头肌、肱二头肌和指屈肌，表现为类似于下运动神经元病。吞咽困难较常见，见于60%的 IBM 患者，可导致窒息发作。感觉检查大致正常，部分患者有踝关节振动觉轻度减退，认为和年龄相关。选择性远端肌肉受累的肌肉病理过程导致临床上远端肌无力的模式，表面上类似运动神经元病或周围神经病。疾病进展缓慢而稳定，大部分患者在起病数年内需要拐杖、助步器或轮椅等辅助设施。

至少20%的 IBM 病例和系统性自身免疫性疾病或结缔组织病相关。典型 IBM 可出现家族聚集，这些病例被定义为家族性炎性 IBM。这和遗传性包涵体肌病（h-IBM）不同，后者包括一组异质性遗传综合征，多为隐性遗传，显性遗传较少见；h-IBM 为非炎性肌病。H-IBM 中无股四头肌受累的亚型成为一种独立疾病，最初见于伊朗的犹太人，现在多个种族均有报告，和染色体 9p1 相关，由 UDP-N-乙酰葡萄糖胺 2-异构酶/N-乙酰甘露糖胺激酶（GEN）基因突变致病。

相关临床表现

肌外表现　PM 或 DM 患者可有不同程度的肌外表现，包括：

1. 系统症状，如发热、乏力、体重下降、关节痛及雷诺现象，特别是和结缔组织病相关的炎性肌病。

2. 关节挛缩，多见于 DM，特别是儿童患者。

3. 吞咽困难及胃肠道症状，因咽喉部横纹肌及食管上部受累，特别是 DM 及 IBM 患者容易出现。

4. 心脏异常，包括房室传导阻滞，快速心律失常，扩张性心肌病，射血分数低，充血性心力衰竭，由疾病本身或长期应用糖皮质激素相关高血压所致。

5. 肺部异常，因胸壁肌肉无力、肺间质病变或药物诱导的肺炎（如甲氨蝶呤），可导致呼吸困难、干咳、吸入性肺炎。肺间质病变可先于肌病或在疾病早期出现，见于10%的 PM 或 DM 患者，大部分患者存在抗 t-RNA 合成酶抗体，详见下文。

6. 皮下钙化，见于 DM，部分突出于皮肤导致溃疡及感染。

7. 关节痛、滑膜炎，或变形性关节病伴指间关节半脱位，可见于部分抗 Jo-1 抗体（见下文）阳性的 DM 和 PM 患者。

恶性肿瘤相关性　虽然所有炎性肌病均可与恶性肿瘤相关（特别是在老年患者中），但在 DM 患者中恶性肿瘤的发生率明确增加，而在 PM 及 IBM 中则不

然。与 DM 相关的肿瘤中最常见的是卵巢癌、乳腺癌、黑色素瘤、结肠癌和非霍奇金淋巴瘤。对于成人 DM 患者筛查隐性肿瘤的力度视临床情况而定。在这类患者中肿瘤常由异常的病史及查体发现，而不是大量盲目的筛查。目前证据不支持进行昂贵、侵袭性、无目的肿瘤筛查。在大多数病例中每年进行全身查体，包括盆腔、乳腺（有指征者进行乳腺钼靶检查）和直肠检查（根据年龄和家族史选择性进行结肠镜检查），尿液分析，全血细胞分析，血生化检查，以及胸片检查。鼻咽癌在亚洲人中常见，应进行仔细的耳鼻喉检查。如果临床怀疑恶性肿瘤，应考虑行全身 PET 检查。

重叠综合征 这是描述炎性肌病和结缔组织病的相关性。典型的重叠综合征见于皮肌炎患者兼有系统性硬化病或混合性结缔组织病的表现，如皮肤硬化增厚、挛缩、食管动力障碍、微血管病和钙质沉积（表 17-1）。相反，类风湿关节炎、系统性红斑狼疮或干燥综合征的体征在 DM 患者中少见。DM 和系统性硬化病重叠综合征的患者可具有特定的抗-PM/Scl 抗体，一种作用于核仁-蛋白复合体的抗核抗体。

发病机制

以下因素间接支持自身免疫机制参与炎性肌病发

病：和其他自身免疫病或结缔组织病的相关性、多种自身抗体的出现、和特定主要组织相容性复合物（MHC）基因的关联、T 细胞介导的肌细胞毒性或补体介导的微血管病表现、对免疫治疗的反应性。

自身抗体及免疫遗传学 针对多种核抗原（抗核抗体）和胞浆抗原的自身抗体可见于 30% 的炎性肌病患者。针对胞浆抗原的抗体作用于参与蛋白合成（抗合成酶）或翻译转运（抗信号识别颗粒）的核糖核蛋白。抗组酰胺转运 RNA 合成酶，即抗 Jo-1，占所有抗合成酶抗体 75%，且具有临床应用价值，约 80% 抗 Jo-1 阳性患者存在肺间质病变。部分抗 Jo-1 阳性的患者也存在雷诺现象、非侵袭性关节炎及 MHC 分子 DR3 和 DRw52。DR3 单倍型（分子标记 DRB1 * 0301，DQB1 * 0201）见于 75% 的 PM 和 IBM 患者，而在幼年 DM 中，DQA1 * 0501 的概率升高（第 2 章）。1/3 的 IBM 患者中可检测到针对胞浆 5-核苷酸酶 1A 的抗体，其抗原在肌肉中表达丰富，被认为参与 DNA 降解和修复。虽然这些抗体的致病意义仍旧不明，但他们高度提示存在免疫反应，如下文所述。

免疫病理机制 体液免疫机制参与 DM 发病，导致微血管病和肌肉缺血（图 17-1）。肌内膜浸润的炎症细胞主要包括 B 细胞、CD4⁺ T 细胞、浆细胞样树突状细胞和巨噬细胞，非坏死性肌纤维相对缺乏淋巴细

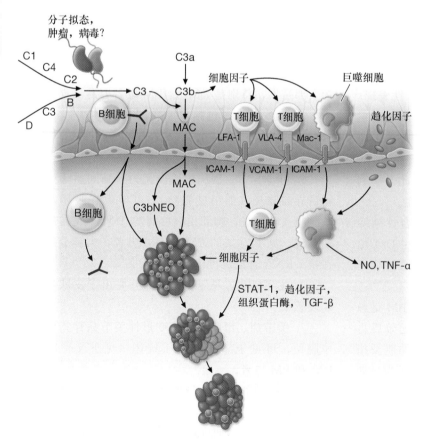

图 17-1（见书后彩图） 皮肌炎发病的免疫机制。 可能由自身抗体（Y）活化补体，作用于内皮细胞，经经典途径或旁路途径形成 C3。活化的 C3 导致 C3b、C3bNEO 和膜攻击复合物（membrane attack complexes，MAC）的形成，沉积于肌内膜毛细血管内皮屏障内或周围。MAC 的沉积导致毛细血管破坏、缺血或微梗死，在周围的肌束最显著，导致束周萎缩。B 细胞、浆细胞样树突状细胞、CD4T 细胞和巨噬细胞从循环迁移到肌肉中。单核细胞释放的细胞因子诱导内皮细胞表达血管细胞黏附分子（VCAM）和细胞间黏附分子（ICAM）。整合素，特异性晚期活化抗原（specifically very late activation antigen，VLA）-4 和淋巴细胞功能相关抗原（lymphocyte function-associated antigen，LFA）-1，结合 VCAM 和 ICAM，促进 T 细胞核巨噬细胞穿过内皮屏障浸润肌肉。C：补体；B：可溶性调节蛋白 B 因子；D：可溶性调节蛋白 D 因子；NO：一氧化氮，TNF：肿瘤坏死因子；STAT：信号转导及转导激活因子；TGF：转化生长因子

胞浸润。补体 C5b-9 膜攻击复合物的活化被认为是关键早期事件，进一步诱导前炎症细胞因子和趋化因子的释放，诱发内皮细胞表达血管细胞黏附分子（vascular cell adhesion molecule，VCAM）1 和细胞间黏附分子（intercellular adhesion molecule，ICAM）1，促进活化的淋巴细胞迁移至肌束周和肌内膜。内皮细胞坏死、肌内膜毛细血管减少、缺血，进而发生类似于微梗死的肌纤维破坏。作为对缺血的应答，残存的毛细血管大多管腔扩大。肌肉内较大的血管也可能以同样的模式受累。残存的束周萎缩反映出肌束内低灌注主要影响外周的肌束。在这些区域还发现 I 型干扰素诱导蛋白表达上调。

相反，在 PM 和 IBM 中，T 细胞介导的细胞毒性作用可能是主要的发病机制。CD8 T 细胞以及巨噬细胞最初包绕、最终侵犯及破坏异常表达 MHC I 类分子的正常的非坏死肌纤维。MHC-I 在正常肌纤维的肌膜不表达，可能是被活化 T 细胞和巨噬细胞分泌的细胞因子诱导表达的。CD8/MHC-I 复合物是 PM 和 IBM 的特征性表现，它的发现可辅助 PM 的病理诊断，详见下文所述。细胞毒性 CD8 T 细胞包含穿孔素和颗粒酶，作用于肌纤维表面，可诱导肌坏死。对浸润 CD8 T 细胞的 T 细胞受体分子进行分析显示细胞克隆性扩增且在抗原结合区存在保守序列，二者均提示存在抗原驱动的 T 细胞应答。假定的抗原序列是内源

性（如肌肉）或是外源性（如病毒）的目前尚不清楚。在肌纤维内未发现病毒。共刺激分子以及他们相应的受体是 T 细胞活化及抗原识别的基础，二者在 PM 和 IBM 中表达显著上调。如上所述，部分 IBM 患者中发现了抗胞浆 5′-核苷酸酶 1A 抗体的提示 B 细胞及体液免疫系统可能在 IBM 发病中也发挥了一定作用。T 细胞介导细胞毒作用中的关键分子详见图 17-2。

IBM 中非免疫因素的作用 在 IBM 中，部分空泡状肌纤维中刚果红阳性淀粉样物质沉积以及细胞色素氧化酶阴性肌纤维中异常线粒体的存在均提示，除免疫因素参与致病外，还存在退行性变过程。类似于阿尔兹海默病，IBM 细胞内淀粉样物质沉积对淀粉样前体蛋白（APP）、β-淀粉样蛋白、糜蛋白酶、载脂蛋白 E、早老素、泛素和磷酸化 tau 蛋白有免疫活性，但这些沉积物亦可见于其他空泡肌病，是否直接具有致病性或仅是继发现象目前尚不清楚。同样，线粒体异常也可能是衰老的继发表现或细胞因子上调的旁效应。细胞因子表达和肌纤维 MHC I 上调可能引发内质网应激反应，导致细胞内应激分子或异常折叠糖蛋白累积，活化核因子 κB（NF-κB），引发细胞因子进一步活化。

与病毒感染的相关性以及逆转录病毒的作用 数种病毒均间接和肌炎相关，包括柯萨奇病毒、流感病毒、副黏病毒、腮腺炎病毒、巨细胞病毒、EB 病毒。

图 17-2（见书后彩图） 多发性肌炎（PM）和包涵体肌炎（IBM）中细胞介导的肌肉损伤。抗原特异性 CD8 细胞在外周扩增，穿过内皮屏障，通过 T 细胞受体（TCR）分子识别异常表达的主要组织相容性复合物（MHC）-I 并直接结合于肌纤维。共刺激分子（BB1 和 ICOSL）和它们的配体（CD2、CTLA-4 和 ICOS）结合，以及 ICAM-1/LFA1，稳定 CD8-肌纤维的相互作用。金属蛋白酶（MMP）易化 T 细胞迁移以及和肌肉表面的结合。自身攻击性 T 细胞释放的穿孔素颗粒酶引发肌纤维坏死。细胞因子干扰素（IFN）γ、白细胞介素（IL）1 或肿瘤坏死因子（TNF）直接产生的肌毒性可能也发挥了一定作用。肌纤维的死亡由坏死介导。MHC I 类分子由 1 条重链及 1 条轻链［β2 微球蛋白（β2m）］和抗原肽形成复合物，又由 TAP 蛋白转运至内质网（第 2 章）。ICOSL：可诱导共刺激分子配体；ICAM-1：细胞间黏附因子-1；LFA：淋巴细胞功能相关抗原-1；CTLA-4：细胞毒性 T 细胞相关抗原-4；VCAM-1，血管细胞黏附因子-1

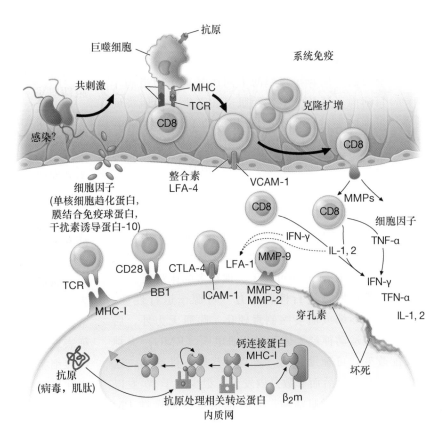

柯萨奇病毒相关的自身免疫性肌炎被认为由分子模拟触发，因为抗 Jo-1 抗体的作用靶点组氨酰-tRNA 合成酶和脑心肌炎病毒（一种动物小 RNA 病毒的基因组 RNA）具有结构同源性。然而敏感的聚合酶链式反应（polymerase chain reaction，PCR）却始终未能在肌活检标本中发现此类病毒。

PM 和 IBM 与病毒相关的最佳证据来自逆转录病毒。部分 HIV 或人类嗜 T 淋巴细胞病毒 1 型（human T cell lymphotropic virus 1，HTLV-1）感染者发生 PM 或 IBM，在感染了猴免疫缺陷病毒的其他灵长动物中也发现有类似的现象。炎性肌病可作为逆转录病毒感染的初始表现，也可在疾病的发展过程中出现。逆转录病毒抗原仅偶见于肌内膜的巨噬细胞中，而非存在于肌纤维中，提示肌肉内不存在持续的病毒感染和复制。组织病理表现和逆转录病毒阴性的 PM 或 IBM 相同。肌肉中浸润的 T 细胞具有克隆偏倚，很多为逆转录病毒特异性。这种疾病应与长期应用齐多夫定（AZT）相关的中毒性肌病相鉴别，特征性表现为乏力、肌痛、轻度肌无力、肌酸肌酶（CK）轻度升高。AZT 诱导的肌病是一种线粒体疾病，多于停药后好转，特征性病理表现为破碎红纤维。AZT 抑制 γ-DNA 聚合酶，此酶仅存在于线粒体基质中。

全球性问题

目前尚没有准确的数据统计炎性肌病在世界各地的不同患病率。PM 在亚洲和南欧报告相对较多，而 IBM 在北美、北欧及澳洲的报告更多。这代表了诊断方法、疾病知晓率的不同还是真正的患病率差异，目前尚不清楚。多发性肌炎和寄生虫性肌炎明显在热带地区更常见，而 HIV 相关的 PM 和 IBM 在 HIV 流行区更常见。亚洲人和 DM 相关的肿瘤中鼻咽癌更常见，需要对此类肿瘤进行特殊筛查。

鉴别诊断

临床上典型的皮疹和近端或广泛的肌无力，除 DM 外很少有其他病因。然而没有皮肤受累的近端肌无力除 PM 或 IBM 外还可见于其他很多临床情景。

亚急性或慢性进行性肌无力　可源于退行性变，如脊髓性肌萎缩或肌萎缩侧索硬化。除肌无力外，后者还具有上运动神经元体征以及肌电图（EMG）失神经支配改变，可辅助诊断。需与肌营养不良鉴别，这些疾病多在数年后而非数月内发生，很少见于 30 岁以后。然而，即使有肌活检，有时也很难鉴别慢性 PM 和快速进展性肌营养不良。特别是对于在疾病早期多

能发现炎症细胞浸润的面肩肱型肌营养不良、dysferlin 肌病和抗肌萎缩蛋白病。对于此类疑难的病例应给予适当的试验性糖皮质激素治疗以及进行基因检测除外肌营养不良。肌活检发现 MHC/CD8 病变有助于诊断 PM。一些代谢性肌病，包括由于肌肉磷酸化酶或酸性麦芽糖酶缺陷导致的糖原贮积病、肉毒碱缺陷导致的脂质贮积性肌病，以及线粒体病，均可导致肌无力，但多伴随其他典型的临床表现，诊断依赖肌活检组织的组化和生化检查。内分泌性肌病，如高皮质醇血症、甲状腺功能亢进或减退、甲状旁腺功能亢进或减退，需要恰当的实验室检查协助诊断。肿瘤患者的肌肉消耗可源于废用、恶病质，少见情况下因副肿瘤神经肌病所致。

神经肌肉接头疾病，包括重症肌无力或 Lambert-Eaton 肌无力综合征，引发疲劳性肌无力，眼肌和颅面部肌肉亦可受累。重复电刺激和单纤维肌电图有助于诊断。

急性肌无力　可由急性神经病导致，如吉兰-巴雷综合征、横贯性脊髓炎、神经毒素、脊髓灰质炎病毒或西尼罗河病毒等嗜神经病毒感染。急性肌无力伴超高水平血 CK（多上千）、痛性肌阵挛、横纹肌溶解及肌红蛋白尿，可由下文所述的坏死性自身免疫性肌炎、病毒感染或代谢异常（如肌磷酸化酶缺陷或肉毒碱脂酰转移酶缺陷）导致。数种动物寄生虫、包括原虫（弓形虫、锥虫）、绦虫（囊尾蚴）和线虫（旋毛虫）可导致局限或弥漫性炎性肌病，被称作寄生虫性多发性肌炎。金黄色葡萄球菌、耶尔森菌、链球菌或厌氧菌可导致化脓性肌炎，被称作热带性多发性肌炎或化脓性肌炎。化脓性肌炎以前在西方罕见，现偶见于艾滋病患者。其他细菌，如伯氏疏螺旋体（莱姆病）和嗜肺军团菌（军团菌病），偶可导致肌炎但不常见。

周期性瘫痪（麻痹）的患者反复发作急性肌无力，不伴肌痛，常童年起病。慢性酒精中毒的患者大量饮酒后可发生急性痛性肌病伴肌红蛋白尿。急性无痛性肌无力伴肌红蛋白尿可源于长期低钾血症，或低磷血症和低镁血症，常见于慢性酒精中毒患者或静脉营养鼻胃管引流的患者。

肌筋膜炎　这种特殊的炎性病变影响肌肉及筋膜，表现为弥漫性肌痛、皮肤硬化、乏力和轻度肌无力，常伴 CK 轻度升高。以嗜酸性肌筋膜炎最为常见，特征表现为外周血嗜酸性粒细胞升高及肌内膜组织嗜酸性粒细胞浸润。在部分患者中，嗜酸性肌炎/筋膜炎发生在寄生虫感染、血管炎、混合性结缔组织病、高嗜酸细胞综合征、毒物暴露（如毒油综合征、受污染的 L-色氨酸）或钙蛋白酶基因突变的情况下。肌筋膜炎

的一个独特亚类表现为肌肉周围结缔组织内丰富的层叠状过碘酸西夫氏染色阳性巨噬细胞浸润，偶见 CD8 T 细胞浸润——巨噬细胞性肌筋膜炎或炎性肌病伴丰富巨噬细胞（inflammatory myositis with abundant macrophages，IMAM）。这种疾病的局限型，表现为局限于数月或数年前的疫苗注射部位，已知与疫苗中一种含铝的物质相关。这种疾病迄今为止未见法国以外的报道，对糖皮质激素治疗有反应，总体预后良好。

坏死性自身免疫性肌炎　虽然常常被打上 PM 的标签，但这是一种逐渐被认识的另外一种疾病，具有明显的临床特征。表现为急性或亚急性对称性肌无力，CK 多极度升高，可呈重度肌无力，可伴发肺间质病变和心肌病。本病可发生于病毒感染后或与肿瘤相关，或见于服用他汀类药物但停药后肌病持续恶化的患者。部分患者存在抗信号识别颗粒（signal recognition particle，SRP）抗体或抗 3-羟基-3-甲基戊二酰-辅酶 A 还原酶（3-hydroxy-3-methylglutaryl-coenzyme A reductase，HMGCR），一种 100kDa 的蛋白，被认为是他汀类的药理作用位点。肌肉活检显示巨噬细胞浸润坏死肌纤维，但 T 细胞罕见。肌肉 MHC-Ⅰ仅轻度局灶性表达上调。毛细血管可肿胀、透明变性、毛细血管壁增厚、补体沉积。大部分患者免疫治疗有效，但部分患者对治疗抵抗。

超急性坏死性筋膜炎/肌炎（噬肉病）　这是一种暴发性感染性疾病，常见于热带或卫生条件差的区域，典型表现为肢体浅筋膜和肌肉广泛坏死，如阴囊、会阴或腹壁感染，则被称作 Fournier 坏疽。可由 A 组 β-溶血性链球菌、甲氧西林敏感的金黄色葡萄球菌、铜绿假单胞菌、创伤弧菌、梭菌属（气性坏疽），或厌氧菌及兼性厌氧菌的混合感染所致，这些细菌的毒素可作为超抗原（第一章）。细菌入侵的部位常是轻微的破口或皮肤擦伤处，由于和这些致病菌携带者接触而感染。糖尿病患者、免疫抑制状态、肝衰竭等系统性疾病患者最易感。系统性水痘是儿童患病的易感因素。

疾病表现为受累区域肿胀、疼痛、发红，筋膜和肌肉坏死以约 3cm/h 的速度快速进展。推荐急诊清创、应用抗生素、静脉丙种球蛋白（IVIg），甚至高压氧疗。对进展性或晚期病例，可能需要进行受累肢体的截肢以避免死亡。

药物诱导的肌病　D-青霉胺、普鲁卡因胺和他汀类药物可导致真正的肌炎，类似于 PM 或坏死性肌炎。生产中污染的 L-色氨酸与 DM 样疾病相关。如前文所述，AZT 可导致线粒体肌病。其他的药物可产生毒性非炎症性肌病，在病理上不同于 DM、PM 和 IBM。

这些药物包括如氯贝丁酯（安妥明）、洛伐他汀、辛伐他汀、普伐他汀在内的降脂药，特别是和环孢素、胺碘酮或二甲苯氧庚酸合用时。他汀诱导的轻度肌病症状（如肌痛、乏力或无症状性 CK 升高）多为自限性，多于停药后好转。然而在少数患者中，即使停用他汀类药物肌无力仍持续进展，在这些病例中，有指征进行诊断性肌活检和检测抗 HMGCR 抗体。如果活检支持 PM 或坏死性肌炎，应开始免疫治疗。横纹肌溶解及肌红蛋白尿在罕见情况下和两性霉素 B、ε-氨基己酸、芬氟拉明（氟苯丙胺）、海洛因、苯环己哌啶相关。胺碘酮、氯喹、秋水仙碱、卡比马唑、依米丁（吐根碱）、伊曲替酯、吐根糖浆，缓泻剂、甘草的使用导致的低血钾，糖皮质激素或生长激素的应用也和肌病性肌无力相关。部分神经肌肉阻滞剂如泮库溴铵（巴夫龙）和糖皮质激素合用可导致急性重症肌病。详细的用药史是诊断药物诱导的肌病的必要条件，不需要免疫抑制治疗，除非诱发了如上所述的自身免疫性肌病。

肌痛及肌肉压痛导致的"肌无力"　虽然不导致肌炎，包括风湿性多肌痛（第十四章）和邻近的关节疾病在内的一系列临床情境可作为炎性肌病的鉴别诊断。肌活检多正常或发现Ⅱ型肌纤维萎缩。纤维组织炎及纤维肌痛综合征（第二十五章）患者主诉局限或弥漫性肌肉压痛、乏力、疼痛，有时难以与关节痛鉴别。然而部分患者存在肌肉压痛或在活动时出现肌痛，有一些胶原血管病的线索如 ESR、CRP、抗核抗体、类风湿因子升高，伴随轻度 CK 及醛缩酶升高。表现为持续用力困难而非真正的肌无力的分离模式。肌活检多正常或呈非特异性改变。很多此类患者对于非甾体消炎药或糖皮质激素治疗有一定反应，虽然大多数持续有无力的主诉。有时也可出现无痛性筋膜炎这一类不确定的结缔组织病，这些患者不应被贴上身心疾病的标签。慢性疲劳综合征，可出现于病毒感染之后，可表现为严重乏力、咽痛、痛性淋巴结肿大、肌痛、关节痛、睡眠障碍和头痛。这些患者不存在肌无力且肌活检正常。

诊断

临床疑诊的 PM、DM、IBM 或坏死性肌炎可由血清肌酶检测、肌电图以及肌活检进一步证实（表 17-2）。

CK 是最敏感的肌酶，在疾病活动期可升高达 50 倍。CK 水平多与疾病活动度平行，但在部分 IBM 或 DM 患者疾病活动期水平也可正常，特别是在重叠其他结缔组织病的病例中。在 PM 活动期 CK 往往升高。除 CK 外，血清谷丙转氨酶、谷草转氨酶、乳酸脱氢酶

标准	多发性肌炎		皮肌炎	包涵体肌炎
	确诊	可能		
肌源性肌无力[a]	是	是	是[b]	是；慢性起病，早期累及远端肌肉，常跌倒
肌电图	肌源性	肌源性	肌源性	肌源性伴混合电位
肌酶	升高（达 50 倍）	升高（达 50 倍）	升高（达 50 倍）或正常	升高（达 10 倍）或正常
肌活检[c]	"原发性"炎症，CD8/MHC-I复合物，无空泡	广泛 MHC-I 表达但炎症轻，无空泡[d]	肌束周、束膜周、血管周浸润、束周萎缩	原发性炎症，CD8/MHC-I 复合物，空泡纤维内 β-淀粉样沉积，细胞色素加氧酶阴性纤维，慢性肌病的表现[e]
皮疹或钙化	无	无	有[f]	无

表 17-2　炎性肌病诊断标准

[a] 肌源性肌无力，近端肌肉重于远端，无眼肌或面肌受累，典型表现为亚急性起病（数周到数月）快速进展，无神经肌病家族史，无内分泌疾病、无肌毒性药物毒物暴露、无生化肌病（在肌活检的基础上除外）。[b] 部分病例有典型皮疹，肌力貌似正常（无肌病皮肌炎），这类患者多新发乏力、耐力下降。仔细的肌肉检查可能发现轻度肌无力。[c] 详见正文。[d] 适当的试验泼尼松或其他免疫抑制剂治疗可用于可能的 PM 病例。如果回顾发现对治疗无反应，应考虑再次肌活检以除外其他疾病或可能演变为包涵体肌炎。[e] 如果肌活检无空泡纤维但发现慢性肌病及肥大肌纤维，原发炎症伴 CD8/MHC-I 复合物，细胞色素加氧酶阴性纤维，则诊断为可能的包涵体肌炎。[f] 如果无皮疹但肌活检符合典型的皮肌炎，诊断为可能的皮肌炎

和醛缩酶也可升高。

针电极肌电图显示肌源性损害，典型表现为自主收缩时限缩短、波幅降低的多相波以及自发电位增多伴纤颤，复合性重复放电，正锐波。混合电位（长短时限的多相波）提示慢性过程及肌纤维再生，多见于 IBM。EMG 表现不能诊断炎性肌病，但有助于区分活动性或慢性肌病，除外神经源性疾病。

核磁共振成像（MRI）不作为诊断 PM、DM、IBM 的常规检查。但在特定临床情况下可提供一些信息或指导肌活检取材部位。

虽然在显示所有典型病理改变上时有差异，肌活检仍是诊断炎性肌病和除外其他神经肌病最敏感和特异的检查。炎症是这些疾病共同的组织学特征，但每种亚型又具有各自的特点（图 17-3～图 17-5）。

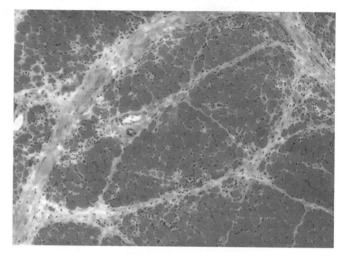

图 17-4（见书后彩图）　1 例皮肌炎患者的肌活检横截面。可见肌束周围的肌纤维萎缩（束周萎缩）

在 PM 中炎症为"原发性"，提示炎症非反应性，T 细胞浸润位于肌束内（肌内膜内），包绕单个健康的肌纤维导致吞噬和坏死（图 17-3）。MHC-I 分子广泛表达于肌膜，甚至包括未被 CD8$^+$ 细胞侵犯的纤维。CD8/MHC-I 为典型病变，有助于证实及确立诊断，除外继发性、非特异性炎症，如肌营养不良。如疾病呈慢性，则结缔组织增生，碱性磷酸酶染色可阳性。坏死性肌炎中可见丰富的坏死纤维，被巨噬细胞包绕或侵犯，但非坏死纤维无淋巴细胞浸润或 MHC-I 表达。

在 DM 中，肌内膜内炎症主要分布于血管周围或肌束间隔，包绕肌束而非位于肌束内（图 17-4）。肌肉内血管显示内皮增生呈管网状、纤维素栓塞及毛细血管闭塞。因肌肉内微梗死，肌纤维经历坏死、退行性变、吞噬，累及肌束的一部分，多呈楔形，或累及肌

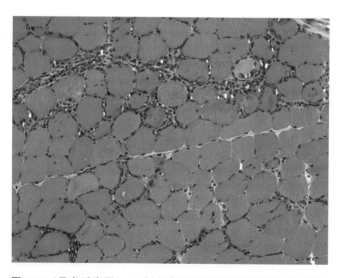

图 17-3（见书后彩图）　1 例多发性肌炎患者的肌活检横截面。可见散在的炎症浸润灶，淋巴细胞侵犯或包绕肌纤维。注意缺乏包涵体肌炎中常见的慢性肌病的特征（结缔组织增生，萎缩或肥大肌纤维）

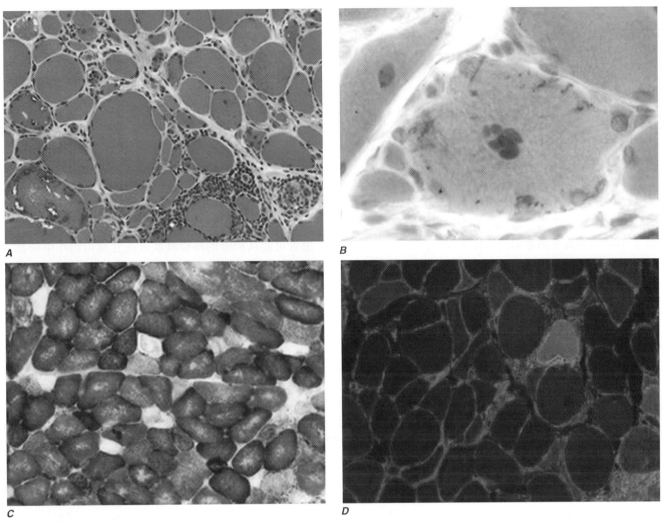

图 17-5（见书后彩图） 1例包涵体肌炎患者的肌活检横截面。可见典型的空泡及淋巴细胞浸润包绕非空泡或坏死纤维（**A**），结晶紫染色显示小的肌内膜淀粉样沉积（**B**），细胞色素氧化酶阴性纤维，提示线粒体功能异常（**C**），主要组织相容性复合物Ⅰ类分子广泛表达于所有纤维周围（**D**）

束周围。这导致束周萎缩，特征表现为肌束周围2～10层萎缩的纤维。即便在缺少炎症浸润的情况下束周萎缩也对 DM 有诊断意义。

在 IBM 中（图 17-5）存在肌内膜炎症，T 细胞侵入表达 MHC-Ⅰ的非空泡肌纤维；嗜碱性颗粒状沉积分布于裂隙状空泡的周边（镶边空泡）；肌纤维丢失，由脂肪和结缔组织、肥大肌纤维、三角形或圆形肌纤维替代；少见嗜酸性胞浆包涵体；线粒体异常典型表现为出现破碎红纤维或细胞色素氧化酶阴性纤维；可见淀粉样沉积于空泡内或空泡周围，在甲紫（龙胆紫）或刚果红染色及荧光显微镜下观察最佳。电子显微镜显示镶边空泡周围丝状包涵体。至少15％的典型 IBM 患者肌活检标本中有活跃的炎症细胞浸润但无空泡或淀粉样沉积，导致误诊为 PM。此类患者常被称为"临床 IBM"。因此紧密的临床病理相关性很有必要，在不确定的情况下，再次进行其他部

位的重复肌活检常有意义。

治疗 炎性肌病

治疗的目标是增加肌力，从而改善日常活动能力，缓解肌肉外症状（皮疹、吞咽困难、呼吸困难、发热）。当肌力改善，CK 常同时下降，反之却不一定。遗憾的是，临床上医生趋向于追求或治疗 CK 水平而不是肌无力，常导致疗程长和不必要地使用免疫抑制剂以及错误评估疗效。在适当的试验性治疗后，如果客观上没有肌力的改善，无论 CK 是否下降，都有停药指征。治疗 PM 和 DM 的药物包括以下：

1. 糖皮质激素 初始治疗宜选择口服泼尼松。治疗的疗效和副作用决定了远期是否需要更强效的免疫抑制剂。要尽早开始大剂量泼尼松治疗，

至少 1mg/(kg·d)。3～4 周后，泼尼松在 10 周内逐渐缓慢减量至 1mg/kg，隔日一次。如果显示治疗有效且无严重的副作用，进一步每 3～4 周减 5mg 或 10mg，直至减量至可控制疾病的最低剂量。"治疗有效"定义为客观肌力增加、日常活动改善，多于治疗的第 3 个月出现。主观感觉有力或 CK 下降但肌力无改善不是临床改善的可靠指标。如果在 3 个月大剂量泼尼松治疗后无客观改善，可能对激素治疗无反应，应启用二线免疫抑制剂且激素加快减量。虽然尚无对照研究，几乎所有真正的 PM 或 DM 患者均在一段时间内对糖皮质激素治疗有不同程度的反应，总体上 DM 对糖皮质激素的应答比 PM 好。

长期使用泼尼松可引起肌无力增加，而 CK 正常或不变，这种效应被称为类固醇肌病。前期大剂量激素治疗有效的患者，新发的肌无力可能和类固醇肌病或疾病活动相关，后一种情况或者更大剂量激素治疗有效，或者已经对激素抵抗。在不确定的患者中，泼尼松可如预期稳定的增加剂量或减量，肌无力的病因常在 2～8 周内显露出来。

2. 其他免疫抑制剂 几乎 75% 的患者最终需要糖皮质激素外的其他治疗，以下情况需加用其他免疫抑制剂：在 3 个月的糖皮质激素试验性治疗后患者反应不佳、激素抵抗、激素相关副作用显露、试图激素减量反复导致疾病复发、疾病快速进展呈进行性肌无力及发生呼吸衰竭。

以下药物常用但尚无对照研究：①硫唑嘌呤具有很好的耐受性，副作用少，在长期治疗中疗效不亚于其他药物，剂量可高达 3mg/(kg·d)。②甲氨蝶呤起效较硫唑嘌呤快，口服起始量为前 3 周每周 7.5mg（2.5mg 间隔 12h，共服用 3 次），每周增加 2.5mg，总量逐渐增至每周 25mg。罕见的副作用是甲氨蝶呤肺炎，难以和抗 Jo-1 抗体（如上所述）相关的原发性肌炎导致的间质性肺炎相鉴别。③吗替麦考酚酯起效也较硫唑嘌呤快。在高达 2.5 或 3g/d 分两次服用的剂量下也可较好地长期耐受。④抗 CD20 单克隆抗体（利妥昔单抗）在小规模非对照系列研究中显示对 PM 和 DM 患者有益，但一项对照研究在随机分组 8 周后未能发现差异。⑤环孢素疗效有限且不稳定。⑥环磷酰胺（0.5～1g/m² 静脉注射，每月一次持续 6 月）疗效有限且毒性明显。⑦他克莫司（以前被称所 Fk506）在部分难治性 PM 患者特别是合并肺间质病变者有效。

3. 免疫球蛋白 在一项难治性 DM 的对照研究中，静脉输注免疫球蛋白既可改善肌力和皮疹，也对潜在的免疫病理有改善。但益处多维持时间短

（≤8 周），常需要每 6～8 周重复输注来维持疗效。推荐每个疗程剂量 2g/kg 分 2～5 天输注。非对照观察研究提示 IVIg 对 PM 患者可能也有益。血浆置换和白细胞去除疗法在 PM 和 DM 中均未提示有效。

推荐以下经验性序贯疗法对 PM 和 DM 进行治疗：第一步，大剂量泼尼松；第二步，硫唑嘌呤、吗替麦考酚酯或甲氨蝶呤以减少激素用量；第三步，IVIg；第四步，试验性使用下列方法的一种，但疗效不容乐观，根据患者年龄、残疾程度、耐受性、用药的经验以及一般健康状况，选择利妥昔单抗、环孢素、环磷酰胺或他克莫司。合并肺间质病变的患者可能从积极的环磷酰胺或他克莫司治疗中获益。

诊断为 PM 但任何免疫治疗均无效的患者最可能患有 IBM 或其他疾病，常为代谢性肌病、肌营养不良、药物诱导的肌病或内分泌疾病。在这类病例中，有指征进行重复肌活检及重新筛查其他病因。

钙化是 DM 的表现之一，很难治疗。然而如果原发病对现有治疗有反应则可阻止新发的钙质沉积。双膦酸盐、氢氧化铝、丙磺舒、秋水仙碱、低剂量华法林、钙通道阻滞药及手术切除均被证实无效。

IBM 通常对免疫治疗抵抗。虽然治疗结果常令人失望，但在新诊断的病例中，常用泼尼松联合硫唑嘌呤或甲氨蝶呤试验治疗数月。因偶有患者在停药后可能主观感觉无力加重，尽管没有客观证据或对照研究支持，一些医生倾向于维持低剂量、隔日的泼尼松及吗替麦考酚酯以期延缓疾病进展。在两项 IVIg 治疗 IBM 的对照研究中，30% 的患者显示轻微获益，然而，肌力增加，并不足以支持其常规应用。另一项 IVIg 联合泼尼松的研究显示无效。虽然如此，但一些专家认为在部分筛选的 IBM 患者中进行 2～3 个月的 IVIg 试验性治疗是合理的，如对于肌无力快速进展或因吞咽肌无力导致窒息发作的病例。

预后

经治疗的 PM 和 DM 患者 5 年生存率约 95%，10 年生存率为 84%，死亡多因肺、心脏或其他系统并发症。发病时病情严重、治疗延迟、严重吞咽困难或呼吸困难的患者预后差。老年患者及伴发肿瘤预后更差。DM 较 PM 患者治疗反应好预后也更好。大多数患者治疗后症状改善，很多患者功能完全恢复，且在维持治疗中保持。约 30% 的患者可能遗留肌无力。在任何时间均可能疾病复发。

IBM 在炎性肌病中预后最差。大多数患者在发病

5～10 年内需要辅助装置如拐杖、助步器或轮椅。总体上 IBM 起病越晚病程进展越快。

第十八章　复发性多软骨炎
Relapsing Polychondritis

Carol A. Langford

（陈楠　译　王振刚　校）

　　复发性多软骨炎（relapsing polychondritis，RP）是一种病因不明的少见疾病，以主要累及耳、鼻、喉、气管支气管等部位的软骨炎症为特征性表现。其他临床表现还包括巩膜炎，感音神经性耳聋，多关节炎、心脏异常，皮肤病变及肾小球肾炎。据估计，RP 的发病率约为每年 3.5/100 万人口。发病的高峰年龄为 40～50 岁，但也可见于儿童及老年人。任何种族均可发病，男女患病率相等，无明显家族聚集倾向。RP 患者 HLA-DR4 阳性率显著高于正常人群，但并未发现相关 HLA-DR4 等位基因的优势亚型。约 30% 的 RP 患者会伴发其他风湿性疾病，最常见的是系统性血管炎，其次为类风湿关节炎及系统性红斑狼疮。可与 RP 伴发的非风湿免疫性疾病包括桥本甲状腺炎，原发性胆汁性肝硬化及骨髓增生异常综合征（表 18-1）。大多数情况下，这些伴发疾病多先于 RP 数月或数年出现，但也可与其同时出现。

病理学及病理生理学

　　组织学上最早发现为透明软骨和弹性软骨异常，具

表 18-1　与复发性多软骨炎相关的伴发疾病[a]
系统性血管炎
类风湿关节炎
系统性红斑狼疮
重叠结缔组织病
脊柱关节病
白塞综合征
风湿性多肌痛
原发性胆汁性肝硬化
肺纤维化
桥本甲状腺炎
骨髓增生异常综合征

[a] 系统性血管炎是最常见的伴发疾病，其次为类风湿关节炎和系统性红斑狼疮

来源：Modified from CJ Michet et al；Ann Intern Med 104：74，1986.

体表现为局灶性或弥散性嗜碱性染色消失，提示软骨基质内蛋白多糖缺失。病变软骨周围可见炎症细胞浸润，主要为单核细胞，偶见浆细胞。急性期也可出现多形核白细胞浸润。软骨病变始于外周并逐渐扩展至中央。破坏形成腔隙伴软骨细胞消失。随后发生退行性变的软骨被肉芽组织取代，最终被纤维化和灶性钙化取代。可以出现小灶性软骨再生。免疫荧光显示受累部位有免疫球蛋白及补体存在。电镜下可看到退变软骨基质中的细胞外颗粒状物质为酶、免疫球蛋白或蛋白聚糖。

　　免疫机制参与了 RP 的发病机制。越来越多数据强烈支持体液免疫和细胞免疫均在 RP 的发病机制中起重要作用。炎性部位可发现免疫球蛋白和补体沉积。此外，部分患者血清中可找到针对 II 型胶原和 matrilin-1 的抗体和免疫复合物。抗 II 型胶原的免疫反应可能在 RP 的发病机制中起重要作用。一项在大鼠中给予 II 型胶原免疫后产生耳郭软骨炎的试验支持这一观点。在这些大鼠的血清中可找到 II 型胶原的抗体，同时其耳部炎症受累区域也发现了免疫沉积物。目前已经证实了在一些患者中存在对 IX 型和 XI 型胶原、matrilin-1 和软骨低聚体基质蛋白的体液免疫反应。在一项研究中，给大鼠注射 matrilin-1 诱发了严重的呼吸喘鸣和鼻中隔水肿，受累软骨炎症反应严重伴有侵蚀，并在病变处出现 CD4+ 和 CD8+ 的细胞数量增加。关节和耳郭软骨没有受累。所有大鼠均产生了抗 matrilin-1 的 IgG 抗体。Matrilin-1 是一种存在于软骨细胞外基质中的非胶原性蛋白，在气管和鼻中隔软骨中浓度高，但不存在于耳郭软骨中。后续研究表明，13% 的 RP 患者的血清中存在抗 matrilin-1 抗体，其中 70% 的患者有呼吸道症状。当患者的淋巴细胞暴露于软骨提取物时可发生淋巴细胞变形，这说明细胞免疫反应也同样参与组织损伤。部分患者中发现有 II 型胶原特异的 T 细胞，同时在软骨炎症反应部位也发现有 CD4+ T 细胞。

临床表现

　　RP 常突然起病，表现为全身 1 个或 2 个部位的软骨炎。不同患者软骨受累的表现类型及发作频度有很大差异。本病还可有非软骨部位的表现。病程中可出现全身炎症表现如发热、乏力、消瘦等，常于软骨炎症表现前数周出现。病初可仅表现为间断关节痛和（或）肿胀、不明原因的眼炎、听力下降、心脏瓣膜病或肺部症状者，可误诊数月甚至数年。

　　耳软骨炎是 RP 最常见的临床表现，40% 的患者为首发症状，85% 的患者在病程中会出现（表 18-2）。

表 18-2	复发性多软骨炎的临床表现	
临床表现	首发	累计
	频率（%）	
耳郭软骨炎	43	89
关节炎	32	72
鼻软骨炎	21	61
眼炎	18	59
喉气管症状	23	55
听力下降	7	40
鞍鼻畸形	11	25
皮疹	4	25
喉气管狭窄	15	23
血管炎	2	14
血肌酐升高	7	13
主动脉瓣或二尖瓣反流	0	12

来源：Modified from PD Kent et al：Curr Opin Rheumatol 16：56，2004.

可单侧或双侧受累、同时或先后出现。患者常突感耳郭软骨部分疼痛、肿胀及压痛（图18-1）。典型表现为炎症仅累及耳郭而不累及不含软骨的耳垂。相应部位的耳部皮肤呈牛肉红色或紫罗兰色。炎症迁延不愈或反复发作可导致软骨破坏，使外耳松弛下垂。外耳肿胀可引起咽鼓管或外耳道闭锁，二者均可导致听力损害。内听动脉或其耳蜗分支的炎症可导致听力下降、眩晕、共济失调、恶心及呕吐。眩晕常与听力下降相伴发。

约61%的患者出现鼻部受累，21%出现在起病初

期，表现为鼻塞、流涕及鼻出血（鼻衄）。可见鼻梁及周围组织发红、肿胀及压痛，甚至鼻梁塌陷呈"鞍鼻畸形"（图18-2）。部分患者的鼻部畸形发生隐匿而缺乏明显的炎症表现。鞍鼻多见于年轻患者，尤其是女性。

以关节受累为首发表现者约占1/3的RP患者，可先于其他症状数月出现。最终会有半数以上的患者出现关节痛或关节炎。关节炎常为非对称性，少关节或多关节受累，外周大、小关节均可受累，持续数天至数周后自行缓解，不造成关节侵蚀或变形。关节炎的发作与RP的其他症状不存在相关性。关节积液呈非炎症性。除周围关节外，炎症也可累及肋软骨、胸骨柄及胸锁软骨。这些部位的软骨破坏可导致漏斗胸，甚至连枷胸。

半数以上的患者出现眼部表现，包括结膜炎、巩膜外层炎（表层巩膜炎）、巩膜炎、虹膜炎、葡萄膜炎及角膜炎。眼部炎症可十分严重并导致视力损害。其他临床表现包括眼睑及眶周水肿、突眼、视神经炎、眼外肌麻痹、视网膜血管炎及视网膜静脉阻塞。

约50%的患者会出现喉气管支气管受累，属于RP最严重的临床表现之一。患者可有声嘶、干咳、喉及近端气管压痛等症状。黏膜水肿、喉气管软骨的狭窄和（或）塌陷可引起喘憋及威胁生命的气道梗阻，需行气管切开。气道受累可延及下级气道导致气道软化；支气管软骨的塌陷可引起肺炎；当病变广泛时可

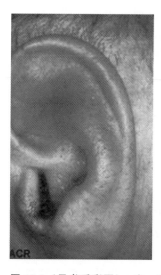 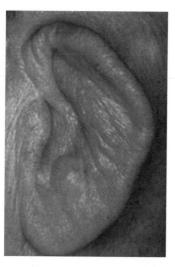

图 18-1（见书后彩图）　左：耳郭发红、肿胀和压痛，耳垂未在图中显示，因耳垂不含软骨，故没有上述表现。右：耳郭增厚、畸形。软骨破坏导致耳郭松弛塌陷（Reprinted from the Clinical Slide Collection on the Rheumatic Diseases，© 1991，1995，1997，1998，1999. Used by permission of American College of Rheumatology.）

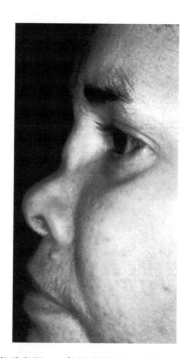

图 18-2（见书后彩图）　鼻软骨破坏、塌陷引起的鞍鼻畸形（Reprinted from the Clinical Slide Collection on the Rheumatic Diseases，© 1991，1995，1997，1998，1999. Used by permission of American College of Rheumatology.）

引起呼吸功能不全。

逐渐加重的瓣环扩张及瓣膜破坏可导致心脏瓣膜反流，见于5%～10%的RP患者。7%的患者可出现主动脉瓣反流。二尖瓣及其他心脏瓣膜受累相对少见。其他心脏表现包括心包炎、心肌炎、冠状动脉血管炎及传导障碍。还可出现近端动脉瘤、胸或腹主动脉瘤，甚至可出现在无活动性软骨炎的患者中，甚至有时会发生动脉瘤破裂。

10%的患者会出现肾脏受累。常见的肾脏损害包括系膜增生或节段性坏死性肾小球肾炎。文献报道可见系膜区小量电子致密物质沉积，伴极少量C3和（或）IgG或IgM沉积。肾小管间质性疾病和IgA肾病也有报道。

大约25%的患者合并皮肤病变，包括紫癜、结节性红斑、多形性红斑、血管性水肿/风疹、网状青斑和脂膜炎。

多达25%的患者会出现血管炎表现，可累及各种类型血管。大血管血管炎可表现为大动脉瘤，中动脉血管炎可影响冠状动脉、肝动脉、肠系膜动脉或肾动脉以及神经滋养血管。皮肤血管及毛细血管后微静脉也可受累。文献报道RP可与多种原发性血管炎伴发出现（第十四章）。一种称之为"MAGIC"综合征（口腔、生殖器溃疡伴软骨炎）的重叠现象表现为同时具备RP及白塞综合征的临床特征（第十六章）。

实验室及影像学检查

尚缺乏对RP有诊断特异性的实验室指标。轻度的白细胞增高及正细胞正色素贫血较常见。10%的患者存在嗜酸性粒细胞增高。ESR及CRP常增高。偶有RF及抗核抗体低滴度阳性，补体水平正常。半数以下的患者抗II型胶原抗体阳性，但该抗体不具特异性。循环免疫复合物可阳性，尤其是早期疾病活动的患者。可见γ球蛋白水平升高。部分活动期患者AN-CA阳性，抗中性粒细胞胞质抗体（c-ANCA）及抗中性粒细胞核周抗体（p-ANCA）均可阳性。然而，当进行抗原特异性检测时，偶见抗髓过氧化物酶（MPO）抗体阳性，抗蛋白酶3（PR3）抗体阳性在RP患者十分罕见。

CT及MRI可用于评估上、下呼吸道病变。尽管支气管镜可直视气道，但对于气道狭窄的患者而言运用气管镜风险较高。肺功能的流速容量环可显示吸气和（或）呼气相阻塞。影像学检查还有助于发现软骨外病变。胸部平片可显示动脉瘤导致的升主动脉或降主动脉增宽以及主动脉瓣关闭不全所致的心脏扩大。

MRI还可用于评估主动脉瘤样扩张。而心电图及超声心动图可用于评价RP的心脏受累情况。

诊断

本病的诊断基于临床医生对其典型特征的识别。耳、鼻或气道受累软骨的活检有助于确诊，但仅用于临床症状不典型的病例。1976年，McAdam等提出了首个RP的诊断标准，1979年Damiani和Levine对其进行了修改。这两项标准目前仍在临床中广泛使用。McAdam标准内容如下：①反复发作的双侧耳郭软骨炎；②非侵蚀性炎性关节炎；③鼻软骨炎；④眼炎，包括结膜炎、角膜炎、巩膜炎/表层巩膜炎和（或）葡萄膜炎；⑤喉和（或）气管软骨炎；⑥耳蜗和（或）前庭功能受损，表现为感音神经性耳聋，耳鸣和（或）眩晕。满足上述标准的3条或3条以上，且耳、鼻或气道软骨任意一处活检阳性时可确诊。Damiani和Levine建议存在下述几种情况均可确诊：满足1条或1条以上上述标准且软骨活检阳性；存在2处或2处以上不同部位的软骨炎且对糖皮质激素或氨苯砜有效；满足3条或3条以上标准时。

根据临床受累部位的不同，RP需与不同疾病进行鉴别。肉芽肿性多血管炎（韦格纳肉芽肿）可出现鞍鼻畸形和气管受累，但在这些病变部位的黏膜可见特征性的炎症表现，合并肺实质病变，而无耳郭受累。Cogan综合征可有间质性角膜炎、前庭及听力损害，但此综合征不累及气道及外耳。反应性关节炎早期表现为与RP类似的少关节炎及眼炎，但出现尿道炎及典型的皮肤黏膜病变而缺乏鼻或耳郭软骨受累时则可将二者鉴别。类风湿关节炎的关节炎及眼炎需与RP鉴别，但其关节受累为对称性的侵蚀性关节炎，且类风湿因子滴度常高于RP患者，抗环瓜氨酸肽（CCP）抗体阳性可与之鉴别。耳郭的细菌感染可能被误诊为RP，但通常仅累及单耳，且有耳垂受累。创伤或冻伤也可损害耳郭软骨。吸食掺有左旋咪唑的可卡因也可导致鼻部破坏性病变及耳郭异常。但其耳郭受累特征与RP不同，主要表现为延及耳郭的紫色斑块伴坏死，但软骨不受累。

治疗　复发性多软骨炎

有活动性软骨炎的患者，泼尼松40～60mg/d常可有效抑制疾病活动；疾病控制后可缓慢减量。部分患者可停用激素，而另一些患者则需应用小剂量激素（5～10mg/d）以长期控制病情活动。部分患者使用氨苯砜（50～100mg/d）治疗软骨炎症及关节症状有效。其他免疫抑制剂如环磷酰胺、甲氨蝶呤、硫唑嘌呤或环孢素，仅适用于有严重脏器受损的患者、泼尼松治疗无效者，以及需要大剂量激素控制疾病活动者。合并严重眼炎者常需眼球内应用糖皮质激素，同时全身应用大剂量泼尼松。有少量研究报道使用肿瘤坏死因子拮抗剂、利妥昔单抗（抗 CD20）及妥珠单抗（抗白细胞介素-6 受体）治疗 RP，但因病例数过少无法评估其有效性。合并心脏受累者必要时可行心脏瓣膜置换或主动脉瘤修补术。出现严重气道梗阻时需行气管切开术。气管支气管塌陷者可能需要置入气道支架。

患者预后及生存情况

RP 的临床进程具有高度异质性。部分患者经历数天至数周的炎性过程后，疾病可自发缓解或经治疗后缓解，但间隔数周至数月后可再次发作。而另一些患者呈慢性隐匿进展性病程，病情可十分严重。一项研究显示，RP 的 5 年生存率为 74%，10 年生存率为 55%。与早期研究不同，仅有半数的死亡可归因于 RP 或治疗并发症。气道并发症仅占所有死亡人数的 10%。总体来看，病变越广泛，预后越差。

注：本章节为前一版《哈里森内科学》相同章节的修改版本。作者为 Bruce C. Gilliland 博士，于 2007 年 2 月 17 日去逝，他对本书的贡献自第 11 版开始。

第十九章　结节病
Sarcoidosis

Robert P. Baughman，Elyse E. Lower
（宁璞　席雯　译　高占成　校）

定义

结节病是一种以非干酪性肉芽肿为特征的炎症性疾病，常有多系统受累，特异性诊断需两个或以上的器官同时受累的证据。肉芽肿并非结节病的特异性表现，诊断时尚需排除可引起肉芽肿的其他病因，如分枝杆菌和真菌感染、恶性肿瘤以及环境物质作用（如

铍暴露史）等。结节病可累及全身各个器官，以肺受累最常见，其他常见受累器官包括肝脏、皮肤和眼等。结节病临床预后不一，超过半数患者在诊断后几年内自行缓解，但其他患者可能会转变为慢性病程，持续数十年。

病因

尽管已有很多研究，结节病病因仍不明确。目前最可能的病因为某种感染性或非感染性环境因素触发了有基因易感性的个体发生炎症反应。感染性因素方面，有研究表明结节病患者淋巴结中痤疮丙酸杆菌检出率明显高于对照组；一个动物模型研究显示小鼠痤疮丙酸杆菌感染可诱导类似结节病的肉芽肿反应。另有研究发现某些结节病患者的肉芽肿组织中存在一种分枝杆菌蛋白（结核分枝杆菌过氧化氢-过氧化物酶，mKatG），此蛋白质抗分解能力强，可成为结节病患者体内持续存在的抗原；另一实验室也记录过这种蛋白质及其他分枝杆菌蛋白引发的免疫反应。上述研究结果表明，某种类似结核杆菌的分枝杆菌感染可能与结节病发病相关。暴露于某些物质或感染已成为研究的重点，接触杀虫剂和真菌增加患病风险，此外，医护人员患病风险也提高，结节病患者接受移植器官也会发生结节病。一些学者认为结节病的发病并非单一因素，而是宿主对多种因素反应的结果。另有研究证实环境暴露造成的影响与结节病遗传标记基因有关。这些研究都支持"遗传易感性为结节病发病的关键因素"这一假说。

发病率、流行病学和全球影响

结节病在全世界范围内可见，其中北欧人群患病率最高。据报道，美国黑人比白人患病率高，两者比例为 3∶1～17∶0，女性较男性易感。黑人发病率高可能与该种族更易发慢性肺部疾病有关，而因为结节病多由呼吸科医生诊治，故可能存在一定的选择偏倚。结节病患病率随研究地域不同而不同，日本、意大利、美国白人等，其患病率在 20/100 000～60/10 000 不等，而爱尔兰及北欧国家的患病率则更高，一项瑞典社区的密切调查发现瑞典人群终生患结节病的风险为 3%。

结节病好发于年轻人或是健康成人，18 岁以下发病率不高，但研究发现 60 岁左右为该病发病的第二高峰。美国一项对 700 余例新诊断结节病患者研究发现，半数患者诊断年龄≥40 岁。

大多数结节病为散发病例，但该病也存在家族聚

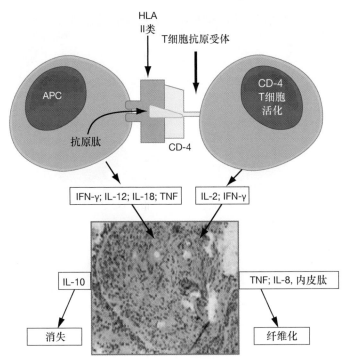

图 19-1（见书后彩图） 结节病初始反应示意图。抗原提呈细胞和辅助性 T 细胞结合引起多种细胞因子释放，逐步形成肉芽肿。随着时间进展，肉芽肿可能消失或慢性化，包括纤维化。APC：抗原提呈细胞；HLA：人类白细胞抗原，IFN：干扰素；IL：白细胞介素；TNF：肿瘤坏死因子

集性，至少 5% 结节病患者的家庭成员也患有此病。爱尔兰和美国黑人结节病患者家族聚集倾向较其他人群高 2～3 倍。

病理生理学和免疫发病机制

肉芽肿为结节病的特征性病理表现，结节病的特点之一是炎症细胞聚集。对结节病患者支气管肺泡灌洗液的大量研究显示初始的炎症反应为辅助性 T 细胞聚集，此外还存在活化的单核细胞聚集。图 19-1 为假设的结节病的发病模式图。在 HLA-CD4 复合物作用下，抗原提呈细胞将未知抗原呈递给辅助性 T 细胞。研究表明某些特定 HLA 单倍型如 HLA-DRB1* 1101 结节病的发病风险增高不同，HLA 单倍型临床预后也不一致。

巨噬细胞/辅助性 T 细胞集簇可导致细胞活化及数种细胞因子释放增多，包括 T 细胞释放的白细胞介素 2（IL-2）、干扰素 γ 和巨噬细胞释放的肿瘤坏死因子（TNF）。T 细胞为初始炎症反应的必要部分，进展期、未经治疗的 HIV 患者，由于辅助性 T 细胞缺乏而很少患结节病；相反，有报道证实 HIV

感染患者在接受抗逆转录病毒治疗后，随着免疫重建，反而容易患结节病。但肺部结节病患者使用环孢素（一种下调辅助性 T 细胞反应的药物）治疗，效果甚微。

结节病肉芽肿反应可经治疗缓解或自发缓解，至少 20% 患者会演变为慢性病程，这与白细胞介素-8（IL-8）高水平分泌相关，亦有研究表明慢性患者炎症部位会释放大量肿瘤坏死因子（TNF）。特异性基因标记物多与严重病情相关，如心脏、神经系统受累及肺纤维化等。

在诊断之初很难预测结节病的自然病程。*Löfgren* 综合征为结节病的一种类型，以皮肤结节红斑及胸片上肺门淋巴结肿大为表现，另有患者表现为外周关节炎，而无结节红斑。*Löfgren* 综合征预后良好，超过 90% 的患者在 2 年内病情缓解。近期研究显示斯堪的纳维亚 2/3 的 *Löfgren* 综合征患者存在 HLA-DRB1* 03 基因，超过 95% 的 HLA-DRB1* 03 阳性患者病情在 2 年内缓解，而其他患者中约半数病程会持续 2 年以上，但非斯堪的纳维亚人群是否也有此特点尚需进一步明确。

临床表现

结节病轻者可无临床症状，重者可致器官功能衰竭，目前结节病无症状患者比例尚不明确。在将胸部 X 线作为常规检查的国家，20%～30% 的无症状者存在肺部受累。由于难以对无症状患者其他部位进行筛查，我们只能推测约 1/3 结节病患者无症状。

咳嗽和呼吸困难是最常见的呼吸系统症状，很多患者就诊时上述症状已持续 2～4 周。但由于肺部症状不特异，患者可能就诊长达一年后才确诊，这些患者只有在完善胸片后才考虑结节病诊断。

皮肤及眼部症状也是结节病常见主诉，结节病皮损常无特异性，但由于这类症状易被发现，往往可做出诊断。与肺部病变患者相比，有皮肤症状的患者更易在出现症状 6 个月内确诊。

其他非特异症状包括乏力、发热、夜间盗汗和消瘦，乏力可能为患者最常见的症状，但由于其隐匿性，患者在疾病缓解前常常意识不到其与结节病相关。

表 19-1 总结了结节病患者诊断时及随访期常见器官的受累比例。皮肤、眼、神经系统受累随时间进展更加显著。在美国，结节病患者各器官受累的发生率受年龄、种族及性别影响，如美国黑种人常有眼部症状；眼部病变中，40 岁以下患者中，女性常见，而 40

表 19-1	结节病常见器官受累风险[a]	
	发生率（%）[b]	随访期发生率（%）[c]
肺	95	94
皮肤	24	43
眼	12	29
胸外淋巴结	15	16
肝	12	14
脾	7	8
神经系统	5	16
心脏	2	3

[a] 患者可出现一个以上器官受累。[b] 数据来自 ACCESS 研究，736 例患者诊断后 6 个月的评估。[c] 数据源自辛辛那提大学肺间质病及结节病诊治中心，2002—2006 年间，随访 1024 例结节病患者

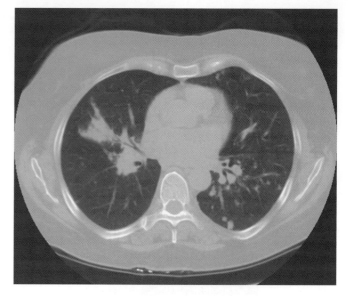

图 19-3　结节病患者胸部高分辨率 CT。可见肺部不规则网状结节，局部有融合

岁以上男性多见。

肺

90% 以上的结节病患者有肺部受累。胸部 X 线片仍是诊断肺部病变最常用的方法。图 19-2 显示结节病患者胸片提示双侧肺门淋巴结肿大。虽然 CT 能更准确诊断间质性肺疾病，但通常并不作为结节病患者监测病情的手段。图 19-3 为结节病患者特异性胸部 CT 表现，可见支气管周围间质增厚、胸膜下为主的网状结节。CT 中支气管周围间质增厚使得支气管活检易检出肉芽肿，从而指导诊断。

虽然胸部 CT 敏感性较高，但 1961 年 Scadding 提出的胸片评分标准仍为评估肺部受累的首选方法。结节病 1 期仅有肺门淋巴结肿大（图 19-2），常有右侧气管旁淋巴结肿大；2 期表现为肺门淋巴结肿大伴肺浸润；3 期仅见肺部浸润；4 期表现为纤维化。结节病肺部浸润以上叶为主，以上叶受累为主的非感染性疾病较少，除结节病外，还有过敏性肺炎、硅肺病、朗格汉斯细胞组织细胞增生症；感染性疾病中，肺结核、肺孢子菌肺炎也常以上叶病变为主。

肺总量、通气功能、弥散功能均对评估结节病等间质性肺疾病有用。一氧化碳弥散量（DL_{CO}）是判断间质性肺疾病最敏感的指标。结节病患者可有限制性通气功能障碍引起的肺总量减小，但 1/3 结节病患者尽管出现了胸片异常及呼吸困难，其肺总量仍在正常范围。

近半数结节病患者表现阻塞性通气功能障碍，表现为第一秒用力呼气量占用力肺活量百分率（FEV_1/FVC）下降。咳嗽症状很常见，大多数患者出现咳嗽是由于气道不同程度阻塞。部分患者醋甲胆碱激发试验阳性，提示气道高反应性。少数咳嗽患者仅使用传统支气管舒张剂治疗有效，部分患者仅吸入高剂量糖皮质激素治疗有效。结节病导致大气道狭窄引起的气道阻塞，进展为纤维化后对抗炎治疗反应差。

据报道至少 5% 结节病患者有肺动脉高压，为直接肺血管受累或肺纤维化间接导致。等待肺移植的终末期肺纤维化结节病患者中，70% 有肺动脉高压，这一比例明显高于其他纤维性肺疾病患者。在进展缓慢但有症状的患者中，超过 50% 患者存在肺动脉高压。因结节病相关的肺动脉高压治疗可能有效，应对持续呼吸困难的患者进行肺动脉压评估。

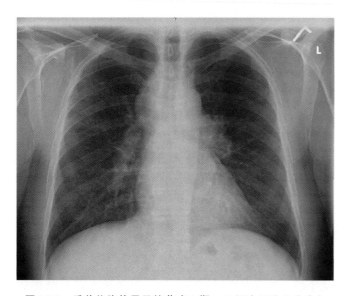

图 19-2　后前位胸片显示结节病 1 期。双侧肺门淋巴结肿大

皮肤

超过 1/3 结节病患者有皮肤受累，典型的皮肤损害包括结节红斑、斑丘疹、色素沉着或脱失、瘢痕形成和皮下结节等。冻疮样狼疮是分布于鼻梁、眼部以下、面颊等部位的特异性皮损（图 19-4），对结节病的一种慢性类型有诊断意义。

结节红斑是可伴随肺门淋巴结肿大及眼葡萄膜炎出现的一过性皮疹（*Löfgren* 综合征），女性和某些人群如白种人及波多黎各人中更常见。结节病皮肤损害的其他表现尤其是冻疮样狼疮，美国黑种人较白种人常见。

结节病斑丘疹样病变是最常见的一种皮肤慢性表现（图 19-5）。因斑丘疹常发展缓慢且无痛感，故常常被患者及医生忽视。初期常为质硬的紫色丘疹，随后出现融合，并扩散至大面积皮肤，经治疗斑丘疹颜色及硬度会减退。这些病变由非干酪性肉芽肿引起，因此诊断有赖于皮肤活检。

眼

结节病患者眼部受累比例与种族相关，在日本，超过 70％结节病患者有眼部病变，而美国只有 30％的患者有眼部受累，非洲裔美国人较白种人常见。眼部受累中前葡萄膜炎最常见，但超过 1/4 患者也存在球后炎症，如视网膜炎及睫状体扁平部炎。患者常有畏光、视物模糊、流泪等症状，但部分无症状患者也有

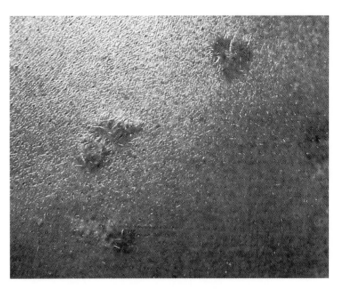

图 19-5 斑丘疹。结节病患者躯干部位的斑丘疹

活跃的炎症反应。早期有眼部受累的无症状结节病患者最终可能失明，因此建议所有结节病患者进行专科眼科检查。过半数慢性结节病患者有眼干症状，干眼症是泪腺受累的一种表现，即使患者眼部炎症反应已不明显，干眼症仍需要泪液或润滑剂治疗。

肝

采用活检病理，可见超过半数结节病患者有肝脏受累，但仅 20％～30％患者肝功能异常。结节病最常出现的肝功能异常为碱性磷酸酶升高，和肝胆阻塞表现一致。此外，也可出现转氨酶升高，胆红素升高提示肝脏受累严重。仅 5％结节病患者因肝脏受累症状较重而需要治疗，其症状可由肝大引起，但肝内广泛胆汁淤积所致的门脉高压更为常见，可继发腹腔积液、食管静脉曲张等。由于结节病所致的肝硬化对全身治疗反应好，故需行肝移植者非常罕见。值得注意的是，合并丙型肝炎的结节病患者应禁用干扰素 α 治疗，因其可能导致肉芽肿病变的进展或恶化。

骨髓和脾

许多结节病患者会出现一种或多种骨髓受累表现。血液系统受累最常见的表现是淋巴细胞减少，这与淋巴细胞聚集至炎症部位有关，20％患者有贫血，而白细胞减少少见。1/3 患者骨髓检查可见肉芽肿病变。虽然仅 5％～10％患者有脾大，但 60％患者脾活检可发现肉芽肿，CT 检查对诊断结节病脾受累相对特异（图 19-6）。非洲裔美国人骨髓及脾受累均多于白人。骨髓和脾病变一般无需治疗，但某些特殊情况如有症

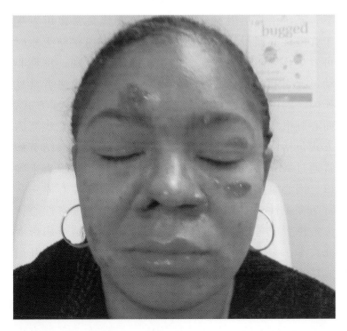

图 19-4（见书后彩图） 冻疮样狼疮。可见鼻部、眼部、面颊等部位的慢性炎症病变

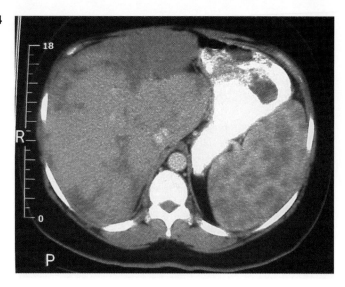

图 19-6 患者口服及静脉注射造影剂后的腹部增强 CT，可见胃被肿大的脾压缩，脾内可见低密度及高密度区域。

状的巨脾或严重全血细胞减少时应行脾切除术。高达 20％患者会出现胸腔外淋巴结肿大。

钙代谢

10％结节病患者有高血钙和（或）高尿钙，美国白人比非洲裔美国人常见，男性比女性更常见。钙代谢异常的发生机制是由于肉芽肿本身多产生 1,25-二羟维生素 D，1,25-二羟维生素 D 可使肠道吸收钙增加，导致高钙血症及甲状旁腺素（PTH）分泌受抑制，饮食中的外源性维生素 D 摄入增加及阳光照射会加重高血钙。所有结节病患者最初病情评估时都应行血钙检查，夏季日照增多应定期复查血钙。有肾结石病史患者，应测定 24h 尿钙。有肾结石病史的结节病患者若需补钙治疗，应监测 24h 尿钙水平。

肾

不足 5％结节病患者有直接肾脏受累，受累肾脏肉芽肿可导致肾炎。但高钙血症仍是引起结节病肾损害的首要原因，1％～2％结节病患者急性肾衰竭由高钙血症导致。使用糖皮质激素及其他方式治疗高钙血症常可改善肾功能不全，但不能完全缓解。

神经系统

据报道 5％～10％结节病患者有神经系统受累，且各种族人群发生率相当。中枢神经系统及周围神经系统任何部位均可受累。磁共振检查（MRI）可显示肉芽肿性炎症病变，钆增强核磁可发现占位性病变，

但可能无法显示较小的或经治疗炎症反应减轻的病变。脑脊液检查可有淋巴细胞性脑膜炎表现及蛋白质轻度增高，葡萄糖含量往往正常，但也可能降低。中枢神经系统受累以某些部位常见，主要有脑神经病变、基底部脑膜炎、脊髓病变及与尿崩症相关的下丘脑前部病变，还可出现癫痫及认知功能障碍。脑神经受累中，面神经麻痹多为一过性，常被误诊为 Bell 麻痹（特发性周围性面神经麻痹），这些症状多在数周内缓解且不复发，故常见于确诊之前。视神经炎是结节病患者脑神经受累的另一表现，更多呈慢性经过，且需长期全身性治疗，它常与前后葡萄膜炎的发生相关。神经系统结节病与多发性硬化很难鉴别，两种疾病均可出现视神经炎，部分结节病患者 MRI 可显示类似多发性硬化的多发脑白质异常增强。此时，存在脑膜强化或下丘脑受累则提示神经系统结节病诊断，正如有神经系统外（如肺部或皮肤）受累的证据一样，也可提示结节病诊断。由于神经系统结节病对糖皮质激素及细胞毒性药物的治疗反应与多发性硬化不同，因此鉴别两种疾病十分重要。

心脏

心脏受累的表现与种族有关。日本结节病患者 1/4 以上有心脏受累，而欧美结节病患者仅有 5％出现心脏受累，但在美国白人及非洲裔美国人之间这一比例差别并不显著。心脏受累常表现为因心肌肉芽肿浸润，导致充血性心力衰竭或心律失常。心肌广泛肉芽肿浸润可导致严重心功能不全，左室射血分数降至 10％以下，系统治疗后射血分数可改善。心律失常也可发生于弥漫性心肌浸润或心肌不均一受累，房室结受累时可发生传导阻滞，常规心电图检查即可发现；室性心动过速引起的室性心律失常及猝死是结节病患者常见死因。24h 动态心电图是监测心律失常的最佳方式，而心脏电生理检查可能为阴性。其他筛查心脏病变的方式包括常规心电图和超声心动图检查，心脏结节病常通过 MRI 或正电子发射断层扫描（PET）检查来确诊。因心脏多发散在肉芽肿浸润所致的室性心律失常常为多源性，故射频消融治疗多无效，严重室性心律失常患者应考虑植入除颤器，可降低心脏结节病患者死亡率。全身性治疗对心律失常有效，但患者在开始成功治疗 6 个月后仍可能发生恶性心律失常，尤其易在药物减量过程中反复。

肌肉骨骼系统

影像学检查［X 射线、MRI、PET（图 19-7）或镓扫

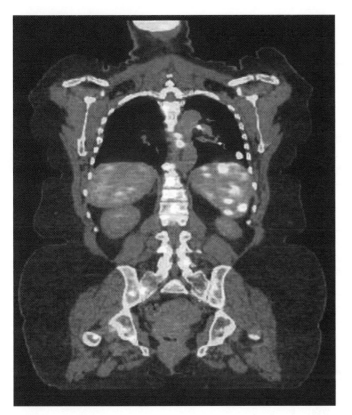

图 19-7　结节病患者 PET-CT 检查。 显示脾、肋骨及脊柱等部位代谢活性增高

描〕或活检可发现大约 10％结节病患者有骨骼及肌肉的直接肉芽肿性病变。但是，有更高比例的结节病患者主诉肌肉痛和关节痛，这与其他炎症性疾病如单核细胞增多症等慢性感染患者主诉类似。很多结节病患者乏力明显，最近研究表明结节病患者乏力与外周神经纤维病变有关。

其他器官

结节病可累及全身任何器官，但乳房、睾丸、卵巢及胃极少受累。因其罕见，故上述器官出现肿块时，需行活检以除外包括恶性肿瘤在内的其他疾病。对女性结节病患者乳房病变进行研究发现，结节病肉芽肿性病变多于乳腺癌，而体检及钼靶检查难以区分这些病变；更重要的是，女性结节病高发年龄段乳腺癌也高发，因此，对临床疑诊病例的常规筛查应包含钼靶以及其他影像学检查，如超声、MRI 或病理活检。

并发症

结节病多为自限性、非致命性疾病，但也可威胁器官功能，并发症包括失明、截瘫及肾衰竭等。结节病专病诊所中大约有 5％患者死亡，常见死因与肺部、

心脏、神经系统及肝脏受累相关。呼吸衰竭患者右心房压力升高是预后不良的因素。结节病肺部并发症还包括可引起大出血的分枝杆菌感染等，使用免疫抑制剂会增加重症感染的发生率。

实验室检查

胸部 X 线是评估结节病患者肺部受累最常用的检查手段。上文中提到，根据胸片表现可将肺部表现分为四期，1 期及 2 期常有肺门及气管旁淋巴结肿大。另外，CT 越来越多用于评估肺间质病变，淋巴结肿大及结节性浸润并非结节病的特异性表现，约 2cm 大小淋巴结肿大也可见于特发性肺纤维化等多种炎症性肺部疾病，但当肿大淋巴结短径＞2cm 时，对结节病诊断提示意义较其他肺间质病更大。

对胸部及其他部位肉芽肿性疾病的检查，PET 已取代镓-67 扫描（图 19-7），两项检查均可用于确定活检部位。心脏 PET 检查在心脏结节病评估中也有重要作用，高代谢活性常提示结节病肉芽肿性病变，而并非转移瘤。

MRI 对肺外结节病诊断也很有意义，钆增强核磁可显示脑部、心脏和骨骼等部位炎性病变，MRI 亦可显示无症状病变。与 PET 一样，MRI 检查中结节病的表现与恶性肿瘤和感染相似，故可能有必要对某些患者需进行病理活检以明确放射性检查异常的原因。

血清中血管紧张素转化酶（ACE）水平有助于结节病诊断，但该项检查的敏感性及特异性均较低，60％急性病程患者和仅 20％慢性病程患者血清 ACE 升高。尽管糖尿病等多种疾病可导致 ACE 轻度升高，但仅少数情况下 ACE 会高于正常上限 50％，如结节病、麻风病、Gaucher 病、甲状腺功能亢进症及播散性感染性肉芽肿如粟粒性肺结核。由于 ACE 水平多通过生物法测定，使用 ACE 抑制剂（如赖诺普利）时会使 ACE 水平明显降低。

诊断

诊断结节病有赖于临床表现和病理活检。由于结节病病因尚不明确，其尚不能 100％确诊。然而，结合病史、查体、实验室检查及病理活检等仍可做出合理诊断。

患者在两种情况下需疑诊结节病（图 19-8）。第一，肺部或肺外器官病理活检提示非干酪性肉芽肿。若患者临床表现符合结节病且未发现其他可引起肉芽肿的病因，那么该患者可能患结节病。

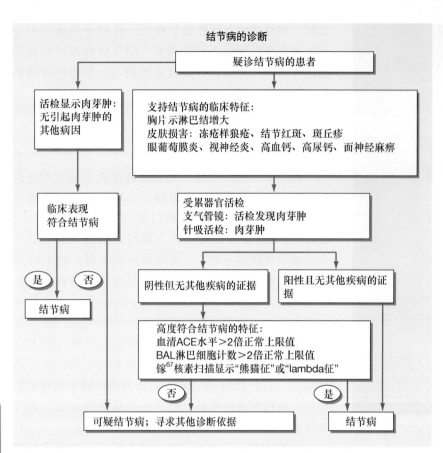

结节病的诊断

疑诊结节病的患者

活检显示肉芽肿：无引起肉芽肿的其他病因

支持结节病的临床特征：
胸片示淋巴结增大
皮肤损害：冻疮样狼疮、结节红斑、斑丘疹
眼葡萄膜炎、视神经炎、高血钙、高尿钙、面神经麻痹

临床表现符合结节病

受累器官活检
支气管镜：活检发现肉芽肿
针吸活检：肉芽肿

是　否

结节病

阴性但无其他疾病的证据

阳性且无其他疾病的证据

高度符合结节病的特征：
血清ACE水平＞2倍正常上限值
BAL淋巴细胞计数＞2倍正常上限值
镓67核素扫描显示"熊猫征"或"lambda征"

否　是

可疑结节病；寻求其他诊断依据

结节病

图 19-8　可疑结节病患者的诊断程序。支持结节病诊断的证据：眼葡萄膜炎、视神经炎、高血钙、高尿钙、面神经麻痹、尿崩症。ACE：血管紧张素转化酶；BAL：支气管肺泡灌洗液

第二，出现某些提示结节病的症状或体征，如无症状患者有双侧淋巴结肿大或患者有符合结节病特征的眼葡萄膜炎或皮疹时，应对患者启动相应的诊断流程。有皮肤损害者应进行皮肤活检，有肝脏、肺外淋巴结或肌肉受累时也应进行相应的病理活检，但某些器官活检难度大（如脑部或脊髓病变），而有些部位（如心内膜活检）的阳性率较低。因结节病肺部受累概率高，故可通过较易取活检的支气管镜检查进行活检以明确诊断，包括经支气管肺活检、支气管活检及经支气管针吸活检等，超声内镜引导下经支气管针吸活检（EBUS）有助于诊断纵隔淋巴结肿大（影像学 1 期或 2 期肺病），而经支气管肺活检对于仅有肺实质病变（3 期）患者的诊断率更高。上述检查方法相互补充，可联合应用。

若活检提示肉芽肿，则必须除外感染、恶性肿瘤等其他诊断，支气管肺泡灌洗液应送检真菌及结核分枝杆菌培养。从病理学角度看，取得的组织越多则越有利于结节病诊断。针吸活检适用于确诊经典结节病的患者，但对于与淋巴瘤或真菌感染患者鉴别诊断效果欠佳，因为淋巴瘤边缘也常见肉芽肿性病变，针吸活检取得的少量肉芽肿性病变难以明确诊断。相较而言，纵隔镜检查能够取得更多标本，因此可明确是否存在淋巴瘤。另外，若患者有肺外病变（如眼部受累）则更加支持结节病诊断。

病理学检查阴性的患者，若其他检查阳性则可增加结节病诊断的可能性。如血清 ACE 水平升高，虽然其他肉芽肿性疾病也会出现 ACE 升高，但其升高可基本除外恶性肿瘤性疾病；PET 检查发现多器官受累也支持结节病诊断；气管镜检查时肺泡灌洗液中淋巴细胞比例升高也提示结节病，在比例升高的淋巴细胞中 CD4+/CD8+ T 细胞比值＞3.5 则高度支持结节病诊断，但其敏感性较淋巴细胞计数升高差，另外需注意除外其他导致肺泡灌洗液中淋巴细胞升高的疾病。

在阳性证据基础上，结合其他与结节病相关但非特异的临床特征可提高结节病诊断的可能性。这些临床表现包括眼葡萄膜炎、肾结石、高钙血症、面神经麻痹及结节红斑，疑似结节病患者有其中一项或多项表现，则有助于诊断。

Kviem-Siltzbach 皮肤试验是结节病的特异性确诊试验，是指用确诊结节病患者脾活检组织对疑诊患者进行皮内注射，4～6 周后取注射部位皮肤活检，若出现非干酪样肉芽肿，则高度提示结节病诊断。但由于目前尚无标准 Kviem-Siltzbach 试剂，一些自制试剂特异性又较低，该方法逐渐被淘汰，现很少应用于临床。

结节病难以确诊，随着时间进展，出现某些新症状可能会推翻结节病诊断，而新出现的器官受累又可

能支持诊断结节病。

预后

结节病死亡率和各器官功能衰竭比例较低，治疗反应差的进展期患者预后不良，这些患者的纤维化常不可逆。据报道过去20年内美国和英国结节病死亡率增加，这是源于对结节病慢性自然病程认识增加，抑或更广泛的免疫抑制剂应用等其他原因尚不明确。

图19-1列出了大多数结节病患者肉芽肿病变初期临床表现。很多患者病情在2～5年内缓解，这类患者病程多呈急性经过，具有自限性。但另一类患者在发病初2～5年内未缓解，这类慢性患者就诊之处即有危险因素：如胸片通常可见肺纤维化，或者有冻疮样狼疮、骨囊性变、心脏及神经系统受累（除单一面神经麻痹外）以及由高钙血症引起的肾结石等表现。最近研究也显示在最初6个月内因症状需要糖皮质激素治疗的患者中，50%以上患者进展为慢性病程，而最初6个月内无需全身治疗的患者中，仅10%进展为慢性病程。

| 治疗 | 结节病 |

结节病治疗需要结合患者的临床症状、器官受累情况（如眼、心脏及神经系统）及是否进展为致命性疾病等。肝功能或胸片异常的无症状患者难以从治疗中获益，仅需对这些患者的病情及症状进行严密监测。

图19-9、图19-10总结了结节病的治疗措施，分为急性和慢性病程治疗。对于急性病程患者，无

症状或症状轻微者往往不需要治疗；仅有单一器官受累的患者，首选局部治疗；多器官受累或病变范围广而不适用局部治疗时，应选择全身性治疗。糖皮质激素仍为该病治疗的首选，但是否长期使用激素治疗或加用其他药物而有助于激素减量应视患者的耐受性、疗程及激素剂量而定。表19-2总结了常用药物的剂量和监测指标。根据一些临床试验结果列出了相应的循证推荐级别。因多数试验在肺部病变患者中进行，因此大多数推荐治疗都针对肺部受累患者；肺外病变患者治疗方法相似，少数情况需稍作调整，如神经系统结节病患者需要更大剂量糖皮质激素，而皮肤受累患者所需激素剂量低。有些观点认为大剂量激素对心脏受累结节病患者有益，但一项研究发现初始泼尼松剂量＞40mg/d时因其毒副作用而临床预后较差。

结节病全身性治疗常使用免疫抑制剂，包括糖皮质激素、细胞毒性药物及生物制剂。大多数患者使用糖皮质激素作为初始全身性治疗，但由于长期使用激素的副作用而需要加用激素助减剂。抗疟药（如羟氯喹）对皮肤病变治疗效果好于肺部病变，米诺环素对皮肤结节病亦有效。细胞毒性药物包括甲氨蝶呤、硫唑嘌呤、来氟米特、吗替麦考酚酯和环磷酰胺等，常用于有肺部或肺外器官病变的患者。甲氨蝶呤是目前研究最为广泛的细胞毒性药物，无论患者有何种临床表现，对大约2/3结节病患者均有效。在一项甲氨蝶呤与硫唑嘌呤的回顾性对比研究中，两种药物疗效相当，但甲氨蝶呤副作用较轻。表19-2中推荐了结节病患者治疗过程中建议监测的一些指标。细胞因子调节剂如沙利度胺、己酮可可

图19-9　结合症状及器官受累程度治疗急性结节病。症状轻微患者，除非有明显临床表现，一般无需治疗

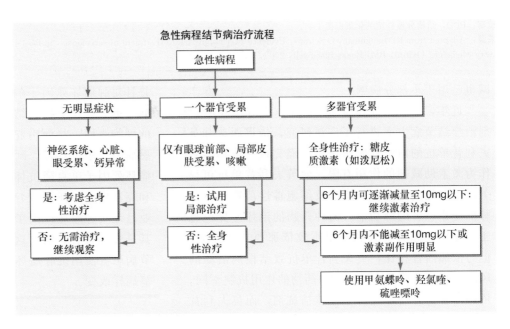

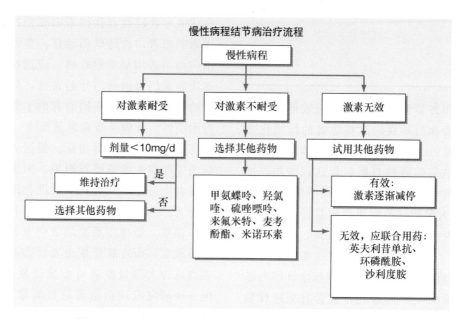

图 19-10 依据是否可耐受糖皮质激素制定慢性患者治疗流程

表 19-2	结节病常用的治疗药物					
药物	起始剂量	维持剂量	监测指标	副反应	适应证[a]	监测方式[a]
泼尼松	20～40mg/d	逐渐减至 5～10mg/d	血糖、血压、骨密度	糖尿病、骨质疏松	A：急性肺部病变 D：肺外病变	
羟氯喹	200～400mg/d	400mg/d	每 6～12 个月行眼部检查	眼部病变	B：结节病某些类型	D：常规眼部检查
甲氨蝶呤	每周 10mg	每周 2.5～15mg	每 2 个月复查全血细胞计数、肝肾功能	血液系统异常、恶心、肝、肺	B：激素助减剂 C：某些慢性病程	D：血常规、肝肾功能
硫唑嘌呤	50～150mg/d	50～200mg/d	每 2 个月复查全血细胞计数、肾功能	血液系统异常、恶心	C：慢性病程	D：监测血常规
英夫利昔单抗	3～5mg/kg，每 2 周 1 次，共给药 2 次	3～10mg/kg，每 4～8 周	用药前行 PPD 试验	感染、过敏反应、致癌效应	A：慢性肺部病变	B：有潜在结核病或充血性心力衰竭的患者慎用

[a] A 级：至少两项双盲随机对照试验结果支持；B 级：前瞻性队列研究结果支持；C 级：≥2 项回顾性研究支持；D 级：至少一项回顾性研究支持或基于其他疾病的治疗经验
缩写：PPD，结核分枝杆菌纯化蛋白衍生物
来源：Adapted from RP Baughman，O Selroos：Evidence-based approach to treatment of sarcoidosis, in PG Gibson et al (eds)：Evidence-Based Respiratory Medicine. Oxford，BMJ Books Blackwell，2005，pp 491-508.

碱也已用于小部分病例。

近年，在应用抗肿瘤坏死因子（TNF）生物制剂治疗结节病方面进行了广泛研究，依那西普和英夫利昔单抗的前瞻性随机试验已经完成。依那西普作为激素助减剂的作用有限，而英夫利昔单抗可显著改善预先使用糖皮质激素及细胞毒性药物而慢性肺部受累患者的肺功能，两种药物的治疗差异也见于克罗恩病患者英夫利昔单抗较依那西普更有效。但与依那西普相比，英夫利昔单抗致结核病活动的风险较高，主要是由于这两种药物的作用机制不同，依那西普为肿瘤坏死因子受体拮抗剂，而英夫利昔

是针对肿瘤坏死因子的单克隆抗体。与依那西普不同，英夫利昔单抗可结合于某些释放肿瘤坏死因子的细胞表面，从而引起细胞溶解，这种情况在克罗恩病患者中也存在。阿达木单抗是一种人源性抗肿瘤坏死因子单克隆抗体，高剂量可用于治疗结节病和克罗恩病。新型治疗结节病药物仍在不断发展，业已证实肿瘤坏死因子是一个重要的治疗靶点，尤其是慢性患者。然而这些药物并非万能，因为非结节病患者使用抗肿瘤坏死因子药物治疗后可出现结节病样改变。

第二十章　IgG4 相关疾病

IgG4-Related Disease

John H. Stone

（任立敏　译　吕良敬　校）

IgG4 相关疾病（IgG4-RD）是一种以倾向于形成瘤块样损害为特征的纤维化炎症性疾病。其临床表现变化多样，并且仍不断扩充。实际上，IgG4-RD 已几乎累及全身各个器官系统，常见于胆道系统、唾液腺、眶周组织、肾、肺、淋巴结及腹膜后组织。此外，IgG4-RD 亦可累及脑膜、主动脉、前列腺、甲状腺、心包、皮肤和其他器官。该病极少累及脑实质、关节、骨髓和肠黏膜。

虽然 IgG4-RD 临床特征变化多样，但所有受累器官的病理学表现颇为一致，包括高比例 IgG4 阳性浆细胞的淋巴浆细胞浸润、特征性的"涡纹状"纤维化、闭塞性静脉炎——即倾向于闭塞靶血管，尤其是静脉的病理过程，以及轻中度的嗜酸性粒细胞组织浸润。

IgG4-RD 包括一系列曾被视为独立的、器官特异性的疾病。日本研究人员发现曾被称为"淋巴浆细胞硬化性胰腺炎"（包括许多其他术语）的患者血清中 IgG4 升高，使该病在 2000 年成为 IgG4-RD 的范例，此类硬化性胰腺炎现今被称为 1 型（IgG4 相关）自身免疫性胰腺炎（AIP）。直至 2003 年，1 型 AIP 患者胰腺外临床表现才被识别，此后开始将许多 IgG4-RD 累及脏器的表现分类。Mikulicz 病曾被认为是干燥综合征的一个亚型，以累及泪腺、腮腺和颌下腺为表现，现在被认为是 IgG4-RD 疾病谱的一部分。同样，相对于大多数原发性硬化性胆管炎患者对激素反应不佳而言，一小部分曾怀疑此诊断的患者对糖皮质激素治疗反应良好。事实上，现今认为，这类对激素敏感的患者实际上患有一种独立的疾病，即 IgG4 相关硬化性胆管炎。同理，如今 IgG4-RD 已扩展到几乎所有的医学领域。

临床特征

将 IgG4-RD 主要脏器损害总结成表 20-1。IgG4-RD

表 20-1	IgG4 相关疾病受累器官临床表现
受累器官	主要临床特点
眼眶和眶周组织	无痛性眼睑或眼周组织肿胀；眼眶炎性假瘤；泪腺炎；泪囊炎；眼眶肌炎；累及翼腭窝及沿三叉神经浸润的肿块样损害
耳、鼻和鼻窦	过敏现象（鼻息肉、支气管哮喘、过敏性鼻炎、外周血嗜酸性粒细胞增多）；鼻塞，流涕，嗅觉丧失，慢性鼻窦炎；偶尔出现骨破坏性病变
唾液腺	颌下腺和（或）腮腺肿大（仅双侧下颌下腺受累更为常见）；小唾液腺亦可受累
脑膜	头痛，神经根病，脑神经麻痹，或脊髓受压迫导致的其他症状；倾向于形成肿块样损害；磁共振成像显示明显的硬脑膜增厚及强化
下丘脑和垂体	累及下丘脑和垂体产生的临床症状，例如，垂体前叶激素缺乏，中枢性尿崩症，或两者都有；影像学显示垂体柄增厚或垂体柄肿块形成，脑垂体肿大，或垂体内肿瘤样物
淋巴结	全身淋巴结肿大或受累器官邻近的淋巴结肿大；通常为直径 1~2cm 的无痛性淋巴结
甲状腺	Riedel 甲状腺炎；桥本甲状腺炎的纤维化型
肺	无症状，仅有影像学病变；咳嗽，咯血，呼吸困难，胸腔积液或胸部不适；伴有肺实质受累、胸腔疾病，或两者兼有；四个主要临床症状包括炎性假瘤，中央气道疾病，局限或弥漫性间质性肺炎，胸膜炎；胸膜病变呈壁层或脏层胸膜弥漫性硬化性炎症伴明显、结节样增厚，有时合并胸腔积液
主动脉	无症状，仅有影像学病变；择期主动脉手术意外发现；主动脉夹层；临床病理示胸或腹主动脉淋巴浆细胞性主动脉炎，主动脉夹层，主动脉周围炎和动脉周围炎，以及炎性腹主动脉瘤
腹膜后腔	腰痛，下腹疼痛，下肢水肿，输尿管受累致肾积水，无症状仅有影像学病变
肾	肾小管间质性肾炎；小部分为膜性肾小球肾炎；无症状的肿瘤样病变，影像学典型的双侧多发现；与低补体血症显著相关的肾脏受累；
胰腺	以轻度腹痛为表现的 1 型自身免疫性胰腺炎；体重减轻；以胰腺肿块为表现，与胰腺癌类似的急性梗阻性黄疸；20%~50% 患者表现为急性糖耐量受损；影像学显示弥漫性"腊肠状胰腺"或节段性胰腺肿大，失去正常胰腺分叶结构；常被怀疑是恶性肿瘤的肿块
胆道系统	多数伴有自身免疫因素的阻塞性黄疸；体重减轻；脂肪泻；腹痛；新发糖尿病；类似原发性硬化性胆管炎表现
肝	无痛性黄疸伴有轻、中度的腹部不适，体重减轻，脂肪泻；新发糖尿病；类似原发性硬化性胆管炎和胆管癌表现
其他器官	胆囊，乳腺（炎性假瘤），前列腺（前列腺疾病），心包（缩窄性心包炎），肠系膜（硬化性肠系膜炎），纵隔（纤维性纵隔炎），皮肤（红斑或肉色丘疹），外周神经（周围神经炎）

通常呈亚急性起病，大多数患者没有严重的全身症状。发热和C反应蛋白大幅升高并不常见。然而，一些患者在数月间会体重骤减。临床上当特定器官病变引起患者重视并就医时，往往疾病已进展超过数月、数年，甚至几十年了。一些患者特定器官出现症状，可自行缓解或暂时改善，另一些患者则受累器官逐渐增多。许多IgG4-RD患者被误诊为其他疾病，特别是被误诊为恶性肿瘤，或非特异性炎症，往往偶然通过影像学检查或病理标本确诊。

IgG4-RD可能已进展数月或数年，累及多脏器才可明确诊断。一些患者病变多年局限于单个器官；另一些患者则在出现主要临床表现的同时伴有典型或非典型的器官损害。1型AIP患者可能主要表现为胰腺受累，但经过病史、体格检查、血尿化验及影像学检查的整体评估，可能亦有泪腺肿大、唾液腺炎、淋巴结肿大、各种肺部发现、肾小管间质性肾炎、肝胆病变、主动脉炎、腹膜后纤维化，或其他器官受累。据报道，少部分患者可自发缓解，致使某些器官的临床症状改善。

IgG4-RD两个共同特性包括过敏性疾病以及倾向于形成类似恶性肿瘤的瘤块样病变（图20-1）。许多IgG4-RD患者存在过敏特征，如过敏体质、湿疹、哮喘、鼻息肉、鼻窦炎和外周血嗜酸性粒细胞轻度增多。IgG4-RD也可表现为许多器官系统的瘤样肿胀，被称之为炎性假瘤。一些患者于正确诊断之前，为切除"恶性肿瘤"而接受了大手术（例如Whipple手术或甲状腺切除）。假瘤常见于大唾液腺、泪腺、肺和肾脏，然而，几乎所有的器官都会有此表现。

IgG4-RD常引起严重并发症，并且可能导致器官衰竭，但一般呈亚急性进程。IgG4-RD也可与肉芽肿性多血管炎（旧称韦格纳肉芽肿）类似，引起鼻窦、头颅及中耳骨质破坏性病变，在多数器官中侵袭性不高。在腹膜后区域，确诊前常已出现大量纤维组织，导致输尿管压迫、阻塞性肾病、肾积水、肾萎缩和可能由于炎症包裹外周神经引起的慢性疼痛。未经诊断或治疗的IgG4相关胆管炎在数月内可导致肝衰竭。同样，IgG4相关主动脉炎（占炎性主动脉炎10%～50%）可致动脉瘤和主动脉夹层。IgG4相关肾小管间质性肾炎可造成肾功能不全，甚至肾衰竭。肾萎缩也为本病常见并发症。

血清学特点

多数IgG4-RD患者血清IgG4升高，且升高范围变化较大。血清IgG4可高达正常上限的30或40倍，

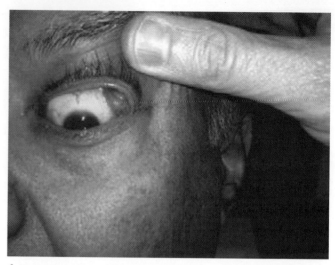

A

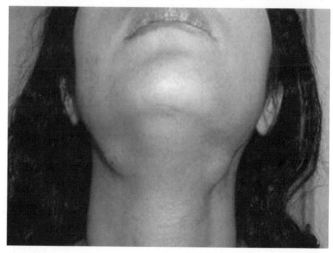

B

图20-1（见书后彩图） 以倾向于形成瘤块样损害的IgG4RD主要临床特征。泪腺（**A**）及颌下腺（**B**）瘤样浸润

通常见于同时多器官系统受累患者。尽管组织病理学和免疫组化表现典型，约30%患者血清IgG4正常，此时往往器官受累较少。IgG4相关腹膜后纤维化血清IgG4正常的可能性较大，可能与病情已进展至纤维化阶段才确诊有关。

血清IgG4水平与疾病活动性及治疗需要之间关联并不密切。治疗后血清IgG4可迅速下降，但常不能完全恢复正常。患者临床症状可已缓解，但血清IgG4仍保持较高水平。血清IgG4迅速升高很可能预示着病情反复，而且监测患者血清IgG4变化，可在部分患者中发现疾病的早期复发。然而，IgG4轻度升高与临床治疗需要的时间相关性并不高。尽管一些患者血清IgG4持续正常，但仍会出现临床复发。

血清IgG4浓度通常采用散射比浊法检测，可能因前带效应（prozone effect）导致IgG4虚假低值，这

可以通过稀释血清样品校正。当患者临床特征与IgG4血清学检测结果明显不符时，应考虑前带效应的影响。

流行病学

　　IgG4-RD患者常为中老年男性，这与经典自身免疫性疾病形成鲜明对比，后者往往影响年轻女性。日本AIP研究表明，患病男女比为3:1。更显著的是，IgG4相关间质性肾炎和IgG4相关腹膜后纤维化以男性居多。头、颈部受累的IgG4-RD患者，男女性别比则更接近于1:1。

病理学

　　IgG4-RD关键的组织病理学特征包括淋巴浆细胞呈"涡纹样"（类似于编织篮网样结构）密集浸润（图20-2）、闭塞性静脉炎，以及轻至中度嗜酸性粒细胞浸润。病理中常可观察到淋巴滤泡和生发中心。当疾病累及腺体，如泪腺、颌下腺、腮腺或胰腺时，淋巴浆细胞浸润倾向于聚集在管状结构周围。该炎性病变往往聚集成瘤块状，破坏相关组织。

　　在某些受累器官，尤其是肺，可发生闭塞性动脉炎，但静脉受累更为常见（闭塞性静脉炎是IgG4-RD标志性病理改变）。显著的中性粒细胞浸润、白细胞破碎、肉芽肿性炎症、出现多核巨细胞和纤维素样坏死等几种组织病理学特征在IgG4-RD不常见。若活检发

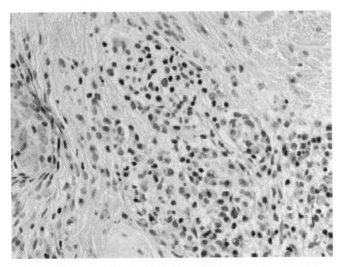

图20-2（见书后彩图）　以大量淋巴浆细胞浸润伴有轻中度嗜酸性粒细胞浸润为IgG4相关疾病（IgG4-RD）组织病理学标志性特点。细胞性炎症常由独特的"涡纹样"纤维化方式包绕，通常呈组织篮网样结构。图示丰富的成纤维母细胞、与纤维束相伴的淋巴浆细胞浸润和嗜酸性粒细胞。该活检标本取自面颊部结节性病变。胰腺、肾、肺、唾液腺和其他IgG4-RD累及器官中亦有相同的病理发现

现这些病理改变，不利于IgG4-RD的诊断。

　　炎性浸润由B和T淋巴细胞混合组成。B淋巴细胞通常聚集在生发中心，而CD19、CD138和IgG4染色阳性的浆细胞，呈辐射状分布在生发中心周围。相反，T细胞，通常$CD4^+$ T细胞，更为弥漫地分布于整个病灶，亦为浸润最丰富的细胞类型。病理标本中亦可观察到中量的成纤维细胞、组织细胞和嗜酸性粒细胞。一些活检样本中嗜酸性粒细胞尤为丰富；另一些活检样本，特别是长期慢性病例，纤维化占主导地位。

　　虽然IgG4-RD组织病理学表现具有高度的特征性，仍需行IgG4免疫组化染色明确诊断。病灶内IgG4阳性浆细胞占主导，但含有其他亚类免疫球蛋白的浆细胞均可见到。IgG4阳性浆细胞数目可以通过计数每高倍镜视野（HPF）细胞数或计算$IgG4^+$浆细胞/IgG^+浆细胞比例来定量。在器官受累晚期，组织纤维化占主导地位，相对而言已是炎症的无细胞阶段时，$IgG4^+$浆细胞/IgG^+浆细胞比例和组织纤维化性特征比每高倍镜视野IgG4阳性细胞数对明确诊断更为重要。现今亦可通过原位杂交技术来解决常规免疫染色技术所带来的背景染色增加问题。

病理生理学

　　目前认为，IgG4分子在多数受累器官的病理生理过程中起间接作用。然而，该分子在免疫球蛋白亚群中十分独特，在某些情况下可能造成组织损伤。例如，IgG4分子可交换Fab段——即分子的两半相互分离，并与不相似的一半IgG4分子重组。IgG4也是唯一有此属性的免疫球蛋白亚类。IgG4抗体与抗原结合松散，也是部分归因于Fab段交换。该分子同Fc受体和C1q亲和力低，通常被视为非炎症性免疫球蛋白。与Fc受体和补体C1q的低亲和力削弱了IgG4抗体诱导吞噬细胞活化、抗体依赖性细胞毒性作用和补体介导损害的能力。血清IgG4升高和组织中IgG4相关浆细胞浸润可能仅由其他效应通路导致，如Th2/Treg细胞因子通路，后者与炎症和组织损伤更为密切。

治疗

　　因为许多患者疾病进展并不激进，所以并不是每一种IgG4-RD疾病表现均需立即治疗。例如IgG4相关淋巴结病可多年无症状，并且疾病表现也无进展。因此，对某些病例随访观察更为明智。然而，IgG4-RD可导致严重的器官功能障碍和衰竭，因此当累及重要脏器时必须积极治疗。严重的可迅速导致终末期

肝病、胰腺功能永久性损害、肾萎缩、主动脉夹层或动脉瘤、鼻窦及鼻咽部破坏性病变。

糖皮质激素是 IgG4-RD 治疗的一线药物。治疗方案来自于 1 型 AIP 的治疗经验，通常泼尼松从 40mg/d 起始，2～3 个月内逐渐减量至停药或减至维持剂量 5mg/d。糖皮质激素通常起效迅速并且疗效显著，但纵向数据表明，超过 90% 患者在 3 年内病情复发。传统的类固醇减量制剂如硫唑嘌呤和霉酚酸酯已用于一些患者，但其疗效证据不足。

复发患者或对糖皮质激素抵抗者，二线方案用于清除 B 细胞的利妥昔单抗疗效颇佳。利妥昔单抗治疗（间隔 15 天，共 2 次静脉滴注，每次 1g）可靶向急剧降低血清 IgG4 浓度，表明可通过减少产生 IgG4 的短寿命浆细胞而获得部分疗效。相较于 IgG4 浓度降低，更重要的是 B 细胞耗竭对 T 细胞功能的影响。已有研究证实利妥昔单抗对 IgG4-RD 的 CD4+ 效应 T 细胞的特异影响。

利妥昔单抗对一些患者可能是适当的一线治疗，特别对于那些糖皮质激素可能带来较大副作用的高危人群和即刻有器官衰竭可能的患者。维持治疗无论是采用利妥昔单抗，还是维持低剂量糖皮质激素，均仍需进一步研究确定最佳的治疗方案。

第二十一章 家族性地中海热及其他遗传性自身炎症性疾病

Familial Mediterranean Fever and Other Hereditary Autoinflammatory Diseases

Daniel L. Kastner

（刘田 译 林玲 校）

家族性地中海热（familial mediterranean fever，FMF）是一组遗传性疾病的原型（表 21-1）。这组疾病以周期性发热、浆膜炎、滑膜炎及皮肤炎症为特点，部分患者后期可发生 AA 型系统性淀粉样变性。由于该组疾病较少出现高滴度自身抗体或抗原特异性 T 细胞，故以"自身炎症性"而非"自身免疫性"来命名此类疾病。固有免疫系统及其髓系效应细胞、胚系基因编码的病原相关分子模式受体和内源性危险信号在自身炎症性疾病的发病中起主要作用。虽然绝大部分

自身炎症性疾病表现为遗传性周期性发热，但周期性发热表现并不显著的其他遗传性炎症性疾病目前也被认为是自身炎症性疾病。

遗传背景及病理生理学

FMF 最初发现于亚美尼亚人、阿拉伯人、土耳其人以及非德系犹太人（主要居住在北非及伊拉克地区）。基因检测问世以来，有报道显示 FMF 在德系犹太人、意大利人以及其他地中海人群中的发病数量不断升高，而在非地中海血统种族中也出现了确诊的散发病例。FMF 通常被认为是一种隐性遗传病，但有越来越多的确诊临床病例显示仅有一个明确的基因突变，而某些相对罕见的 FMF 突变有很强的显性遗传证据。尤其是在那些家庭规模较小的国家中，仅约 50% 的病例有阳性家族史。DNA 检测显示携带者比例在相关人群中高达 1/3，这说明了杂合子的优势性。

FMF 的致病基因编码一种名为脓素（或海蛋白）的蛋白质。该蛋白质由 781 个氨基酸残基组成，分子量为 95kDa，其主要表达于粒细胞、嗜酸性粒细胞、单核细胞、树突状细胞及滑膜、腹膜成纤维细胞。脓素 N 端的 92 个氨基酸残基构成了一个被称作 PYRIN 的结构域，后者与死亡结构域、死亡效应结构域及胱天蛋白酶（caspase）募集结构域有相似的结构。PYRIN 结构域调控同型蛋白质之间的相互作用，而在某些其他蛋白质中也发现了 PYRIN 结构域的存在，其中包括在另外三种周期性发热综合征中出现突变的 cryopyrin 蛋白（NLRP3）。脓素蛋白通过包括 PYRIN 结构域与中间连接蛋白的相互作用在内的多种机制，调节 caspase-1 [白介素（interleukin，IL）1β 转化酶]，从而调控 IL-1β 分泌。在动物实验中，存在 FMF 相关脓素突变的小鼠表现为炎症及 IL-1 分泌过多。

急性发作表现

FMF 的周期性发热表现甚至在婴儿期早期即可出现；90% 的患者在 20 岁之前已出现第一次发病。典型 FMF 的发作持续 24～72h，如伴关节炎症状可持续更长时间。部分 FMF 患者的发病周期规律，但更多患者发病频率不一，从数天发作一次到持续缓解数年不等。部分患者的发病与运动、精神紧张或月经等相关，但通常情况下是难以预测的。而妊娠可能和疾病缓解相关。

发热几乎贯穿 FMF 发作的整个过程。婴儿可出现严重高热，甚至高热惊厥，而对于某些幼儿患者，

发热可能是其唯一症状。

超过90%的FMF患者曾出现腹部症状，症状从轻到重包括腹部钝痛、腹胀、直接触诊轻压痛、全腹弥漫性疼痛伴肠鸣音消失、腹肌强直伴反跳痛，腹部立位平片可见气液平。CT扫描可见少量腹腔积液。行剖腹探查术可发现腹腔渗出液呈无菌性，但中性粒细胞明显增多，偶伴腹腔粘连表现，但很少出现腹水表现。

FMF患者胸膜受累时通常表现为单侧胸部针刺样锐痛。影像学检查可能发现肺不张，有时也会表现为渗出病变。行胸腔穿刺术可见胸腔积液中性粒细胞升高。若胸膜反复受累，可出现胸膜肥厚表现。

关节炎在M694V突变纯合子的FMF患者中最常出现，尤其是在非德系犹太人群中。急性关节炎通常为单关节炎，可累及膝、踝和髋等关节，而在儿童患者中也可累及其他关节。关节腔积液通常表现为无菌性、中性粒细胞数升高，同时关节周围无相应发红或皮温升高。即使关节炎反复发作，也很少出现影像学变化。在开始使用秋水仙碱治疗FMF的年代之前，有约5%的FMF关节炎患者存在慢性膝或髋关节炎。无论HLA-B27阳性与否，FMF患者均可出现慢性骶髂关节炎（即便在秋水仙碱治疗之后）。而在美国，FMF患者更常出现关节痛而非关节炎。

FMF患者最具特征性的皮肤表现是丹毒样红斑，突出皮面，好发于足背、踝部或小腿，可伴或不伴腹痛、胸膜炎或关节炎等。皮肤活检病理可见血管周围粒细胞及单核细胞浸润。上述皮疹最常见于M694V突变纯合子的FMF患者，而在美国患者中相对少见。

在FMF患者中运动诱发的非发热性肌痛很常见，同时有一小部分患者可能出现持续长达数周的发热性肌痛。部分患者行超声心动图偶见少量心包积液，但有症状者罕见。青春期前的男性患者可出现单侧急性阴囊炎。有报道称FMF患者可发生无菌性脑膜炎，但因果关系存在争议。包括过敏性紫癜及结节性多动脉炎（第14章）在内的血管炎在FMF患者中的发生率不断升高。而M694V突变目前被证实是罹患白塞病的危险因素。

FMF的实验室检查特点与急性炎症反应一致，包括红细胞沉降率增加、白细胞升高、血小板升高（出现于儿童患者）以及C反应蛋白、纤维蛋白原、结合珠蛋白和血清免疫球蛋白升高等，也可出现一过性蛋白尿及血尿。

淀粉样变

在应用秋水仙碱治疗FMF之前，系统性淀粉样

变是该病的常见并发症。淀粉样变的发生是由一种急性时相反应物——血清淀粉样蛋白A的一个片段沉积在肾、肾上腺、肠、脾、肺及睾丸等部位所致。对于在发作间期存在蛋白尿的患者应疑及该诊断。通常需要肾或直肠活检以明确诊断。罹患淀粉样变的危险因素包括M694V突变纯合子、有阳性家族史（与FMF突变情况不相关）、SAA1基因型、男性、未使用秋水仙碱治疗以及幼年时成长于中东地区等。

诊断

对于典型病例，有经验的医生可仅通过临床证据来诊断FMF。对那些FMF发生概率较高的地区而言，该病的临床标准具有高敏感性和高特异性。而基因检测对于临床诊断模棱两可的病例或缺乏经验的医生来说是有效的辅助手段。绝大多数与病情较重相关的FMF突变都存在于第10外显子，而少部分与病情较轻有关的突变出现在第2外显子。最新的FMF和其他遗传性周期性发热综合征的基因突变列表可参考网址http://fmf.igh.cnrs.fr/infevers/。

基因检测使得拓展FMF临床谱以及地理分布情况成为可能，尚可能有预测预后的价值。多数研究表明M694V纯合子突变患者的发病年龄更小，同时更容易出现关节炎、皮疹及淀粉样变。与之相反，E148Q突变在特定人群中很常见，而此类人群更多地表现为影响总体的炎症水平而非发展为临床典型的FMF。E148Q有时可与第10外显子突变连锁存在于同一条染色体，这一现象可能对基因检测结果的解释造成困难。仅约70%的典型FMF患者具有分别位列两条染色体上的、清晰可辨的两种突变。有时即使在进行精细化的分子鉴定之后也难以确定FMF的第二个突变基因，这说明在某些情况下，单基因突变即足以导致FMF发病。在这种情况下，临床判断尤为重要，秋水仙碱的试验性治疗有时可帮助这些病例确诊。不建议对于未发病个体进行基因检测，因为可能出现外显不全，同时还需要考虑某个基因检测阳性结果对于患者未来的潜在影响充满不确定性。

对于第一次发病的FMF患者，尽管可能出现特异性脏器受累，也应进行全面的鉴别诊断。对于反复发作的患者，需要鉴别其余遗传性周期性发热综合征（表21-1），周期性发热伴口腔溃疡、咽喉炎及颈部淋巴结病综合征（PFAPA），幼年特发性关节炎全身型或成人Still病，卟啉病，遗传性血管性水肿，炎症性肠病等，对于女性，还需要与妇科疾病相鉴别。

表 21-1　遗传性周期性发热综合征

	FMF	TRAPS	HIDS	MWS	FCAS	NOMID
种族	犹太人、阿拉伯人、土耳其人、亚美尼亚人、意大利人	任何族群	主要包括荷兰及北欧人群	任何族群	任何族群	任何族群
遗传特点	隐性[a]	显性	隐性	显性	显性	多为新生突变，少数为体细胞嵌合体
突变基因/染色体	MEFV/16p13.3	TNFRSF1A/12p13	MVK/12q24	NLRP3/1q44	NLRP3/1q44	NLRP3/1q44
编码蛋白	Pyrin	p55 TNF 受体	甲羟戊酸激酶	Cryopyrin（NLRP3）	Cryopyrin（NLRP3）	Cryopyrin（NLRP3）
发作持续时间	1~3 天	通常大于 7 天	3~7 天	1~2 天	几分钟到 3 天	持续，有暴发
浆膜	胸膜炎，腹膜炎；无症状心包积液	胸膜炎，腹膜炎，心包炎	腹痛，但很少出现腹膜炎；胸膜炎和心包炎不常见	腹痛；胸膜炎和心包炎罕见	很少受累	很少受累
皮肤	丹毒样红斑	游走性红斑	弥漫性斑丘疹，阿弗他溃疡	弥漫性荨麻疹样皮疹	寒冷诱发的荨麻疹样皮疹	弥漫性荨麻疹样皮疹
关节	急性单关节炎，慢性髋关节炎（罕见）	急性单关节炎，关节痛	关节痛，寡关节炎	关节痛，大关节、寡关节炎	多关节痛	骨骺及髌骨过度生长，杵状指
肌肉	运动诱发肌痛（常见），长期发热伴肌痛（罕见）	游走性肌痛	不常受累	肌痛常见	偶有肌痛	偶有肌痛
眼、耳	不常受累	眶周水肿，结膜炎，罕见葡萄膜炎	不常受累	结膜炎，巩膜外层炎，视盘水肿；感音神经性耳聋	结膜炎	结膜炎，葡萄膜炎，视盘水肿，失明；感音神经性耳聋
中枢神经系统	罕见无菌性脑膜炎	头痛	头痛	头痛	头痛	无菌性脑膜炎，眩晕
淀粉样变	在 M694V 纯合子中最常见	约 15% 患者出现，最常见于半胱氨酸突变，T50M	不常见	约 25% 患者出现	不常见	晚期并发症
治疗	口服秋水仙碱，对于难治性病例可使用 IL-1 拮抗剂	糖皮质激素，依那西普，IL-1 拮抗剂	NSAIDS 用于退热；IL-1 及 TNF 拮抗剂	阿那白滞素，卡那奴单抗，利洛纳塞	阿那白滞素，卡那奴单抗，利洛纳塞	阿那白滞素

[a] 有相当一部分临床确诊 FMF 患者在 DNA 测序中仅发现单个明确的 MEFV 突变

缩略语：FCAS，familial cold autoinflammatory syndrome，家族性冷自身炎症综合征；FMF，familial Mediterranean fever，家族性地中海热；HIDS，hyper-immunoglobulinemia D with periodic fever syndrome，高 IgD 血症伴周期性发热综合征；IL，interleukin，白介素；MWS，Muckle-Wells syndrome，Muckle-Wells 综合征；NOMID，neonatal-onset multisystem inflammatory disease，新生儿发病的多系统炎症性疾病；NSAIDs，nonsteroidal anti-inflammatories，非甾体消炎药；TNF，tumor necrosis factor，肿瘤坏死因子；TRAPS，TNF receptor-associated periodic syndrome，肿瘤坏死因子受体相关周期性综合征

治疗　家族性地中海热

FMF 的治疗方案是每日口服秋水仙碱，该药能减少 FMF 的发作频率及强度，同时防止淀粉样变的发生。发作时给药的间歇疗法效果不如每日服用的疗法，前者对于预防预防淀粉样变的效果尚未被证实。通常成人使用秋水仙碱的剂量是每日 1.2~1.8mg，该用法可使 2/3 患者的症状得到明显缓解，而在某些人群中可使 90% 患者得到改善。儿童可能需要减量，而具体剂量并不与体重成比例。

秋水仙碱的常见不良反应包括腹胀、腹部绞痛、乳糖不耐受症以及腹泻等。可采取从小剂量开始用药并逐渐加量、分次给药、应用二甲硅油（改善腹胀症状）、避免摄入奶制品等措施以使上述不良反应最小化。如果夫妻任意一方在怀孕前使用该药，子女患 21 三体综合征（唐氏综合征）的风险会略微升高。在肾功能不全的老年患者中，秋水仙碱可导致以近端肌无力和肌酶升高为特点的神经肌肉病变。在因淀粉样变进行过肾移植的患者中，环孢素可通过其对 MDR-1 转运系统的作用抑制肝脏对秋水仙

碱的代谢，导致秋水仙碱的毒副作用。对于已经使用口服秋水仙碱的患者，不建议静脉用秋水仙碱，因其可能导致严重的、甚至致命的不良反应。

对秋水仙碱治疗无反应或无法耐受治疗剂量的FMF患者，注射用IL-1抑制剂对于预防急性发作可能有效。在一项小型的安慰剂对照的随机研究中，每周皮下注射利洛纳塞（rilonacept，重组IL-1受体融合蛋白）可以明显降低FMF的发作频率。也有许多每日皮下注射阿那白滞素（anakinra，重组IL-1受体拮抗剂）以预防FMF急性发作及在部分个案可减少已形成的淀粉样物质沉积的报道。对秋水仙碱反应不佳或不耐受的患者，也可考虑使用卡那奴单抗（canakinumab，IL-1β单克隆抗体）或肿瘤坏死因子（TNF）抑制剂来治疗FMF。对于难治性FMF可考虑骨髓移植治疗，但目前认为其风险-效益比值仍难于接受。

其他遗传性周期性发热

在发现FMF致病基因后的5年之内，学界又发现了3种可导致其余5种遗传性周期性发热综合征的致病基因，使这些疾病的诊断和治疗方式发生了显著变化。

TNF受体相关周期性综合征（TRAPS）

TRAPS主要由55kDa的TNF受体（TNFR1，p55）胞外结构域显性遗传突变所致。该病最早在一个庞大的爱尔兰家系中被发现，因此也被称为家族性爱尔兰热。但事实上，TRAPS的发病人群种族分布很广。该病通常在儿童期起病，发作时间持续1~2天至数周不等，某些严重病例发作几乎呈持续性。除了类似FMF的腹膜、胸膜及滑膜等受累外，TRAPS患者经常还存在眼部炎症，最常表现为结膜炎和（或）眶周水肿，并可出现特有的游走性肌痛伴痛性红斑表现。通常来说，TRAPS患者对糖皮质激素的反应好于秋水仙碱。15%的未经治疗者最终会进展为淀粉样变。该病诊断基于典型的临床症状以及TNFRSF1A突变。在特定人群中常见两种独特的变异：R92Q和P46L，此两者更多表现为功能性基因多态性而非直接引起疾病的突变。与之相反，致病的TNFRSF1A突变包含了许多高度保守半胱氨酸残基编码序列的替代序列，与胞内TNFR1错误折叠、聚集以及滞留相关，随之出现非配体依赖性激酶活化、线粒体生成活性氧产物以及促炎

因子的释放。依那西普（etanercept）是一种TNF抑制剂，可减轻TRAPS的急性发作，但是长期疗效目前尚未得到公认。可能是因为在TRAPS患者中存在非配体依赖信号的异常，IL-1抑制剂在大部分用药患者中显示有效，但应避免使用TNF单克隆抗体，因其可能导致该病急性发作加重。

高IgD血症伴周期性发热综合征（HIDS）

HIDS是一种隐性遗传的周期性发热综合征，最初发现于北欧血统的个体。其发病是由于甲羟戊酸激酶基因（MVK）的突变，该基因编码一种参与胆固醇和非甾醇异戊二烯合成的酶。该病常在婴儿期发病，每次持续3~5天。特征性临床症状包括颈部淋巴结肿痛、可累及手掌、足底的弥漫性斑丘疹，以及阿弗他溃疡等；胸膜炎及淀粉样变罕见。尽管该病最初定义为持续性血清IgD升高，但血清IgD水平与病情活动度无关，而有些FMF或TRAPS患者也可出现血清IgD轻度升高。此外，偶有MVK突变的周期性发热患者的IgD水平正常。依据上述原因，有学者建议将该病重新命名为甲羟戊酸激酶缺乏症（MKD）。尽管该病的炎症表现可能与类异戊二烯的缺乏而非甲羟戊酸的增多有关，但带有突变的所有患者在其体温升高的发作期，尿甲羟戊酸水平均明显升高。目前对于该病尚缺乏成熟、有效的治疗方法，但有小样本研究指出持续或间断使用IL-1抑制剂或TNF抑制剂可能有效。

冷吡啉病或冷吡啉相关周期性综合征（CAPS）

家族性冷自身炎症综合征（FCAS）、Muckle-Wells综合征（MWS）以及新生儿发病的多系统炎症性疾病（NOMID）均由于NLRP3（过去被称为CIAS1）突变所致。该基因编码了冷吡啉蛋白（或称为NLRP3）。这三种遗传性发热综合征代表了一大类疾病的临床谱。FCAS患者出现寒战、发热、头痛、关节痛、结膜炎及荨麻疹样皮疹等症状通常都与寒冷环境有关。MWS患者也可出现荨麻疹样皮疹表现，但与寒冷无关；该病患者也可出现发热、腹痛、肢体疼痛、关节炎及结膜炎等表现，随着病程的延长，尚可发生感音神经性耳聋。在上述这三种疾病中，NOMID的临床表现最为严重，包括慢性无菌性脑膜炎、特征性关节病变和皮疹等。类似于FMF的致病蛋白pyrin，冷吡啉蛋白也有N端PYRIN结构域。冷吡啉蛋白通过形成"炎性体"这种大分子复合物来调节IL-1β产生。相对于健康对照，上述三种疾病患者的外周血白细胞在体外刺激后释放大量IL-1β。用特定的革兰

氏阳性细菌、细菌 RNA 及尿酸钠晶体刺激冷吡啉蛋白缺乏小鼠的巨噬细胞，表现为 IL-1β 生成减少。这三种冷吡啉病患者在注射 IL-1 抑制剂后，都出现了极佳的治疗反应。大约 1/3 有临床症状的 NOMID 患者缺乏胚系 NLRP3 基因突变，但是混合了体细胞 NLRP3 突变。这些患者对 IL-1 抑制剂同样反应良好。薛尼兹勒综合征（Schnitzler's syndrome）患者也存在体细胞的 NLRP3 突变。该病多为中年发病，临床表现为周期性发热、荨麻疹样皮疹、急性时相反应物升高、单克隆高 IgM 血症以及异常骨重塑，该病亦可选择 IL-1 抑制剂治疗。

其他遗传性自身炎症性疾病

此外还有一些孟德尔遗传性自身炎症性疾病，这些疾病不一定具有典型周期性发热的临床特点，但存在固有免疫的异常。化脓性关节炎-坏疽性脓疱病-痤疮综合征（PAPA）是一种显性遗传病，通常在青春期起病，临床表现包括通常为创伤诱发的无菌性、化脓性单关节炎伴有周期性发热，严重坏疽性脓疱病以及重度囊肿性痤疮。该病由 PSTPIP1 突变所致，该基因编码 pyrin 结合蛋白，其关节症状应用 IL-1 抑制剂治疗反应良好。隐性遗传的 IL-1 受体拮抗物缺乏患者（DIRA）表现为全身性脓疱疹、多灶性无菌性骨髓炎。DIRA 对阿那白滞素反应极佳，因该药即为 DI-RA 患者所缺乏的蛋白质（重组形式）。IL-36 是 IL-1 家族的成员之一，受内源性受体拮抗物调节。隐性遗传的 IL-36 受体拮抗物缺乏症（DITRA）表现为反复全身脓疱疹样银屑病以及严重的系统性炎症。

PAPA、DIRA 和 DITRA 这三种疾病均与 IL-1 相关分子突变有关，而其他自身炎症性疾病是由固有免疫的其他组分突变所致。Blau 综合征（BS）是由 CARD15（也被称为 NOD2）突变所致，该基因调节 NF-κB 的活化。BS 的特征性表现有肉芽肿性皮炎、葡萄膜炎及关节炎；特定的 CARD15 突变者易罹患克罗恩病。蛋白酶体一个或多个成分的隐性突变可导致干扰素信号通路过度激活，表现为伴发热和脂肪萎缩慢性非典型嗜中性粒细胞皮病（CANDLE）。CANDLE 的典型表现是严重的泛发性脂膜炎。编码干扰素基因刺激因子（STING）的 TMEM173 发生功能获得性新生突变，导致严重的血管病变及肺纤维化。而编码了腺苷脱氨酶 2（ADA2）的 CERCR1 发生隐性功能缺失性突变可导致血管病变，表现为青斑样皮疹、早发性腔隙性脑梗及结节性多动脉炎等。

最后，值得注意的是，对于部分既往认为常见的、遗传因素参与的复杂疾病，对于现在需要考虑自身炎症性疾病的诊断。目前已有证据显示固有免疫组分（如炎性体等）可能参与疾病的发病机制。两个突出的例子是痛风和动脉粥样硬化，而使用 IL-1 抑制剂治疗此两种疾病的大型临床试验均已开始进行。

第二十二章　关节和肌肉骨骼系统疾病的诊治思路

Approach to Articular and Musculo-skeletal Disorders

John J. Cush

（于若寒　刘佩玲　张警丰　译

金银姬　刘湘源　校）

在美国，每年大于 3.15 亿人次因肌肉骨骼症状就诊，超过总门诊量的 20%。疾病控制与预防中心估计，22.7%（5250 万）的美国人有经医生诊断的关节炎，且 2200 万患者有明显的功能受限。相当一部分患者的关节炎为自限性的，仅需简单评估、对症治疗及心理安慰即可。然而，特异性或持续性肌肉骨骼表现提示情况可能严重，需进一步评估，完善实验室检查，明确诊断。肌肉骨骼评估的目的是进行鉴别诊断，进而确诊并及时治疗，同时避免过度检查和不必要的治疗（表 22-1）。有几种急症需立即做出诊断，以避免致残或致死的后果。这些"紧急"诊断包括化脓性关节炎、急性晶体性关节炎（如痛风）和骨折。急性起病的单关节或局部肌肉骨骼疼痛时应怀疑上述疾病（见下文）。

虽然部分有肌肉骨骼症状的患者需特殊的实验室检查，但大部分患者可通过全面问病史、详细全身及肌肉骨骼查体来确诊。首次就诊应确定肌肉骨骼症状

表 22-1	对肌肉骨骼系统症状的评估

目标
　明确诊断
　及时治疗
　避免不必要的诊断性检查
　确定急性、局灶性/单关节"紧急"病症
诊治思路
　明确病程（急性或慢性）
　明确病理性质（炎性或非炎性）
　明确受累范围（单关节、多关节、局部或广泛）
　症状的解剖定位（关节或非关节）
　首先考虑常见病
　鉴别诊断

是否为"紧急"状态（化脓性关节炎、痛风或骨折）。评估时应明确以下几点：①起源：是否源于关节（关节或非关节）；②性质：炎性还是非炎性；③病程：急性还是慢性；④分布：局限性（单关节）还是广泛性（多关节）。

基于上述诊治途径及对病理生理病变的认识，通过肌肉骨骼症状的特点（如急性炎性单关节炎或慢性非炎性非关节性广泛疼痛）缩小诊断范围，大部分患者可确诊。然而，仍有部分患者不能立即确诊。许多肌肉骨骼疾病在发病初的症状相似，一些疾病可能需要数周或数月（而不会数年）才发展为明确的疾病，因此，不要寄希望于所有患者首诊即能明确诊断。

关节疾病与非关节疾病

对肌肉骨骼系统的评估必须要区分患者症状的解剖来源，如踝部疼痛可由累及不同解剖结构的多种病变导致，包括淋球菌性关节炎、跟骨骨折、跟腱炎、足底筋膜炎、蜂窝织炎、外周神经病和嵌压性神经病。鉴别关节与非关节疾病需要仔细认真的检查。关节结构包括滑膜、滑液、关节软骨、关节内韧带、关节囊和邻近关节的骨。非关节（或关节周围）结构也可能参与病变，如关节外支持韧带、肌腱、滑囊、肌肉、筋膜、骨、神经和被覆皮肤。尽管，肌肉骨骼症状常被认为是关节疾病，而事实上非关节疾病更常导致这些症状。对于无经验的检查者来说，这些疼痛的来源难以区分。关节疾病的特点是深部痛或弥漫性痛、主动运动和被动运动时疼痛或活动受限、肿胀（由于滑膜增生、渗出或骨性增生引起）、关节摩擦音、关节不稳、"绞锁现象"或畸形。相反，非关节疾病往往在主动运动时疼痛，而被动（或辅助）运动时无明显疼痛。关节周围疾病常表现为关节结构附近区域点状或局部压痛，由特定的运动或体位引出，且在远离关节囊处可检出阳性体征。另外，非关节疾病几乎不会出现肿胀、关节摩擦音、关节不稳或关节畸形。

炎性或非炎性疾病

在肌肉骨骼系统评估的过程中，检查者需明确病

变的性质，明确是否存在炎性抑或非炎性表现。炎性疾病可能是感染性（淋病奈瑟菌或结核分枝杆菌感染）、晶体性（痛风、假性痛风）、免疫相关性［类风湿关节炎（RA）、系统性红斑狼疮（SLE）］、反应性（风湿热、反应性关节炎）或特发性。炎性疾病可通过炎症的四大基本特征来鉴别，即红、肿、热、痛，同时可伴全身症状（乏力、发热、皮疹、体重下降）或提示炎症的实验室检查异常［红细胞沉降率（血沉，ESR）或C反应蛋白（CRP）升高、血小板增多、慢性病贫血或低白蛋白血症］。慢性肌肉骨骼疾病常伴关节僵硬感。炎性疾病（如RA或风湿性多肌痛）的僵硬感持续时间较长（可达数小时），且活动后可好转。相反，间歇性僵硬（又称凝胶现象）常是非炎性疾病的特点［如骨关节炎（OA）］，持续时间较短（<60min），且活动后加重。乏力可见于炎性疾病（如RA和风湿性多肌痛），但也可能是纤维肌痛综合征（一种非炎性疾病）、慢性疼痛、睡眠障碍、抑郁、贫血、心力衰竭、内分泌疾病或营养不良所致。非炎性疾病可能与创伤（肩袖撕裂）、过度使用（滑囊炎、肌腱炎）、退变或无效修复（OA）、赘生物（色素绒毛结节性滑膜炎）或疼痛放大（纤维肌痛综合征）有关。非炎性疾病通常不伴滑膜肿胀及发热，缺乏炎症的全身性表现，表现为白天出现的"凝胶现象"而非晨僵，实验室检查结果正常（按年龄）或阴性。

明确疾病病变的性质和症状发生的部位可使检查者确定肌肉骨骼表现的特点（如急性炎性单关节炎、慢性非炎性、关节外全身性疼痛），缩小诊断范围，并且决定是否需立即做出诊断、给予治疗干预，还是需要进一步观察。图22-1给出了有肌肉骨骼症状患者的诊治流程。本流程依赖于病史和临床特点来诊断多种常见的风湿免疫疾病，而不依赖于实验室检查。

另一个简化的诊断流程则是根据年轻人与老年人发病率的不同，首先考虑最常见的疾病。图22-2显示了肌肉骨骼症状的常见病因。因为创伤、骨折、过度使用综合征和纤维肌痛综合征是导致关节疼痛最常见的原因，在初诊时应该考虑到这些情况。如果排除了这些可能性，应根据患者的年龄考虑另一些常见的疾病。年龄<60岁患者的常见疾病是反复使用/拉伤、痛风（仅限男性）、RA、脊柱关节炎和不常见的感染性关节炎。年龄>60岁患者的常见疾病是OA、晶体性关节炎（痛风和假性痛风）、风湿性多肌痛、骨质疏松性骨折和不常见的化脓性关节炎。这些疾病与其他严重的自身免疫病如SLE、硬皮病、多发性肌炎和血管炎相比，患病率要高出10~100倍。

临床病史

详细的病史特点可能为诊断提供重要线索。患者的基本情况、病程、关节受累范围和急性加重因素等方面能为诊断提供重要信息。疾病在不同的年龄段发病率不同。SLE和反应性关节炎多见于年轻人，而纤维肌痛综合征和RA常见于中年人，OA和风湿性多肌痛更常见于老年人。性别和种族对疾病谱的诊断也有明显影响。痛风、脊柱关节炎和强直性脊柱炎在男性中更常见，而RA、纤维肌痛和狼疮更多见于女性。种族倾向性也很明显，风湿性多肌痛、巨细胞动脉炎、肉芽肿性多血管炎（GPA，既往称为韦格纳肉芽肿）常见于白种人，而结节病和SLE更常见于非洲裔美国人。强直性脊柱炎、痛风和OA的Heberden结节常有家族聚集性。

症状的时间特点也是诊断的重要依据，可包括起病、疾病进程和持续时间。某些关节炎（如化脓性关节炎或痛风）常突然起病，而OA、RA和纤维肌痛综合征常是缓慢起病。患者症状可有不同类型的进程，分为慢性（OA）、间断性（晶体性关节炎或莱姆病）、游走性（风湿热、淋球菌性或病毒性关节炎）或累加性（RA、银屑病关节炎）。根据症状持续时间（小于或大于6周），肌肉骨骼疾病可分为急性或慢性。急性关节病常是感染性、晶体性或反应性的。慢性关节病包括非炎性或免疫性关节炎（如OA、RA）和非关节性疾病（如纤维肌痛综合征）。

受累关节的范围和分布能为诊断提供有益的信息。根据受累关节的数目可将关节病变分为以下几类：单关节炎（1个关节）、寡或少关节炎（2或3个关节）或多关节炎（4个及以上关节）。晶体性和感染性关节炎常为单或寡关节炎，而OA和RA为多关节疾病。非关节疾病可分为局灶性或弥漫性，由肌腱炎或腕管综合征引起的症状常是局灶性的，而多发性肌炎或纤维肌痛综合征引起的乏力和肌痛常为弥漫性的。RA常为对称性多关节受累。相反，脊柱关节炎、反应性关节炎、痛风和结节病常为非对称性寡关节受累。OA和银屑病关节炎可以是对称性或非对称性的，也可以是寡或多关节受累。上肢关节受累常见于RA和OA，而下肢关节炎常是反应性关节炎或痛风的起病特点。OA和强直性脊柱炎常见中轴关节受累，而RA除颈椎外很少见中轴关节受累。

病史还应明确诱发因素，如创伤（骨坏死、半月板撕裂）、药物应用（表22-2）、前驱或并发感染（风湿热、反应性关节炎、肝炎）或可能引起患者症状的

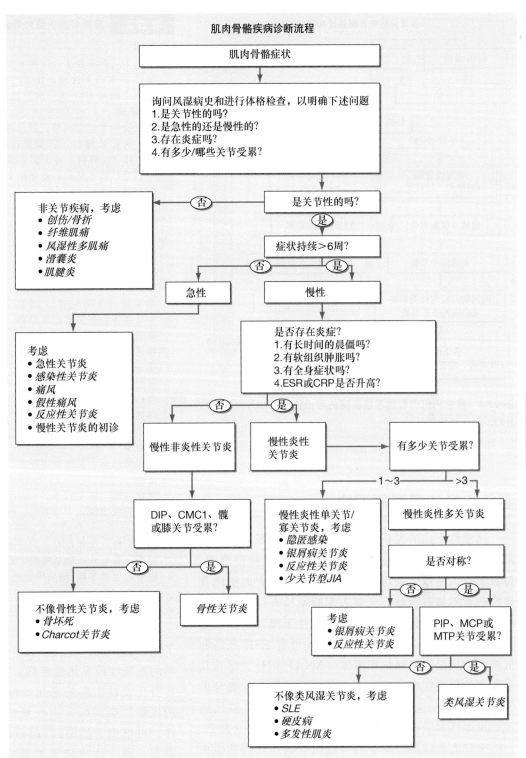

图 22-1　肌肉骨骼系统疾病诊断流程。鉴别诊断思路（见斜体）。CMC，腕掌关节；CRP，C反应蛋白；DIP，远端指间关节；ESR，红细胞沉降率；JIA，幼年特发性关节炎；MCP，掌指关节；MTP，跖趾关节；PIP，近端指间关节；PMR，风湿性多肌痛；SLE，系统性红斑狼疮

疾病。某些伴随疾病可有肌肉骨骼表现。特别是对于以下情况更是如此：糖尿病（腕管综合征）、肾功能不全（痛风）、抑郁或失眠（纤维肌痛综合征）、骨髓瘤（腰痛）、癌症（肌炎）和骨质疏松症（骨折）或应用特定药物如糖皮质激素（骨坏死、化脓性关节炎）和利尿药或化疗药物（痛风）（表 22-2）。

最后，对风湿症状全面的系统回顾可能会发现有用的诊断信息。许多肌肉骨骼疾病与全身表现有关，

如发热（SLE、感染）、皮疹（SLE、银屑病关节炎）、指甲异常（银屑病关节炎或反应性关节炎）、肌痛（纤维肌痛综合征、他汀或药物诱发的肌病）或乏力（多发性肌炎、神经病）。另外，某些疾病与其他器官系统受累有关，包括眼（白塞综合征、结节病、脊柱关节炎）、胃肠道（反应性关节炎、淋球菌血症）或神经系统（莱姆病、血管炎）。

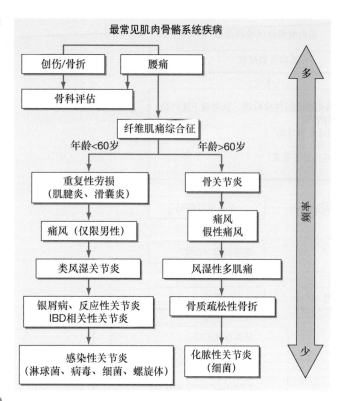

图 22-2 最常见肌肉骨骼系统疾病的考虑流程。GC，淋球菌；IBD，炎性肠病

表 22-2	药物引起的肌肉骨骼系统疾病

关节痛

奎尼丁，西咪替丁（甲氰咪胍），β受体阻滞药，长期服用阿昔洛韦，干扰素，IL-2，尼卡地平，疫苗，利福布汀，芳香化酶和 HIV 蛋白酶抑制剂

肌痛/肌病

糖皮质激素，青霉胺，羟氯喹，AZT，洛伐他汀，辛伐他汀，阿托伐他汀，普伐他汀，氯贝丁酯，胺碘酮，干扰素，IL-2，酒精，可卡因，紫杉醇，多西他赛，甲磺酸伊马替尼，秋水仙碱，喹诺酮类，环孢素，他克莫司，蛋白酶抑制剂

肌腱断裂/肌腱炎

喹诺酮，糖皮质激素，异维 A 酸，他汀类，胶原酶注射

痛风

利尿药，阿司匹林，细胞毒性药物，环孢素，酒精，摩闪酒（moonshine），乙胺丁醇，含果糖的软饮料

药物诱发的狼疮

肼屈嗪（肼苯哒嗪），普鲁卡因胺，奎尼丁，苯妥英钠，卡马西平，甲基多巴异烟肼，氯丙嗪，锂剂，青霉胺，四环素，TNF 抑制剂，ACEI，噻氯匹定

药物诱发亚急性狼疮

质子泵抑制剂，钙通道阻滞药（地尔硫䓬），ACEI，TNF 抑制剂，特比萘芬，干扰素（α和 β-1a），紫杉醇，多西他赛，HCTZ

骨坏死

糖皮质激素，酒精，辐射，二磷酸盐

骨量减少

糖皮质激素，长期使用肝素，苯妥英钠

硬皮病

氯化乙烯，博来霉素，baricitinib（JAK 抑制剂），喷他佐辛，有机溶剂，卡比多巴，色氨酸，菜籽油

血管炎

别嘌呤醇，安非他命，可卡因（经常掺入左旋咪唑），利尿药，青霉胺，硫氧嘧啶，孟鲁司特，TNF 抑制剂，乙肝疫苗，甲氧苄啶/磺胺甲噁唑，米诺环素，肼屈嗪

简写：ACE，血管紧张素转化酶；AZT，齐多夫定；HCTZ，氢氯噻嗪；IL-2，白细胞介素 2；TNF，肿瘤坏死因子

老年患者的风湿病评估

风湿性疾病的发病率随年龄增长而增长，58% 年龄大于 65 岁的患者有关节症状。因为症状体征隐匿，易被忽略，常被伴随疾病所掩盖，老年患者的肌肉骨骼疾病常不易被诊断。老年人实验室检查结果常有非病理性异常，导致实验室检查可靠性下降，使诊断更加困难。例如，多达 15% 的老年人可有 ESR 升高和低滴度类风湿因子和抗核抗体（ANA）阳性。尽管几乎所有的风湿疾病都可见于老年人，老年患者更易患 OA、骨质疏松症、骨质疏松性骨折、痛风、假性痛风、风湿性多肌痛、血管炎和药物引起的疾病（表 22-2）。老年人的诊治思路应与有肌肉骨骼症状的其他患者一样，但强调需注意药物并发症和其他治疗所引起的风湿性疾病。体格检查可明确肌肉骨骼症状的性质，并明确可能影响诊断和治疗选择的伴随疾病。

住院患者的风湿病评估

不同于门诊患者，对有风湿症状的住院患者应进行评估，因为住院患者往往症状更重，起病更急，伴随疾病之间的相互影响更大。风湿性疾病患者常因以下原因收住院：①炎性关节炎急性发病；②未明确诊断的系统性或发热性疾病；③肌肉骨骼创伤；④已有自身免疫性疾病的恶化或进展（如 SLE）；⑤已明确的风湿性疾病患者出现新的药物并发症（如血栓事件、淋巴瘤、感染）。值得注意的是，风湿性疾病患者很少因广泛疼痛或血清学异常或开始新的治疗而收住院。

急性炎性单关节炎是一种"紧急"状况（如化脓性关节炎、痛风、假性痛风），需要关节穿刺术，若怀疑感染应住院。然而，新发的炎性多关节炎鉴别诊断更为广泛（如 RA、肝炎相关性关节炎、血清病、药物诱发性狼疮、多关节化脓性关节炎），可能需要有针对性的实验室检查而非关节液检查。发热、多系统受累的患者需要排除晶体性、感染性或肿瘤性病因，且根据最具有特异性的主要症状/体征进行评估。特别需要注意的疾病包括痛风或假性痛风、血管炎（老年患者需注意巨细胞动脉炎，青年患者需注意结节性多动脉炎）、成人 Still 病、SLE、抗磷脂抗体综合征和结节病。因为结缔组织病常被误诊，对既往诊断风湿免疫病的患者（如 SLE，RA，强直性脊柱炎），仍需详细地询问病史，进行详尽的体格检查、肌肉骨骼系统检查和回顾患者的治疗过程以确诊。值得注意的是，已明确诊断的风湿病患者住院，常不是因为其自身免疫疾病相关的问题，而是因为伴随疾病或药物所致的并发症。慢性炎性疾病（如 RA、SLE、银屑病）的患者感染、发生心血管事件和肿瘤的风险均显著增高。

住院患者可因手术、脱水或其他事件诱发某些疾病，如急性痛风发作，因此住院患者突然出现的急性肌肉骨骼症状应考虑到这种可能性。最后，过于积极且缺乏重点的实验室检查常出现异常结果，这些结果更易用患者的原发病解释而非由新发的炎性或自身免疫性疾病引起。

体格检查

体格检查的目的是明确受累结构，判断潜在的病变性质，分析疾病所致的功能状况及是否存在全身或关节外表现。局部解剖学的知识对于明确原发受累部位和鉴别关节或关节外病变至关重要。肌肉骨骼检查主要依赖于仔细的视诊、触诊和一系列特殊体格检查方法以引出具有诊断意义的体征（表 22-3）。大多数四肢关节可用这种方法检查，但对于中轴骨（如椎骨关节突）和无法触及的关节（骶髂关节或髋关节），视诊和触诊是无法进行的。这些关节更依赖于特殊检查手法和影像学评估。

对受累及非受累关节进行的检查将明确是否存在红、肿、热、痛。由触诊或关节活动可引出疼痛，并对其部位和程度进行量化评估。一种标准评估方法是计算 28 个易检查关节（近端指间关节、掌指关节、腕关节、肘关节、肩关节和膝关节）的压痛关节数。同样，可以计算并记录肿胀关节数（0～28）。仔细的体格检查可鉴别出真正的关节肿胀（由骨性肥大、滑膜渗出或增生导致）与关节外（或关节周围）受累，后者常常超出正常关节范围。通过触诊和特殊检查手法可区分滑膜渗出和滑膜增生或骨性肥大。例如，应用"膨出征"或"浮髌试验"可检查出少量至中量的膝关节积液。滑囊积液（如鹰嘴或髌前滑囊积液）常为局限性，位于关节周围，覆盖于骨性突起，有明显界限并有波动感。关节稳定性可通过固定关节近端，对关节远端触诊和人工加压来评估。半脱位或脱位可能继

表 22-3	肌肉骨骼术语词汇表

关节摩擦感
关节活动时诱发的可触及的（很少能听见的）震动感或咔嗒感；在大关节，细微的关节摩擦感很常见，没有显著意义；粗糙的关节摩擦感常提示严重的软骨病变和退行性改变（如骨关节炎）

半脱位
关节对位改变，以致关节面不能完全对合

脱位
关节面异常移位，以致关节面无法对合

活动范围
对于能动关节而言，关节在单个平面上可测量的活动角度

挛缩
由于肌肉强直性痉挛（可逆性）或关节周围结构纤维化（永久性）导致关节固定，从而丧失活动能力

畸形
由骨性肥大、关节结构对位异常或关节周围支持结构损伤所致的形态或大小的异常

附着点炎
肌腱端的炎症（肌腱或韧带附着于骨的部位）

上髁炎
累及上髁的感染或炎症

发于创伤、机械作用或炎性疾病，可通过视诊和触诊进行评估。触诊还可评估关节肿胀或容积。关节囊扩张常会产生疼痛、明显肿胀或波动性。患者常通过保持关节特定体位以减轻疼痛，这一体位时关节内压力最小且容积最大，通常是部分屈曲位。因此，炎性渗出可导致屈曲挛缩。临床上，可发现大关节波动性或"软"肿胀和小关节的葡萄样压缩。当关节内压力增加时，炎症可导致固定的屈曲畸形或活动范围减小，特别是伸展范围减小。检查者应评估在不同平面的主动和被动活动范围，并两侧对比。可使用测角器对活动范围进行量化评估。每个关节都应进行最大范围的被动活动（酌情进行，包括屈曲、伸直、旋转、外展、内收、侧弯、内翻、外翻、内旋、外旋、内侧/外侧偏移和跖屈或背屈活动）。活动范围过大见于关节过度松弛综合征，同时伴有关节疼痛和结缔组织松弛，常与 Ehlers-Danlos 综合征或马方综合征有关。关节活动受限通常由炎症、渗出、疼痛、畸形、挛缩或神经肌肉病等引起。如果被动活动超过主动活动，应考虑关节周围疾病（如肌腱炎、肌腱断裂或肌病）。挛缩可能提示既往曾有滑膜炎症或创伤。在关节触诊时常可及轻度关节摩擦感，但是只有当关节摩擦感粗糙时才提示有显著的关节软骨退变（如 OA）。关节畸形常提示长期或侵袭性病变。畸形可由韧带破坏、软组织挛缩、骨性增生、关节强直、侵蚀性疾病、半脱位、创伤或本体感觉缺失所致。对肌肉组织的检查要记录肌力、萎缩、疼痛或痉挛。四肢肌无力应区分是远端或近端

肌无力。应通过观察患者的表现评估肌力（如步行、从椅子上站起、握力、书写）。肌力还可按照 5 级划分：0 级不能活动；1 级肌肉轻微收缩或抽动；2 级不能对抗重力运动；3 级只能对抗重力运动；4 级能对抗重力和一定的阻力；5 级正常肌力。检查者应注意评估常被忽视的关节外或关节周围受累，尤其是当关节症状与主观表现不符时，往往可被关节囊病变解释。明确疼痛来源于软组织或关节外常可避免不必要的昂贵检查。特殊检查法可发现常见的关节外疾病，如腕管综合征（可通过 Tinel 征或 Phalen 征发现）。其他的软组织异常包括鹰嘴滑囊炎、上髁炎（如网球肘）、附着点炎（如跟腱炎）和纤维肌痛有关的扳机点痛。

局部风湿症状的诊治

所有患者均需要进行全面细致的检查，但许多局部肌肉骨骼症状的患者都是由常见病引起，起病、疾病进程和定位均可预测；常常通过简单的病史采集和特定的检查手法或实验室检查即可立即确诊。尽管几乎所有的关节都可用这种模式检查，这里主要介绍四个常受累关节的检查：手、肩、髋和膝。

手痛

局部或单侧的手痛可能原因是创伤、过度使用、感染、反应性或晶体性关节炎。相反，双侧手关节症状常提示退行性（如 OA）、系统性或炎症性/免疫性（如 RA）原因。受累关节的分布和特点高度提示某些特定疾病（图 22-3）。如 OA（或退行性关节炎）可能表现为远端指间关节（DIP）和近端指间关节（PIP）疼痛伴骨性肥大，从而分别产生 Heberden 结节和 Bouchard 结节。拇指根部（第 1 腕掌关节）的疼痛，无论是否伴有骨性肥大，都高度提示 OA。相反，RA 更易引起对称性多关节受累，如 PIP、掌指关节（MCP）、腕骨间关节和腕掌关节的疼痛和滑膜组织增生。银屑病关节炎可模拟 OA 关节受累的模式（DIP 和 PIP 关节），但是可通过炎性体征（红、热、滑膜肿胀）及有无腕骨受累、指甲凹陷或指甲松动脱离，与 OA 鉴别。PIP 或 DIP 关节的外侧或内侧半脱位常是由炎症性 OA 或银屑病关节炎所致，而背侧或腹侧畸形（天鹅颈畸形或纽扣花畸形）是 RA 的典型特征。当在第 2 和第 3MCP 关节发现退行性改变（骨性肥大），同时相关影像学提示软骨钙化或发作性炎性腕关节炎时，应考虑血色素沉着病。

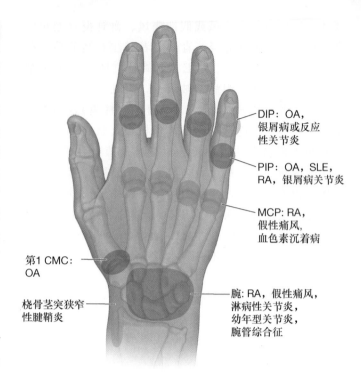

图 22-3（见书后彩图） 手或腕受累的部位和它们潜在的疾病联系。CMC，腕掌关节；DIP，远端指间关节；MCP，掌指关节；OA，骨关节炎；PIP，远端指间关节；RA，类风湿关节炎；SLE，系统性红斑狼疮［From JJ Cush et al：Evaluation of musculoskeletal complaints, in Rheumatology：Diagnosis and Therapeutics, 2nd ed, JJ Cush et al（eds）. Philadelphia, Lippincott Williams & Wilkins, 2005, pp 3-20. Used with permission from Dr. John J. Cush］

指炎表现为整个手的软组织肿胀，并且可能有腊肠样改变。指炎的常见原因有银屑病关节炎、脊柱关节炎、幼年型脊柱关节炎、混合性结缔组织病、硬皮病、结节病和镰状细胞疾病。手和腕背部的软组织肿胀可能提示炎症性伸肌肌腱腱鞘炎，它可能由淋球菌感染、痛风或炎症性关节炎（如 RA）引起。局部发热、肿胀或指凹性水肿提示腱鞘炎，当肌腱运动与软组织肿胀位置一致时就能确诊，如手指的屈伸，或拉伸伸指肌腱鞘（保持腕关节固定、中立位，同时弯曲 MCP 关节远端的手指）时诱发疼痛即可确诊。

腕关节桡侧的局部疼痛可能由 de Quervain 腱鞘炎（桡骨茎突狭窄性腱鞘炎）引起，这是由于拇长收肌或拇短伸肌腱鞘炎所致（图 22-3）。这种疾病通常是由于过度使用所致或妊娠后出现，可通过 Finkelstein 试验确诊。将拇指屈曲于掌内握拳，并主动将手向下弯，同时腕关节尺侧偏斜，如能诱发腕局部疼痛则为阳性。腕管综合征是另一种常见的上肢疾病，由正中神经在腕管内受压所致。临床表现包括腕部疼痛，且同时有感觉异常放射至拇指、示指、中指和无名指桡侧半，有时伴鱼际肌萎缩。腕管综合征常常与妊娠、水肿、外伤、骨关节炎、炎性关节炎和浸润性疾病（如淀粉样变）有关。Tinel 征和 Phalen 征阳性有助于明确诊断。通过"敲击"腕的掌侧（Tinel 征），或患者双手屈腕相互挤压位，检查者按压双手伸侧（Phalen 征）可以诱发或加重正中神经分布范围的感觉异常则可确诊。当诊断不确定时，由于这些试验的敏感性低和特异性中等，对于疑诊患者可能需要进行神经传导速度测试以明确诊断。

肩痛

在检查肩部疾病时，检查者应特别注意创伤史、纤维肌痛综合征、感染、炎性疾病、职业因素或颈椎病史。此外，应询问患者能够诱发其肩痛的活动或动作。在各个水平的运动都有疼痛提示关节炎，而特定的主动运动时疼痛则提示关节周围疾病或关节外疾病。肩痛可能起源于盂肱关节、肩锁关节、肩峰下（三角肌下）关节囊、关节周围软组织（如纤维肌痛、肩袖撕裂/腱鞘炎）或颈椎（图 22-4）。常认为肩痛来源于颈椎，也可见于胸腔内病变（如 Pancoast 肿瘤），胆囊、肝脏或横膈疾病。这些来自内脏的原因也可表现为局限的肩胛疼痛。当盂肱关节疼痛伴有弥漫性关节周围（如肩峰下、二头肌）疼痛和压痛点（如斜方肌或冈上肌）时，应考虑纤维肌痛综合征。应将肩关节在各个方向进行最大幅度的主动或被动运动（在检查者的帮助下）：前屈、伸展、内收、外展、内旋和外旋。对关节周围结构的体格检查可以获得重要的诊断信息。检查盂肱关节受累最好的方法是将拇指放在盂肱关节喙突的内下方，并在前面施加压力，同时向内和向外旋转肱骨头，局限于这个区域的疼痛提示盂肱关节病变。几乎摸不到滑膜积液或组织肿胀，如果能摸到可能提示感染、RA、淀粉样变或急性肩袖撕裂。检查者应直接对肩峰侧面和正下方的肩峰下滑囊施压（图 22-4）。肩峰下滑囊炎是引起肩痛的常见原因。在肩峰下滑囊的前方肱二头肌肌腱穿过肱二头肌肌间沟。对该肌腱最好的检查方法是在患者内旋和外旋肱骨时触诊肌间沟中的肌腱，如果直接按压肌腱出现疼痛则提示为肱二头肌肌腱炎。触诊肩锁关节能发现局部疼痛、骨性肥大或较少见的滑膜肿胀。虽然 OA 和 RA 常累及肩锁关节，但 OA 几乎不累及盂肱关节，除非有创伤或职业因素。

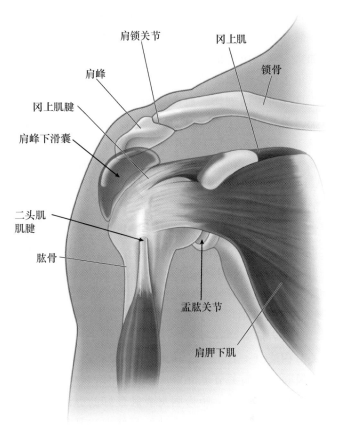

图 22-4（见书后彩图） 肩痛来源。肩部的原理图，箭头指向肩痛来源的解剖部位

肩袖肌腱炎或撕裂是肩痛的常见原因。几乎 30% 的老年患者肩痛是由肩袖肌腱炎或撕裂所致。肩袖是由四个固定肩胛和肱骨近端的肌腱形成的，分别是冈上肌、冈下肌、小圆肌和肩胛下肌的肌腱。其中，冈上肌最常受损伤。主动外展时疼痛（而非被动外展）、三角肌外侧疼痛、夜间疼痛及有撞击征（上肢举过头顶时疼痛）的证据提示肩袖肌腱炎。Neer 试验的做法是检查者固定和防止肩胛骨旋转，上举患者的手臂至强迫屈曲。如果前屈 180°前出现疼痛则为阳性。老年患者中常见肩袖撕裂，往往由创伤所致；它的表现可能和腱鞘炎一样。垂臂试验异常提示冈上肌病变，做法是检查者被动外展手臂至 90°，若患者无法主动保持手臂朝上或不能缓慢放下手臂而是垂落下来，则为阳性。磁共振成像（MRI）或超声是确定肩袖腱鞘炎或撕裂的最好方法。

膝痛

膝痛可能是由关节内（OA、RA）或关节周围（滑囊炎、侧韧带拉伤）病变引起，也可来源于髋关节病变。详细的询问病史应记录膝关节不适的持续时间及是否有易感因素、创伤或可能导致症状的药物。例如，髌骨疾病（如 OA）可引起膝前区疼痛，上楼梯时加重。观察患者的步态也很重要。应该分别在直立位（承重位）和仰卧位检查膝关节的肿胀、红斑、对线不良、可见的创伤、肌肉萎缩和下肢长度的差异等情况。最常见的对线不良是膝内翻（弓形腿）或膝外翻（X 形腿），这是由不对称的软骨中间或边缘丢失导致的。膝关节骨性肿胀由骨质增生所致，见于 OA 和神经病性关节病等。滑膜肥厚或滑膜囊积液所致的肿胀可表现为髌上囊（滑膜腔的上方反折）或髌骨外侧和内侧的波动感或软组织增生。也可以通过将髌骨沿股骨沟方向向下冲击的触诊方法，或者引出"膨出征"来检查滑膜囊积液。保持双膝伸直，检查者用手从髌上囊和髌骨外侧挤压关节积液。按压髌骨外侧，则可观察到关节积液从外侧流动到内侧。检查者应知道这种检查方法仅适用于检查少至中量关节积液（＜100ml）。炎性疾病如 RA、痛风、假性痛风和银屑病关节炎可累及膝关节并导致明显疼痛、僵硬、肿胀和发热。触诊腘窝囊肿最好的办法是让膝关节部分弯曲，观察腘窝囊肿的最好方法是让患者站立，膝关节充分伸直，从后方观察独立的或单侧的腘窝肿胀或饱满程度。

鹅足滑囊炎是成人膝关节疼痛容易被误诊的关节周围疾病。鹅足滑囊位于胫骨近端前内侧的联合肌腱（缝匠肌、股薄肌、半腱肌）插入的下方，创伤、过度使用或炎症会引起疼痛。纤维肌痛综合征、肥胖和膝关节炎的患者在此处会有触痛。其他几种滑囊炎也可表现为膝关节疼痛。髌前滑囊较表浅，位于髌骨下方。

髌下滑囊较深，位于髌韧带附着于胫骨结节之前部分的下方。

创伤或退行性病变可导致膝关节内部紊乱。半月板软骨的损伤（内侧或外侧）经常表现为慢性或间断性膝痛。当有创伤、体育运动或慢性关节炎病史，且患者描述膝关节为"卡锁"或"突然变软"时应考虑半月板软骨的损害。膝关节屈曲 90°，将患者脚置于桌子上，按压关节线引发疼痛，或当膝关节伸直时出现内翻或外翻，均提示半月板撕裂。McMurray 试验阳性也可提示半月板撕裂。检查方法是：首先膝关节屈曲 90°，然后伸展小腿，同时向内侧或外侧扭转肢体远端。当内旋时出现痛性咔嗒音提示外侧半月板撕裂，而当向外旋转时出现疼痛提示内侧半月板撕裂。最后，当急性发作疼痛，伴或不伴肿胀、创伤史或血性关节液，都应警惕交叉韧带损伤。交叉韧带损伤最好的检查方法是引出抽屉征。患者平卧位，膝关节部分屈曲，足固定于检查台上。检查者用手将胫骨相对于股骨向前或向后推移。如果出现向前运动，可能提示前交叉韧带损伤。相反，向后运动则提示后交叉韧带损伤。双侧对比有助于检查者判断是否存在明显的向前或向后运动。

髋痛

观察患者步态和评估活动范围是检查髋关节的最好方法。大部分主诉髋痛的患者将疼痛定位于单侧后臀肌的肌肉组织（图 22-5）。这种疼痛常沿大腿后外侧放射，可能与腰痛主诉有关或无关。这种表现常见于腰骶椎或椎间盘的退行性关节炎，且常伴 L4 到 S1 神经

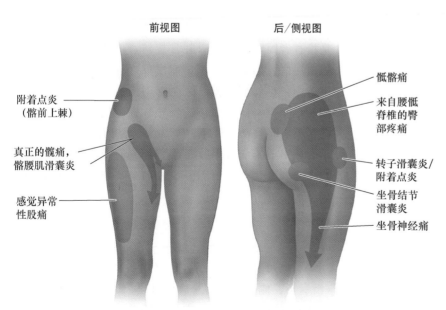

前视图　　　后/侧视图

附着点炎（髂前上棘）

真正的髋痛，髂腰肌滑囊炎

感觉异常性股痛

骶髂痛

来自腰骶脊椎的臀部疼痛

转子滑囊炎/附着点炎

坐骨结节滑囊炎

坐骨神经痛

图 22-5（见书后彩图） 髋痛和感觉迟钝来源（Fram JJ Cush et al：Evaluation of musculoskeletal complaints，in Rheumatology：Diagnosis and Therapeutics，2nd ed，JJ Cush et al. Philadelphia，Lippincott Williams & Wilkins，2005，pp 3-20. used with permission from Dr. John J. Cush）

根受累的皮肤表现。坐骨神经痛是由 L4、L5 或 S1 神经受侵犯引起（如椎间盘突出），表现为单侧神经性疼痛从臀区沿下肢后外侧向足部放射。部分患者将髋痛定位于转子滑囊表面区域的外侧，由于该关节囊很深，常不会出现红肿，在转子滑囊区诱发出触痛则可确诊转子滑囊炎或起止点炎。纤维肌痛综合征检查可见臀肌和转子区域疼痛，疼痛可使关节活动受限。髋关节疼痛较少见，常位于前方，腹股沟韧带上方，可向腹股沟内侧放射。偶可见髂腰肌滑囊炎，临床表现与髋关节痛相似。创伤或炎性关节炎病史可提示髂腰肌滑囊炎的诊断。髂腰肌滑囊炎所致疼痛位于腹股沟或大腿前面，髋关节过伸可加重疼痛，许多患者需采取髋关节外旋屈曲位以减少因滑囊扩张引起的疼痛。

实验室检查

绝大多数肌肉骨骼疾病很容易通过完整的病史和体格检查得出诊断，首诊的目的是决定进一步检查还是直接治疗，下列情况考虑进一步检查：①单关节疾病；②外伤或炎症性疾病；③合并神经病变；④全身表现；⑤慢性症状（病程＞6 周）以及对对症治疗效果不佳的疾病。可以根据临床特征和可疑疾病决定下一步辅助检查的项目以及含义。实验室检查是用来确诊的，而不是用来筛查或评估主诉不明的疾病。滥用大量诊断学实验和影像学检查对确诊疾病来说并不是一种有用的、经济有效的方式。

除了包括白细胞计数和分类的全血细胞检查，常规检查还应包括急相反应物，如 ESR 和 CRP，两者可用来区分炎性和非炎性疾病。两项检查很便宜和方便，但感染、炎症、自身免疫性疾病、肿瘤、怀孕、肾功能不全、高龄或高脂血症均会引起其升高。没有严重疾病（如脓毒症、胸膜心包炎、风湿性多肌痛、巨细胞动脉炎和成人 Still 病）时，急相反应物（CRP、ESR）很少极度升高。

测定血尿酸对诊断痛风以及监测降尿酸治疗效果都很有帮助。尿酸是嘌呤代谢终产物，主要随尿液排出。男性的血尿酸值在 $238 \sim 516 \mu mol/L$（$4.0 \sim 8.6 mg/dl$）之间；而由于雌激素的促尿酸排泄作用，女性体内的尿酸值偏低，在 $178 \sim 351 \mu mol/L$（$3.0 \sim 5.9 mg/dl$）之间。正常情况下，尿尿酸水平＜$750 mg/24h$。尽管高尿酸血症［尤其是尿酸水平＞$535 \mu mol/L$（$9 mg/dl$）］与痛风及肾结石的高发病率相关，但与关节疾病严重程度无关。尿尿酸水平升高（以及痛风风险增加）可能由以下因素引起：先天性代谢异

常（Lesch-Nyhan 综合征），疾病状态下（肾功能不全、骨髓增生性疾病、牛皮癣）或药物（酒精、细胞毒性治疗、噻嗪类）。尽管几乎全部痛风患者在其病程中有时出现高尿酸血症，但高达 50％患者急性发作时血尿酸水平是正常的。监测血尿酸水平有助于评估降尿酸治疗或化疗效果，血尿酸目标值＜$6 mg/dl$。

类风湿因子（RF）、抗环瓜氨酸多肽抗体（CCP 或 ACPA），ANA，补体水平，莱姆病抗体和抗中性粒细胞胞浆抗体（ANCA）或抗链球菌溶血素 O（ASO）滴度等血清学检测，只在有临床证据提示相关疾病时才进行，因为这些血清学检测用于筛查时，特别是临床可能性较小时的筛查，其预测值较低。对于大多数血清学检测，没有必要反复或者系列检测。尽管 4％～5％的健康人会出现 RF 和 ANA 阳性，但分别只有 1％的人诊断为 RA、不到 0.4％的人诊断为 SLE。80％RA 患者体内发现 IgM 型 RF（是一种针对 IgG Fc 段的自身抗体），类风湿因子低滴度阳性也可见于慢性感染（结核、麻风病、肝炎）；其他自身免疫疾病（SLE、干燥综合征）以及慢性肺、肝、肾疾病。当诊断考虑是 RA 时，应该检查血清 RF 及抗 CCP 抗体，两者互补。相对来说，两者都具有敏感性，但在诊断 RA 时，抗 CCP 抗体更有特异性。对于类风湿关节炎患者来说，抗 CCP 抗体及 RF 阳性可能提示预后不好，进展为侵蚀性多关节炎风险较高。ANA 阳性可见于几乎所有 SLE 患者，也可见于自身免疫性疾病（多发性肌炎、硬皮病、抗磷脂综合征、干燥综合征）、药物性狼疮（表 22-2）、慢性肝肾疾病以及高龄人群。正常成人（5％）、老年或慢性疾病患者（14％）可有 ANA 阳性。检测 ANA 对于诊断狼疮敏感性高，但特异性低，只有 1％～2％的 ANA 阳性是由狼疮单独引起的。解读 ANA 结果依赖于滴度高低以及免疫荧光显微镜下的核型（图 22-4）。均质型和斑点型的特异性最差，而周边型（与抗双链 DNA 抗体相关）具有高度特异性，提示狼疮。着丝点型见于局限性硬皮病［钙质沉着、雷诺现象、食管受累、指端硬化、毛细血管扩张（即 CREST 综合征）］或原发性胆汁性肝硬化，核仁型见于弥漫性系统性硬化病或炎性肌病。

急性单关节炎或怀疑感染性、晶体性关节炎时可进行滑液穿刺和分析。通过分析滑液的外观、黏度和细胞计数可以区分非炎性和炎性疾病。然而，我们并不提倡检测滑液的葡萄糖、蛋白质、乳酸脱氢酶、乳酸或自身抗体，因为他们不具备诊断价值。正常的滑液是清亮或草黄色，因为含有高黏度的蛋

表 22-4　抗核抗体（ANA）分型及临床联系

ANA 分型	抗原识别	临床联系
均质型	脱氧核糖核蛋白	非特异性
	组蛋白	药物性狼疮、狼疮
周边型	ds-DNA	特异性系统性红斑狼疮（50%）
颗粒型	U1-RNP	混合性结缔组织病（>90%）
	Sm	特异性 SLE（30%）
	Ro（SS-A）	干燥综合征（60%），亚急性皮肤型红斑狼疮（SCLE），新生儿狼疮、ANA 阴性狼疮
	La（SS-B）	干燥综合征（50%），狼疮（15%）
	Scl-70	弥漫性硬皮病（40%）
	PM-1	多发性肌炎（PM），皮肌炎
	Jo-1	PM（肺炎＋关节炎）
核仁型	RNA 聚合酶 I，其他	进行性系统性硬化病（40%）
着丝点型	着丝粒	CREST（局限性硬皮病）（75%）

缩写：ANA，抗核抗体；CREST，钙质沉着、雷诺现象、食管受累、指端硬化、毛细血管扩张；MCTD，混合性结缔组织病；PSS，进行性系统性硬化病；SCLE，亚急性皮肤型红斑狼疮；SLE，系统性红斑狼疮

白质而具有黏性。非炎性滑液清亮、黏稠、呈琥珀色，白细胞计数＜2000/μl，以单核细胞为主。滑液的黏性是根据滑液一滴一滴从注射器滴出的状态评估。正常滑液呈细线状，每一滴尾部都有长长的细丝。骨关节炎或外伤引起的积液黏度正常。炎性积液橙黄色浑浊，白细胞计数升高（2000～50000/μl），以多核白细胞为主。炎性关节液黏度减低，透明质酸减少，每滴关节液尾部很少或者没有拉丝。这种关节液可见于类风湿关节炎、痛风以及其他炎性关节炎。感染性关节液呈脓性、不透明，白细胞数通常高于50000/μl，以多核白细胞为主（>75%），黏性低。这种关节液见于典型的化脓性关节炎，但也可见于 RA 或痛风。此外，出血性滑液可见于创伤、关节积血或神经病性关节炎。滑液穿刺和分析流程见图 22-6。滑液穿刺后应立即进行外观、黏度检查和细胞计数。偏振光显微镜下看到的单尿酸钠结晶（见于痛风）呈细长针状、负性双折光晶体，通常位于细胞内。而双水合焦磷酸钙晶体见于软骨钙化和假性痛风，呈短小菱形、正性双折光晶体。一旦怀疑感染性关节炎时须进行滑液革兰氏染色图片和培养。如果怀疑淋病性关节炎，可用核酸扩增检测技术来检测有无沙眼衣原体或淋球菌感染。慢性单关节炎患者的滑液还应进行结核分枝杆菌和真菌培养。最后，应注意有时同一个关节可同时发生晶体诱导性关节炎和感染性关节炎。

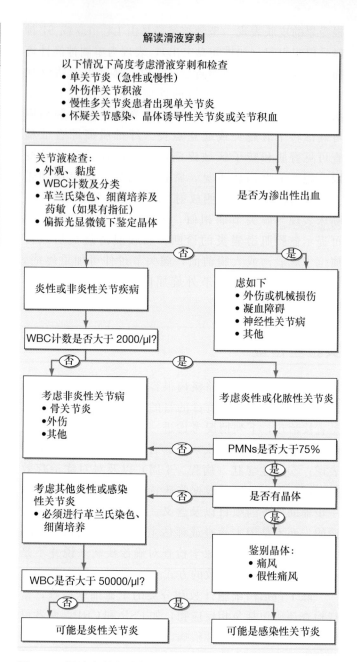

图 22-6　滑液穿刺和分析流程图。PMNs，多形核细胞（白细胞）；WBC：白细胞（计数）

关节疾病诊断的影像学检查

常规影像学检查在关节疾病的诊断和分级中非常重要。普通 X 线最适用于有外伤史、可疑慢性感染、进行性功能障碍、单关节受累及考虑改变治疗方案，或者是对慢性疾病的基线水平评估。然而对于急性炎性关节炎，早期放射学检查对明确诊断帮助不大，可能仅仅发现软组织肿胀或关节周围脱钙表现。随着疾病进展，可出现钙化（软组织、软骨和骨）、关节间隙变窄、侵蚀、骨性强直、新骨形成（硬化、骨赘或骨

膜炎）以及软骨下囊性变，提示为特殊的临床疾病。请放射科医生会诊有助于选择合适的影像学检查方式、技术和体位，避免过多检查。

其他影像学辅助检查可能具有更高的诊断敏感性，有助于某些关节疾病和一些特定情况下的早期诊断，当传统影像学检查不能明确诊断时可以采用（表22-5）。超声对于检查软组织异常，如肌腱炎、腱鞘炎、肌腱端炎、滑囊炎、神经卡压症有帮助。超声因应用

广泛、价格便宜、技术性好以及具备增强的部位特异性探头而在门诊医疗中常规使用。由于花费低、携带方便及应用广泛，超声是评估滑膜囊肿（Baker囊肿）、肩袖撕裂、肌腱损伤和软骨内晶体沉积的最佳方法。超声多普勒适用于早期发现滑膜炎和骨侵蚀。放射性核素显像是非常敏感的骨或关节周围软组织炎症和代谢改变的检测方法，但特异性较差。核素扫描最适用于对骨骼受累疾病（如肿瘤、佩吉特病）的全身评估（包括受累的范围和分布），以及对诊断不明的多关节痛患者进行评估（发现隐匿性关节炎）。随着超声和MRI的使用增加和价格降低，核素扫描的应用已经减少。核素扫描的组织分辨率有限，可能分辨不清骨骼和关节周围病变，需要额外进行MRI检查。核素扫描主要使用^{99m}Tc（锝）、^{67}Ga（镓）或^{111}In（铟）标记的白细胞，已被应用于各种关节疾病，并取得了不同程度的成功（表22-5）。尽管［^{99m}Tc］双磷酸盐核素扫描可用于识别骨感染、肿瘤、炎症、血流增多、骨重建、异位骨形成和缺血性坏死，但大多数情况下，MRI仍为首选。^{67}Ga可与血清和细胞内转铁蛋白、乳铁蛋白结合，并优先被中性粒细胞、巨噬细胞、细菌和肿瘤组织（如淋巴瘤）所摄取。因此，它主要用于识别隐匿性感染或恶性肿瘤。^{111}In标记的WBC核素扫描已被用于检查骨髓炎、感染性或炎症性关节炎。尽管^{111}In标记的WBC或^{67}Ga扫描都很有用，但目前除了怀疑化脓性关节炎或假体性关节炎以外，核素扫描很大程度上已被MRI所取代。

计算机化断层扫描（CT）可以清楚详尽地呈现中轴骨骼。以前认为放射线难以观察到的关节，如椎骨关节突、骶髂关节、胸锁关节、髋关节，现在通过CT能很好地评估。已经证实CT能有效诊断低腰痛综合征（如脊髓狭窄、椎间盘突出）、骶髂关节炎、骨样骨瘤和应力性骨折。螺旋CT（结合或不结合增强血管造影）是一项新技术，在初期证据不明时，其常可快速、经济有效而且敏感地诊断肺栓塞或隐匿性骨折。对疑诊或确诊的浸润性肺疾病（如硬皮病或类风湿关节炎肺受累）建议选用高分辨率CT。最近使用的混合（正电子发射断层扫描PET）或单光子发射CT（SPECT）对转移方面进行评估并结合CT扫描信息能更好地反映核素异常的解剖定位。

^{18}F-脱氧葡萄糖（FDG）是PET扫描中最常用的放射性药物。FDG-PET/CT扫描已经很少用于评估化脓性或炎症性关节炎。双能CT扫描（DECT）过去在泌尿外科用于识别尿路结石，现已成为一种用于识别和量化组织中尿酸沉积的具有高度敏感性和特异性的方法（图22-7）。

表 22-5	肌肉骨骼疾病的诊断性影像学检查方法		
方法	显像时间，小时	费用ᵃ	目前适应证
超声	<1	++	滑膜囊肿（Baker囊肿） 肩袖撕裂 滑囊炎、肌腱炎、肌腱损伤 附着点炎 腕管综合征 尿酸或焦磷酸盐沉积在软组织 滑膜炎症或滑膜侵蚀的早期检测 超声引导下的注射或关节腔穿刺
放射性核素扫描^{99m}Tc	1～4	++	骨转移检查 佩吉特病评估 识别隐匿性关节炎（未明确诊断的多关节痛患者）
^{111}In-WBC	24	+++	急性感染 假体感染 急性骨髓炎
^{67}Ga	24～48	++++	急性或慢性感染 急性骨髓炎
CT	<1	+++	椎间盘突出 骶髂关节炎 椎管狭窄 脊髓外伤 骨样骨瘤 应力性骨折
双能CT	<1	NA	尿酸沉积 痛风结节定位
MRI	1/2～2	++++	缺血性坏死 骨髓炎 败血症关节炎，假关节感染 早期骶髂关节炎 关节内紊乱和软组织损伤 中轴骨和脊髓结构异常 椎间盘突出 色素绒毛结节性滑膜炎 炎性和代谢性肌病

ᵃ 与放射学检查的相对费用
缩写：NA，非商用；WBC，白细胞

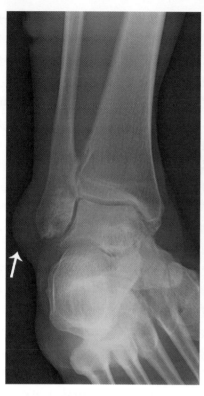
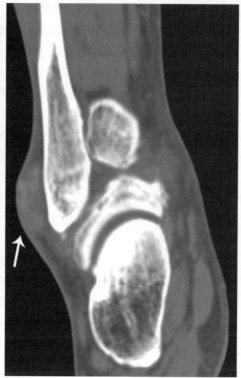
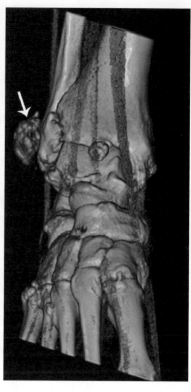

图 22-7　一位右踝外侧肿胀的 45 岁女性双能（DECT）扫描结果。三维容积呈现冠状面重建 DECT 图像显示的团块是由单钠尿酸盐（红色）构成（见书后彩图），符合痛风结节表现（箭头所指）（Used with permission from S Nicolaou et al：AJR 194：1072，2010.）

MRI 对肌肉骨骼结构的识别能力明显提高。MRI 的优势是能在多个平面显示解剖学细微结构并且分辨率高（图 22-8），能很好地显示骨髓和关节周围软组织结构。尽管比 CT 价格昂贵、检查时间长，MRI 已经成为评估复杂肌肉骨骼疾病的首选技术。

MRI 可以对筋膜、血管、神经、肌肉、软骨、韧带、肌腱、血管翳、滑液及骨髓显像。可通过改变脉冲序列产生 T1 或 T2 加权自旋回波、梯度回波或反转恢复［包括短时反转恢复（STIR）］成像，以更好地显示某些特殊结构。由于 MRI 对骨髓脂肪变化很敏感，其可敏感检测骨坏死、骨髓炎和滑膜炎或骨炎导致的骨髓炎症，但不特异（图 22-8）。由于 MRI 对软组织分辨率高，所以在诊断软组织损伤（如半月板和肩袖撕裂）、关节内结构紊乱、骨髓异常（骨坏死、骨髓瘤）以及脊髓神经根损伤、滑膜炎、软骨损坏或损伤等方面比关节造影或 CT 更敏感。

感谢

作者感谢 Peter E. Lipsky 博士在之前的版本中对于本章节的贡献。

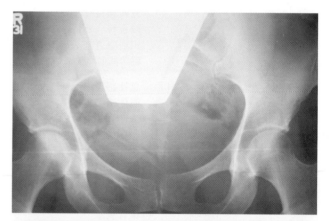
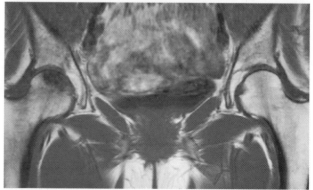

图 22-8　MRI 对于诊断股骨头坏死具有高度敏感性。一位 45 岁女性接受大剂量激素治疗中出现右髋疼痛，传统 X 射线（上图）显示仅有右股骨头轻度硬化。MRI 的 T1 加权相（下图）显示右股骨头低密度信号，诊断骨坏死

第二十三章　骨关节炎

Osteoarthritis

David T. Felson

（郑一宁　孔维斯　王书雅　译　张志毅　校）

骨关节炎（osteoarthritis，OA）是最常见的关节炎类型，患病率高，尤其是老年人，且致残率高，是老年人致残的主要原因之一。由于西方人口的老龄化，以及肥胖这一主要危险因素的发生率增加，使得 OA 发病率上升。到 2020 年，美国 OA 患病率将增长 66%～100%。

OA 常影响某些关节，但也有不受影响的关节（图 23-1）。常见受累关节包括颈椎、腰骶椎、髋、膝和第一跖趾（MTP）关节。手的远端和近端指间关节及拇指根部常常受累。通常不累及手腕、肘和踝关节。从进化意义上来说，人类的关节原本是为猿类设计的。而这些猿类仍然在用四肢行走，一些针对人类活动设计不合理的关节就会发生 OA，例如钳抓（OA 发生在拇指根部）和直立行走（OA 发生在膝和髋关节）。一些关节由于关节软骨独特，具有抗压力负荷的作用而不易发生 OA，比如踝关节。

OA 可以通过关节结构异常或这些异常引起的症状来诊断。尸检发现，老年人中，OA 的关节结构改变几乎普遍存在。这些改变包括软骨缺失（X 线表现为关节间隙减小）和骨赘形成。很多人有 OA 的 X 线证据但缺乏关节症状，虽然结构异常的患病率有利于理解疾病的发病机制，但从临床的角度更重要的是症状性 OA 的患病率。临床症状，通常是关节疼痛症状，决定了是否残疾、是否就诊，以及医疗花费。

年龄≥60 岁的美国人中，12% 有症状性膝关节 OA（最近一个月大部分时间膝关节疼痛并有膝关节 OA 的 X 线证据），在年龄≥30 岁的所有成年人中这一比例为 6%。症状性髋关节 OA 发生率大约是膝关节 OA 的 1/3。虽然放射学所示的手关节 OA 和手关节骨性膨大（图 23-2）在老年人中很常见，但多数病例没有症状。即使如此，症状性手 OA 仍发生于约 10% 的老年人中，并常导致功能受限。

OA 的患病率随年龄增长显著增加。无论如何定义，OA 在 40 岁以下的成年人都不常见，但在 60 岁以上的人群中患病率高。此外，在中年人和老年人中，本病女性较男性多见，且患病率中的性别差异随年龄增长而增加。

低腰部和颈部的 OA X 线表现很常见。但腰背部疼痛和颈部疼痛不一定与 X 线发现的 OA 相关。因此，腰背部疼痛和颈部疼痛根据情况不同而治疗不同。

定义

OA 是关节疾病，是一种所有关节结构常常同时发生病理改变的疾病。疾病的病理基础是初期为不均匀分布的灶状透明软骨缺失。这一病理表现可伴有软骨下骨板增厚和硬化，关节边缘骨赘形成，关节囊伸

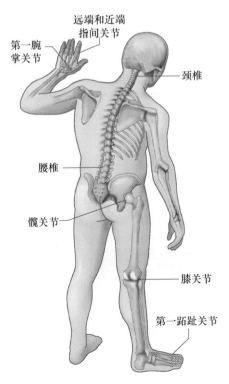

图 23-1　常见的受 OA 影响的关节

远端和近端指间关节

第一腕掌关节

颈椎

腰椎

髋关节

膝关节

第一跖趾关节

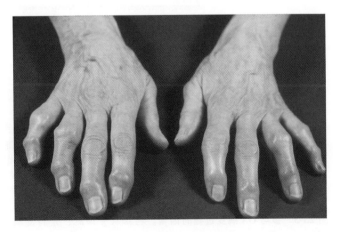

图 23-2（见书后彩图）　严重的手 OA 影响远端指间关节（Heberden 结节）和近端指间关节（Bouchard 结节）。上图中双手没有出现 OA 的另一个常见受累部位，即拇指根部的骨性肥大

展，受累关节轻度滑膜炎，以及关节周围肌肉肌无力。膝关节 OA 可存在半月板退变。多种因素都可导致关节病变，但最初通常是关节保护机制破坏导致的关节损伤。

Charcot 关节病，是一种严重和快速进展的 OA，在后索周围神经病变时轻微的关节损伤即可导致该病发生。关节保护结构破坏的另一个例子是韧带断裂，这是公认的早发 OA 的原因之一。

关节的保护机制及其破坏过程

关节保护结构包括关节囊和韧带、肌肉、感觉传入纤维及骨组织。关节囊和韧带是限制关节偏移，控制关节运动范围的关节保护结构。

滑液减少关节软骨表面之间的摩擦，从而对摩擦引起的软骨磨损起保护作用。这种润滑功能依赖于透明质酸和润滑素，后者是一种滑膜成纤维细胞分泌的黏液性糖蛋白，在关节损伤和滑膜炎症时浓度降低。

韧带及其上覆皮肤和肌腱中有机械感受器的感觉传入神经。这些机械感受器能够感受整个关节运动范围内的不同频率刺激，产生一个经脊髓到肌肉和肌腱的反馈，使肌肉和肌腱在关节活动时产生适当的张力以达到保护关节的最佳效果，并预测关节负荷。

连接关节的肌肉和肌腱是关节的关键保护结构，在关节运动中适时协调收缩，为肢体的活动提供适当的力和加速度。肌肉收缩可使关节在受到冲击前减速，进而使关节局部压力最小化，并确保冲击发生时，冲击力能够广泛分散于关节表面。

这些关节保护结构的破坏增加了关节损伤和 OA 发生的风险。例如，在动物实验中，关节的感觉神经离断和关节损伤导致 OA 迅速发展。同样，人类的

软骨及其在关节损伤中的作用

软骨除了作为疾病的首要靶组织，同时也是一个关节保护结构。它是位于两个相对骨末端的薄层周边组织，滑液可以润滑软骨，在上下骨运动时形成一个几乎无摩擦的表面。和骨组织相比，软骨坚韧并且可压缩，为关节提供了缓冲的能力。

OA 的最早期变化可能发生在软骨，且软骨异常能加速疾病的发展。软骨中两个主要的大分子结构是 II 型胶原蛋白和聚集蛋白聚糖，前者决定软骨的抗拉强度，后者是一种透明质酸与蛋白多糖的大分子聚合物，由带大量负电荷的葡糖胺基葡聚糖组成。在正常的软骨中，II 型胶原紧密交织，将聚集蛋白聚糖分子限制在胶原蛋白链之间的间隙中，迫使这些携带大量负电荷的分子密切接触。蛋白聚糖分子通过负电荷的静电排斥作用使软骨获得抗压刚度。软骨组织没有血管，其中的软骨细胞能合成所有基质成分并生成降解基质的酶。滑膜组织和软骨细胞合成并释放细胞因子和生长因子以调节基质分子的合成（图 23-3）。软骨基质的合成和分解代谢都处于一种受细胞因子和生长因子环境影响的动态平衡中。机械和渗透压力诱导软骨细胞基因表达改变，增加炎性细胞因子及基质降解酶的产生。同时软骨细胞合成大

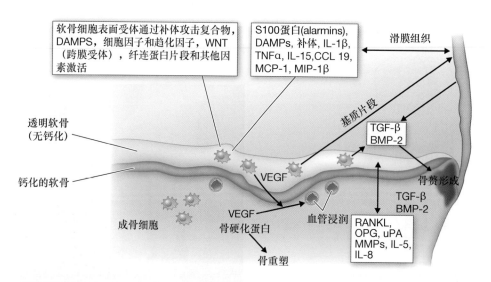

图 23-3　参与 OA 病变过程的因素。包括软骨细胞、骨和滑膜组织。滑膜炎导致细胞因子、危险信号分子、损伤相关模式分子（DAMP）和补体的释放，并通过细胞表面受体激活软骨细胞。软骨细胞产生基质分子（II 型胶原，聚集蛋白聚糖）和负责降解基质的酶［例如，ADAMTS-5 和基质金属蛋白酶（MMP）］。骨侵蚀发生于钙化的软骨，由血管内皮生长因子（VEGF）和其他分子触发。IL，白细胞介素；TGF，转化生长因子；TNF，肿瘤坏死因子（From RF Loeser et al：Arthritis Rheum 64：1697，2012.）

量的酶类，基质金属蛋白酶（MMP）（尤其是胶原酶和 ADAMTS-5）是分解软骨基质的关键酶。胶原酶和聚集蛋白聚糖酶主要在软骨细胞周围基质中发挥作用；当 OA 发生时，它们的作用遍及全部基质，特别是软骨的表层结构。

滑膜、软骨和骨组织都通过细胞因子、趋化因子、甚至补体活化影响疾病的发展（图 23-3）。这些因子作用于软骨细胞表面受体，并最终影响转录过程。软骨释放的基质片段可刺激滑膜炎的产生。其中最重要的细胞因子是白细胞介素（IL）1β，能影响软骨细胞的转录过程，刺激蛋白酶的产生并抑制软骨基质的合成。肿瘤坏死因子（TNF）α 可能与 IL-1 的作用类似。这些细胞因子诱导软骨细胞合成前列腺素 E_2 和一氧化氮，对基质合成和降解有着复杂的影响。在创伤和健康人负重反应的早期阶段，细胞因子刺激的结果是基质合成，但最终作用于软骨细胞的联合效应是导致基质降解。抑制剂（包括基质金属蛋白酶组织抑制剂 TIMP）的激活导致基质中酶的作用被抑制。生长因子也是这一复杂网络中的一部分，BMP-2 和转化生长因子 β 在骨赘形成中发挥重要作用。由于软骨中存在血管生成抑制剂，健康的关节软骨是无血管的。OA 的特点是下层骨组织和滑膜内增生血管侵入软骨。这与软骨和骨中生产的血管内皮生长因子（VEGF）有关。痛觉神经可能伴随这些血管同时入侵。

可能是由于慢性氧化损伤的结果，关节软骨细胞表现出年龄相关的合成能力下降，但仍维持产生炎性介质和基质降解酶的能力，表现为衰老的分泌表型。这些软骨细胞无法维持组织稳态（比如在机械或炎症损害后）。因此，随着年龄的增长，软骨容易被一些小的甚至被忽略的损伤（包括日常活动导致的损伤）所破坏。

OA 软骨的特点是聚集蛋白聚糖的逐渐损耗，交织紧密的胶原基质松解，以及 II 型胶原丢失。这些变化增加了软骨的易损性，以致软骨抗压刚度降低。

危险因素

OA 的危险因素主要来自两方面：关节本身的易损性和关节负荷。对于防御功能失调的关节而言，即使很小的关节负荷，如日常活动负荷量，也可导致 OA。对于关节防御功能良好的年轻人，关节的急性严重损伤或长期超负荷才会导致 OA。OA 的危险因素可以从它们对关节易损性和关节负荷两方面的作用来理解（图 23-4）。

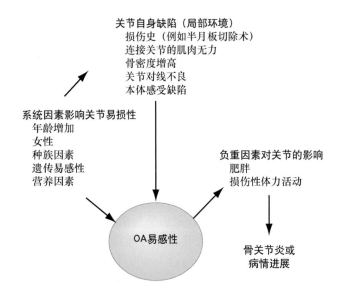

图 23-4　骨关节炎（OA）的危险因素。图中所示因素能增加关节易感性（系统性因素或关节局部环境因素）或通过关节负重增加 OA 风险。通常需要两种因素共同作用导致发病或病情进展

系统性危险因素

年龄是最重要的危险因素。在 40 岁以下的人群中，OA 的放射学证据寥寥无几。而在 70 岁以上的人群中，某些关节（比如手关节）50％以上存在 OA。年龄的老化通过多种机制增加关节的易损性。关节负荷量的改变可以刺激软骨细胞合成软骨基质。与健康软骨相比，老化软骨对这种刺激不甚敏感。这是软骨随年龄增长而变薄的部分原因。变薄的软骨在基底层承受更高的剪切应力，因此更易受损。此外，关节的保护功能随年龄的增长而下降。连接关节的肌肉力量及对外界刺激的反应能力均随年龄的增长而下降。感觉神经的传入速度下降，使肌肉和肌腱的机械感受器反射弧发生延迟。韧带随年龄的增长而变得松弛，不易吸收外力冲击。这些因素共同作用增加了衰老关节的易损性。

60 岁以上的老年女性是 OA 的高危人群。更年期雌激素骤减也许是其中一个原因，但是老年女性较之男性更易患 OA 的真正原因仍不为人知。

遗传性与基因学

OA 是高度遗传性疾病，且具有关节特异性。在社区病例中，50％手关节及髋关节 OA 可归因于遗传，换言之，其家族中其他成员也患有此病。有研究表明膝关节 OA 的遗传率高达 30％，而另一些研究则称其不具备遗传性。众多的 OA 患者有多关节受累的现象，这种"全身性 OA"的表型很少来自遗传，更多是年

龄增长的结果。

最新证据表明基因突变增加了罹患 OA 的风险，最有意义的是生长分化因子 5 基因（GDF5）多态性。这种多态性减少了 GDF5 的数量；而 GDF5 对关节形态影响很大。另外，OA 易感基因能影响关节发育和形态，从而增加患病风险。

全球情况

华人及旅美华人移民中，髋关节 OA 很少见。华人的膝关节 OA 患病率与美国白人相差无几，也许更高。在中国，尤其是农村地区，膝关节 OA 是致残的主要原因。华人与白人髋关节的解剖学差异也许导致了两者髋关节 OA 患病率的不同。白人髋关节在解剖学上进展为 OA 的概率更高。非洲人（不是非洲裔美国人）的髋关节 OA 患病率也很低。

关节内环境中的危险因素

一些危险因素能局部作用于关节内环境，从而增加关节易损性。随着关节的解剖学改变，关节所承受的负荷不再均匀分布至关节表面，而是局部压力增强。三种罕见的宫内或幼年髋关节发育异常，如先天性发育不良、股骨头骨骺缺血坏死及股骨头骨骺滑脱，会导致儿童髋关节解剖学异常，日后可能进展为 OA。女孩易患有髋臼发育不良，即一种轻型先天性脱臼；男孩则易患其他畸形。青年人（重度异常）或中年人（轻度异常）易患髋关节 OA，这取决于畸形的解剖学严重程度。

严重损伤也可以导致关节解剖学异常，从而进展为 OA。例如，踝关节和腕关节 OA 很少见，然而这些关节的关节面一旦骨折则易引起 OA。缺血性坏死可致关节面死骨坍塌，产生解剖学上的不规则结构，日后可致 OA。

韧带和纤维软骨结构对关节有保护作用，如前交叉韧带、膝关节半月板、髋关节盂缘等。这些结构的撕裂可能导致 OA 过早发生。半月板撕裂随年龄增长而增加；慢性撕裂常常没有症状，却能导致邻近软骨损伤，加快 OA 进展。未经诊断的隐匿性损伤也能提高患 OA 的风险。例如弗雷明汉研究显示，有膝关节损伤病史而无手术史的人，其患膝关节 OA 的危险性比其他人高 3.5 倍。

解剖学异常的另一个原因是关节对线不良（图 23-5）。膝关节是人体最长杠杆臂的支点，因此膝关节对线不良被研究得最为透彻。膝内翻（弓形腿）会导致膝关节内侧的软骨流失；膝外翻对线不良会导致外侧

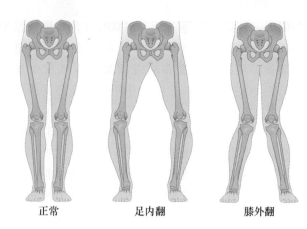

图 23-5　两种肢体对线不良正面图。足内翻：膝关节的内侧间室承受压力；膝外翻：膝关节的外侧间室承受额外的压力

软骨流失。关节对线不良会增加软骨病变区域的压力，导致软骨破坏。对线不良不但引起软骨损伤，而且会导致潜在的骨损害，造成 MRI 可见的骨髓损伤。膝关节对线不良可增加膝关节内局部压力（可见到软骨下骨破坏）。即使没有其他高危因素，单纯严重对线不良便可导致 OA 发生。

连接膝关节的股四头肌无力会增加膝关节进展为痛性 OA 的概率。

膝关节 OA 患者有膝关节的本体感觉受损，这会促进病情进展。人们对于骨骼作为冲击负荷的缓冲装置这一功能尚未完全了解，然而骨密度增高的人患 OA 的危险性也相应增加，这表明，在关节活动中骨骼的抗冲击力也许与病情发展有关。

负荷因素

肥胖　单腿站立时，膝盖所承受的压力是人体重的 3～6 倍。增加的体重乘以此系数即超重者行走时膝关节额外承受的压力。肥胖是公认的促进膝关节 OA 发展的重要危险因素，其对髋关节 OA 影响相对小。肥胖不仅仅是 OA 患者缺乏运动的结果，它出现在疾病发展之前。与男性相比，女性受肥胖的威胁较大。女性体重与 OA 患病风险呈线性关系，因此风险的增加与体重的增加成正比。女性减肥能降低患 OA 的风险。肥胖不但令负重关节患 OA 的风险增加，而且肥胖的 OA 患者临床症状也更重。

对于超重患者而言，肥胖主要是增加了负重关节的负担，从而影响疾病的进展。肥胖与手关节 OA 也有一定关联，提示肥胖患者的血液循环中也许存在一种系统代谢因子能影响 OA 的发病率。

关节的重复使用及运动　关节的重复使用有两种状况：职业原因及业余体育锻炼。长年重复作业工人

频繁使用的关节部位患 OA 的风险极高。例如农民易患髋关节 OA，而矿工易患膝关节及脊柱关节 OA。经常从事屈膝、抬举或负重的工人易患膝关节 OA。工人易患 OA 的原因之一是长期劳作使肌肉疲劳，无法有效保护关节。

人们应该保持积极锻炼的生活方式。而针对运动的长期研究也显示，对大多数人而言，运动与 OA 风险性无稳定相关性。但有关节损伤史的人在从事某项运动时患 OA 的风险性增加。例如，有严重膝关节损伤的人跑步会提高膝关节 OA 病情进展的风险。此外，职业跑步运动员患膝关节及髋关节 OA 的危险性比非跑步运动员更高。最后，有研究发现休闲的跑步方式虽不会增加膝关节 OA 的患病风险，但会在一定程度上增加髋关节 OA 的风险性。

病理学

OA 病理学为多关节结构参与病情发展提供了依据。软骨表面最先发生纤维化及不规整。随着病情进展，软骨局部遭到破坏，并逐渐向下延伸至软骨下骨。随着病情进一步发展，虽然 OA 表现为局部软骨不均匀性缺失，但是软骨及软骨下骨所遭受的破坏将进一步扩展至关节表面的大部分区域（图 23-6）。

软骨损伤后，软骨细胞开始进行有丝分裂和聚集。虽然软骨细胞群的代谢很活跃，这个活动的净效果是促进软骨细胞周围基质中蛋白聚糖的消耗。这是因为分解代谢比合成活动活跃。随着病情发展，胶原基质受损，蛋白聚糖的负电荷暴露在外，负电离子对水分子的吸引导致软骨肿胀。软骨受损后，蛋白聚糖不再

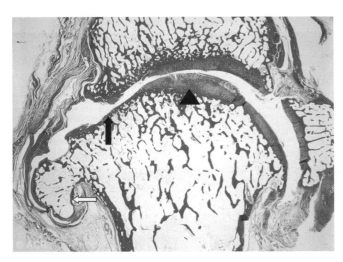

图 23-6（见书后彩图） 足趾关节 OA 的病理学变化。软骨的不均匀损伤（黑色长箭头），软骨下骨组织增厚（黑色箭头），骨赘（白色箭头）（摘自美国风湿病学院幻灯片收藏）

彼此紧贴，软骨负重后不再如健康时期一般有弹性，更易受损，位于软骨基底层的软骨细胞开始凋亡。

软骨下骨随着软骨的缺失而发生改变。位于软骨下骨板的破骨细胞及成骨细胞在生长因子和细胞因子的刺激下被激活。新骨的形成在软骨遭到破坏之前即可发生，使软骨下骨板增厚变硬。造成以上病变的主要原因是关节负重所致的骨骼创伤，而损伤（包括微裂隙）后的康复则造成骨硬化。病变严重的关节常发生小面积骨坏死。微脉管系统被切断使骨关节某些区域失去血供，也可能导致骨死亡。

在骨关节边缘附近有软骨损失及骨赘形成。整个过程如下：新生软骨形成，血管和神经自骨侵入新生软骨使其硬化。骨赘是 OA 的一个重要放射线学标志。在错位关节中，负重关节一侧的骨赘更大（例：足内翻中，骨赘在内侧更大）。

滑膜产生的滑液可以减小运动中所受的剪切应力。健康关节的滑膜是一层充满脂肪的薄层组织，包含两种细胞：巨噬细胞及成纤维细胞。患 OA 时滑膜可能会水肿发炎。巨噬细胞从外周迁移至组织，滑膜细胞增殖。软骨表面释放的软骨基质被滑膜分泌的酶分解。

关节囊也发生了病理变化，如延伸变形、水肿、纤维化。

关节的 OA 病理表现不尽相同。例如，在严重手关节 OA 中，关节中央经常有软骨破坏，这通常是由对侧骨的压力造成的。

终末期 OA 显微镜下大多可见碱性磷酸钙及二水焦磷酸钙结晶，两者对于 OA 软骨的作用不明。碱性磷酸钙及二水焦磷酸钙结晶从软骨释放至关节间隙和关节液，很可能导致滑膜炎症，从而促进酶的释放，引起疼痛。

疼痛的来源

由于软骨没有神经，因此关节软骨损伤不会导致疼痛。OA 的疼痛可能来自软骨外结构。关节内受神经支配的结构包括滑膜、韧带、关节囊、肌肉和软骨下骨。这些结构大多在 X 线下不可见，而且 X 线所表现出的 OA 严重程度与疼痛程度几乎没有关联。

根据针对无症状和有疼痛症状的膝关节 OA 的 MRI 比较研究，以及针对非麻醉状态的关节压痛定位研究发现，疼痛来源可能包括滑膜炎症、关节积液及骨髓水肿。确实有很多受累关节存在轻度滑膜炎，但不是所有关节均如此。有一些受累关节可能没有滑膜炎，而另一些受累关节滑膜炎的严重程度几乎与类风湿关节炎（第 9 章）相同。MRI 的滑膜炎表现与关

疼痛的严重程度密切相关。关节囊积液增加可刺激疼痛神经而引发疼痛。关节负荷的增加不仅损伤软骨，还会损害下层骨。因此 MRI 呈现骨髓水肿的表现。骨髓水肿标志着微裂隙和伤痕的存在，这是由创伤所致。这些损伤可能会刺激骨骼的疼痛神经纤维。而且 OA 受累关节骨骼内的止血压力上升，也能刺激疼痛神经纤维，引起疼痛。

疼痛也可以来自关节外，如关节附近的滑囊。膝关节附近的常见疼痛来源有鹅足滑囊炎和髂胫束综合征。

OA 患者的慢性疼痛也许会引起神经系统改变，导致对痛觉及其分布的抑制能力下降。这也许会引起一些 OA 患者有触痛及痛觉过敏。

临床特点

OA 的关节疼痛与活动相关。疼痛发生在关节活动时或活动后，然后逐渐缓解。例如上下楼梯时膝关节或髋关节疼痛，行走时负重关节疼痛，对于手关节 OA，烹饪时可发生手关节疼痛。疼痛在疾病早期呈偶发性，常发生于受累关节过度活动 1～2 天后，例如膝关节 OA 患者在长跑后几天内会感到疼痛。随着病情进展，疼痛呈持续性发展，甚至出现夜间痛。受累关节僵硬感也许会很明显，但是晨起僵硬感通常很短暂（＜30min）。

膝关节可能会屈曲，部分原因是关节肌肉力量下降。屈曲、胶着、绞索等机械症状预示着内部结构异常，如半月板撕裂，这种情况需要进一步检查。如爬楼梯及从椅子上起立等膝关节弯曲活动产生的疼痛，通常来源于膝关节的髌股间隙，这一间隙只有在膝关节弯曲至少 35° 时才会与关节连接通畅。

OA 是 45 岁以上人群患慢性膝关节疼痛最常见的原因，但是需要与很多疾病相鉴别。如果晨僵时间延长及有多关节受累，考虑炎性关节炎可能性大。滑囊炎一般发生在膝关节或髋关节周围。体格检查时应注意炎症在关节线上（即形成关节的两块骨头的连接处）还是在关节线以外。鹅足滑囊炎主要表现为膝关节内侧及远端疼痛，是膝关节慢性疼痛的常见原因，关节腔激素注射治疗有效。非终末期 OA 的严重夜间痛需要仔细检查病情。OA 的髋关节痛可表现为被动内旋障碍，疼痛局限于髋关节外侧通常提示患有大粗隆滑囊炎。

OA 患者没有常规的血液检验，除非临床症状和体征提示炎性关节炎。关节液检验比 X 线更有诊断价值。如果关节液白细胞＞1000/μl，考虑炎性关节炎、痛风或假性痛风可能性大，后两者也可通过镜检晶体

而确诊。

当慢性手关节及髋关节疼痛怀疑 OA 所致时需进行 X 线检查，因为缺少 X 线片易致诊断不明。当膝关节疼痛症状不典型或经有效治疗后疼痛未缓解时，应做 X 线检查。OA 放射学表现（图 23-7）与临床症状及疼痛程度几乎无关。由于 X 线对软骨损伤及其他早期病变不敏感，因此 OA 早期的放射学表现可能正常。

虽然 MRI 能显示 OA 受累关节的病理范围及程度，但它并非 OA 的确诊手段。多数膝关节 OA 患者存在半月板撕裂、骨及软骨损伤，不过这不会影响治疗方案。

治疗　骨关节炎

骨关节炎的治疗目标是缓解疼痛，减轻功能丧失，某种程度上疼痛和功能丧失是炎症、关节结构松弛和不稳定的结果，OA 的治疗需要解决上述问题。综合的治疗方法包括非药物治疗和药物治疗。

症状较轻或仅间断有症状的患者只需应用安慰剂或非药物治疗。持续疼痛和伴有功能障碍的疼痛的患者需要非药物和药物联合治疗。

膝关节 OA 的治疗较髋、手或其他关节 OA 的治疗更加全面，因此虽然所有关节 OA 的治疗原则都是一致的，下面我们主要讲膝关节 OA 的治疗，同时关注其他关节 OA 的特殊治疗推荐，特别是与膝关节 OA 治疗方案不同的治疗。

非药物治疗

由于 OA 是一种机械性疾病，因此其主要的治疗包括改善疼痛关节的负荷，提高关节保护结构的

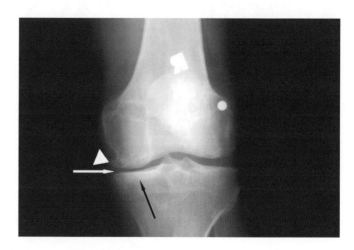

图 23-7　膝关节内侧 OA 的 X 线片。 仅内侧关节间隙变窄（白色箭头），内侧关节间隙的骨皮质增厚（黑色箭头）及股骨内侧骨赘（白色楔形）提示骨硬化

功能，从而更好地分散关节负荷。减轻关节病灶负荷的方法包括：

1. 避免过度负荷运动，因为负荷运动能够引起疼痛；

2. 提高肌肉力量以改善关节功能；

3. 通过支架、夹板、手杖及拐杖减轻关节负荷或关节负荷重新分布。

对于许多患者而言，最简单有效的治疗方法是避免引起关节疼痛的活动。例如对于中年人长跑引起的膝关节 OA，减少负重活动就可以缓解全部症状。对于老年人因日常爬山引起的膝关节疼痛，避免爬山就可以缓解症状。

体重每增加 1lb（约 0.45kg）就会使关节增加 3～6 倍的负重，减轻体重就会相应的减轻膝关节和髋关节的负重，从而减轻疼痛。

OA 受累的手关节，特别是拇指关节，应用夹板或限制运动就可以减轻疼痛。对于像膝关节、髋关节这样的负重关节，应用手杖可以减轻部分负重。物理治疗师可以教患者如何最合理地使用手杖以减轻负重，包括教患者如何把手杖调节到减轻负重的最佳高度。拐杖和助行器均可以起到类似的有益作用。

功能锻炼 膝关节或髋关节骨关节炎在负重时的疼痛导致关节的活动受限，由于 OA 非常常见，其导致的活动受限成为了公众健康问题，并增加了心血管疾病和肥胖的风险。有症状的膝关节 OA 患者，其有氧运动能力较同年龄段的健康人差。

连接关节的肌肉无力是 OA 的病因之一。第一，随着年龄的增长，肌肉的强度下降；第二，活动受限导致肌肉萎缩；第三，膝关节或髋关节 OA 患者的步态会发生改变，以减少受累关节负荷，进一步减少了肌肉的使用；第四，可能发生"关节源性抑制"，即关节囊肿胀和拉伸引起的神经反馈抑制了连接关节的肌肉收缩，这最大限度地降低了肌肉力量。由于肌肉力量及其调节对关节保护起着很大作用，所以患病关节肌肉力量薄弱更易引起关节的损伤和疼痛。肌肉无力程度与关节疼痛及功能受限程度密切相关。OA 治疗的主要方面之一就是改善关节周围肌肉功能。

研究表明，运动可以减轻膝关节和髋关节 OA 的疼痛和功能障碍。最有效的锻炼方式包括有氧运动和（或）抗阻力练习，后者主要侧重于加强关节周围肌肉的力量。运动是有效的，特别是每天坚持锻炼肌肉运动。应当避免引起关节疼痛的运动，且应选择个体化的运动方案。不加强肌肉力量仅进行

关节活动范围锻炼，或者通过等长运动加强肌肉力量而不进行活动范围锻炼，都是没有效果的。水上运动及水中阻力练习这类的低冲击运动较跑步或平板运动类的负荷冲击运动更易被患者接受。患者应参加健身班或让治疗师帮助制订个体化治疗方案，然后制订个体化的家庭运动方案。除了常规的运动方案，太极对膝关节 OA 可能有效。然而对于手关节 OA 而言，没有强烈证据表明运动疗法对其有效。

运动疗法的主要挑战是需要长时间坚持。一项膝关节 OA 患者接受运动疗法的临床试验结果表明，1/3，甚至半数以上患者在 6 个月时就会终止锻炼。不到 50% 的患者能坚持到一年。预测患者能够坚持锻炼的最有效因素是其有成功的锻炼史。医师在患者每次就诊时应当强调运动疗法重要性，帮助患者找到坚持锻炼的障碍并协助其克服，并确定方便的时间常规进行锻炼。运动疗法与热量限制和减肥相结合对于减轻疼痛十分有效。

矫形 关节力线异常（内翻和外翻）显著增加了关节的应力，从而导致疾病进展、疼痛及残疾（图 23-5）。通过外科手术或使用支具，能够改善这种因膝关节错位而引起的疼痛。错位是多年来关节和骨组织解剖学上改变的结果，矫正起来十分困难。一种方式是应用支具，常用于 OA 膝关节内翻，此法通过增加外翻应力拉伸关节。然而，很多患者不愿意应用这种支具，此外，支具用于肥胖患者时可能会发生滑动，从而失去调节作用。这种支具建议用于愿意使用并能够掌握正确使用方式、不会让支具滑动的患者。

其他矫正膝关节的方式包括使用矫形鞋。尽管其对膝关节对线关系有一定的作用，但迄今为止，没有试验表明侧向楔形矫正比安慰楔形矫正更有效。

膝关节髌股间隙的疼痛可能由于髌骨倾斜、髌骨错位及在股骨滑车沟中向侧方滑移引起。临床试验显示，应用支具使髌骨复位，或用胶带将髌骨拉回到滑车沟内或减少倾斜等方法与胶带安慰包扎组相比，均能够减轻髌股关节疼痛。然而患者可能觉得胶带的使用存在困难，而且胶带的皮肤刺激现象很常见。商业化的髌股支具可能是一个解决方法，但缺乏足够证据证明其疗效。

尽管应用橡胶套固定膝盖对于矫形的有效性尚待商榷，但却能缓解疼痛并易于应用，深受患者的欢迎。它们缓解疼痛的机制尚不明确。

针灸与安慰针相比能够缓解膝关节 OA 患者的疼痛，针灸可能是一种辅助治疗手段。

药物治疗

虽然非药物治疗是 OA 治疗的主体，但药物治疗也起着十分重要的作用。可通过口服、外用或关节腔内注射给药。

对乙酰氨基酚、非甾体消炎药（NSAID）以及环加氧酶-2（COX-2）抑制剂 对乙酰氨基酚（扑热息痛）是治疗膝关节、髋关节或手关节 OA 的首选止痛药。对于某些患者而言，对乙酰氨基酚足以控制症状，可以不应用其他有毒副作用的药物，如 NSAID。对乙酰氨基酚最大剂量每次 1g，每日 3 次（表 23-1）。

NSAID 是缓解 OA 疼痛最常用的药物。可外用或口服。临床试验结果表明，口服 NSAID 比大剂量对乙酰氨基酚止痛效果强 30% 以上。临时应用 NSAID 药物能够明显缓解疼痛，而其他药改善不明显。由于低剂量 NSAID 间歇给药副作用小，所以给药初期 NSAID 应"按需"外用或口服。如果间歇给药无效则应考虑规律给药（表 23-1）。应告知患者在不同时间服用低剂量阿司匹林和布洛芬，以消除药物间相互作用。

口服 NSAID 药物常会引起不良反应，最常见的是上消化道副作用，包括消化不良、恶心、腹胀、消化道出血以及溃疡。30%～40% 的患者会因上消化道不良反应而停用药物。为了最大限度降低 NSAID 药物引起的消化道副作用，患者不应应用两种 NSAID，且最好应当饭后服药；高风险患者应当服用胃保护剂，如质子泵抑制剂。某些口服制剂与其他药相比对胃肠道相对安全，包括非乙酰水杨酸以及萘丁美酮。NSAID 引起的主要的消化道副作用可能出现在未诉上消化道症状的患者中。一项针对住院患者消化道出血的研究表明，81% 的患者无先兆症状。

由于 COX-2 抑制剂以及像双氯芬酸这样的传统 NSAID 与心血管事件发生率增加有关，老年 OA 患者特别是心脏病或卒中高风险患者不宜长期应用这些药物。美国心脏协会表明，尽管低剂量塞来昔布（≤200mg/d）可能不增加心血管事件风险，但罗非昔布及其他所有的 COX-2 抑制剂都会增加患者心血管事件的风险。唯一不会增加心血管风险的传统 NSAID 是萘普生，但它对胃肠道有副作用。

NSAID 还会引起其他不良事件发生，包括因前列腺素抑制作用导致肾小球供血减少以及可逆性肾功能不全从而引起水肿。一些应用 NSAID 的患者血压会轻度增高。口服 NSAID 禁用于 IV 期或 V 期肾病患者，在 III 期肾病患者中应当慎用。

NSAID 可置于凝胶或外用剂型中，以加强在皮肤中的渗透作用，制成外用的 NSAID。药物从皮肤吸收后，血浆中的浓度比同等剂量口服或肠道外给药时低很多。然而，当这些药物外用于关节表面（膝关

表 23-1	**OA 药物治疗**	
治疗	剂量	建议
对乙酰氨基酚	最多可达 1g，每日 3 次	能够延长华法林的半衰期。确保患者没有同时服用其他含对乙酰氨基酚的药物以避免肝脏毒性
口服 NSAID 及 COX-2 抑制剂 　萘普生 　水杨酸 　布洛芬	375～500mg，每日 2 次 1500mg，每日 2 次 600～800mg，每日 3～4 次	随食物服用。一些 NSAID，特别是 COX-2 抑制剂能增加心肌梗死及卒中的风险。包括溃疡、出血在内的胃肠道副作用。存在胃肠道副作用高风险的患者应同时服用质子泵抑制剂或米索前列醇[a]。服用阿司匹林（乙酰水杨酸）时会增加胃肠道不良反应及出血风险，也会引起水肿或肾功能不全
局部应用 NSAID 　1% 双氯芬酸钠凝胶	4g，每日 4 次（膝关节和手关节）	擦到关节处。很少引起全身副作用。常刺激皮肤
阿片类药物	多种剂量	常见副作用包括头晕、嗜睡、恶心呕吐、口干、便秘、尿潴留和瘙痒。可出现呼吸抑制和中枢神经系统抑制
辣椒素	0.025～0.075% 外用药膏，每日 3～4 次	会引起黏膜刺激症状
关节腔注射 　糖皮质激素 　透明质酸	根据不同制剂每周 3～5 次	注射部位轻到中度疼痛。疗效尚存争议

[a] 具有高风险的患者包括：先前有胃肠道病史、年龄 60 岁及以上的、在用糖皮质激素的。已有试验证明质子泵抑制剂和米索前列醇在预防溃疡和出血方面的疗效。由于米索前列醇与腹泻和腹绞痛发生率高有关，故质子泵抑制剂被更广泛地用于 NSAID 相关的胃肠道症状

缩写：COX-2，环加氧酶-2；NSAID，非甾体消炎药

来源：Adapted from DT Felson：N Eng J Med 354；841，2006.

节、手关节，但不包括髋关节）时，滑膜或软骨等关节组织中可检出药物。临床试验结果多种多样，但普遍发现局部应用 NSAID 效果弱于口服 NSAID，但消化道及全身副作用都少得多。然而，局部应用 NSAID 在 40％以上患者中常引起用药局部皮肤刺激症状，包括皮肤红、烧灼感及瘙痒感（表 23-1）。

关节腔注射：糖皮质激素及透明质酸　由于滑膜炎可能是引起 OA 患者关节疼痛的主要原因，关节腔内注射抗炎药物可能有效缓解疼痛，至少会暂时有效。局部注射糖皮质激素有效，但患者对药物反应不一，一些患者疼痛缓解不明显，而另一些患者可缓解疼痛长达数月。局部注射糖皮质激素对于疼痛急性发作有效，特别是 OA 合并晶体（尤其是钙磷晶体）沉积性疾病患者（第 24 章）。目前尚无证据表明反复关节腔内注射糖皮质激素是不安全的。

局部注射透明质酸用于治疗有症状的膝关节或髋关节 OA，但作用是否优于安慰剂尚不明确（表 23-1）。

其他类药物以及营养药物　症状性膝关节或髋关节 OA 患者对上述治疗方案反应不佳且不想或不能进行全关节置换术的，阿片类药物可能有效。阿片类药物治疗方案和患者选择严格。另外可以选择度洛西汀，研究表明度洛西汀对 OA 患者有效。

近期指南不推荐应用糖皮质激素或软骨素治疗 OA。大量试验报道，这些药物与安慰剂相比并不能缓解患者的疼痛。

每位患者对治疗方案反应不一，因此对于 OA 患者，最佳的非手术治疗方案都是通过临床试验反复验证的。当药物治疗无效、患者对生活质量或疼痛及功能障碍缓解程度不满意时，至少对于膝关节和髋关节 OA 而言，应当考虑全关节置换术。

手术

对于膝关节 OA，多种术式可供选择。随机试验表明关节清创术和灌洗术与假手术或不治疗相比并不能减轻疼痛或改善功能障碍。关节屈曲等机械性症状在膝关节 OA 患者中十分常见，但关节清创术也不能改善这一症状。尽管关节镜半月板切除术适用于半月板撕裂引起的急性膝关节疼痛，但临床试验表明 OA 患者及半月板撕裂患者切除半月板并不能够缓解疼痛，也不能够改善功能。

对于膝关节内侧 OA 患者，手术松解膝关节以减轻内侧负荷能够缓解疼痛。手术方式包括胫骨高位截骨术（在胫骨平台下截断胫骨，将负荷向外侧非病变侧分布）或膝关节单髁置换术。每种手术均

可能在进展到全膝置换术前使患者数年不痛。

最后，当膝关节或髋关节 OA 患者经药物治疗后仍不能缓解疼痛、改善功能障碍，病情仍影响生活质量时，建议患者进行全膝关节或髋关节置换术。尽管髋关节置换术的成功率高于膝关节置换术，但对于大多数患者而言这两种手术均能够有效地缓解疼痛、改善功能。尽管肥胖患者全膝关节和全髋关节置换术的失败率高些，但目前两种手术失败率均每年不到 1％。每年进行至少 25 例这样的手术的骨科中心或者每年手术量大的外科医师的手术成功率更大。膝关节或髋关节置换术的手术时机十分重要。如果患者病程较长、功能退化严重、肌肉无力严重，术后恢复效果也会比病程早期就进行手术的患者差。

软骨再生　软骨细胞移植对 OA 无效，这可能是由于 OA 存在机械性病理损伤，而机械性损伤通过软骨细胞移植是不能改善的。同样，关节成形术也没有取得良好效果，但能在受损软骨表面形成纤维软骨。这些软骨再生和重建的外科手段在关节错位和其他非软骨异常等 OA 特征性表现尚未出现的疾病早期可能有效。

第二十四章　痛风和其他晶体相关性关节病
Gout and Other Crystal-Associated Arthropathies

H. Ralph Schumacher，Lan X. Chen
（颜淑敏　译　伍沪生　校）

偏振光显微镜于 1961 年被 McCarty 和 Hollander 应用于滑液分析中，随后其他晶体学技术，如电子显微镜、能量-弥散元素分析和 X 线衍射等亦被应用，使得研究者可以鉴定不同的微晶体，包括尿酸钠（MSU）、焦磷酸钙（CPP）、磷灰石（apatite）和草酸钙（CaOx），并研究其在诱导急性或慢性关节炎或关节周围炎中的作用。由 MSU、CPP、apatite 和 CaOx 沉积所致的临床事件有许多相似性，但也有重要的差异。由于临床表现通常相似，因此，必须强调需要进行滑液分析，以区分相关晶体的类型。单用偏振光显

微镜即可鉴定最典型的晶体，然而磷灰石是一例外。滑液的穿刺和分析对评估感染的可能性也很重要。除了鉴定特异的微晶体物质或微生物，晶体相关疾病的滑液特征是非特异性的，而且滑液可是炎性或非炎性的。如不做晶体鉴定，这些疾病可能会与类风湿或其他类型关节炎相混淆。晶体相关性关节炎有一系列可能发生的骨肌肉表现，见表 24-1。

痛风

痛风是一种代谢性疾病，最常侵犯中老年男性和绝经后女性。它是由于高尿酸血症导致机体尿酸盐池增加的结果。其典型特征是：由于 MSU 晶体在关节内沉积所致的发作性急性关节炎或慢性关节炎、结缔组织痛风石，以及存在肾间质内沉积或尿酸性肾结石的风险。

急、慢性关节炎

急性关节炎是痛风最常见的早期临床表现。通常，开始仅一个关节受累，但在随后可有多关节的急性痛风发作，常累及第一足趾的跖趾关节，而跗关节、踝关节及膝关节亦常受累。尤其是老年患者或疾病晚期，可累及手指关节。Heberden 或 Bouchard 结节的红肿可以是痛风性关节炎的首发表现。急性痛风性关节炎的首次发作常在夜间，出现显著关节痛或肿胀。之后关节迅速变热、发红和触痛，临床表现常酷似蜂窝组织炎。早期的发作往往在 3～10 天内自发缓解，且大多数人直到下次发作之前，有不同长度的无症状间隔期。一些事件可促使急性痛风性关节炎的发作：饮食过度、创伤、手术、过度饮酒、降尿酸治疗，以及严重的疾病，如心肌梗死和卒中。

多次急性单或少关节发作后，部分痛风患者可表现为慢性非对称性滑膜炎，这可能会与类风湿关节炎相混淆（第九章）。以慢性痛风性关节炎为唯一表现的并不常见，而更为罕见的是仅表现为关节周围痛风石沉积而无滑膜炎的发生。罹患痛风性关节炎的女性仅占所有痛风患者的 5％～20％，且多数是有骨关节炎、高血压并发轻度肾功能不全且经常使用利尿剂的绝经

表 24-1	晶体相关性关节炎的骨骼肌肉表现
急性单或多关节炎	毁损性关节病
滑囊炎	慢性炎性关节炎
肌腱炎	脊柱关节炎
附着点炎	骨关节炎的独特型
痛风石沉积	腕管综合征

后女性和老年女性。绝经前的痛风发作是罕见的。由肾尿酸清除减少和肾功不全引起的年轻女性家族性早发痛风已有报道。

实验室诊断 即使临床表现强烈提示痛风，也应经过抽吸急性或慢性受累关节或痛风石沉积物来进一步明确诊断。急性化脓性关节炎、其他几种晶体相关性关节病、回纹型风湿症和银屑病关节炎均可出现相似的临床特征。急性痛风发作期间，针状 MSU 晶体通常在细胞内、外均可见到（图 24-1）。在补偿偏振光下，这些晶体表现为强的负性延展的双折光。滑液白细胞计数升高，从 $2000/\mu l$ 到 $60\,000/\mu l$。渗出液由于白细胞数量增加呈现浑浊。大量晶体偶尔产生浓糊状或白垩样关节液。细菌感染可与尿酸盐晶体同时存在于滑液中；如果有任何怀疑是化脓性关节炎者，必须做关节液培养。

MSU 晶体也常在无痛风急性累及的第一跖趾关节和膝关节中被证实。对这些关节的关节穿刺术是发作间期确立痛风诊断的一种有效的技术。

在急性发作时，血清尿酸水平可正常或降低，这是由于炎症细胞因子可以促进尿酸排泄，且有效降尿酸治疗初期可使发作提前。这限制了血清尿酸水平对痛风诊断的决定性价值。然而，血清尿酸水平几乎总有升高的时候，且用于随访降尿酸治疗过程尤为重要。收集 24h 尿以测定尿酸，在某些病例中可用于评估结石风险，阐明尿酸产生过度亦或排泄减少，从而决定是否适用促尿酸排泄治疗。在正常饮食下，24h 尿尿酸排泄量＞800mg 时，提示应考虑能引起嘌呤产生过多的原因。尿液分析、血清肌酐、血红蛋白、白细胞（WBC）计数、肝功能和血脂应予以完善，这是因为痛风及其他需要治疗的相关疾病可能出现上述病理结果，并且这些结果可作为考查痛风治疗可能出现的副

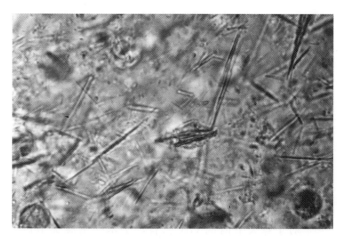

图 24-1（见书后彩图） 细胞内、外的尿酸盐晶体。在新鲜制备的滑液里，可见针状和棒状晶体。在补偿偏振光显微镜下，这些晶体表现为强负性双折光晶体；400×

作用时的基础数据。

影像学特点　囊性变，明确的侵蚀伴边缘硬化（通常伴悬垂状骨缘），以及软组织团块，是晚期慢性痛风石关节炎特有的影像学特点。超声通过显示覆盖在关节软骨上的双轨征而有助于早期诊断。双能计算机化断层扫描（CT）可显示尿酸盐晶体确实存在的特异性征象。

治疗　痛风

急性痛风性关节炎

在急性发作期，治疗的主要方法是给予抗炎药如非甾体类消炎药（NSAID）、秋水仙碱，或糖皮质激素。NSAID 最常用于无复杂合并症情况的个体。但老年人、肾功能不全及胃肠道紊乱患者对秋水仙碱和 NSAID 的耐受力差，用药存在风险。冰敷和让受累关节休息也对缓解急性发作有帮助。在发作早期，秋水仙碱口服是传统而有效的治疗。所用剂量是 0.6mg 每 8 小时 1 次，随后逐渐减量，或 1.2mg 首剂之后每 1 小时予 0.6mg，此后的每日剂量依赖根据治疗反应情况。这与之前的高剂量方案相比，通常具有更好的耐受性。在首次出现稀便征象时，必须（至少）暂停用药，并必须对腹泻给予对症治疗。静脉注射用秋水仙碱已经撤市。足量的 NSAID 对于约 90% 患者有效，体征和症状的缓解通常发生在 5～8 天。这类药物中最有效的是具有短半衰期的任何一种，包括吲哚美辛，每次 25～50mg，每天 3 次；萘普生，每天 500mg，每天 2 次；布洛芬，每天 800mg，每天 3 次；双氯芬酸每天 50mg，每天 3 次，以及塞来昔布 800mg 继之 12h 后 400mg，以后每天 400mg，每天 2 次。

糖皮质激素可肌内注射或口服，例如泼尼松对多关节炎痛风可有效，初始剂量 30～50mg/d，随着发作缓解而逐渐减量。对于单关节或少关节受累者，关节腔内注射曲安奈德 20～40mg 或甲泼尼龙 25～50mg，有效且耐受性好。基于最近的证据，炎性小体和白细胞介素 1β（IL-1β）在急性痛风中的基本作用，阿那白滞素已被使用，而其他 IL-1β 抑制剂，包括 canakinumab 和 rilonacept，尚在研究之中。

降尿酸治疗

痛风的最终控制需要纠正其基础缺陷：高尿酸血症。为预防复发性痛风发作和消除痛风石沉积，力图使血清尿酸纠正至 300～360μmol/L（5.0～6.0mg/dl）是关键，且终生需要坚持一种降尿酸的生活方式和药物干预。对大多数患者而言，当高尿酸血症不能通过简单的生活方式纠正时（控制体重、低嘌呤饮食、增加饮水量、限制饮酒、减少使用含果糖的食物和饮料及避免利尿剂），应该考虑降尿酸药物治疗。决定开始降尿酸治疗时通常需考虑急性发作次数（两次发作之后降尿酸可能有较高的性价比）、血清尿酸水平［血清尿酸＞535μmol/L（＞9.0mg/dl）的患者进展更快］、患者愿意承诺终身治疗或尿酸结石的存在。对任何已有痛风石或慢性痛风性关节炎的患者，应该开始降尿酸治疗。促尿酸排泄药如丙磺舒可用于肾功能良好且尿酸排泄不足，即 24h 尿尿酸＜600mg 的患者。通过每日摄入 1500ml 的水以保持尿量。丙磺舒的初始剂量为 250mg 每日 2 次，并逐渐增加，如需要可达每日 3g，以达到和维持血清尿酸水平低于 6mg/dl。丙磺舒在血肌酐（Cr）水平＞177μmol/L（2mg/dl）的患者中一般无效。这些患者可能需用别嘌呤醇或苯溴马隆（在美国没有）。苯溴马隆是另一种促尿酸排泄药，在慢性肾病患者中更为有效。一些用于治疗常见合并症的药物，包括氯沙坦、非诺贝特和氨氯地平，具有一些轻微的促尿酸排泄作用。

黄嘌呤氧化酶抑制剂别嘌呤醇是目前最常用的降尿酸药，是血清尿酸产生过多、尿酸结石形成和肾病患者降低血清尿酸最好的药物。它可每早单剂量给药，通常初始为 100mg，如果需要可增加至 800mg。在慢性肾病患者中，别嘌呤醇的初始剂量应降低并依据血清肌酐浓度调整；例如，肌酐清除率为 10ml/min 者，一般可隔日使用 100mg。剂量逐渐增加，以达到＜6mg/dl 的靶尿酸水平。目前已经发现在使用噻嗪类利尿剂的患者、对青霉素和氨苄西林（氨苄青霉素）过敏的患者和表达 HLA-B*5801 的亚裔患者中，别嘌呤醇的毒性增加。其最严重的副作用包括危及生命的中毒性表皮坏死松解症、系统性血管炎、骨髓抑制、肉芽肿性肝炎和肾衰竭。对别嘌呤醇有轻微皮肤反应的患者，可重新考虑使用促尿酸排泄药、尝试进行别嘌呤醇脱敏，或服用非布索坦——一种新型的、化学结构无关的特异性黄嘌呤氧化酶抑制剂。非布索坦在美国批准上市，40 或 80mg 每日一次，在轻至中度肾脏病者无需调整剂量。普瑞凯希是一种聚乙二醇化尿酸酶，现用于其他治疗不耐受或足量应用仍无效的患者。它是静脉给药，通常每 2 周 8mg，并能使高达 50% 患者的血尿酸显著降低。新的促尿酸排泄药正在研究中。

降尿酸药一般不在急性发作期间开始使用，而是在病情稳定并予低剂量秋水仙碱以减少降尿酸常常导致的复发风险之后再开始使用。秋水仙碱抗炎预防量是 0.6mg，每日 1～2 次，应伴随着降尿酸治疗直至患者血尿酸正常，且无痛风发作 6 个月，或只要痛风石存在就长期应用。秋水仙碱不能用于透析患者，在肾病患者或使用可能增加秋水仙碱毒性的 P 糖蛋白或 CYP3A4 抑制剂如克拉霉素时，应予低剂量。

表 24-2	与焦磷酸钙沉积病相关的情况
年龄	
相关疾病	
原发性甲状旁腺功能亢进症	
血色素沉积症	
低磷酸酯酶症	
低镁血症	
慢性痛风	
半月板切除术后	
Gitelman 综合征	
骨骺发育不良	

焦磷酸钙沉积病（CPPD）

发病机制

关节组织内焦磷酸钙（CPP）晶体的沉积在老年人中最常见，65～75 岁人群的发生率为 10%～15%，而 85 岁以上者为 30%～35%。在大多数病例中，这一过程是无症状的，且 CPPD 的原因不确定。由于超过 80% 的患者 >60 岁并且 70% 因其他情况先已存在关节损伤，这提示增龄的生化变化或病变软骨利于晶体成核。在 CPPD 关节炎患者中，软骨提取物中的无机焦磷酸盐产生增加而焦磷酸酶水平减少。如同在家族性和散发性病例中阐述的一样，ANKH 基因的突变可增加焦磷酸盐的合成和细胞外转运。焦磷酸盐产生的增加呈现与 ATP 焦磷酸水解酶和 5′-核苷酸酶活性增强相关，它们可催化 ATP 到腺嘌呤核苷和焦磷酸盐的反应。这种焦磷酸盐可在基质小泡内或胶原纤维上与钙结合形成 CPP 晶体。那些正常抑制和调节晶体成核的软骨氨基多糖的水平降低。谷氨酰胺转氨酶的高活性也可能促进了 CPP 晶体的沉积。

CPP 晶体向关节内释放，随后单核巨噬细胞和中性粒细胞吞噬这些晶体，释放趋化因子和炎性物质，像 MSU 晶体一样，活化炎性小体。

少数 CPPD 关节病患者有代谢性异常或遗传性 CPP 病（表 24-2）。这些关联表明各种不同的代谢产物，通过直接改变软骨或者通过抑制无机焦磷酸酶，可增加 CPP 晶体沉积。这些情况包括甲状旁腺功能亢进、血色素沉积症、低磷酸酯酶症、低镁血症和可能的黏液性水肿。50 岁以下的个体出现 CPPD 关节炎应考虑到这些代谢性疾病（表 24-2）和疾病的遗传形式，包括那些在不同种族中已确定的。对不同亲属的基因组 DNA 研究显示基因缺陷的可能位置在 8q 或 5p 染色体上表达膜焦磷酸盐通道基因（ANKH 基因）的区域。如上所述，CPPD 关节炎亲属中已发现的 ANKH 基因突变可增加细胞外焦磷酸盐并导致 CPP 晶体的形成。对 CPPD 年轻患者的调查应包括询问家族聚集性的证据

和评价血清钙、磷、碱性磷酸酶、镁、铁和转铁蛋白。

临床表现

CPPD 关节病可以是无症状的、急性、亚急性或慢性，或在慢性受累关节的基础上叠加急性滑膜炎。由于与痛风极为相似，急性 CPPD 关节炎最初由 McCarty 及同事命名为假性痛风。其他 CPPD 临床表现包括：①与骨关节炎相关或加重的特殊形式；②导致严重的破坏性疾病，在放射学上可类似神经病性关节炎；③发生慢性对称性滑膜炎，临床上与类风湿关节炎相似；④椎间盘和韧带钙化，伴脊柱活动性受限，冠突综合征或椎管狭窄（最常见于老年人）；⑤少见的关节周围痛风石样结节。

膝关节是 CPPD 关节病最常受累的关节。其他部位包括腕、肩、踝、肘和手。颞颌关节也可累及。临床和放射影像的证据表明至少 2/3 患者 CPPD 沉积是多关节的。当临床征象类似于缓慢进展性骨关节炎，其诊断可能存在困难。关节毁损可提供提示 CPPD 病的重要线索。例如，原发性骨关节炎通常较少累及掌指、腕、肘、肩或踝关节。如果放射影像或超声波显示在纤维软骨的关节半月板或关节透明软骨内点状和（或）线状放射沉积（软骨钙化），诊断 CPPD 病的可能性就进一步增加。确诊需要在滑液或关节组织中有典型的菱形或棒状晶体的证据（偏振光下一般为弱阳性双折射或非双折射）（图 24-2）。在无关节积液或滑膜活检适应证时，软骨钙化即被认为是 CPPD。一种例外是，在一些慢性肾衰竭的患者中，软骨钙化是由草酸钙所致。

CPPD 关节炎急性发作可由创伤促发。血清钙浓度快速减低，可发生在严重疾患或手术后（特别是甲状旁腺切除术），也可导致急性发作。

50% 之多的病例中，CPPD 诱导的炎症与低热有关，偶尔，体温可高达 40℃（104 ℉）。在这些病例中，含微生物培养的滑液分析是必需的，以排除感染可能。事实上，有任何微晶体沉积的关节内感染

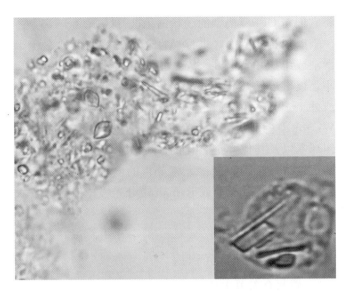

图 24-2 （见书后彩图） 细胞内、外焦磷酸钙（CPP）晶体。在新鲜制备的滑液里可见图示矩形、杆状和菱形晶体，是弱正性或非双折光性晶体（补偿偏振光显微镜，400×）

可导致晶体脱落及随后晶体和微生物所致的滑膜炎。急性 CPPD 滑液中的白细胞计数范围可从几千细胞到 100 000 个细胞/μl，平均约 24 000 个细胞/μl，且主要为中性粒细胞。CPP 晶体可在组织碎片和纤维蛋白凝块和中性粒细胞内看到（图 24-2）。在有些病例中，CPP 晶体可与 MSU 和磷灰石相伴出现。

治疗	CPPD 病

　　未经治疗的急性发作可持续数天到一月之久。通过休息、关节抽吸，以及 NSAID 或关节内糖皮质激素注射可使其更快恢复到先前的状态。对于频繁的反复发作的患者，每日低剂量秋水仙碱的预防治疗有助于降低发作频度。严重的多关节发作通常需要短疗程的糖皮质激素，或最近报道的一种 IL-1β 拮抗剂阿那白滞素。不幸的是，没有去除软骨和滑膜内 CPP 沉积的有效途径。非对照研究认为，给予 NSAID（如果需要，予胃黏膜保护剂）、羟氯喹，或甚至甲氨蝶呤可有助于控制持续的滑膜炎。进行性残毁性大关节病的患者，可行关节置换手术。

钙磷灰石沉积病

发病机制

　　磷灰石是正常骨和牙齿的主要矿物质。碱性磷酸钙的异常蓄积，主要是碳酸盐取代的磷灰石，可发生

在组织损伤区域（营养不良性钙化）、高钙血症或甲状旁腺功能亢进状态（转移性钙化），和不明原因的某些情况（表 24-3）。在慢性肾衰竭时，高磷酸盐血症可导致关节内及其周围广泛的磷灰石沉积。家族聚集很少见；尚未见有与 ANKH 基因突变相关的描述。磷灰石晶体主要沉积在基质脉管。尚不完全了解基质蛋白多糖、磷酸盐、激素和细胞因子的改变是如何影响晶体形成的。

　　磷灰石蓄积通常出现在老年人严重残毁性慢性关节病的滑液中，最常发生在肩（密尔沃基肩），相似过程还有髋、膝以及手指的侵蚀性骨关节炎。关节毁损与软骨以及支持结构的损伤有关，导致关节失稳和畸形。进展往往是缓慢的。症状从轻微到严重疼痛和残疾，进而行关节置换手术。磷灰石晶体在骨关节炎中很常见，关节严重受侵害的患者是否是其对磷灰石晶体发生强烈滑膜反应的结果，尚不能确定。滑膜衬里细胞或成纤维细胞暴露于磷灰石（或 CPP）晶体下培养，可使细胞发生有丝分裂，且显著增加前列腺素 E2、各种细胞因子、胶原酶和中性蛋白酶的释放，这里强调的是，异常刺激对滑膜衬里细胞存在的破坏性潜质。

临床表现

　　关节周围或关节内沉积可能发生，并可能与急性自限性炎症和（或）关节囊、肌腱、滑囊或关节表面的慢性损伤相关。磷灰石沉积最常见的部位包括膝、肩、髋、手指的滑囊和肌腱内和（或）周围。临床表现包括无症状的放射学异常、急性滑膜炎、滑囊炎、肌腱炎和慢性残毁性关节病。虽然磷灰石关节炎的真实发病

表 24-3	磷灰石沉积的相关情况
年龄	
骨关节炎	
老年肩关节血性积液（Milwankee 肩）	
毁损性关节病	
肌腱炎、滑囊炎	
肿瘤样钙质沉着症（散发病例）	
相关疾病	
甲状旁腺功能亢进症	
乳碱综合征	
肾衰竭/长期透析	
结缔组织病（例如系统性硬化病、皮肌炎、SLE）	
神经系统严重疾病（如卒中、脊髓损伤）后的异位钙化	
遗传性	
滑囊炎、关节炎	
肿瘤样钙质沉着症	
进行性骨化性纤维发育不良	

缩写：SLE 系统性红斑狼疮

率仍未知，30%～50%的骨关节炎患者的滑液中有磷灰石微晶体。这些晶体经常在临床稳定的骨关节炎的关节中被发现，但它们在经历急性或亚急性加重的关节疼痛和肿胀的人群中更容易受到关注。尽管症状显著，磷灰石关节炎的滑液白细胞计数常偏低（＜2000/μl），以单核细胞为主。

诊断

放射学上可见，关节内和（或）关节周围钙质沉积，伴或不伴侵蚀、破坏或增生性改变（图24-3）。应

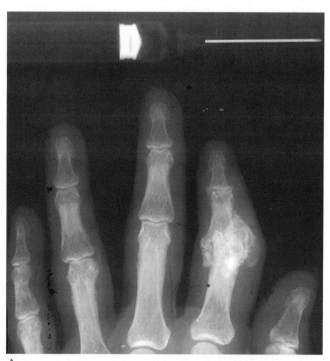

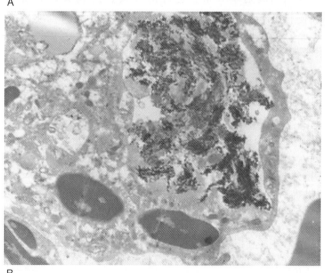

图24-3（见书后彩图） **A.** X线片显示侵蚀关节周围的磷灰石晶体所致的钙化；**B.** 电子显微照片显示，在滑液单核细胞的空泡中，暗的针状磷灰石晶体（30000×）

将它们与CPPD典型的线状钙化进行区分。

磷灰石关节病，也称碱性磷酸钙病的确诊有赖于滑液或组织中晶体的鉴定（图24-3）。单个晶体非常小，仅电子显微镜下可见。晶体团块可表现为细胞内或外1～20μm闪亮的、非双折射光的球形或聚集体，Wright染色呈紫色，而茜素红S染色呈鲜红色，结合四环素以及其他标记替代的研究技术可予考虑。明确的识别有赖于带有能谱元素分析的电子显微镜、X线衍射、红外线分光镜或Raman微分光镜，但这些技术通常在临床诊断中不需要。

治疗　钙磷灰石沉积病

磷灰石关节炎或关节周围炎的治疗是非特异性的。滑囊炎或滑膜炎的急性发作可以是自限性的，在数天到数周内缓解。抽吸积液和给予NSAID或口服秋水仙碱2周，或关节内/关节周围注射单剂量糖皮质激素可缩短病期，降低症状的严重程度。局部注射乙二胺四乙酸二钠（依地酸钠）和皮下注射阿那白滞素在肩急性钙化性肌腱炎的单中心研究中是有效的，故已建议使用。其他报告称静脉γ球蛋白、利妥昔单抗、钙通道阻滞药，或双磷酸盐可能对弥漫性钙化有帮助。关节周围磷灰石沉积可随发作缓解而被重吸收。在接受血液透析的肾衰竭患者中，降低血清磷酸盐水平的药物可导致沉积物重吸收。在严重残毁性关节病变的患者中，药物治疗常鲜有效果。

草酸钙沉积病

发病机制

原发性草酸盐沉积病是罕见的遗传性代谢病。至少有两种不同的酶缺陷可造成草酸产生增多，导致高草酸血症及草酸钙晶体在组织中的沉积。肾钙化和肾衰竭是典型的结局。急性和（或）慢性草酸钙关节炎、关节周围炎，以及骨病可在原发性草酸盐沉积病后数年中并发。

继发性草酸盐沉积病比原发性更常见。在慢性肾病中，内脏器官、血管、骨和软骨内的草酸钙沉积早已被认识，且现已被认为是慢性肾衰竭关节炎的原因之一。到目前为止，已报道的患者是依赖于长期血透或腹膜透析者，和许多接受抗坏血酸补充治疗者。抗坏血酸被代谢为草酸盐，其在尿毒症时及通过透析的

方法是不能被充分清除的。由于有增高高草酸血症及其后遗症的风险，这些富含草酸盐的补充剂和食物在透析过程中通常应避免使用。

临床表现和诊断

草酸钙聚集可见于骨、关节软骨、滑膜和关节周围组织中。从这些部位，晶体可脱落引起急性滑膜炎。像磷灰石和CPP一样，草酸钙持续聚集可刺激滑膜细胞增生及酶释放，引起进行性关节破坏。在手指、腕、肘、膝、踝和足中已证实存在沉积。

急性草酸钙关节炎的临床特征可能无法与尿酸盐、CPP或磷灰石所致的情况相区别。放射学可显示软骨钙化或软组织钙化。草酸钙诱导的滑膜渗液通常是非炎症性的，白细胞<2000/μl，或轻度炎症性的。中性粒或单核细胞为主。草酸钙晶体在偏振光下有不同形状和不同双折光性。最容易识别的形式是双锥形，具有强双折光性（图24-4），可被茜素红S染色。

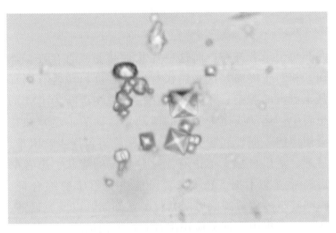

图24-4（见书后彩图） 滑液中双锥形和小的多形态性的草酸钙晶体。草酸钙关节病的典型表现（普通光学显微镜；400×）

治疗 草酸钙沉积病

使用NSAID、秋水仙碱、关节内糖皮质激素，和（或）增加透析频率治疗草酸钙关节炎仅对其产生轻微的改善。而在原发性草酸盐沉积症，肝移植中应用上述药物则可显著减少晶体沉积。

致谢

本章的这一版及之前两版修改自哈里森内科学早期版本中，由医学博士Antonio Reginato撰写的原始版本。

第二十五章　纤维肌痛
Fibromyalgia

Leslie J. Crofford
（刘洪江 译　贾园 校）

定义

纤维肌痛（fibromyalgia，FM）是一种以慢性广泛性的肌肉骨骼疼痛和压痛为特征的疾病。尽管FM主要被定义为是一种疼痛综合征，但FM患者经常伴有疲劳、睡眠障碍、认知功能障碍、焦虑和抑郁等神经心理症状。FM患者合并其他与疼痛和疲劳相关的综合征的患病率升高，包括慢性疲劳综合征、颞下颌关节病、慢性头痛、肠易激综合征、间质性膀胱炎/膀胱疼痛综合征和其他骨盆疼痛综合征等。现有的证据提示中枢神经系统是FM疼痛持续以及其他核心症状和相关疾病的关键所在。FM与引起躯体和社交功能下降的很多不良后果相关。

流行病学

临床上，人群中诊断为FM者不超过2%，其中女性明显多于男性，比例为9:1。然而，基于人口的全球调查研究显示，FM患病率为2%~5%，女男比例仅为2:1~3:1，不同调查方法得出的数据有所不同。患病率在不同的社会经济阶层之间相近。文化因素在FM患者中决定是否寻求医疗救助方面可能起一定作用。然而，即使在不期望继发获益为主导思想的文化阶层，FM的患病率也在此范围。

临床表现

疼痛和压痛　在陈述病情时，多数FM患者通常描述为"全身疼痛"。这些患者典型的疼痛部位为两侧腰的上下部及中轴骨骼（颈部、背部或胸部）。FM的疼痛难以定位、不容忽视、程度剧烈，且导致人体功能下降。如诊断FM，需疼痛至少持续3个月，且每天多数时间都存在疼痛。

FM患者的疼痛与痛觉过敏有关。在临床实践中，通过压痛点检查来判断痛觉敏感度是否升高，即检查者用拇指按压已确定的肌腱位点（图25-1），施加相当于4kg/m²的压力（或使检查者拇指指甲变白的压力大小）。之前美国风湿病学会制定的FM分类标准，要

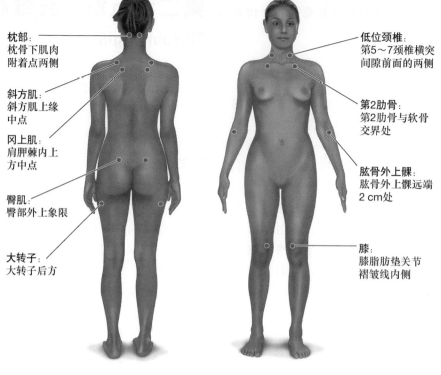

枕部：
枕骨下肌肉
附着点两侧

斜方肌：
斜方肌上缘
中点

冈上肌：
肩胛棘内上
方中点

臀肌：
臀部外上象限

大转子：
大转子后方

低位颈椎：
第5～7颈椎横突
间隙前面的两侧

第2肋骨：
第2肋骨与软骨
交界处

肱骨外上髁：
肱骨外上髁远端
2 cm处

膝：
膝脂肪垫关节
褶皱线内侧

图 25-1（见书后彩图） FM 患者压痛点评估。（Figure created using data from F Wolfe et al：Arthritis Care Res 62：600，2010.）

求已确定的 18 个位点中至少 11 个存在压痛。在临床上，压痛是一个连续的变量，没有必要严格应用分类阈值。新的分类标准取消了压痛点，取而代之的是更关注广泛疼痛的临床症状和神经心理症状。与旧的以压痛点为主的分类标准相比，新分类标准的临床可行性更好。然而，应用新的分类标准出现了 FM 患病率增加，同时患病者的性别比也有所改变（见前面"流行病学"）。

FM 患者通常会有外周疼痛"触发部位"，这些疼痛产生部位触发中枢神经系统因子而导致广泛疼痛。通过病史和体格检查可以识别潜在的疼痛产生部位，如关节炎、滑囊炎、肌腱炎、神经病变和其他炎症或退行性病变等。更不易察觉的痛性产生部位可能包括关节过度活动和脊柱侧凸。此外，因感染、代谢或精神疾病可能触发慢性肌痛，这些疾病也可能成为 FM 发病的触发因素。这些疾病通常在对 FM 患者进行鉴别诊断时被确诊，其中主要的难点就在于从 FM 中区分出触发 FM 的活动性疾病，FM 是作为一种共患病出现的，其本身应该施以治疗。

神经心理症状 除广泛疼痛外，FM 患者典型的症状还包括疲劳、僵硬、睡眠障碍、认知功能障碍、焦虑和抑郁。多数 FM 患者存在不同程度的症状，但并非每个患者都有，而这些症状也并非一直存在。然而，相对于疼痛，这些症状对生活质量和功能有同样甚至更大的影响。疲劳普遍存在于最终诊断为 FM 的患者中。运动或尚未适应的活动（运动后不适）往往会使疼痛、僵硬和疲劳加重。睡眠障碍包括入睡困难、易醒、清晨早醒。不论有无这些特定的症状，患者醒后经常萎靡不振。FM 患者可能患有不宁腿综合征、睡眠呼吸障碍或睡眠呼吸暂停。认知问题以反应迟钝、注意力不集中、词汇应用困难和短期记忆缺失为特征。尽管处理的速度与年龄相关，但研究已证实 FM 患者这些区域的认知功能已经改变。焦虑和抑郁属于 FM 常见症状，接近 80% 的 FM 患者在一生中曾有情感类疾病的困扰。尽管抑郁对于诊断 FM 既非必要也非充分条件，但通过询问抑郁情绪和快感的缺失来筛查主要的抑郁性疾病却很重要。对可能诱发 FM 的易感遗传因素进行的分析揭示了其与情感类疾病有共同的神经生物通路，这为两者合并提供了理论基础（见本章节后面部分）。

重叠综合征 由于 FM 可以和其他慢性疼痛性疾病重叠，系统回顾提示通常与头痛、面部/下颌疼痛、涉及颈部或背部的局部肌筋膜疼痛和关节炎并存。涉及胃肠道、膀胱、骨盆或会阴部的内脏疼痛也常合并存在。患者可能满足特定综合征的定义标准，也可能不符合。对于患者而言，了解共同的通路可能介导了这些症状且针对某一疾病的有效治疗策略可有助于控制整体症状。

伴随疾病　FM 常常合并慢性肌肉骨骼性、感染性、代谢性或精神性疾病。FM 在总人群中的患病率仅为 2%～5%，但在合并有退行性或炎性风湿病的患者中患病率可达 20%甚至更高，可能是因为这些合并症作为外周痛性激发点影响了中枢疼痛传导通路。同样，慢性感染性、代谢性或与肌肉骨骼疼痛相关的精神性疾病的临床症状与 FM 类似，并可作为"触发因素"导致 FM 的病情发生。对于临床医师，小心地处理这些合并疾病时的疼痛尤其重要，当 FM 患者表现出无法由上述疾病解释的疼痛、出现神经精神症状或体格检查有压痛时，临床医师应该进行控制中枢疼痛的治疗而不是继续关注外周或炎症引起疼痛的治疗。

社会心理因素　FM 患者的临床症状通常在现实或自身感知到的高度压力下出现或加重。这可能反映中枢应激生理功能、失眠症或焦虑症，以及中枢疼痛传导通路之间存在相互作用。了解其当前社会心理压力的来源有助于进行患者管理，因为这些因素会加重患者的临床症状，而且药物对这些因素无效。此外，在 FM 和相关疾病患者中，既往人与人之间的或其他形式的暴力现象高发。如果存在创伤后的应激障碍，临床医师应意识到这一问题并考虑相应的治疗选择。

功能障碍　评估 FM 症状对功能和角色的实现的影响至关重要。在成功的治疗策略定义中，改善功能是一个关键指标。功能评估应包括躯体、心理和社会方面。认识到角色功能突然减低的原因有助于确立治疗目标。

鉴别诊断

由于肌肉骨骼疼痛是很常见的临床症状，因此 FM 的鉴别诊断也很宽泛。表 25-1 列出了常见的需要鉴别的疾病。对于炎性因素导致广泛疼痛的患者，应基于详细的病史、体格检查和实验室或放射学检查进行鉴别。

实验室或放射学检查

FM 的常规实验室和放射学检查并无异常。因此，检查目的主要是排除其他诊断和评估疼痛产生位点或伴随疾病（表 25-2）。对于大多数新发的慢性广泛性疼痛的患者，应对鉴别诊断中最常见的疾病进行评估。

表 25-1	需与 FM 进行鉴别诊断的常见疾病
炎性疾病	
风湿性多肌痛	
炎性关节炎：类风湿关节炎、脊柱关节病	
结缔组织病：系统性红斑狼疮、干燥综合征	
感染性疾病	
丙型肝炎	
HIV 感染	
莱姆病	
微小病毒 B19 感染	
EB 病毒感染	
非炎性疾病	
退行性关节/脊柱/椎间盘疾病	
肌筋膜痛综合征	
滑囊炎、肌腱炎、重复性劳损	
内分泌疾病	
甲状腺功能减退或亢进症	
甲状旁腺功能亢进症	
神经系统疾病	
多发性硬化症	
神经性疼痛综合征	
精神性疾病	
重度抑郁症	
药物	
他汀类	
芳香化酶抑制剂	

表 25-2	FM 患者实验室和放射学检查
常规	
红细胞沉降率（ESR）或 C-反应蛋白（CRP）	
全血细胞计数（CBC）	
促甲状腺激素（TSH）	
根据病史和体格检查结果选择	
全套代谢指标	
抗核抗体（ANA）	
抗 SSA（抗干燥综合征 A）和抗 SSB 抗体	
类风湿因子和抗环瓜氨酸多肽（抗 CCP）抗体	
肌酸磷酸肌酶（CPK）	
病毒和细菌血清学检查	
脊柱和关节放射学检查	

来源：LM Arnold et al：J Women's Health 21：231，2012；MA Fitzcharles et al：J Rheumatol 40：1388，2013

应当减少放射学检查次数且只用于诊断炎性关节炎。对于已经进行过全面检查的患者，除非临床症状改变否则不建议重复检查。尤其不推荐进行先进的脊柱 MRI 检查，除非有表现提示有炎性脊柱疾病或神经症状。

遗传和生理学

与多数复杂疾病一样，FM 的发生可能与多种基因有关。迄今为止的研究认为，这些基因调控着控制疼痛和应激反应的通路。FM 与其他异性慢性疼痛性疾病存在一些共同的遗传学基础。已经提示与代谢、神经递质传递和 5-羟色胺及其他单胺相关的受体基因与 FM 及重叠疾病相关。有关疼痛信号传导的其他通路已在 FM 易感因素里描述。总之，在 FM 中，已经识别的基因多态性通路进一步提示是引起 FM 临床表现的生理机制调节的关键因素。

对 FM 患者进行的心理检测已证实，痛觉传入过程和抑制不良信号下传的失控导致了痛觉过敏和痛觉异常。功能性磁共振和其他研究成像手段已明确证实，在受到对非 FM 参与者无害的刺激时，FM 患者的痛觉相关大脑区域被激活。FM 患者的痛觉感知可受情感和认知度影响，比如面对灾难事件的恐惧感和自我感知的控制力，这为针对认知和行为的治疗策略提供了坚实基础。

对 FM 患者的管理

FM 是一种临床常见疾病，且对患者身体功能和健康有关的生活质量造成巨大影响。然而，内科医师和健康从业人员能有效地处理 FM 的临床症状及其对患者的影响。建立良好的医患合作关系对改善 FM 患者的预后至关重要，目的是了解疾病相关因素，完善治疗策略，选择合适的非药物和药物治疗。

治疗　　FM

非药物治疗

对于存在慢性疼痛、疲劳及其他神经心理等症状的患者，需要一个整体观念来理解这些对身体功能和生活质量有重要影响的症状。向患者解释 FM 的遗传、诱发因素和生理学相关知识对于缓解患者的焦虑和降低医疗成本至关重要。此外，务必让患者知道治疗的期望目标。医师应关注患者的身体功能和生活质量的提高而不仅是消除疼痛。不鼓励诸

如频繁就医等疾病行为，强烈鼓励患者可改善身体功能的行为。

治疗策略应包括体育锻炼，鼓励以低强度开始并循序渐进增加运动强度的有氧运动。对于一直缺少体力运动或运动后疲倦的患者，起初最好在有人监督的情况下做运动或做水中运动。诸如瑜伽和太极类放松运动可能有助于提高身体功能。患者达到有氧运动目标后可以推荐进行力量训练。锻炼计划有助于减少疼痛和增强自身效能。针对提高睡眠健康和降低疾病行为的认知行为策略也有助于患者的管理。

药物治疗

治疗任何并发的诱发疾病，并向患者清晰地解释每一种药物治疗目的是临床医师必须做的。例如，糖皮质激素或非甾体消炎药对炎性诱发因素可能有作用但对治疗 FM 相关的症状无效。目前，已证实，对 FM 患者最有效的治疗是针对传入或下行疼痛通路靶点的治疗。表 25-3 列出了已被证实有效的药物。需要特别强调的是 FM 患者应避免使用阿片类镇痛药。尚未证实这类药对 FM 有效，但这类药与阿片诱导的痛觉过敏有关，可导致临床症状加重、身体功能恶化。强烈推荐应用单药治疗多种临床症状。例如，针对以疼痛和睡眠障碍为主要症状的患者，应使用一种既能止痛又能提高睡眠质量的药物。这类药物包括如阿米替林等镇静类抗抑郁药和加巴喷丁、普瑞巴林等 α-2-δ 配体药物。对于与疲劳、焦虑或抑郁相关的疼痛的患者，应首选如度洛西汀或米那普仑这类具有镇痛和抗抑郁/抗焦虑双向作用的药物。

表 25-3	FM 治疗有效的药物
抗抑郁药：选择性 5-羟色胺-去甲肾上腺素再摄取抑制剂	
阿米替林[a]	
度洛西汀[b,c]	
米那普仑[b,c]	
抗惊厥药：电压依赖钙通道 α-2-δ 亚基配体	
加巴喷丁	
普瑞巴林[b]	

[a] RA Moore et al：Cochrane Database Syst Rev 12：CD008242，2012.
[b] Approved by the U. S. Food and Drug Administration. [c] W Hauser et al：Cochrane Syst Rev 1；CD010292，2013
来源：LM Arnold：Arthritis Rheum 56；1336，2007.

第二十六章 系统性疾病相关的关节炎和其他关节炎

Arthritis Associated with Systemic Disease, and Other Arthritides

Carol A. Langford, Brian F. Mandell

（刘爽 译 徐健 校）

系统性疾病相关的关节炎

肢端肥大症的关节病变

肢端肥大症因垂体前叶腺瘤合成过量生长激素所致。生长激素的过度分泌伴随胰岛素样生长因子 I 可刺激软骨、关节周围结缔组织和骨质的增生，导致多种肌肉关节病变，包括骨关节炎、背痛、肌肉无力和腕管综合征。

骨关节炎是一种常见表现，主要影响膝、肩、髋和手关节。单关节或者多关节均可受累。软骨增厚初期导致影像学出现关节间隙增宽。新合成的软骨易发生裂隙、溃疡和破坏。关节韧带松弛进一步促进骨关节炎的进展。出现软骨退化、关节间隙变窄、软骨下硬化和骨赘形成。关节检查表现为摩擦音和关节松弛。关节液为非炎症性。在一些肢端肥大症患者关节病变的软骨中可出现二水焦磷酸钙盐晶体，当其进入关节后，即可引起假性痛风。X 线可发现软骨钙化。背痛十分常见，可能是脊柱活动度增加的结果。脊柱影像学提示正常或增宽的椎间盘间隙、肥厚性椎前骨赘和韧带钙化。后者和弥漫性特发性骨肥厚症（DISH）患者的影像学表现相似。肢端肥大症患者脊柱后凸和肋骨延长可导致桶状胸形成。手足肥大是软组织增生的结果。手指增厚，远端呈铲样。1/3 的患者脚后跟垫增厚。约 1/4 患者出现雷诺现象。约一半患者出现腕管综合征。正中神经被增生的结缔组织压迫。肢端肥大症患者可出现近端肌肉无力，可能是生长激素对肌肉的作用。血清肌酶和肌电图正常。肌活检提示肌纤维粗细不同，而未见炎症。

血色病的关节病变

血色病是一种铁沉积病变。肠道吸收过量的铁导致铁沉积在实质细胞，引起器官功能受损。血色病的

症状常自 40~60 岁出现，也可更早出现。关节病变发生于 20%~40% 的患者，常在 50 岁以后发病，可以是疾病的首发表现。关节病变是骨关节炎样的病变，影响手的小关节，此后累及膝、踝、肩和髋关节等大关节。双手的第二、三掌指关节常为最先受累和表现最突出的关节；这一临床特点可能是血色病最重要的线索，因为这不是骨关节炎的好发关节。患者有晨僵和关节活动后疼痛。受累关节增大，轻度压痛。影像学显示关节间隙变窄、软骨下硬化和关节周围骨质增生。20% 的患者出现钩状骨赘；尽管这被认为是血色病的特征性改变，但也可发生于骨关节炎，不具有疾病特异性。关节液为非炎症性。滑膜显示含铁衬里细胞轻至中度增生、纤维化和一些单核细胞浸润。在大约一半的患者中，存在焦磷酸钙盐沉积病的证据，一些患者晚期可出现假性痛风急性发作表现（第二十四章）。血清转铁蛋白饱和度高提示疾病的早期诊断，比铁蛋白升高更敏感。

铁可以通过多种方式损害关节软骨。铁催化依赖超氧化物的脂质过氧化反应，可能是关节损害的一个原因。在动物模型中，三价铁可以干扰胶原形成，促进滑膜细胞释放溶酶体酶。体外实验已证实铁可抑制滑膜组织焦磷酸酶，因此推测体内也可能抑制焦磷酸酶发生，进而导致软骨钙质沉着病。

治疗 血色病关节病变

血色病的治疗是反复放血。然而这种治疗对已发生的关节炎几乎无效，关节炎和软骨钙质沉着病仍可进展。在可耐受的情况下，关节炎的对症治疗包括对乙酰氨基酚和非甾体类消炎药（NSAID）。假性痛风急性发作可以使用一种高剂量的 NSAID 或者短期使用激素。髋关节或者膝关节置换在疾病晚期有效。

血友病性关节病变

血友病是性连锁隐性遗传病，特点是 Ⅷ 因子（A 型血友病或者经典型血友病）或 Ⅸ 因子〔B 型血友病或者克雷斯马思（Christmas 圣诞节）病〕缺失或者功能缺陷。A 型血友病的患者比例占 85%。自发的关节血肿是这两种类型血友病均常出现的表现，可导致关节变形。关节血肿的频率和严重程度与凝血因子缺陷的程度相关。关节血肿在其他凝血功能紊乱疾病如血管性血友病（von Willebrand 病）、V 因子缺陷病、

华法林治疗或血小板减少症中均少见。

关节血肿发生在 1 岁之后，即儿童开始学习走路和跑步时。根据发生频率，最常受累的关节是膝、踝、肘、肩和髋关节。手足小关节偶尔受累。

在关节病变初期，关节血肿导致关节疼痛、明显肿胀及皮温升高。患者受累关节维持屈曲状态，抗拒任何运动。因关节腔缺乏内源性凝血因子，滑膜缺乏促凝血酶原激酶，关节腔积血常维持液体状态。滑膜积血超过 1 周后吸收，准确的时间跟血肿的量有关。关节功能常在 2 周内恢复至正常或者基线水平。关节血肿可能伴随低热，而体温高于 38.3℃（101 ℉）则提示可能伴发感染。

反复关节血肿可能导致慢性关节炎。受累关节肿胀，出现屈曲畸形。关节运动度减少，功能严重受限。关节活动受限或者关节松弛半脱位是疾病末期的特点。

肌肉和软组织的出血可以导致肌肉骨骼功能障碍。当髂腰肌出血时，髋关节可因疼痛出现屈曲位，最终可导致髋关节屈曲挛缩。髋关节旋转功能保留，这将其与血友病关节血肿和其他髋关节滑膜炎区别开来。血肿的扩散可能压迫股神经，导致股神经病变。封闭的室腔出血，如腓肠肌或者前臂掌间隔，可导致肌肉坏死、神经病变和踝、腕及手指关节的屈曲畸形。当出血累及骨膜或者骨时，可形成痛性假瘤。这些假瘤发生在儿童的肘关节或膝关节远端，随着血友病的治疗好转。假瘤持续增大时可行手术治疗。在成人，假瘤发生在股骨和骨盆，常为难治性。肌肉出血时，其内可出现囊肿。禁止行囊肿针刺抽吸，因为它可能诱发进一步的出血；但当囊肿继发感染时，必须进行引流（在输注凝血因子后）。

感染性关节炎在血友病少见，体检时很难与急性关节血肿鉴别。如果高度怀疑关节感染，应立即进行关节腔穿刺、关节液培养和广谱抗生素治疗，抗生素应覆盖包括葡萄球菌在内的微生物，直到培养结果回报。凝血因子缺陷应在关节腔穿刺前纠正，减少创伤性出血的风险。

关节影像学可提示疾病的分期。早期，仅有关节囊扩张；此后出现关节周围骨量减少、边缘骨质侵蚀和软骨下囊性变。疾病晚期，关节腔狭窄，可见类似骨关节炎病变的骨质增生。

治疗 关节血肿

肌肉骨骼出血的首要治疗即在发现关节或肌肉出血时立即输注Ⅷ因子或者Ⅸ因子。出现凝血因子

抑制的患者关节损伤的风险增高，重组活化Ⅶ因子或者活化凝血酶原复合物可能有效。在可耐受的情况下，关节需要固定于被动伸展位，以避免关节挛缩。应给予止痛药物；非选择性 NSAID 可以减弱血小板功能，应尽量避免使用。选择性环加氧酶抑制剂并不干扰血小板功能，尽管其心血管和消化道风险仍然存在。慢性有症状的滑膜增生或反复滑膜血肿的患者可行开放性或者关节镜下滑膜切除术，尽管增生的滑膜富含血管、容易出血。两种类型的滑膜切除术均可减少关节血肿的次数。开放的滑膜切除术与关节活动度的部分丧失相关。两种手术都应积极预防出血。使用钇 90 或者磷 31 胶体的放疗性滑膜切除术亦有效，可在手术切除滑膜不可行时实施。严重关节破坏和疼痛导致关节功能障碍时可行关节置换术。

血红蛋白病相关的关节病变

镰状细胞病　　镰状细胞病与一些肌肉骨骼病变相关（表 26-1）。5 岁以下的患者可能出现手足关节弥漫性肿胀、压痛和皮温升高，症状可持续 1～3 周。这种情况，被称为镰状细胞指炎或手足综合征，也可出现于镰状细胞地中海贫血。指炎可导致骨髓和皮质骨梗死，导致骨膜炎和软组织肿胀。影像学提示骨膜抬高、骨膜下新骨形成和累及掌骨、指骨和近端指/趾节的放射透亮及密度增高区域。这些骨的改变在数月后消失。这些症状几乎不残留损伤。因为随着年龄增长手和足的小关节停止造血，这些症状在 5 岁后很少出现。

镰状细胞危象和关节周围疼痛及偶发的关节积液相关。关节和关节周围区域皮温升高、压痛。膝和肘关节最常受累，其他关节也可发生。关节液常为非炎症性。急性滑膜梗死可导致无菌性渗出，滑液中中性粒细胞计数升高。滑膜活检提示轻度衬里细胞增生和微血管血栓形成导致的梗死。核素显像显示邻近受累关节的骨髓吸收减少。

表 26-1	镰状细胞病的骨骼肌肉病变
镰状细胞指/趾炎	**缺血性坏死**
镰状细胞危象的关节积液	继发于骨髓增生的骨改变
骨髓炎	化脓性关节炎
骨梗死	痛风性关节炎
骨髓梗死	

镰状细胞病的患者亦可出现骨髓炎，长管骨常受累；沙门菌是最为常见的原因。受累部位的影像学初期显示骨膜抬高，此后出现皮质破坏。针对感染的治疗可使骨质破坏愈合。此外，镰状细胞病和继发于镰状细胞导致的血管阻塞的骨梗死相关。骨梗死也出现于血红蛋白镰状细胞病和镰状细胞地中海贫血中。镰状细胞危象的骨痛是由骨和骨髓的坏死所致。在儿童，骨骺生长板的梗死可干扰受累肢体的正常生长。影像学提示，骨皮质的梗死可导致骨膜抬高和骨皮质不规则增厚。骨髓的梗死导致溶骨、纤维化和新骨形成。骨髓炎和骨梗死的临床鉴别很难，影像学有助于判断。

股骨头缺血性坏死发生于小于5％的患者。也可发生于肱骨头和少见的远端股骨、胫骨髁、椎体和其他关节周围部位。股骨头和其他关节面的不规则常导致退行性关节病。受累关节的影像学可显示斑片状放射透亮和密度区，此后出现骨质扁平。MRI是发现早期骨梗死和缺血性坏死的敏感方法。全髋关节置换和其他关节假体置换可以改善患者功能，减轻疼痛。

化脓性关节炎偶尔发生于镰状细胞病。可累及多个关节。关节感染可能是脾功能异常导致的菌血症或传染性骨髓炎导致。常见的微生物包括金黄色葡萄球菌、链球菌和沙门菌。沙门菌不常引起化脓性关节炎，易引起骨髓炎。急性痛风性关节炎在镰状细胞病中并不常见，尽管40％的患者存在高尿酸血症。然而，有可能患者为非痛风高发人群（年轻患者，女性患者）。高尿酸血症是由于红细胞转化致尿酸生成过多以及肾脏尿酸排泄不良引起的。发作可累及多关节，应实施诊断性关节穿刺术以鉴别感染性病变、痛风和滑膜梗死。

镰状细胞病的骨髓增生导致髓腔增宽、皮质变薄以及椎体的粗小梁形成和中央杯状改变。这些改变也可出现于不同程度的血红蛋白镰状细胞病和镰状细胞地中海贫血。在正常人中红骨髓主要位于中轴骨中，但是在镰状细胞病中，红骨髓出现在肢体骨甚至跗骨和腕骨中。椎体压缩可能导致脊柱后凸，髋臼软化可导致髋臼前突。

地中海贫血 β地中海贫血是一种先天性血红蛋白合成障碍疾病，特点是β链合成障碍。β地中海贫血可出现骨关节病变，最常见于重型和中间型。在一项研究中，约50％的患者有对称性踝关节病变，其特点为关节钝痛，承重后加重。最常发生于20～30岁。踝关节疼痛的程度各不相同。一些患者疼痛呈自限性，仅在过度运动后出现，持续数天到数周。其他患者有慢性关节痛，行走即可加重。有些患者症状最后消失。部分患者，挤压踝关节、足跟或者前足时

十分疼痛。中重型患者的滑液为非炎症性。踝关节的影像学显示骨质减少、骨髓腔增宽。关节间隙保留。轻中重型患者的骨活检显示骨质软化、骨量减少和微小骨折。骨表面上成骨细胞数目和骨重吸收灶增加。在骨小梁、类骨质和沉积线上可出现铁染色。滑膜显示衬里细胞增生，其内含铁血黄素沉积。这种关节病变被认为和潜在的骨病理改变相关。铁超载或异常骨代谢在疾病发病机制中的作用尚不明确。关节病变可应用止痛药和夹板治疗。也可以给患者输血来减少造血和骨髓增生。

在重型和中间型β-地中海贫血中，其他关节也可受累，包括膝、髋和肩关节。获得性血色病相关的关节病变也可出现于地中海贫血中。痛风性关节炎和化脓性关节炎也可发生。缺血性坏死不是地中海贫血的特点，因为没有导致血栓形成和梗死的形成镰状红细胞。

轻型β-地中海贫血（也叫β-地中海贫血特征）也可能出现关节表现。可出现主要累及踝、腕和肘关节的慢性血清阴性寡关节炎；患者可有轻度持续性滑膜炎，而无大量积液和关节侵蚀。反复发作的急性非对称性关节炎也有报道；每次发作持续时间<1周，可能影响膝、踝、肩、肘、腕和掌指关节。这种关节病变的机制尚不明确。NSAID药物疗效欠佳。

高脂血症相关的肌肉骨骼病变

肌肉骨骼或者皮下组织表现可以是特异性遗传性脂蛋白代谢障碍的首发临床表现。家族性高胆固醇血症的患者（既往称为Ⅱ型高脂蛋白血症）可能出现反复游走性的多关节炎，可累及膝关节及其他大的外周关节，以及不同程度地累及外周小关节。疼痛程度从中等到引起功能障碍。受累关节可皮温升高、伴发红斑、肿胀和压痛。关节炎常突然起病，持续数天至2周，不引起关节损害。发作期类似急性痛风发作。每年发作数次。受累关节滑液非炎症性，含少量白细胞，无晶体。关节病变可能表现为炎性关节周围炎或腱鞘炎，而非真正的关节炎。这种反复发作、短暂性的关节炎可能提示风湿热，因为高脂蛋白血症患者可以出现红细胞沉降率和抗链O升高（后者常见）。肌腱炎发作，包括大的跟腱和髌韧带，可能逐渐出现，持续数天或者如前所述的急性发作。患者在发作期间期可以无症状。跟腱炎和其他关节表现常在黄色瘤之前出现，可能为疾病首发表现。肌腱炎的发作可能在降脂药应用之后。随时间进展，患者可能出现肌腱、髌骨和手足伸肌肌腱的黄色瘤。黄色瘤也可出现于腓骨肌

腱、跖腱膜和远端胫骨下骨膜。这些黄色瘤位于肌腱纤维之间。结节状黄色瘤是位于肘、膝、手的伸肌面和臀部的皮下软包块。它们出现于纯合子患者的儿童期和杂合子患者的 30 岁左右。患者血清极低密度脂蛋白（VLDL）和二酰甘油（甘油三酯）升高（既往称为 IV 型高脂蛋白血症）也可出现轻度炎性关节炎，可影响外周大关节和小关节，为非对称性，每次仅有少数关节受累。关节炎的发生常出现于中年。关节炎可为持续性或者反复发作，每次发作持续数天至数周。一些患者可能存在严重的关节痛和晨僵。可能出现关节压痛和关节周围感觉过敏，也可出现滑膜增厚。关节液常为非炎症性，无晶体，但白细胞计数可增多，主要为单核细胞。影像学可显示关节周围骨质减少和囊性变。一些患者可以出现大的骨囊肿。黄色瘤和骨囊肿也可出现于其他脂蛋白紊乱病变。家族性高胆固醇血症和高 VLDL 和三酰甘油血症患者关节炎的发病机制尚未明确。NSAID 或者镇痛药通常可以按需使用缓解症状。

患者采用降脂药后临床症状可能缓解；然而，使用 β-羟-β-甲戊二酸单酰辅酶 A（HMG-CoA）还原酶抑制剂的患者可能出现肌痛，一些患者可能出现肌病、肌炎甚至横纹肌溶解。他汀类药物治疗后出现肌炎的患者可能因为存在潜在的肌肉病变，对这些不良反应易感，应该停用药物后重新评估。使用烟酸的患者也可能出现肌炎，但是较肌痛少见。

临床中尚未发现肌肉骨骼综合征和更常见的混合性高脂血症相关。

其他关节炎

神经病性关节病

神经病性关节病［夏科（Charcot）关节病］是一种进展性毁损性的关节炎，伴疼痛感和（或）本体感觉消失。正常的肌肉反射调节关节运动的功能受损。没有这些保护机制，关节易反复创伤，导致进展性软骨和骨的损伤。如今，糖尿病是导致神经病性关节病变最常见的原因（图 26-1）。许多其他疾病也可导致神经病性关节炎，包括脊髓痨（或者梅毒性脊髓病）、麻风病、雅司病、脊髓空洞症、脊髓脊膜膨出、先天性痛觉缺失、腓骨肌萎缩症［夏科-玛丽-杜司（Charcot-Marie-Tooth）病］和淀粉样变。有报道一例关节腔注射糖皮质激素的患者出现类似神经病性关节病的表现，但这是非常少见的并发症，在一系列接受每 3 个月 1 次关节腔激素注射连续两年的膝骨关节炎患者

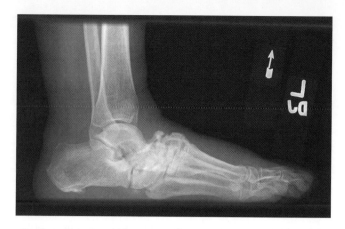

图 26-1 糖尿病相关的夏科关节病。足侧位片示足中段骨质碎片和脱位导致骨质足弓完全消失（Courtesy of Andrew Neckers，MD，and Jean Schils，MD；with permission.）

中并未发现。关节病变的分布主要根据存在的神经病变而定（表 26-2），在脊髓痨（梅毒性脊髓病）中，膝、髋和踝关节最常受累；在脊髓空洞症中，盂肱关节、肘和腕关节最易受累；在糖尿病中，跗骨和跗跖关节最易受累。

病理学及病理生理学

神经病性关节的病理改变和严重骨关节炎患者的关节病变相似。存在关节软骨的碎片和缺失，以及软骨下骨质致密化改变。关节边缘骨赘形成。疾病进一步进展，关节表面出现骨质侵蚀。骨折、失活骨、关节腔内游离体和显微镜下骨和软骨片段均可出现。

目前认为至少两种机制参与神经病性关节炎的发病机制。目前认为自主神经系统功能异常是关节血流异常和其后骨质重吸收的原因。骨质丢失可能是最初表现，尤其在糖尿病足中。当深部痛觉、本体感觉和保护性神经肌肉反射丧失后，关节容易受到反复的微创伤，导致韧带撕裂和骨折。反复关节腔注射激素的损伤被认为是由于激素的镇痛作用导致受损关节的过度使用；进一步加重软骨损伤，尽管激素诱发的软骨病变更常见于其他非人类物种中。为何只有少部分神经病变患者出现有临床症状的神经病性关节炎尚不明确。

表 26-2	神经病性关节病相关疾病
糖尿病	淀粉样变
脊髓痨（或者梅毒性脊髓病）	麻风病
脊髓脊膜膨出	先天性痛觉缺失
脊髓空洞症	腓骨肌萎缩症

临床表现

神经病性关节病常首发于单个关节，进而累及其他关节，依据潜在神经系统疾病而不同。由于骨质增生以及关节积液导致关节进行性增大。可触及关节腔内游离骨。随着疾病进展，可出现关节不稳定，半脱位和摩擦感。神经病性关节病可快速进展，可在数周或数月出现多发的骨碎片，关节完全破坏。患者关节破坏程度重，而疼痛程度轻。患者可能因为关节内骨赘和骨节骨折而突然出现关节疼痛。

神经病性关节炎最常见于糖尿病患者，发病率大约为0.5%。起病常在50岁以后，糖尿病往往发生多年，但也有例外。跗骨和跗跖关节最常受累，跖趾关节和距胫关节次之。膝关节和脊柱偶有受累。患者常认为是外伤（如崴脚）导致的脚痛。神经病性改变可能在骨折或脱位后迅速出现。脚和踝常肿胀。跗骨向下坍塌导致足底凸起，被称为"摇椅足"。大的骨赘可能从脚的顶端突出。跖骨头常出现胼胝体，可能导致溃疡感染和骨髓炎。使用衬垫和矫正器以及定期足部检查对于改善疾病非常重要。影像学可以出现远端跖骨重吸收和变尖。跖跗关节骨折脱位常用于描述毁损性跗跖关节病变。

诊断

神经病性关节炎的诊断主要依据临床表现和存在感觉性神经病变患者的特征性影像学表现。鉴别诊断依靠进展的炎症程度，包括骨髓炎、缺血性骨坏死、进展性骨关节炎、应力性骨折和焦磷酸钙盐沉积病。神经病性关节炎的早期影像学表现提示骨关节炎样改变，即出现关节间隙狭窄、软骨下骨质硬化、骨赘和关节积液。此后出现显著的破坏和增生性改变。影像学表现可能难以和骨髓炎鉴别，尤其在糖尿病足患者。神经病性关节的边缘界限较清，而骨髓炎边界模糊。影像学检查有一定的鉴别作用，但是建议行关节组织培养以除外骨髓炎。MRI和使用铟111标记的白细胞或者免疫球蛋白G的骨扫描可能有助于鉴别，后者仅在骨髓炎中出现摄取增加。使用锝的骨扫描不能鉴别，因为它在骨髓炎和神经病性关节炎中均出现摄取增加。关节液为非炎症性；可能为黄色或者血性；可能含有滑膜、软骨和骨的碎片。焦磷酸钙脱水晶体支持晶体性关节病变的诊断。若无此类晶体，白细胞计数增加可能提示骨髓炎。

治疗 神经病性关节病

治疗的主要目的是稳定关节。对于原发病的治疗，即便有效，仍不能改善已病变的关节情况。支架和夹板有效。使用时要密切监测，因为在支架调整不好时患者可能不能感受到压力。在糖尿病患者中，早期识别和治疗夏科足——禁止足部承重至少8周——可能预防严重的疾病进展。不稳定关节的关节融合可能改善功能、减少疼痛，但是骨折不愈合常见，尤其是关节固定不充分时。

肥大性骨关节病变和杵状指

肥大性骨关节病（HOA）的特征是杵状指，在疾病后期，出现骨膜新骨形成和关节积液。HOA可能是原发性或者家族性的，可以在儿童期发病。继发性HOA与胸廓内恶性肿瘤、化脓性和缺氧性肺疾病、先天性心脏病和其他疾病有关。杵状指常是HOA的一个特点，但是也可为单发的表现（图26-2）。杵状指单发可能是先天性或者代表HOA的早期或者疾病谱中的表现。单发的获得性杵状指的临床意义和骨膜炎相关杵状指相似。

获得性HOA的病理学和病理生理学 在HOA中，远端肢体的骨的改变初始为骨膜炎，此后是新骨形成。在这一阶段，新的骨膜骨和周围的皮质之间可能观察到放射透亮区域。随着疾病进展，多层新骨沉积，和皮质相连，导致皮质增厚。骨的外观可见分层，表面不规则。开始骨膜新骨形成的过程累及近端和远端胫骨、腓骨、桡骨和尺骨骨干，股骨、肱骨、掌骨、跖骨和指骨的骨干也可累及，较少见。

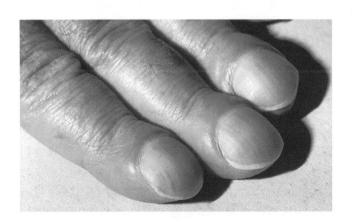

图26-2（见书后彩图） 杵状指（Reprinted from the Clinical Slide Collection on the Rheumatic Diseases, © 1991, 1995. Used by permission of the American College of Rheumatology.）

肩胛骨、锁骨、肋骨和骨盆骨偶有受累。邻近的骨间膜可能骨化。骨骼症状常为双侧对称性分布。上下肢远端1/3的软组织可能变厚。甲床和手指的掌垫可发生结缔组织增生，使指节表现为杵状指。杵状指端的小血管管腔扩张，管壁增厚。此外，动静脉吻合支数目增加。

HOA的发病机制有多种假说，但许多被证明是错误的，或者不能全面解释疾病相关的所有临床症状。之前提出的神经源性和体液理论被认为不太可能是HOA的合理解释。研究发现血小板在疾病的进展中发挥一定作用。有研究观察到静脉循环中的巨核细胞和大的血小板颗粒在通过正常的肺结构时破碎。在发绀型先天性心脏病和其他右向左分流相关的疾病中，这些大的血小板颗粒绕过肺，到达肢体远端，和内皮细胞相互作用。远端肢体的血小板-内皮细胞活化可能导致血小板来源的生长因子（PDGF）和其他因子释放增加，导致结缔组织和骨膜的增生。PDGF和转化生长因子β（TGF-β）刺激成纤维细胞，导致细胞生长和胶原合成。血清维勒布兰德（von Willebrand）因子抗原水平升高在原发性和继发性HOA患者中均可出现，提示内皮活化或损伤。有研究已经证明原发性HOA患者病变皮肤胶原合成异常。其他因子也参与了HOA的发病过程，需要进一步的研究来阐述这一疾病的发病机制。

临床表现 原发性或家族性HOA，也被称为厚皮性骨膜病或者都兰-索朗特-戈莱（Touraine-Solente-Golé）综合征，常在青春期隐匿起病。在少数患者中，可在1岁内起病。疾病为常染色体显性遗传，存在多种表型，男孩的患病率是女孩的9倍。几乎三分之一的患者有家族史。

原发性HOA的特点是杵状指、骨膜炎和不常见的皮肤表现。一小部分患者不出现杵状指。皮肤改变和骨膜炎是疾病的突出表现。皮肤增厚粗糙。鼻唇沟皱褶加深，前额出现皱纹。患者可能出现眼睑增厚松弛和下垂。皮肤油腻，可能出现手足多汗。患者也可出现寻常痤疮、皮脂溢出和毛囊炎。在一些患者中，头皮皮肤增厚，皱褶增多，这一特点被描述为脑回状头皮。肢体远端，尤其是腿部，因为新骨和软组织增生而增厚；当这一过程广泛发生，下肢远端可出现象腿样改变。骨膜炎常为无痛性，而在继发性HOA中常为痛性。杵状指可能广泛存在，导致指端增大、球形改变和行动笨拙。杵状指也可影响脚趾。患者可能出现关节及关节周围疼痛，尤其是踝关节及膝关节，关节周围骨质增生导致活动度轻度受限。腕、膝、踝关节可出现非炎性关节积液。未出现滑

膜增生。其他原发性HOA患者的临床表现包括肥厚性胃病、骨髓功能衰竭、阴毛分布女性化、男性乳房发育和颅骨缝缺损。原发性HOA患者，上述症状在成年后可消失。

继发于其他疾病的HOA较原发性更为常见。它可伴随一系列疾病出现，甚至可能在原发病出现前数月即出现。杵状指较其他HOA症状更易出现。因为杵状指常需数月形成，而且无症状，常首先由医师而非患者发现。患者可能出现指尖的灼烧感。杵状指的特点是指尖增宽、远端指垫增大、指甲轮廓变凸及近端指甲和角质层间的15°角消失。指甲基底部的手指增厚较远端指间关节增厚明显。客观的测量杵状指的指标可以通过测量全部10个指甲基底部和远端指间关节的直径判断。当这些指甲基底部/远端指间关节直径比值相加＞10，认为杵状指存在。在患者病床旁，可以通过让患者的第4指的远端指骨的背面和指甲互相背对，来判断是否存在杵状指。正常情况下，背对的指甲基底部可以出现一个空隙；而杵状指的患者则看不到这一空隙。当压迫指甲基底部时感觉松软，指甲可以在甲床上轻易晃动。杵状指进一步进展，手指可出现鼓槌状改变，远端指间关节可以过伸。远端肢体的骨膜病变可能产生烧灼或深部的疼痛。这种疼痛可以导致功能丧失，压迫后加重，而抬高患肢可缓解。前臂和腿远端的压迫或者轻叩长骨（如胫骨远端）可以诱发疼痛。

患者可能出现关节痛，常见于踝、腕和膝关节。关节积液可能出现，一般为少量和非炎性的。手的小关节常不受累。严重的关节痛或长骨骨痛可能是潜在的肺部恶性肿瘤的表现，可能在杵状指前出现。此外，肿瘤相关的HOA进展可能更快，尤其是支气管癌。多种不同的非炎性膝关节积液可在杵状指和远端骨膜炎出现之前即出现。不同于原发性HOA，继发性HOA不常出现汗多、皮肤油腻或面部皮肤增厚。

HOA出现于5%～10%的胸廓内肿瘤患者中，最常见的是支气管癌和胸膜肿瘤（表26-3）。肺转移癌不常引起HOA。HOA也常见于胸廓内感染的患者，包括肺脓肿、肺气肿和支气管扩张，但不常见于肺结核。HOA可能伴随明显间质性肺炎、结节病和囊性纤维化。在囊性纤维化中，杵状指较HOA的全部症状常见。其他杵状指的原因包括伴右向左分流的先天性心脏病、细菌性心内膜炎、克罗恩病、溃疡性结肠炎、口炎性腹泻和食管、肝、小肠和大肠的肿瘤。在伴右向左分流的先天性心脏病的患者中，杵状指较HOA的全部症状常见。

表 26-3	肥大性骨关节病变相关疾病

肺
  支气管癌和其他肿瘤
  肺脓肿、肺气肿和支气管扩张
  慢性间质性肺炎
  囊性纤维化
  结节病

胃肠道
  炎性肠病
  口炎性腹泻
  肿瘤：食管、肝、肠道

心血管
  发绀型先天性心脏病
  亚急性细菌性心内膜炎

感染性血管桥[a]
主动脉动脉瘤[b]
主要肢体动脉动脉瘤[a]
动脉导管未闭[b]
主要肢体血管动静脉瘘[a]
甲状腺（甲状腺性杵状指）
甲状腺功能亢进症［格雷夫斯（Graves）病］

[a] 单侧病变。[b] 双下肢病变。

单侧的杵状指可能和主要肢体动脉的动脉瘤、血管桥感染和臂血管的动静脉瘘相关。足趾而非手指的杵状指和感染的腹主动脉瘤及动脉导管未闭相关。单个手指的杵状指可能由创伤引起，也有报道称与痛风石性痛风和结节病相关。大部分疾病中杵状指较 HOA 的全部症状常见，而感染性动脉桥患者的患肢可仅出现骨膜炎而无杵状指。

甲状腺功能亢进症（格雷夫斯病），治疗前后均可出现杵状指和手足骨膜炎。这种情况被称为甲状腺性杵状指。骨膜炎可能无症状，出现于掌骨和指骨的中段和骨干部分。可能出现明显的手关节痛；疼痛可于治疗原发病后甲状腺功能正常后改善。肢体的长骨很少受累。患者血清中可出现长效的甲状腺刺激物水平升高。

实验室检查　实验室异常反映潜在的伴随疾病。受累关节滑液中白细胞<500 个/μl，以单核细胞为主。影像学显示长骨远端沿轴向分布的新的骨膜骨下方的模糊的放射透亮线。这些改变常见于踝、腕和膝关节。远端指骨末端可能出现骨质重吸收。核素显像显示沿长骨皮质边缘的皮质旁线性重吸收，它的出现可能早于其他影像学表现。

治疗	肥大性骨关节病变

HOA 的治疗目的主要为发现相关的疾病，积极治疗原发病。HOA 的症状和体征可能随着肿瘤

的切除或者有效的化疗、慢性肺部感染的抗感染治疗和感染灶的引流而消失。迷走神经离断术或者经皮阻滞迷走神经在一些患者中可改善症状。NSAID 和镇痛药可能有助于控制症状。

反射性交感神经营养不良综合征

反射性交感神经营养不良综合征，目前根据最新的国际疼痛学会的分类标准，被称为复合性局部疼痛综合征，1 型。该综合征的特征是疼痛、肿胀，一般是远端肢体，伴随血管舒缩障碍、营养性皮肤改变和快速进展的骨质脱钙。

泰奇（Tietze）综合征和肋软骨炎

Tietze 综合征表现为一个或多个肋软骨关节疼痛性肿胀。起病年龄一般<40 岁，男性和女性均可受累。在大部分患者中，仅累及一个关节，一般为第二或者第三肋软骨关节。前胸疼痛的出现可为急性或慢性。疼痛可放射至手臂和肩膀，打喷嚏、咳嗽、深呼吸或者胸部转动均可加重疼痛。肋软骨炎和 Tietze 综合征这两个名称常可互换，但是一些人认为前者仅限于肋软骨关节疼痛不伴肿胀。肋软骨炎可见于 40 岁以上患者；倾向于影响第三、四和五肋软骨关节；常发生于女性。两种综合征均可类似于心源性疼痛和上腹部疼痛。类风湿关节炎、强直性脊柱炎和反应性关节炎可能影响肋软骨关节，但是可通过其他临床特征进行早期鉴别。其他骨性原因导致的前胸壁痛是剑突痛和滑动肋综合征，常影响第十肋。乳腺癌、前列腺癌、浆细胞瘤和肉瘤等恶性肿瘤可侵犯肋骨、胸椎和胸壁，出现类似 Tietze 综合征的表现。软骨病患者可能出现明确的肋骨疼痛，伴或不伴微小骨折。这些情况可以通过影像学、骨扫描、维生素 D 检测和活检鉴别。镇痛药、抗炎药和局部糖皮质激素注射通常可以缓解症状。注意鉴别，避免将急性胸痛综合征的患者过度诊断为本病；许多患者可以在用力触诊时出现肋软骨关节压痛。

肌筋膜痛综合征

肌筋膜痛综合征的特征是多部位的肌肉骨骼疼痛和压痛，伴关节压痛。疼痛深在，伴烧灼感。肌筋膜痛可能是区域性的，可在创伤、过度劳累和肌肉（群）的长时间静态收缩后出现，在个体读书、写作或者在电脑前工作时即可出现。此外，这种症状可以和颈部或者低腰部的骨关节炎相关。疼痛可能自压痛点牵涉

至远隔的特定区域。压痛点的触诊可以导致疼痛再发或加重。压痛点常位于肌腹的中心，但也可位于其他部位，如胸肋连接、剑突、韧带性和肌腱性的连接点、筋膜和脂肪区域。肌肉的压痛点被描述为僵硬、紧张性的，触诊可引起肌肉抽搐。但是这些发现对肌筋膜痛综合征并非特异：在一项对照研究中，这些症状也可出现于"正常"个体中。肌筋膜痛最常包括后背、腰部、肩部和胸部。颈后部的慢性肌肉疼痛可能包括从竖脊肌或斜方肌上部的压痛点牵涉至头部的疼痛，导致可能持续数天的持续性头痛。腰部脊柱旁的压痛点可牵涉至臀部。疼痛可从臀中肌的压痛点牵涉至腿部，类似坐骨神经痛。冈下肌的压痛点可能产生局部疼痛，也可牵涉至侧方三角肌，并且至下方手臂外侧直到手部。一个有效的方法是在压痛点注射局部麻醉药（如 1% 利多卡因），常可暂时缓解疼痛，另一个方法是先从压痛点到牵涉痛区域喷洒氯乙烷，然后伸展肌肉。这一方法应多重复几次。按摩和超声的应用也可能有效。应当指导患者学习与工作和娱乐相关的肌肉压力的方法。姿势和休息位置对于预防肌肉紧张非常重要。大部分患者预后良好。在一些患者中，局域性局限性的肌筋膜痛综合征可能进展至全身性的纤维肌痛综合征（第二十五章）。睡眠异常或者睡眠后仍感劳累是常见的伴随症状，可能需要特别注意。

肿瘤和关节炎

滑膜的原发肿瘤和肿瘤样病变并不常见，但应该在单关节病变时考虑鉴别。此外，邻近关节的骨转移瘤和原发性骨肿瘤可能出现关节症状。

色素绒毛结节性滑膜炎（PVNS）以缓慢进展的、丰富、良性的滑膜组织增生为特征，常累及单关节。疾病好发于 30 岁左右，女性较男性多发。病因尚不明确。

滑膜颜色为棕色，有许多大的、手指样绒毛融合成带蒂的结节。绒毛实质中滑膜细胞显著增生。巨噬细胞细胞质中和间质组织中出现含铁血黄素颗粒和脂肪。可能出现多核巨细胞。增生的滑膜生长至滑膜下组织，侵犯邻近的软骨和骨骼。

PVNS 临床表现的特征是隐匿起病的受累关节的持续性肿胀和疼痛，最常见的是膝关节。其他受累关节包括髋、踝、跟骰关节、肘和手指或者足趾的小关节。疾病可能包括手掌者手指的总屈肌腱鞘。少见的是腕、踝或者足的腱鞘受累。引人注意的疼痛或者僵硬表现，开始时较轻、间断发作，可能出现于患者求医的效率之前。影像学可能提示关节间隙狭窄、关节侵蚀和软骨下囊性变。梯度回波 MRI 上显示滑膜低信号强度的包块，为

典型的包涵含铁血黄素的组织的影像，高度提示 PVNS 的诊断（图 26-3）。关节积液含血，为暗红或者黑色。关节积液中可能出现含脂肪的巨噬细胞。未出血时关节积液可能清亮。部分患者可能多关节受累。

PVNS 的治疗是全滑膜切除。不完全滑膜切除术后，绒毛结节性滑膜炎可再发，病变组织生长速度可能较之前更快。部分患者进行受累关节放疗有效。

滑膜软骨瘤病的特点是滑膜或者腱鞘的多灶性外形正常的软骨化生生长。软骨片段脱落，继续生长后成为游离体。当游离体发生钙化和骨化后，疾病就称为滑膜骨软骨瘤病。本病常单关节受累，常见于青年和中年人。膝关节最常受累，其次是髋、肘和肩关节。症状为疼痛、肿胀和关节活动度减少。影像学显示关节腔多发圆形钙化。治疗是关节滑膜切除；但同 PVNS 一样，肿瘤可再发。

滑膜肉瘤是一种恶性肿瘤，常见于上下肢的大关节周围，下肢更为常见。很少从关节内发生。滑膜肉瘤占软组织肉瘤的 10%。肿瘤被认为是从原始间充质组织分化成上皮细胞和（或）梭形细胞。小的钙化灶可以出现于肿瘤包块中。滑膜肉瘤最常发生于青年人，男性更常见。肿瘤在关节周围的深层缓慢生长，疼痛不明显。膝关节是最常见的部位，其次是足、踝、肘和肩关节。其他常见的部位包括臀部、腹壁、腹膜后和纵隔。肿瘤沿组织界面生长。最常见的内脏转移是肺。活检可确定诊断。治疗需要广泛切除肿瘤，包括邻近肌肉和区域淋巴结，随后辅以化疗和放疗。受累远端肢体可能需要截肢。在一些转移瘤患者中，化疗可能有效。单发的肺部

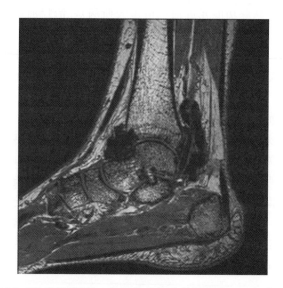

图 26-3（见书后彩图） 色素绒毛结节性滑膜炎。MRI 梯度回波矢状位显示股骨颈周围的显著低信号包块，为典型的包涵含铁血黄素的组织的影像（Courtesy of Donald Flemming, MD; with permission）

转移可以手术切除。治疗后的 5 年生存率根据肿瘤的分期不同，为 25%～60%，甚至高于 60%。滑膜肉瘤倾向于局部复发，转移至区域淋巴结、肺和骨骼。

除了少见的实体细胞瘤直接转移至血供丰富的滑膜，非关节器官的肿瘤可能通过其他方式影响关节。急性白血病儿童可以类似幼年炎症性关节炎，表现为严重的关节痛和发热。成人慢性和急性髓性白血病在少数情况下可以浸润滑膜。少见的毛细胞性白血病特别容易导致反复发作的寡关节炎和腱鞘炎；疾病发作突然，类似急性痛风发作。激素抗炎治疗对发作有效；白血病缓解时，症状可减轻。肿瘤可与多种伴癌关节综合征相关，包括 HOA（见上文）。急性掌筋膜炎伴多关节炎是一种少见但研究较清楚的与特定癌症相关的疾病，主要与腺癌相关。临床上，这种综合征起病突然，掌指关节和近端指间关节疼痛，迅速发生手掌（伸肌）肌腱增厚导致的手指挛缩。相似的症状可以出现在糖尿病患者中。伴癌关节炎可以出现以下模式：主要累及下肢关节的非对称病变和对称性多发性手关节炎。肿瘤常在关节炎发生之后发现，许多患者之前可能有乏力和消瘦。疾病起病常为急性，患者常为老年男性。这些特点可能提示潜在的恶性肿瘤（或者病毒感染如丙肝）。在一些患者中，症状随肿瘤治愈而改善，而肿瘤复发时则未再出现。皮肌炎和肿瘤相关，可能出现关节痛和关节炎症状。NSAID 和其他原发肿瘤的治疗可能对恶性肿瘤相关的关节炎治疗有效。

致谢

这一章节是 Bruce C. Gilliland 博士撰写的之前版本的《哈里森内科学》相关章节的修订版。吉利兰医生于 2007 年 2 月 17 日去世。他自《哈里斯内科学》（第 11 版）起即担任作者。

第二十七章　四肢关节周围性病变
Periarticular Disorders of the Extremities

Carol A. Langford

（朱华群　徐丽玲　译　苏茵　校）

许多关节周围疾病成为越来越常见的疾病，部分原因是由于各个年龄段人群越来越多的参与娱乐性体育活动。关节周围疾病最常累及膝或肩关节。除滑囊炎外，髋部疼痛常因关节受累或由疾病累及其相关结构所致（见第 22 章）。本章节主要讨论常见的关节周围疾病。

滑囊炎

滑囊炎是一种滑膜内衬组织薄壁囊的炎症。滑囊的主要功能是协助骨突上肌腱和肌肉的运动。过度使用、外伤、系统疾病（如类风湿关节炎、痛风）或感染来源的额外摩擦力可导致滑囊炎。肩峰下滑囊炎是最常见的滑囊炎。肩峰下滑囊位于肩峰下与肱骨头之间，并由三角肌覆盖，并临近三角肌下滑囊，该滑囊炎由反复上举的动作引起，常伴随肩袖肌腱炎。另一种常见类型是累及附着于股骨大转子表面的臀中肌周围的滑囊即粗隆部滑囊炎。患者表现为髋部和大腿根部外侧疼痛，并伴有大转子后压痛。髋部外旋和对抗外展时可诱发疼痛。鹰嘴滑囊炎常发生于肘后部。当该处出现急性炎症时，应通过滑囊穿刺、穿刺液革兰氏染色、细菌培养以及尿酸盐结晶检查排除感染或痛风。跟腱滑囊炎累及附着于跟骨肌腱上方的滑囊，常由过度使用和穿鞋过紧引起，跟骨后滑囊炎累及位于跟骨和跟腱后表面之间的滑囊。足跟疼痛、肌腱内侧和（或）外侧的肿胀常见于脊柱关节炎、类风湿关节炎、痛风和外伤患者中。坐骨结节滑囊炎主要累及分离坐骨结节与臀中肌的滑囊，与久坐及常坐硬物有关。髂腰肌滑囊炎累及位于髂腰肌和髋关节以及股血管外侧的滑囊，常表现为疼痛且髋关节伸直和屈曲时疼痛加重。鹅足滑囊炎是位于膝关节下方及联合肌腱底部胫骨内侧的缝匠肌滑囊的炎症，表现为爬楼时的疼痛。当缝匠肌、股薄肌和半腱肌的肌腱完全嵌入时可出现压痛。髌前滑囊炎发生于髌骨及覆盖的皮肤间的滑囊，因跪在硬质表面所致，此部位也可发生痛风和感染。滑囊炎通常通过问诊和体格检查来诊断，可视化超声在明确诊断及指导糖皮质激素注射中有其价值。滑囊炎的治疗包括预防加重、受累部位制动、酌情给予非甾体消炎药（nonsteroidal anti-inflammatory drug, NSAID）及局部糖皮质激素注射。

肩袖肌腱炎与撞击综合征

肩袖肌腱炎是肩痛的主要原因，目前认为是由肌腱炎症所致。肩袖由冈上肌、冈下肌、腱索、肩胛下肌和小圆肌的肌腱组成，附着于肱骨结节。在形成肩袖的肌腱中，冈上肌肌腱最常受累，可能是由于肱骨头与肩峰

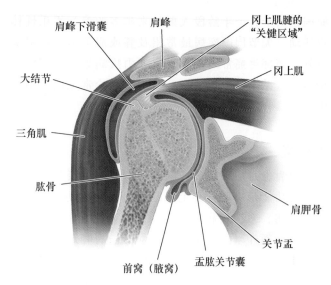

图 27-1 肩部矢状面。展示了盂肱关节、关节囊、肩峰下关节囊以及肩袖（冈上肌腱）之间的关系（From F Kozin, inArthritis and Allied Conditions, 13th ed, WJ Koopman. Baltimore, Williams& Wilkins, 1997, with permission）

的前 1/3 之间反复撞击（撞击综合征），以及手臂外展时喙肩韧带表面血液供应减少所致（图 27-1）。冈下肌肌腱和肱二头肌长头较少受累。早期表现为肩袖水肿和出血，随后发展为纤维增厚并最终导致伴有肌腱撕裂和骨赘形成的肩袖变性。肩峰下滑囊炎也可伴随该综合征。在外伤或过度使用后出现症状，尤其是带有一定弯曲程度的手臂上举活动时常见。撞击综合征常发生于参与反复手臂上举活动（如棒球、网球、游泳）的人群中，好发于 40 岁以上人群。患者主诉为干扰睡眠的肩部隐痛。当手臂进行超过头部的上举活动时，疼痛可加重，弯曲 60°～120°时疼痛明显。肩峰下肱骨头侧面可出现压痛。非甾体消炎药、局部注射糖皮质激素和物理治疗可缓解症状。对于保守治疗无效的患者，可能需要肩峰下外科减压治疗。

重物落在伸出的手臂或提重物时，可能引发患者冈上肌肌腱的急性撕裂。主要表现为疼痛并伴有肩关节外展及外旋无力，进而发展为冈上肌肌肉萎缩。通过关节造影、超声或磁共振成像（MRI）检查可明确诊断。对保守治疗反应不佳的患者，外科修复可能是必要的。中至重度撕裂及功能丧失的患者是手术的适应证。

钙化性肌腱炎

钙化性肌腱炎的特点为肌腱内钙盐沉积，主要是羟基磷灰石的沉积。肌腱钙化的确切机制尚不清楚，但可能由肌腱缺血或变性所致。因为经常受撞击，且

手臂外展时血液供应减少，所以冈上肌肌腱最常受累，且好发于 40 岁以上人群。肌腱钙化可能诱发急性炎症，导致突发剧烈肩痛。钙化性肌腱炎也可表现为无明显临床症状，通过超声或 X 线方可确诊。多数情况下患者病程呈自限性，且对物理治疗和（或）非甾体消炎药保守治疗的反应良好。部分难治性患者需要超声引导经皮穿刺灌洗或手术治疗。

肱二头肌肌腱炎和断裂

肱二头肌肌腱炎或肌腱滑膜炎，是由肱二头肌长头肌腱穿过肱二头肌沟时发生摩擦所引起。急性炎症时，患者表现为前肩痛并沿着肱二头肌向下放射至前臂。手臂外展外旋时可出现疼痛和活动受限。肱二头肌沟有明显的触痛。当前臂屈肘 90°对抗前臂旋后时，可诱发顺着肌腱的疼痛（叶加森氏征）。手臂剧烈运动可发生急性肌腱断裂，较为痛苦。对年轻患者应进行手术修复。年老患者很少发生肌腱断裂或不伴有疼痛，可通过肱二头肌长头回缩引起肱二头肌持续肿胀来判断，通常这种情况不必手术治疗。

桡骨茎突狭窄性腱鞘炎

该病通常由腕部的反复扭转运动引起，由于它们的肌腱经过位于桡骨茎突的纤维腱鞘，炎症常累及拇长展肌和拇短伸肌。该病可发生于孕妇，亦可见于常需拇指外展抱婴儿的母亲中。当握住拇指时患者疼痛，如捏指时。桡骨茎突常出现肿胀和压痛。把拇指放在掌心，其他手指合拢位于其上面，当腕关节尺偏诱发桡骨茎突处腱鞘的明显疼痛时即称 Finkelstein 征阳性。治疗包括夹板固定腕部及非甾体消炎药。病情严重或保守治疗无效时，糖皮质激素注射会有显著效果。

髌腱炎（跳跃膝）

髌腱炎常累及附着在髌骨下极的髌腱。患者在打篮球或排球过程中跳跃、上楼，或者膝关节深蹲时可能会出现疼痛。体格检查时，髌骨下极可出现压痛。治疗方法包括休息、冰敷和非甾体消炎药，其次是加强和提高灵活性锻炼。

髂胫束综合征

髂胫束指从髂骨走行至腓骨的深筋膜组织。髂胫束综合征患者最常出现束支与股骨外上髁交点处的酸痛或灼痛感，疼痛向臀部放射至大腿。髂胫束综合征的诱发因素包括膝内翻、长距离跑步、不合脚的鞋子、

在不平整的区域连续运动。治疗包括休息、NSAID、物理疗法以及改善诱发因素（如鞋子和跑步的地面）。压痛部位注射糖皮质激素可缓解病情，但必须注意在注射后至少两周内禁止跑步。对于少数保守治疗无效的患者，可选择髂胫束松解术治疗。

粘连性关节囊炎

粘连性关节囊炎，常被称为"冰冻肩"，主要以肩关节疼痛、活动受限为特征，通常不伴有器质性的肩关节疾病。粘连性关节囊炎可能继发于肩肌腱炎或滑囊炎，也可能与系统性疾病有关，如慢性肺疾病、心肌梗死和糖尿病。手臂的长期制动可诱发粘连性关节囊炎。病理学上表现为肩关节囊增厚，并可能出现轻度的慢性炎性浸润及纤维化。

粘连性关节囊炎好发于50岁以上女性。关节疼痛和僵硬感通常逐渐发展，但某些患者进展迅速。夜间疼痛常出现在肩关节受累患者，并且疼痛可干扰睡眠，肩关节对触痛敏感，主动与被动活动均受限。肩关节的影像学检查常显示骨量减少。通常体格检查即可诊断该病，必要时可通过肩关节造影明确诊断。关节造影时可见肩关节容量减少，仅能注入不到15ml的造影剂。

发病1~3年后，大多数患者的症状可自行改善。虽然疼痛已缓解，但多数患者仍有肩关节活动受限。肩关节受伤后应尽早进行上肢活动，这有助于预防关节囊炎的发生。物理疗法是粘连性关节囊炎的基础治疗，局部注射糖皮质激素、使用NSAID药物也可改善患者症状。缓慢而有冲击力的注射关节腔造影剂可溶解粘连、伸展关节囊，从而改善肩关节活动。手术治疗可能对部分患者有效。

肱骨外上髁炎（网球肘）

肱骨外上髁炎，或称为"网球肘"，是一种累及肘关节外侧软组织的疼痛性疾病。疼痛起源于伸肌在外上髁的附着点或其附近，并可放射至前臂和手腕背部。疼痛常发生在包括反复伸腕及抗阻力旋后的工作或文体活动后。除常见于网球运动员，该病还见于除草人员、手提行李箱者以及使用螺丝刀工作者。网球运动时使用的屈肘反手抽击动作常诱发这一损伤。握手、开门或使用肘外侧撞击某一固体时均可诱发疼痛。

治疗上通常应注意休息并需要服用NSAID药物。超声波、冰敷及按摩可缓解疼痛。疼痛较重时，可用绳索或夹板固定肘关节为90°，从而缓解疼痛。局部急性疼痛时，小针头局部注射糖皮质激素可能有效。注射后应建议患者上肢制动至少1个月，并避免可能恶化肘关节症状的活动。一旦症状缓解，患者应在恢复体力前立即开始康复训练，增强外侧肌肉的柔韧性。将前臂带置于肘关节下2.5~5.0cm（1~2in）处有助于减少外侧韧带附着于外上髁的张力，同时需要规劝患者强行限制手腕的伸展及旋后活动。一般需要数月才能改善症状。需要注意的是，上述处理后患者仍可能有轻微疼痛，但只要小心，可以避免使人衰弱的疼痛反复。少数情况下伸肌腱膜松解术可能是必要的。

肱骨内上髁炎

肱骨内上髁炎是一种过度使用综合征，其导致的疼痛可由肘关节内侧放射至前臂。重复的对抗腕曲和内翻运动可引起此综合征，这种对抗活动可导致旋前圆肌、前臂屈肌，特别是桡侧腕屈肌原点处的微裂纹和肉芽组织形成。这种过度使用综合征常见于35岁以上患者，较肱骨外上髁炎少见。该病常见于与工作相关的重复性活动，也可见于一些文体活动，如挥动高尔夫球杆、投掷棒球。体格检查时，前臂屈肌起始处肱骨内上髁的远端有压痛。肘关节外展对抗腕关节的屈曲和内旋可诱发疼痛。影像学检查通常正常。伴有肘内侧症状的鉴别诊断包括旋前圆肌撕裂、急性内侧副韧带撕裂及内侧副韧带不稳等。25%~50%肱骨内上髁炎患者同时伴有尺神经炎，与位于肘部的尺神经压痛以及手部尺侧的感觉减退和感觉异常相关。

肱骨内上髁炎首选保守治疗，包括休息、服用NSAID、按摩、超声波及冰敷等。部分患者可能需要夹板固定。疼痛部位注射糖皮质激素可能有效，但应指导患者至少休息1个月。另外，一旦症状缓解，患者应立即开始物理治疗。对治疗至少1年以上仍无改善的慢性衰弱性内上髁炎患者，屈指肌起始处松解术可能是必要的，且手术成功率很高。

足底筋膜炎

足底筋膜炎是成人足跟痛的常见病因，发病高峰年龄在40~60岁之间。疼痛起始于附着于跟骨结节内侧的足底筋膜。增加患足底筋膜炎风险的因素包括肥胖、扁平足（平脚或站立时无足弓）、弓形足（高足弓）、踝关节背曲受限、长久站立、在较硬的地面上行走以及有缺陷的鞋子等。跑步者的过度运动和换至更硬的地面上跑步时可能会诱发足底筋膜炎。

足底筋膜炎的诊断通常基于病史和体格检查。清晨或一天未活动后的第一步行走时疼痛最严重，症状常在白天负重活动后减轻，仅在持续活动时加剧。赤足或上楼可加重疼痛。体格检查时，触诊足跟足底筋膜附着处可诱发剧烈压痛。

当诊断不清时，影像学检查有所帮助。X 线平片可显示无诊断意义的足跟骨刺。足底筋膜炎的超声检查可显示筋膜增厚以及弥漫低回声信号，提示足跟筋膜附着在跟骨部位的水肿。MRI 是检测足底筋膜炎较敏感的方法，但并非确诊所必需。

下足跟痛的鉴别诊断包括跟骨应力性骨折、脊柱关节病、类风湿关节炎、痛风、骨肿瘤或肿瘤骨侵袭的过程、神经受压或卡压综合征。

超过 80％的足底筋膜炎患者在 12 个月内会出现明显症状，建议患者减少或停止可能加重足底筋膜炎的活动。初始治疗包括冰敷、热敷、按摩和拉伸，矫形术提供足弓支撑并可奏效。通常采用足部绑扎和包扎来治疗，一些患者使用保持踝关节处于中立位的夜间固定夹也可有一定效果。当利大于弊时，可给予患者短疗程 NSAID。局部注射糖皮质激素同样有效，但会增加足底筋膜破裂的风险。保守治疗 6～12 个月无改善的患者可以考虑进行足底筋膜切开术。

致谢

此章节为上版《哈里森内科学》中 Dr. Bruce C. Gilliland 编写的修订章节。Dr. Gilliland 是《哈里森内科学》（第 11 版）的贡献者，已于 2007 年 2 月 17 日离世。

索 引

索引

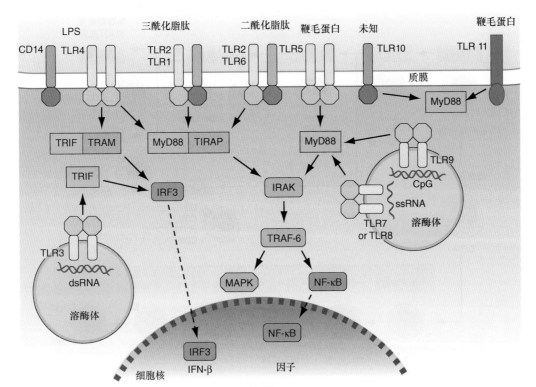

彩图 1-1

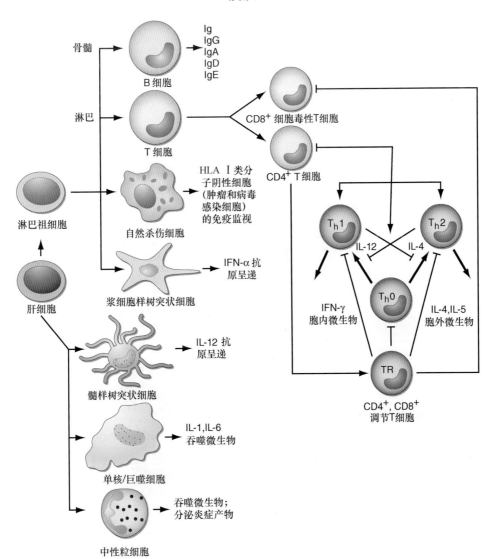

彩图 1-2

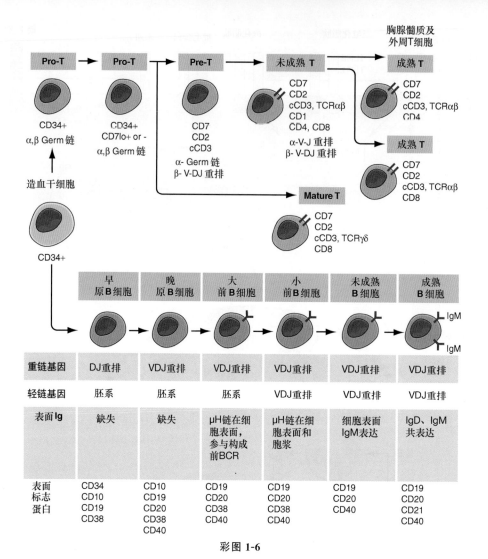

彩图 1-6

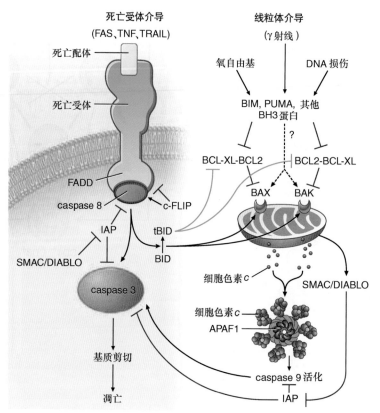

彩图 1-10

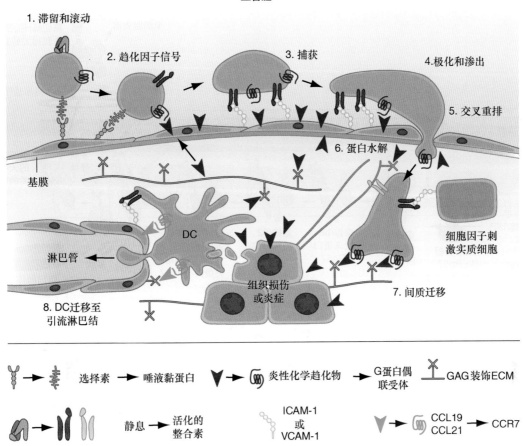

血管腔

1. 滞留和滚动

2. 趋化因子信号

3. 捕获

4. 极化和渗出

5. 交叉重排

6. 蛋白水解

基膜

DC

淋巴管

组织损伤
或炎症

细胞因子刺
激实质细胞

7. 间质迁移

8. DC迁移至
引流淋巴结

| 选择素 | 唾液黏蛋白 | 炎性化学趋化物 | G蛋白偶联受体 | GAG装饰ECM |
| 静息 | 活化的整合素 | ICAM-1 或 VCAM-1 | CCL19 CCL21 | CCR7 |
| 胶原 |

彩图 1-11

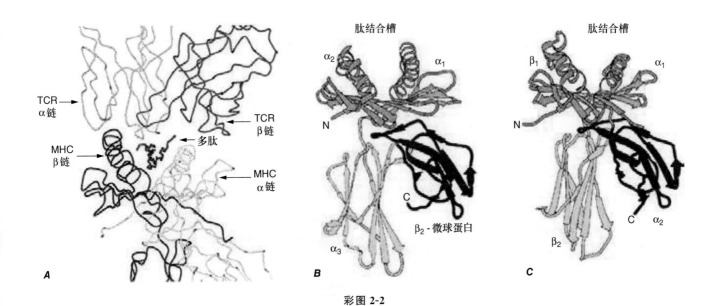

TCR α链

TCR β链

MHC β链

多肽

MHC α链

肽结合槽

α_2

α_1

N

C

β_2-微球蛋白

α_3

肽结合槽

β_1

α_1

N

C

α_2

β_2

A   B   C

彩图 2-2

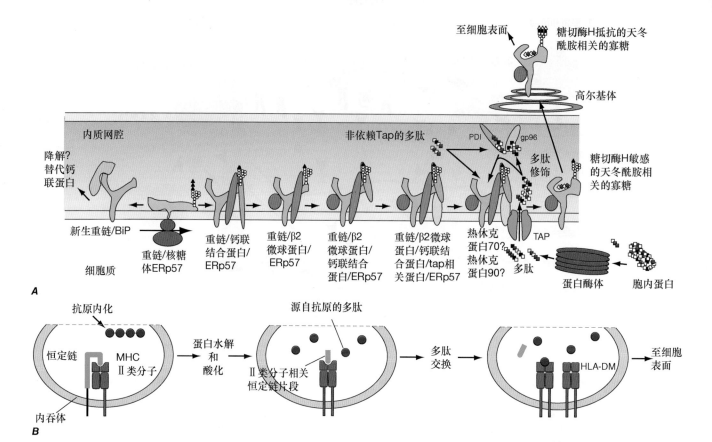

A

B

彩图 2-3

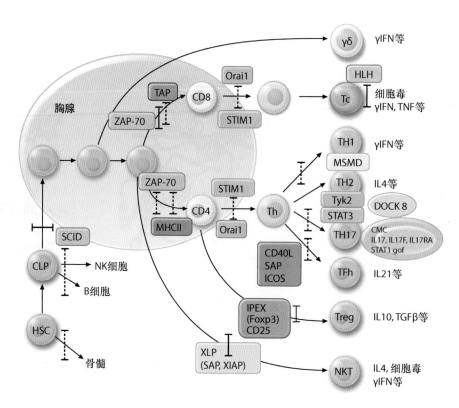

彩图 3-2

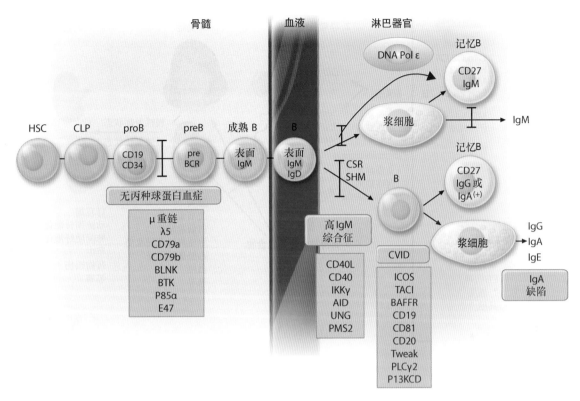

骨髓　　　　　　　　血液　　　淋巴器官

HSC　　CLP　　proB　　preB　　成熟 B　　B

DNA Pol ε

记忆B
CD27
IgM

浆细胞 ──→ IgM

CD19
CD34

pre
BCR

表面
IgM

表面
IgM
IgD

CSR
SHM

记忆B
CD27
IgG 或
IgA(+)

B

浆细胞

IgG
IgA
IgE

无丙种球蛋白血症

μ重链
λ5
CD79a
CD79b
BLNK
BTK
P85α
E47

高IgM
综合征

CD40L
CD40
IKKγ
AID
UNG
PMS2

CVID

ICOS
TACI
BAFFR
CD19
CD81
CD20
Tweak
PLCγ2
P13KCD

IgA
缺陷

彩图 3-4

皮肤划痕症

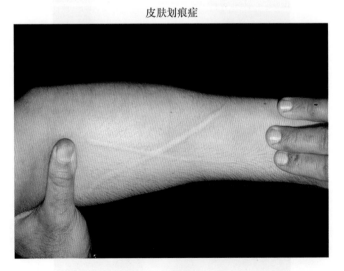

彩图 5-3

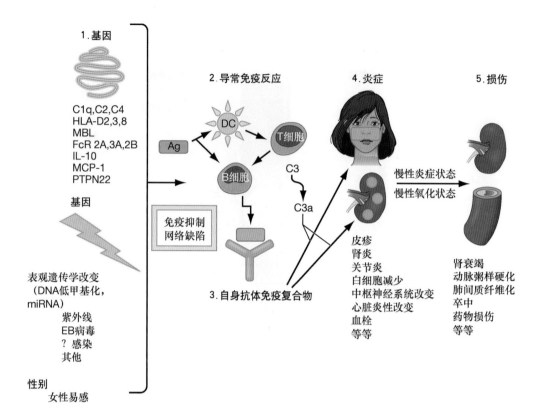

1. 基因

C1q,C2,C4
HLA-D2,3,8
MBL
FcR 2A,3A,2B
IL-10
MCP-1
PTPN22

基因

表观遗传学改变
（DNA低甲基化，
miRNA）
紫外线
EB病毒
？感染
其他

性别
女性易感

2. 导常免疫反应

Ag

DC

T细胞

B细胞

免疫抑制
网络缺陷

C3

C3a

3. 自身抗体免疫复合物

4. 炎症

慢性炎症状态
慢性氧化状态

皮疹
肾炎
关节炎
白细胞减少
中枢神经系统改变
心脏炎性改变
血栓
等等

5. 损伤

肾衰竭
动脉粥样硬化
肺间质纤维化
卒中
药物损伤
等等

彩图 7-1

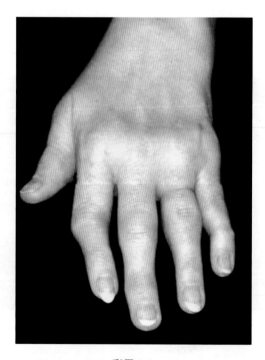

彩图 9-1

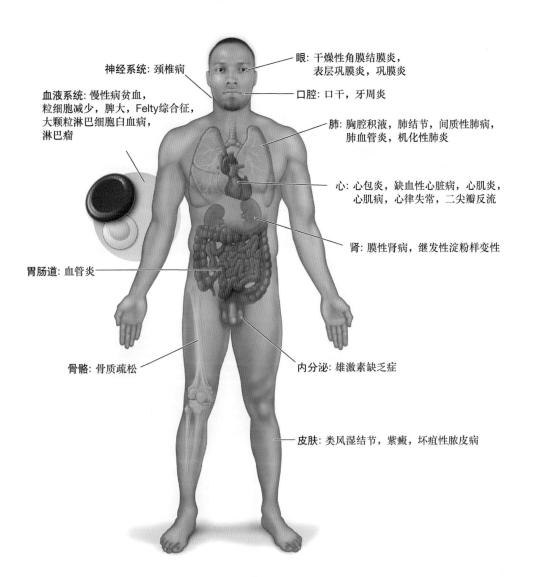

神经系统: 颈椎病

血液系统: 慢性病贫血，
粒细胞减少，脾大，Felty综合征，
大颗粒淋巴细胞白血病，
淋巴瘤

眼: 干燥性角膜结膜炎，
表层巩膜炎，巩膜炎

口腔: 口干，牙周炎

肺: 胸腔积液，肺结节，间质性肺病，
肺血管炎，机化性肺炎

心: 心包炎，缺血性心脏病，心肌炎，
心肌病，心律失常，二尖瓣反流

肾: 膜性肾病，继发性淀粉样变性

胃肠道: 血管炎

骨骼: 骨质疏松

内分泌: 雄激素缺乏症

皮肤: 类风湿结节，紫癜，坏疽性脓皮病

彩图 9-2

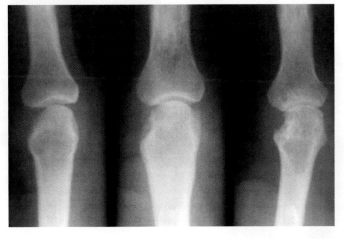

彩图 9-5

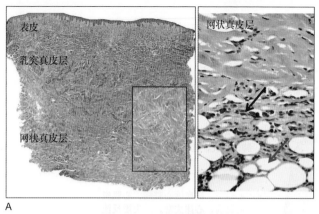

A

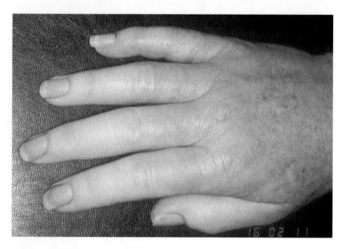

彩图 11-4

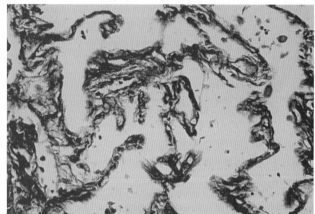

B

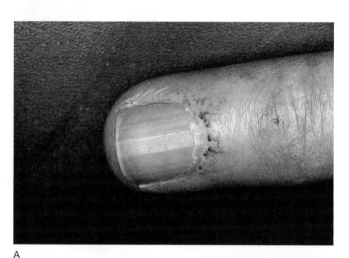

A

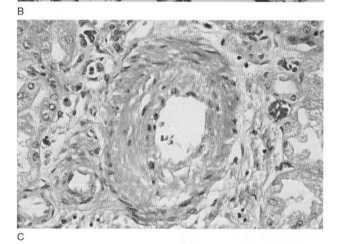

C

彩图 11-2

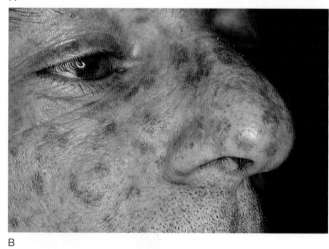

B

彩图 11-5

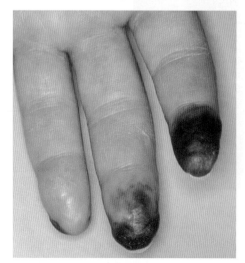

彩图 11-3

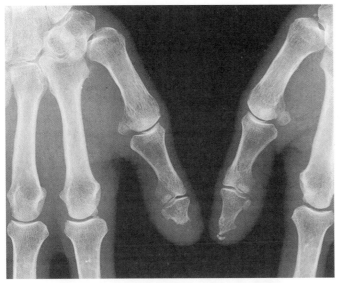

彩图 11-6

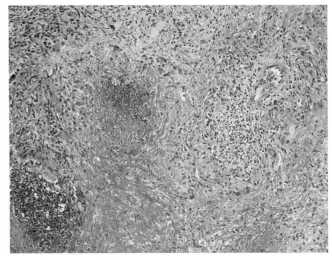

彩图 14-2

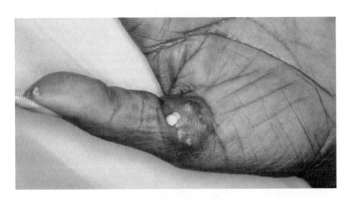

彩图 11-7

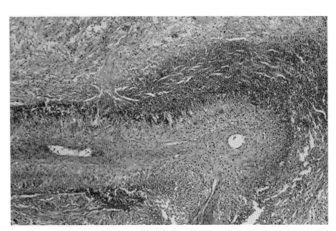

彩图 15-16

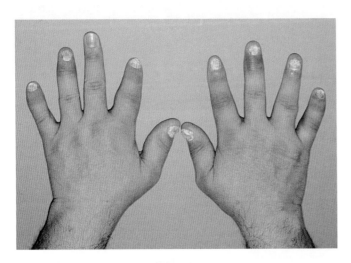

彩图 13-3

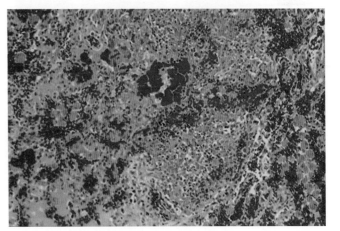

彩图 15-17

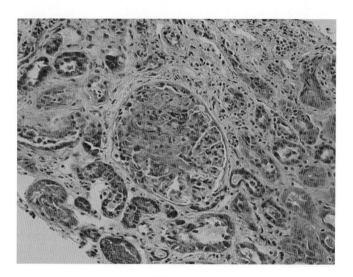

彩图 15-18

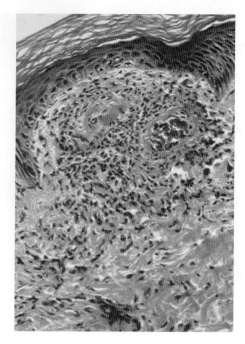

彩图 15-21

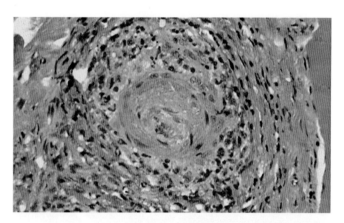

彩图 15-19

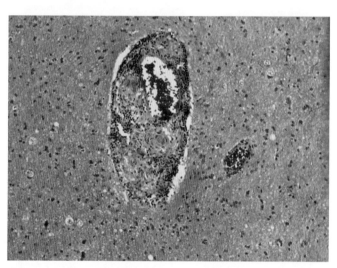

彩图 15-22

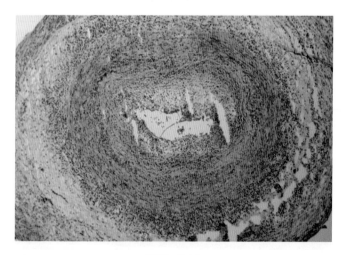

彩图 15-20

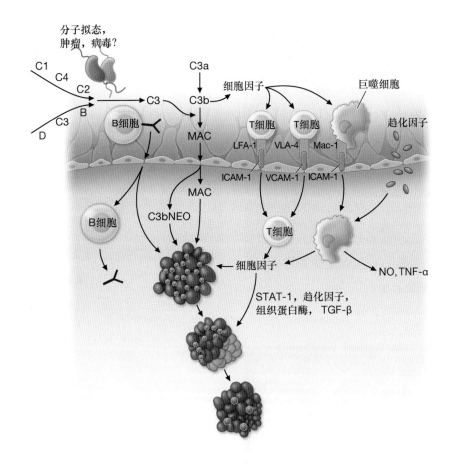

彩图 17-1

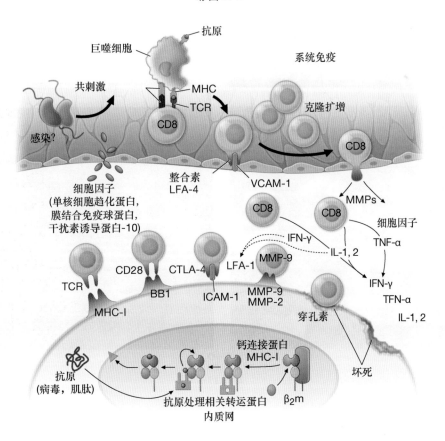

彩图 17-2

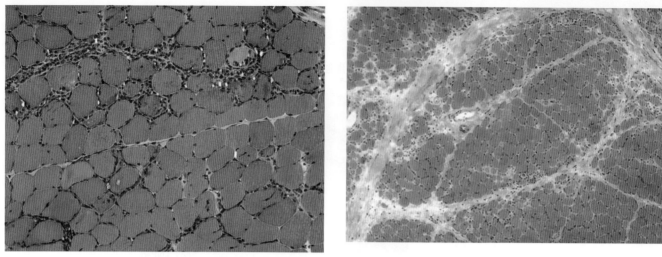

彩图 17-3

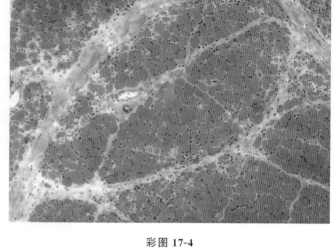

彩图 17-4

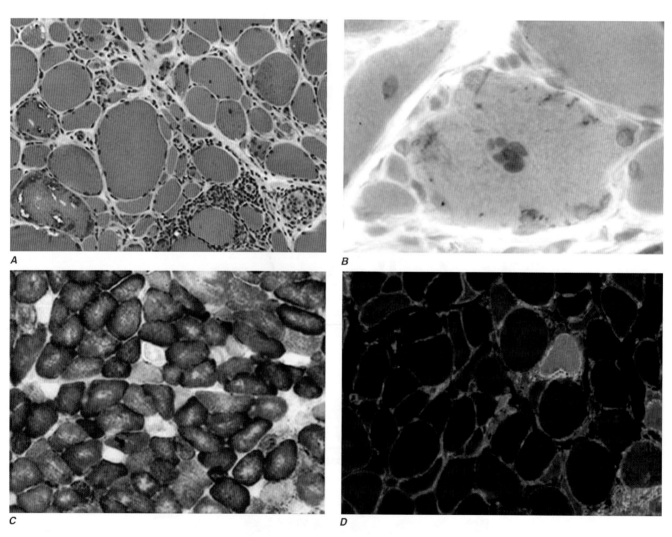

A

B

C

D

彩图 17-5

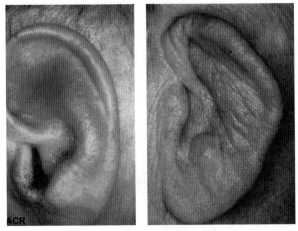

彩图 18-1

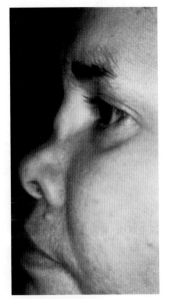

彩图 18-2

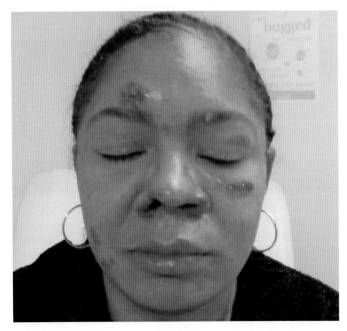

彩图 19-4

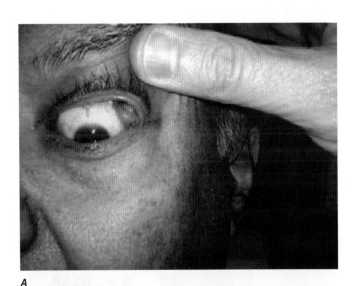

彩图 20-1

HLA
II类
T细胞抗原受体

APC
CD-4
T细胞
活化

抗原肽
CD-4

IFN-γ; IL-12; IL-18; TNF
IL-2; IFN-γ

IL-10
TNF; IL-8, 内皮肽

消失
纤维化

彩图 19-1

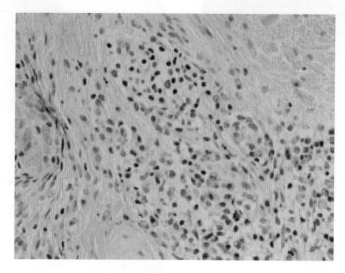

彩图 20-2

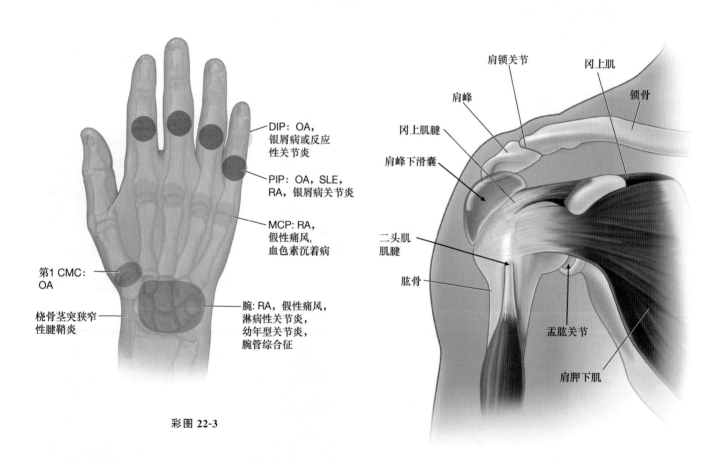

DIP：OA，
银屑病或反应
性关节炎

PIP：OA，SLE，
RA，银屑病关节炎

MCP：RA，
假性痛风，
血色素沉着病

第1 CMC：
OA

桡骨茎突狭窄
性腱鞘炎

腕：RA，假性痛风，
淋病性关节炎，
幼年型关节炎，
腕管综合征

彩图 22-3

肩锁关节　　冈上肌

肩峰　　　　　　　锁骨

冈上肌腱

肩峰下滑囊

二头肌
肌腱

肱骨

盂肱关节

肩胛下肌

彩图 22-4

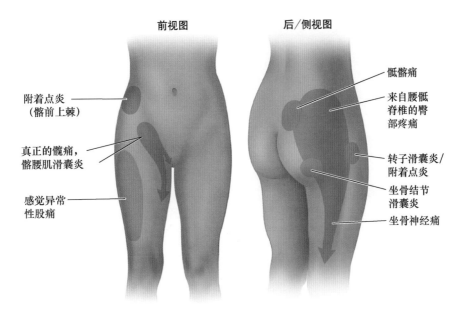

前视图　　　　　后/侧视图

附着点炎
（髂前上棘）

真正的髋痛，
髂腰肌滑囊炎

感觉异常
性股痛

骶髂痛

来自腰骶
脊椎的臀
部疼痛

转子滑囊炎/
附着点炎

坐骨结节
滑囊炎

坐骨神经痛

彩图 22-5

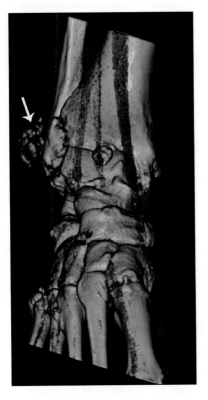

彩图 22-7

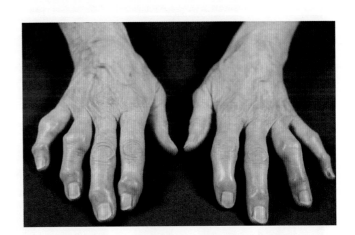

彩图 23-2

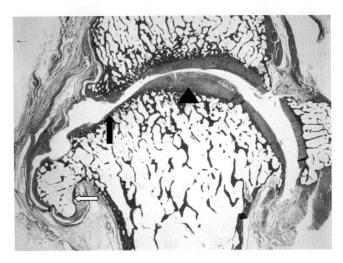

彩图 23-6

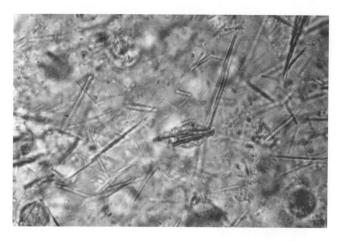

彩图 24-1

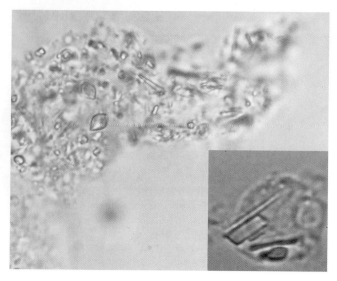

彩图 24-2

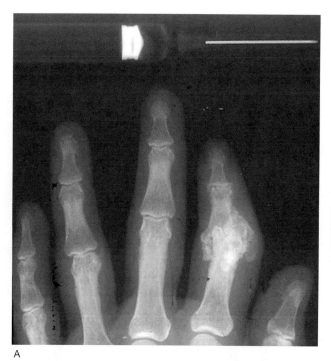

A

B

彩图 24-3

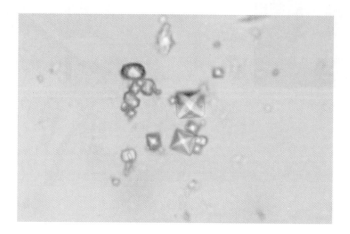

彩图 24-4

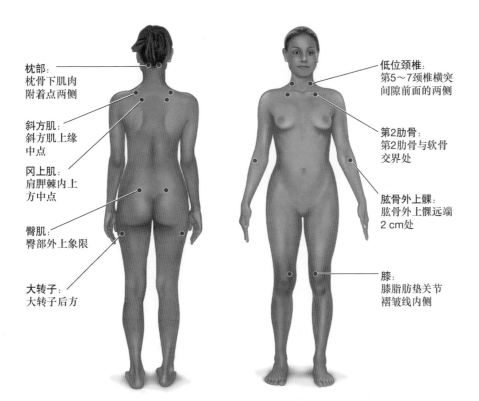

枕部：
枕骨下肌肉
附着点两侧

斜方肌：
斜方肌上缘
中点

冈上肌：
肩胛棘内上
方中点

臀肌：
臀部外上象限

大转子：
大转子后方

低位颈椎：
第5～7颈椎横突
间隙前面的两侧

第2肋骨：
第2肋骨与软骨
交界处

肱骨外上髁：
肱骨外上髁远端
2 cm处

膝：
膝脂肪垫关节
褶皱线内侧

彩图 25-1

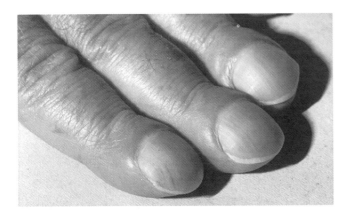

彩图 26-2

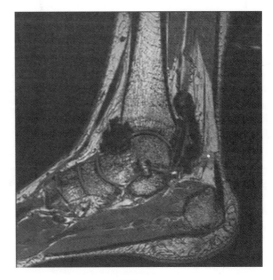

彩图 26-3